エナメル質
形成、構造、遺伝、再生、起源と進化

Tooth Enamel
Development, Structure, Gene, Tissue Engineering, Origin and Evolution

エナメル質比較発生学懇話会　著
Association for Comparative Biology of Tooth Enamel

脇田　　稔	笹川　一郎	木曽　太郎	栁澤　孝彰
飯島まゆみ	青葉　孝昭	深江　　允	石山巳喜夫
豊澤　　悟	岩瀬　峰代	山下　靖雄	西川　純雄
新美　寿英	花泉　好訓	小澤　幸重	大島　勇人
山本　　仁	本田　雅規	寺島　達夫	

わかば出版

哺乳類における性染色体に位置する
　　　　　アメロジェニン遺伝子の分子進化 ……………… 岩瀬　峰代 他 （129）
　　　　　　　　　（総合研究大学院大学　葉山高等研究センター）

第四章　エナメル質の組織，分化と進化

エナメル質とその周囲組織との界面構造について ……………… 山下　靖雄 他 （139）
　　　　（東京医科歯科大学　大学院医歯学総合研究科　顎顔面解剖学分野）
エナメル小柱の配列に関わるエナメル芽細胞の側方移動のメカニズム：
　　　Planar Cell Polarity Signaling 関与の可能性 ……………… 西川　純雄 （155）
　　　　　　　　　　　（鶴見大学　歯学部　生物学研究室）
エナメル象牙境の形態について ……………………………… 新美　寿英 （167）
　　　　　　（日本大学　松戸歯学部　組織・発生・解剖学講座）
エナメル小柱の三次元的走行，配列とシュレーゲル条の分化 ……… 花泉　好訓 （175）
　　　　　　（日本大学　松戸歯学部　組織・発生・解剖学講座）
エナメル質構造と組織発生 ……………………………………… 小澤　幸重 （187）
　　　　　　（日本大学　松戸歯学部　組織・発生・解剖学講座）

第五章　エナメル質の再生と病変

遺伝子変異とエナメル質形成不全症 …………………………… 大島　勇人 （225）
　　　　　（新潟大学　大学院医歯学総合研究科　硬組織形態学分野）
移植歯胚の構造 ………………………………………………… 山本　仁 （237）
　　　　　　（日本大学　松戸歯学部　組織・発生・解剖学講座）
培養歯胚細胞によるエナメル質再生 …………………………… 本田　雅規 他 （247）
　　　　　　　　　（日本大学　歯学部　解剖学教室II講座）
器官培養歯胚におけるエナメル質形成機構 …………………… 寺島　達夫 他 （263）
　　　　（東京医科歯科大学　大学院医歯学総合研究科　顎顔面解剖学分野）

あとがき ………………………………………………………… 山下　靖雄 他 （277）

エナメル質研究の忘れ物

Left articles of tooth enamel studies

北海道大学　大学院歯学研究科　[1] 硬組織発生生物学教室　[2] 口腔機能解剖学教室

脇田　稔[1]，山本　恒之[1]，土門　卓文[2]，高橋　茂[1]，花泉　好訓[1]

We were engaged in a tooth enamel study for 40 years and, as a result, were able to add some knowledge and archivements to the field of comparative embryology and morphology of tooth enamel. [1),2),3)]

During these years, we have found some interesting phenomena on histology and embryology of teeth under the light and electron microscope.

On some of them, I always thought that they could develop into the interesting theme, if further examination on tooth enamel on different stages as well as from other point of view, and it would contribute to improve them

Unfortunately, the author had unwillingly to leave them behind me, because of lacking some of enough basic knowledge and skill for further investigation on them, and it limiting of time to search for sufficient answers for them.

I think it is indeed regret for me now that we were not able to examine closely true nature of these problems, or to make publication those results in a formal place for further discussion. So I would leave alone to show some of them noted above in two items as follows.

1. A wonder of matrix of fish tooth enamel (enameloid).

Enameloid is classified as ectodermal enamel. The largest reason for it is organic matrix mainly consist of collagen. In another words, matrix is formed on the mesodermal side of basement membrane of the tooth germ. At the last stage of matrix formation of enameloid, its matrix transits continuously from enameloid to dentin without any clear border unlike enamel-dentin border in mammalian teeth.

However, it seems to appear the border between enameloid and dentine under the optical microscope, because morphology consisting of collagen fiber of enameloid and dentine appears distinctly different each other as follows.

Matrix fiber of enameloid consist of thick fiber bundles of collagen to form a densely woven texture, and it appears characteristic histology of the enameloid under the optical microscope. On the other hand, collagen forming dentin matrix mainly consist of fine fibrils, and does not assemble into clear fiber bundles, without showing clear arrangement under the optical microscope. In this point,

---

Division of Histology and Embryology, Department of Oral Health Sciences, Graduate School of Dental Sciences, Hokkaido University, Sapporo, Japan

fish dentine is similar to dentine in higher vertebrates including mammals.

It is sure that enameloid and dentin is different to each other in morphology of fibrous nature and construction, so it is the very reason being seemingly a clear border between two tissues.

However, it can obviously see under the TEM that thick matrix fiber bundles are change their morphology and lose its characteristic woven construction of matrix fibers seen in enameloid, and transit to be dentine matrix. These two sorts of matrix fiber of enameloid and dentin are, of course, formed by odontoblasts, although morphology of them appears absolutely different each other as above written.

From this, following hypothesis may come over; that the odontoblasts change drastically its matrix forming function after formation of previously scheduled thickness of enameloid matrix. Then matrix formation of dentine begins continuously without any interruption. It could also simply suppose for it that matrix formation mechanism will change significantly on odontoblasts interior. But the regulation mechanism for it still comes unclear.

We made some developmental examination of teeth of a flatfish (Hirame: *Paralichtys olivaceus*), and found several interesting observation in its enameloid and dentine.

The tooth tip of a flatfish, as like teeth of many other fishes, is covered with enameloid, equivalent to a tooth crown, sometimes called as enameloid cap, which put onto the tooth shaft. Both in the tooth crown and the tooth shaft, enameloid and dentin continue each other as noted above, but continuity of matrix fiber between enameloid and dentin is also not clear under the optical microscope.

Interestingly, thick fiber bundles which runs along the meridian of the tooth, and in the superficial layer of enameloid cap and tooth shaft were continued without any border nor joint under the light microscope and TEM. It can say that common bundles made of collagen situated under the surface of enameloid cap as well as tooth shaft. On the other hand, in certain stage of tooth development after demineralization, TEM showed, that enameloid dissolved completely but remained collagen bundle only in dentin area (Fig. 1).

Some mysterious phenomena were found at the border between enameloid and dentine especially on thick bundles seen in the superficial layer of teeth during examination by TEM. That is, end of each individual collagen fiber constituting the thick collagen bundle appeared like as a tip of a writing brush to project into enameloid area.[4)-7)]

Matrix fiber located at dentin area shows typical structure of collagen under the TEM, but each of collagen fibers rapidly decreases its thickness as toward to enameloid in the shortest way. To be remarkable, each collagen fiber maintains distinctively typical fine structure until just before losing its contour as the fiber (Fig. 2).

This shows that a continuous collagen fiber in fully calcified enameloid area was completely dissolved by decalcification, and other hand, collagen in the partly calcified dentine area were kept its structure from destruction. And it also shows that these structural and chemical transition from enameloid to dentine formation phase will progress in very short period. Furthermore, this transition of mechanical and chemical change occurred in odontoblasts interior in very short time, and it could not eliminate contributions by ameloblasts at the same time. So it is possible to suppose various relationships of both ameloblasts and odontoblasts on the participation and

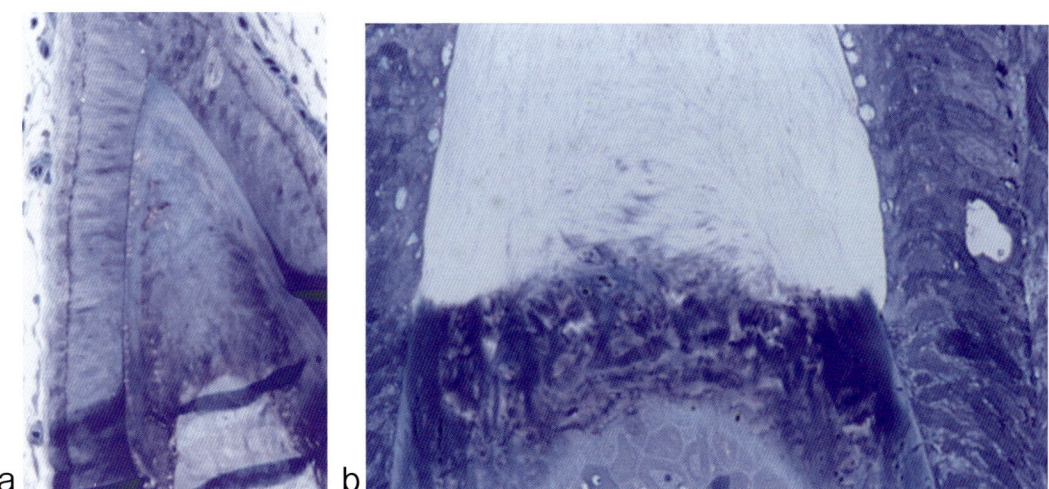

Fig. 1a. Semi-thin section showing longitudinal section of young teeth of a flatfish (Hirame: *Paralichtys olivaceus*). Thick bundle runs along the surface of tooth crown (enameloid cap) and tooth shaft. Methylen blue – Azur II, x10

Fig. 1b. Semi-thin section showing enameloid dentine border of the near mature tooth in longitudinal section. Nearly mature enameloid is fully dissolved by decalcification. The border between them is clear and sharp. Methylen blue – Azur II, x40.

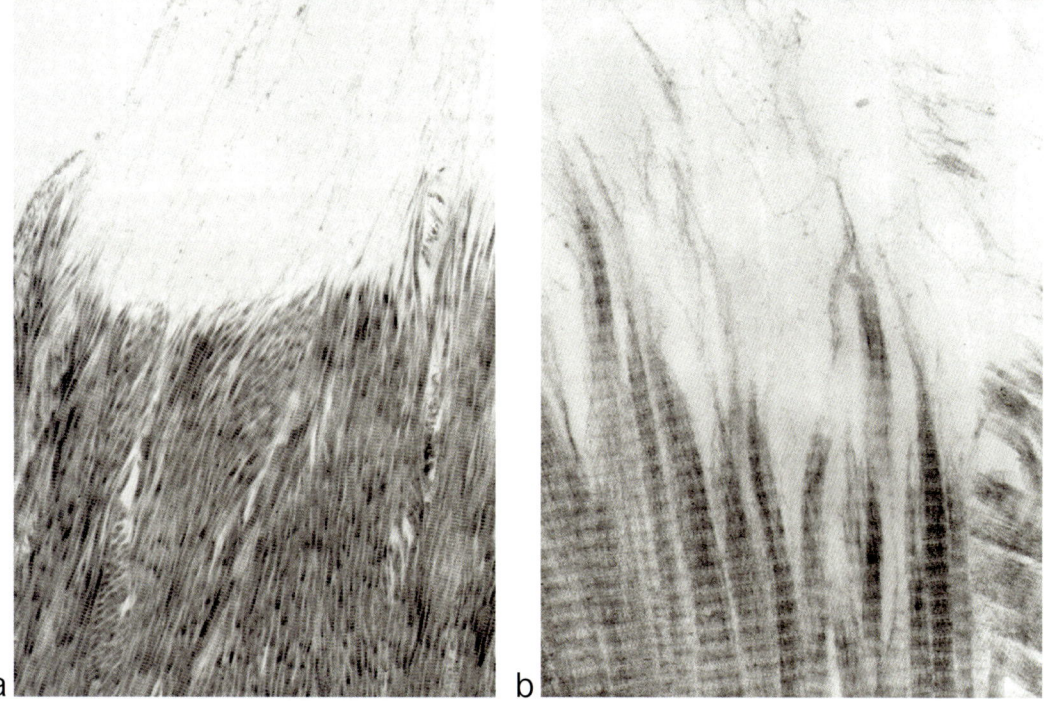

Fig. 2a. TEM showing decalcified collagen at superficial layer of teeth of a flatfish (Hirame: *Paralichtys olivaceus*) on stage as Fig.1.b. The border between enameloid and dentine is very sharp. Ultrastructure of collagen is normal. x2,000.

Fig. 2b. High power TEM showing collagen at the border. Collagen fibers rapidly loses its structure as toward to enameloid in the shortest way. x15,000

contribution to collagen calcification.

One is difference of calcification processes between enameloid and dentin. That is to say, as it is well known, crystals of fully calcified enameloid grow up to the large hexagonal form resembled to that seen in mammalian enamel. In contrast, in dentin, it is seen only fine crystals deposit, as like in mammals.[1] This shows that participation of ameloblasts and odontoblasts to progress of calcification and crystal growth is definitely different each other. In other words, calcification of collagen matrix in dentine ceases when its crystals growth reaches to certain or programmed size. On the other hand, in enameloid crystals is maintained their growth constantly without any interruption to the same crystal size seen in mammals.

We tried to gather up the possibility how ameloblasts and odontoblasts could participate in these change of such a collagen fiber as well as crystal growth (Table 1). Authors will be happy if this short notes could give any hints for development on tooth embryology and collagen biology in the future.

Table 1. This shows possible variation of influences, roles and contributions to collagen calcification with both ameloblasts and odontoblasts.

	For Calcification of Collagen		stage
Amelobasts participate	Act not to prevent or Not to inhibit	to remove inhibitor	Enameloid matrix formation
		to invalidate inhibitor	
	Act to continue or to accelerate	To produce accelerator	
Odontoblasts participate	For stop calcification of collagen, as seen in dentine, cementum and bone		
	Act to prepare previously stopping material in enameloid matrix	Inhibitor was masked when dentin was produced.	Enameloid matrix formation
		Interrupting material is secreted	
	Act not to prepare previously any material in enameloid matrix	To send or planted into the matrix during calcification.	Calcification

2. Dye-affinity of enamel matrix which changed by colchicine administration continues ever after recovery of its effects.

We once made a hypothesis that the three-dimensional structures of Tomes' processes decide the three-dimensional structure of an enamel prism.[2),3),8)] According to this hypothesis, the enamel prism with irregular structure should appear, if one makes to change the form of a Tomes' process by use of artificial method, for examples, medicinal, mechanical etc., in any case. Therefore we made following examination to prove this hypothesis.

Colchicine of 3mg/kg was abdominally administered to dogs, 1.5 month after birth. At the same time, tetracycline hydrochloride of 30mg/kg was given.

Case 1: Two or ten days after dosage, first mandibular molar germs were extracted under anesthesia and immediately immersed in 2.5% glutaraldehyde. After 24 hrs of fixation, tooth germs were decalcified in 5% L-ascorbic acid for one week at room temperature,[9,10] or in some case, in 2.5 % EDTA for 4weeks in refrigerator. Decalcified specimen were treated by osmium tetaroxide, and dehydrated with graded series of acetone before embedding in epon812. The semi thin sections examined under LM after staining with Methylen blue and Azur II (Me-Az). Ultrathin sections examined by HITACHI-H7000/100kV after U-Pb staining.

Case 2: Half year after dosage, completely erupted mandibular molars were extracted to make ground sections bucco-lingually. They were treated to make a ground section and stained with hematoxylin. These ground sections were examined with various methods as followed (Fig. 3, 4).

Firstly, the ground section was mounted in distilled water, and then examined by transmitted tungsten light as well as incident fluorescent light. After microscopic studies

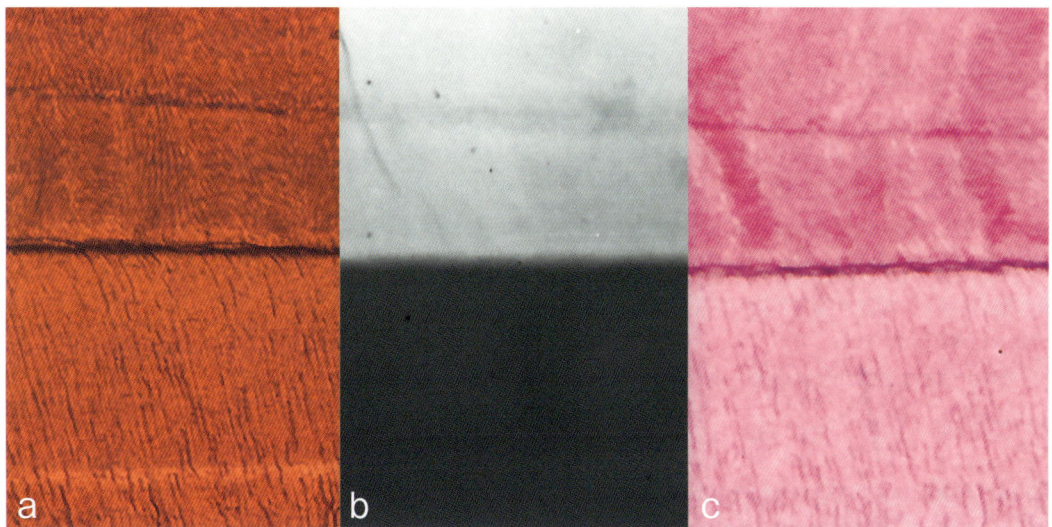

Fig. 3. Tooth enamel from colchichine administered dog is shown in various method. Set the DEJ in the same position.
  Fig. 3a. showing dark hematoxylin line in enamel and fuluorescent tetracycline line.
  Fig. 3b. showing X-ray lucent line in the enamel.
  Fig. 3c. is normal ground section stained by hematoxysilin. x10

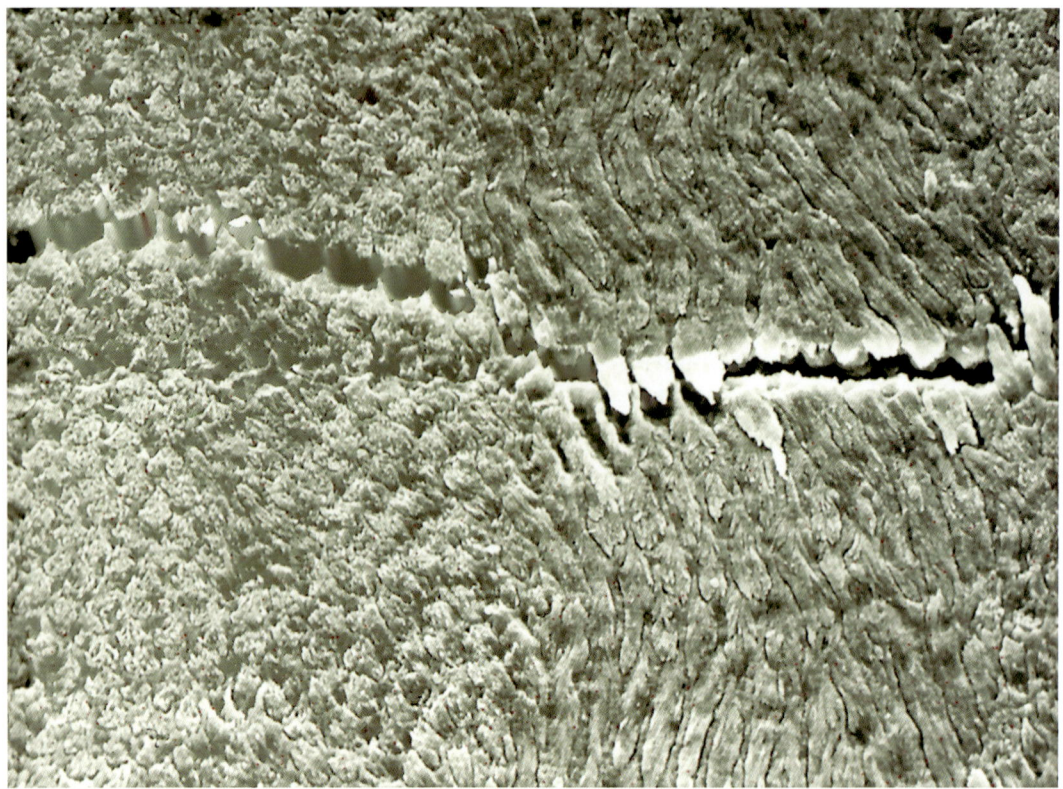

Fig. 4. SEM photograph showing the band occurred by colchicine administration. In the diazone appears cross-sectioned prisms with irregular shape and arrangement. In the parazone most prisms are torned off and shows drastic change of prism direction. x1,000

of sections, they were dried in critical point drier, and carried to make the contact micro radiogram (CMRG) and examined calcification rate in this specimen with a conventional light microscope. Furthermore, this section was examined in scanning electron microscope after coating with evaporated platinum.

These observations produced the following results.

By an optical microscope, we found the deeply stained (dark) line running parallel with striae of Retzius on tooth enamel. In higher magnification, a prism sheath in area of cross-section (diazone) appeared thicker than the normal, and the dark line noted above traversed enamel prisms in longitudinal area (parazone). In the diazone, enamel prisms also appeared with irregular in their form and arrangement, and a prism sheath also showed as broader line. Following this dark line cervically toward dentine-enamel junction, this line showed a certain relationship with a fluorescence line from a tetracycline in dentine, that shows this dark line was formed at the same time when tetracycline was administered. This means that this dark line appeared in enamel was formed at the same time with colchicine administration in this animal.

The CMRG showed a thin X-ray transparent layer coincided with the region where the dark line appeared in the hematoxylin stained section. This shows that a part of enamel formed under the effect of colchicine is lowery mineralized than other normal part.

Scanning electron micrograms of the same section showed the prominent narrow band including some layer of enamel prisms, counted about 5 to 7 prisms, in diazone (Fig. 4), where enamel prisms in appeared irregular in shape and arrangement compared with normal shape.[11] And in the parazone area neighboring to these diazone, most prisms were torn off in this band, and resulted by possibly drastic change their direction at the same time. However, neighboring prisms to this band, that is, prisms in enamel formed before and after colchicine administration, appeared always normal in their structure.

These results says that colchicine administration during amelogenesis effects to make characteristic, that is, irregular shaped, lower calcified, weak enamel, and maybe change direction of prism formation too.

In the semi thin section stained with Me-Az (Fig. 5), the same layer as found in the ground section with various method with irregular shape and arrangement of prisms were shown . In addition, this specimen showed remarkable stainability variation to those dyes. Dye stainability increased suddenly at the beginning of irregularity of prism shape and arrangement, and this increased stainability continued without any fading nor change in color still after recovery from effect of colchicines, this dye affinity seems to be maintained ever since in this specimen.

These change and continuance of dye affinity to organic matrix of enamel was also shown in the ultra thin section stained with Pb-U. It is to be noted that the behavior of heavy metal to the ultrathin section showed nothing to different to that of Me-Az deys to the organic material in thin sections.

We can easily understand that dye affinity changes just after dosage and continue it

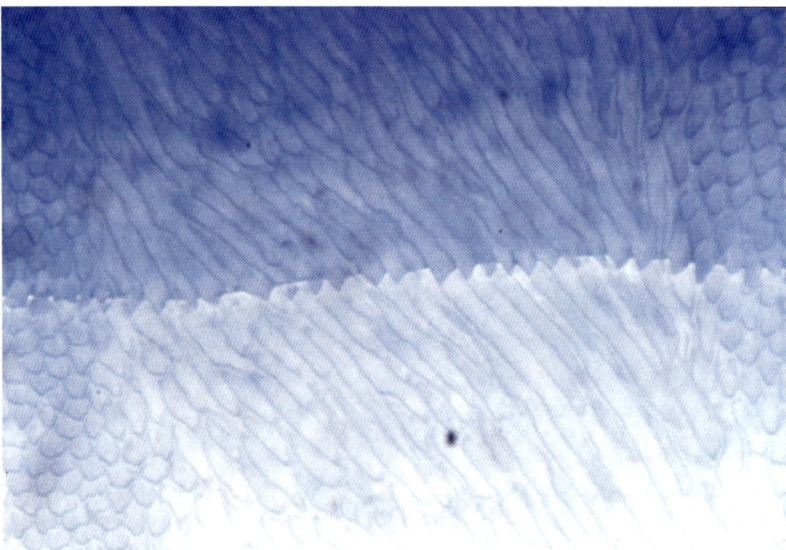

Fig. 5. Semi-thin section of enamel of tooth germ from colchicine administered dog. Dye affinity changed suddenly with the beginning of structural change of prisms. The border is very clear. These change of dye-affinity does not regain after recovery of prism structure. L-ascorbic acid decalcification. Epon 812, Methlen blue – Azur II, x100

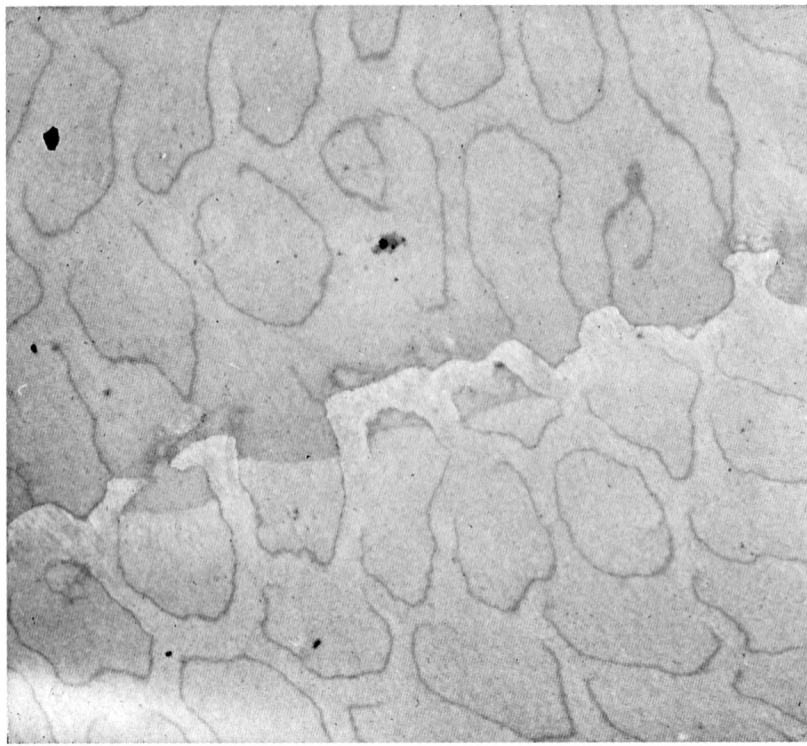

Fig. 6. Ultra-thin section of enamel of tooth germ from colchicines administered dog. Heavy metal affinity changed suddenly with the beginning of structural change of prisms. The border is sharper than in semi-thin section. The border traverses some prisms in cross sectioned. These change of dye-affinity does not regain after recovery of prism structure. L-ascorbic acid decalcification. Os-Pb-U stain. x2,500

under effect of medication. The border of this metal affinity is very sharp. And it is inexplicable appearance that this border traverses longitudinal prisms as well as the cross-sectioned prisms. But it is hard to explain that change of affinity to dye and metal did not return still after that the effect of drug disappeared and morphology of enamel prisms got back to normal status.

We suppose that there may be much reason why these phenomena occur. Of course, largest one of causes should be searched for it is on the ameloblast itself. The crucial but not lethal change must occur in the cell by colchicine dosage, especially in the mechanism for organic matrix synthesis, as eternal transformation or methamorphosis. It was nothing to do any change with the morphology of enamel prism and enamel formation rate, but only dye affinity to the organic substances of matrix after decalcification. The answer may be here that the results from examination of the CMRG and the SEM show calcification of enamel matrix and maybe crystallization of enamel was apparently lower than normal. Unfortunately we have no idea to explain this problem rationally. There may be found more other problems or inexplicable foundlings in this specimen when we search more detailed in it.

Mechanisms for tooth enamel formation will have further appeal for dental sciences.

Literature cited

1) 脇田　稔：ニザダイのエナメル質形成時におけるエナメル芽細胞の微細構造に関する研究．歯基礎誌，16, 129－185, 1974
2) M. Wakita, S. Kobayashi: The three dimensional structure of Tomes' processes and the development of the microstructural organization of tooth enamel. In: Mechanisms of Tooth Enamel Formation (S. Suga ed.), pp.65-90, Quintessence Pub., Co., Inc., Tokyo, Berlin, Chicago, Rio de Janeiro, 1983
3) M. Wakita, T. Shioi: Three-dimensional correlation between enamel crystallite arrangement and Tomes' processes: Computerized representation. In : Tooth Enamel IV. (R. W. Fearnhead and S. Suga eds.), pp.478-482, Elsevier Science Publishers, Amsterdam, New York, Oxford·1984
4) M. Wakita, Y. Takano: Enamel matrix fibres in the tooth germs of Prralychtys olivaceus. Arch. Comp. Biol. Tooth Enamel, 2, 13－16, 1991
5) M. Wakita, S. Takahashi, Y. Hanaizumi: Studies on the matrix of enameloid in Paralychtis olivaceus. Arch. Comp. Biol. Tooth Enamel, 1, 7－18, 1993
6) M. Wakita: Current Studies on amelogenesis in the lower vertebrates. Acta anat. nippon., 68: 399-409, 1993
7) Wakita M. : Ultrastructural feature of enameloid in fish teeth. / Proceedings of 13th International Congress of Electron Microscopy / Paris Sept.1994
8) 脇田　稔, 塩井　孝, 小林茂夫：エナメル質の微細構造とトームス突起, --- エナメル質形成における三次元的相関 ----：エナメル質・その形成，構造，組成と進化　（須賀昭一編），pp.76-91, クインテッセンス出版，東京，1987
9) 脇田　稔, 小林身哉, 塩井　孝：アスコルビン酸を用いた電子顕微鏡のための脱灰法．歯基礎誌, 25, 691－699, 1983
10) M. Wakita, M. Kobayashi, T. Shioi: Decalcification for electron microscopy with L-ascorbic acid. Stain Technol., 58, 337－341, 1983
11) 野忠大, 一条　尚, 後藤仁敏, 小野　毅, 小沢幸重, 山下靖雄, 脇田　稔, 鈴木駿介：ヒトエナメル質の構造に関する走査型電子顕微鏡的研究．1．エナメル小柱の形態ならびに小柱鞘と小柱間質について．口病誌・39・247～296・1972

魚類のエナメル質
－エナメル質の起源について－

Tooth enamel in fish, on the origin of the enamel

日本歯科大学　新潟生命歯学部　[1] 先端研究センター・解剖学第1講座
[2] 解剖学第2講座

笹川　一郎[1]，石山　巳喜夫[2]

1．はじめに

エナメル質を，脊椎動物の歯の表面を覆う，上皮細胞に由来する特有のエナメルタンパクを基質とする高石灰化層としたとき，エナメル質の起源は魚類のなかに求められるであろう（図1）．

魚類の歯では一般に上皮組織と間葉組織によって形成される高石灰化層エナメロイド（enameloid）が歯の表層に存在する．魚類のエナメロイドは哺乳類のエナメル質と機能的に似た役割をはたしている．完成した歯におけるエナメロイドとエナメル質の区別はかならずしも容易ではない．過去に混乱を生じながらも，それぞ

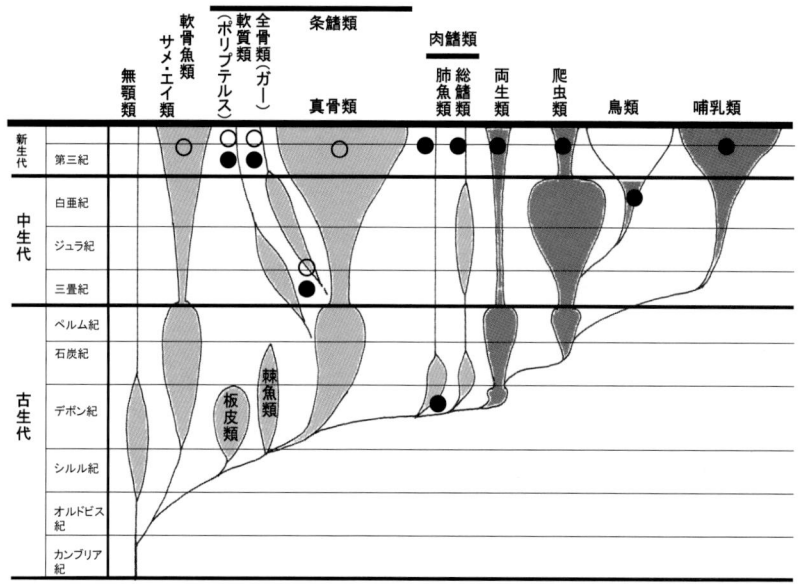

図1　魚類を中心にした脊椎動物の系統発生とエナメル質およびエナメロイドの分布
現生魚類は軟骨魚類と硬骨魚類に大きく分けられる．軟骨魚類はサメ・エイ類（板鰓類）と全頭類より構成されるが，この図ではサメ・エイ類のみを表示してある．硬骨魚類は広く繁栄している条鰭類と，生きている化石とされるシーラカンスを含む総鰭類と肺魚類よりなる肉鰭類とに区分される．古生代の肉鰭類から両生類が進化したとされる．軟質類，全骨類，真骨類は条鰭類に含まれる．○：エナメロイド，●：エナメル質．○●は両方を有する場合．（Shellis[66] とBenton[67] をもとに改編，Sasagawa 他[71]）

School of Life Dentistry at Niigata, Nippon Dental University

れの微細構造と発生過程，さらに両者の関係などについては多くの研究がなされてきた．現在の形態学的研究では，魚類の歯の表層にある高石灰化層は大部分がエナメロイドで，エナメル質はごく限られた種に存在すると考えられている．一方，最近の分子進化の研究では，エナメルタンパク遺伝子は両生類までは確認できるが，魚類には見つからず，替わりに起源を同じくするが異なる SCPP 遺伝子 (SCPP2, SCPP4, SCPP5) がエナメル質様組織の形成に関与するとされる[1-3]．魚類のエナメル質が哺乳類と相同か，あるいは近縁であるが似て非なるものか，は歯の進化でのきわめて興味深い問題のひとつである．

原索動物あるいは脊椎動物と考えられるコノドン動物の摂食器官コノドントの表層を「エナメル質」とする報告がある[4]．コノドントは古生代オルドビス紀から中生代三畳紀の地層から発見される化石なので，もし，エナメル質が存在すると，エナメル質の起源が大幅に遡り，エナメル質の方がエナメロイドより系統発生では早く出現した可能性もある．しかし，異論[5など]もあり，コノドントにおけるエナメル質の存在はまだ衆目の一致するところではない．

軟骨魚類サメ・エイ類のエナメロイド最表面には上皮由来の石灰化層がある，と以前から指摘されていた (shiny layer)[6~9]．最近の研究[10]では，エナメロイドと歯胚上皮細胞の間にある基底膜の一部 (エナメロイド側半分) が石灰化している，とされている．この層は上皮由来ではあるが，基底膜成分が石灰化しているのであれば，エナメル質とは異なるものである．したがって，確からしいエナメル質が出現するのは硬骨魚類から，と考えられる．

ここでは硬骨魚類のエナメル質の形態的特徴を検討する．なお，エナメル質の免疫組織化学的な研究はこの本の石山論文 (第三章2項) を，分子進化については豊澤論文 (第三章3項) を，エナメロイドについての詳細は他の総説[11,12]を参照されたい．

2. 条鰭類のエナメル質

硬骨魚類のなかでも現在最も繁栄している条鰭類の歯軸部を覆う高い石灰化層には，カラーエナメロイド (collar enameloid)[13] とカラーエナメル質 (collar enamel)[14] がある．

カラーエナメロイドはキャップエナメロイド (cap enameloid) と組織構造はやや異なるが，発生由来は基本的に同じである[15]．従来の outer dentin[16], radial fibrillation part of the collar durodentin[17], collar ganoine[18] に相当する．Peyer の成書[19]で enamel とされてきた部分も多くはこれに相当すると考えられる．

一方，カラーエナメル質は上皮由来のエナメル質であり，元来，化石条鰭類で最初に記載された[14,20,21]．現生の条鰭類では，ガー (*Lepisosteus*)[22~24]とポリプテルス (*Polypterus*)[25]の2種で

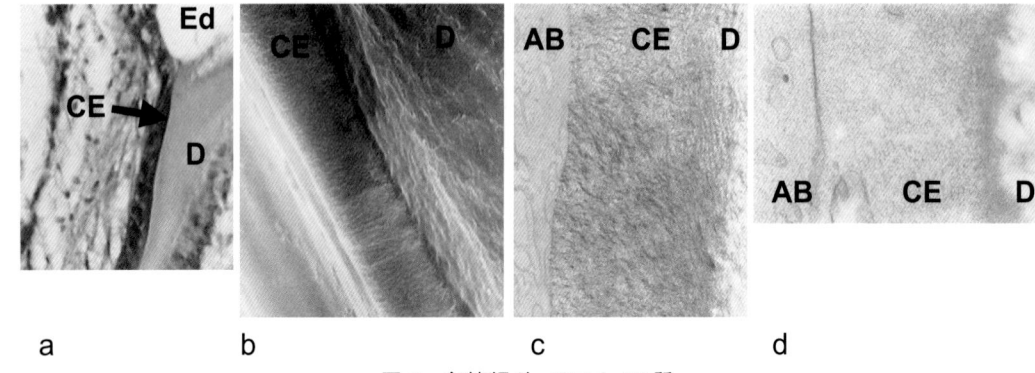

a   b   c   d

図2 条鰭類ガーのエナメル質

a；カラーエナメル質形成期の歯胚，矢印はエナメル質の薄層を示す．光顕用パラフィン切片，H-E 染色，b；完成したカラーエナメル質の断面，非脱灰研磨面，エッチング後，走査電顕像，c；微細な結晶が集合する形成期のカラーエナメル質，非脱灰，透過電顕像，d；カラーエナメル質の有機基質，脱灰，透過電顕像．AB；エナメル芽細胞，CE；カラーエナメル質，D；象牙質，Ed；エナメロイド．(c；Ishiyama 他[23], a, b, d；Sasagawa 他[24] より)

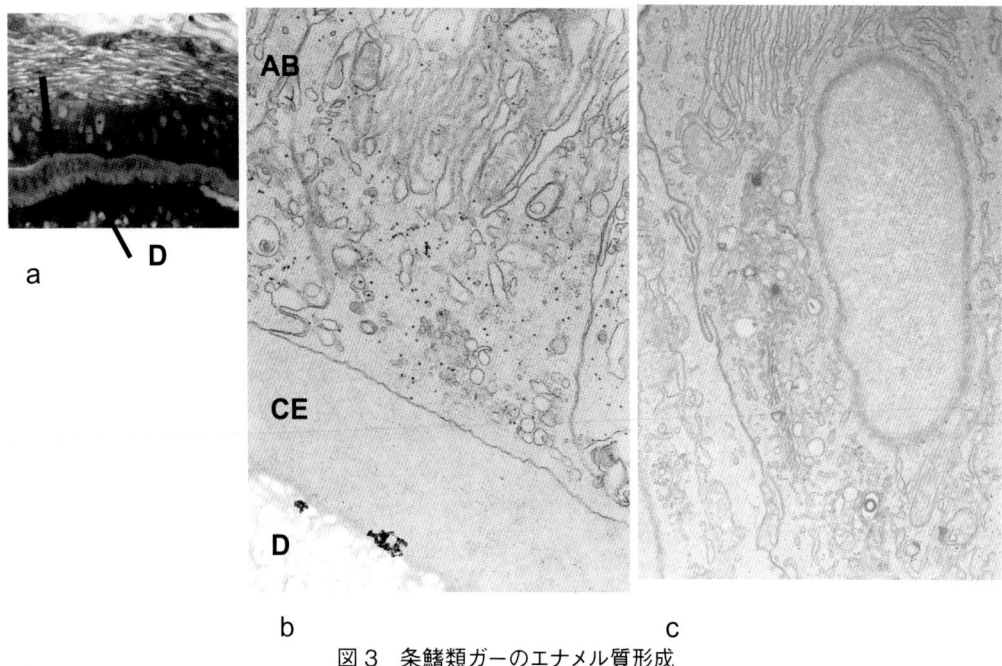

図3 条鰭類ガーのエナメル質形成
a:カラーエナメル質形成期の歯胚,太い矢印はエナメル質を示す,光顕用樹脂切片,トルイジンブルー染色,b:カラーエナメル質形成期,エナメル質の有機基質と形成期エナメル芽細胞,脱灰,透過電顕像.c;形成期のエナメル芽細胞,発達した粗面小胞体とゴルジ装置,脱灰,透過電顕像.AB:エナメル芽細胞,CE;カラーエナメル質,D;象牙質.(Sasagawa 他[24] より)

報告されているのみである.

ガーではカラーエナメル質(以下エナメル質)は約5μmの厚さがあり,象牙質とは明瞭に区別される.エナメル質と象牙質の間にエナメロイド様の組織は見られない.走査電顕で断面を見ると,微細な結晶状粒子が表面にほぼ垂直に長軸をそろえて配列し,表面にほぼ平行な数条の縞が観察される.未脱灰超薄切片の透過電顕像でも同様な結晶配列が認められる(図2).

エナメル質形成期の歯胚を観察するとH-E染色ではヘマトキシリンに濃染する薄層が象牙質とエナメル芽細胞の間に認められる.脱灰超薄切片の透過電顕像ではこの位置に均質で細粒～細網状のエナメル基質が見られる.この時期のエナメル芽細胞は円柱形となり,核周囲には平行に配列した長めの粗面小胞体と発達したゴルジ装置が存在し,エナメル質側細胞質には顆粒構造が多く,遠心端にはそれらが開口分泌したと思われる陥凹がしばしば見られる(図3).エナメル基質とこの顆粒中の物質は抗アメロゲニン抗体に陽性反応を示す[23].エナメル質成熟期では,脱灰すると有機基質の無いエナメルスペースが認められる.エナメル芽細胞では平行に配列した粗面小胞体は姿を消し,替わって細長い糸粒体や水解小体と考えられる高い電子密度顆粒が増加する.エナメル芽細胞の遠心端はほぼ平坦で顕著な膜の陥入などは見られない.

3. 肉鰭類のエナメル質

もうひとつの硬骨魚類の一群,肉鰭類はここから両生類が進化したとされ,数少ない現生種は生きている化石として知られている.その現生種である総鰭類のシーラカンス(*Latimeria chalumnae*)の歯,および肺魚類の歯板の表層にはエナメル質がある[26-32].また,化石の総鰭類の歯にもエナメル質が報告されており,上皮組織のみに由来するMonotypic enamel[21, 33] として分類されている.条鰭類とは異なり,これら総鰭類の歯ではエナメロイドの存在が知られていない.また,肺魚類では歯板の内部に高石灰化

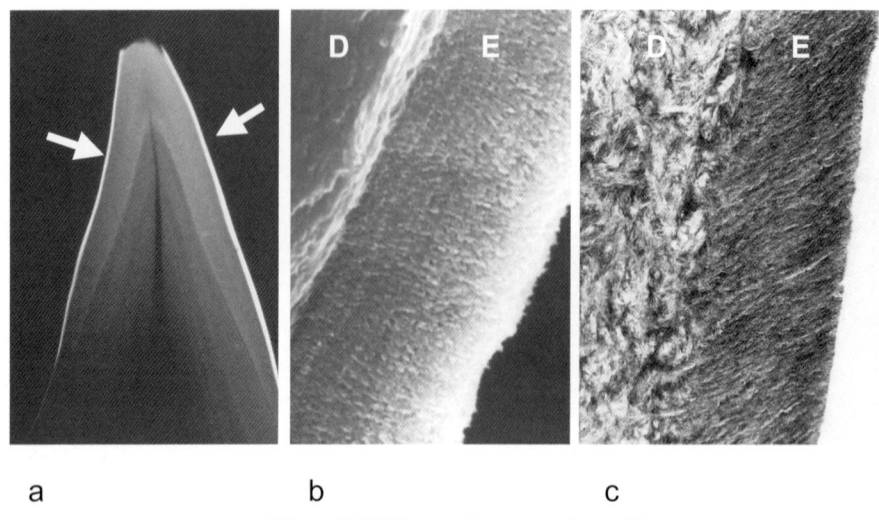

図4 総鰭類シーラカンスのエナメル質

a；萌出した咽頭歯の非脱灰研磨標本, コンタクトマイクロラジオグラム, 矢印は共にX線不透過の（白く見える）エナメル質を示す, b；完成したエナメル質の断面, 結晶の配列と成長線が見える, 非脱灰研磨面, エッチング後, 走査電顕像, c；完成したエナメル質の断面, 非脱灰, 透過電顕像. D；象牙質, E；エナメル質.（笹川他[68]より）

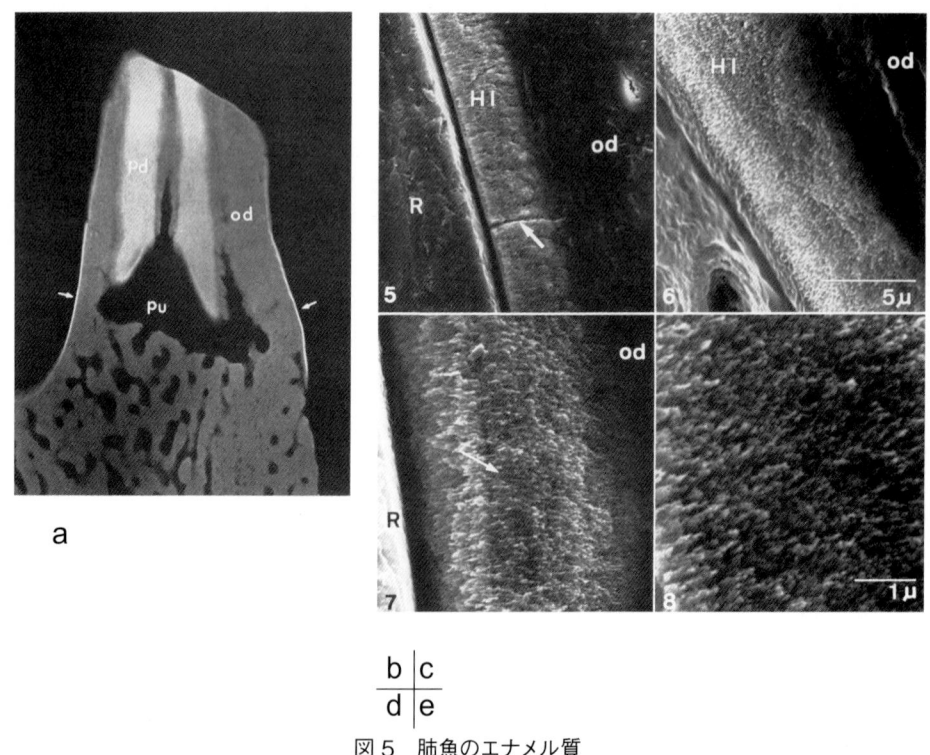

図5 肺魚のエナメル質

a；肺魚 Lepidosiren paradoxa の歯板の非脱灰研磨標本, コンタクトマイクロラジオグラム, 矢印は共にX線不透過の（白く見える）エナメル質を示す, 歯板中央部の白い部分（pd）は petrodentine（pleromin）, その周囲は骨様象牙質（od）と歯髄（pu）, b, c, d, e；完成したエナメル質の断面, 非脱灰研磨面, エッチング後, 走査電顕像, b；エナメル質の断面の弱拡大, 矢印はエナメル葉板様構造, c；エナメル質結晶の配列が見える, d；表面に平行な成長線が見える（矢印）, e；エナメル質の強拡大. Hl；エナメル質, od；骨様象牙質, R；樹脂.（石山他[69]より）

組織の petrodentine があるが, これはもっぱら間葉組織に由来するので上皮組織と間葉組織の両方から作られるエナメロイドとは違っている[34].

現生のシーラカンスと肺魚の完成したエナメル質は厚さ5μm前後で, ガーのカラーエナメル質とよく似た形態的特徴を持つ無小柱エナメル質である (図4, 5). ただし, 古生代の化石総鰭類ではエナメル小柱様構造が観察されている[33]. また, 有機基質にはコラーゲン線維が認められず, 一方, 哺乳類由来の抗アメロゲニン抗体に反応する基質が存在する[32, 35, 36].

シーラカンスのエナメル質形成過程はほとんど未知であるが, 肺魚については報告がある. エナメル質形成期ではエナメル芽細胞は短い円柱状となり, 細胞質には粗面小胞体, 糸粒体, 分泌顆粒や空胞が増加する. しかし, これらの小器官の発達は哺乳類に比べると極めて軽微であり, ゴルジ装置も目立った発達を示さない. 哺乳類のエナメル芽細胞遠心端に見られるトームスの突起や刷子縁は見られない[29, 31].

4. 硬骨魚類の他の硬組織との関係について
4-1. エナメロイドとの関係

歯の進化におけるエナメル質とエナメロイドの関係は古くからの問題である. Smith[21]は諸説を三つに区分している. それぞれを簡略に示すと, 1) エナメロイドが先に発生し, エナメル質はエナメロイドを覆う薄層として出現した, 2) エナメル質は肉鰭類で, エナメロイドは条鰭類でそれぞれ独立に出現, 進化した, 3) エナメル質とエナメロイドは同程度に古くから存在する硬組織で, エナメロイドは条鰭類では発達したが, 肉鰭類では発達しなかった.

現生条鰭類のガーとポリプテルスでは, ひとつの歯にエナメロイド (cap enameloid) とエナメル質 (collar enamel) が共存するので, 歯の発生過程で両者の関係を検討できる. これらの歯の発生ではエナメロイドが始めに形成され, その形成が終わりに近づき, 歯軸部の象牙質が形成された段階で象牙質表面にエナメル質が形成される. 歯胚の内エナメル上皮細胞 (エナメル芽細胞) と象牙芽細胞の境界から, エナメロイドは内側の象牙芽細胞側に形成され, 一方, エナメル質は外側のエナメル芽細胞側に外側に積み重なるように形成されている (図6).

エナメロイドの有機基質の主体はコラーゲン線維であり, これは一般に象牙芽細胞由来とされる (一方, 下に述べるように上皮細胞由来とする見解もある). エナメロイド形成の後半 (石灰化期, 成熟期) ではこのコラーゲン線維に富む基質が主に内エナメル上皮細胞の作用によって分解・脱却され, 結晶成長が促進されて高石灰化組織が形成される. したがって, エナメロイドは, 形成前半 (基質形成期) は主に象牙芽細胞によって, 後半 (石灰化期, 成熟期) は主に内エナメル上皮細胞によって作られることになる. エナメロイドは, 象牙質の表層部が内エナメル上皮細胞などの歯胚上皮要素によって修飾された高石灰化部分と考えられる.

ガーではエナメロイド石灰化期のエナメロイドに接するエナメル芽細胞中にも抗アメロゲニン抗体陽性物質が認められるが, エナメロイド中には陽性反応は見られず, カラーエナメル質形成期となってエナメル質に接するエナメル芽細胞中の顆粒とエナメル質有機基質に同抗体陽性反応が明瞭に見られる. このことは, エナメル芽細胞 (内エナメル上皮細胞) はエナメロイドに接する部分から既にアメロゲニン様の基質を形成しているが, それはエナメロイドへ分泌されず, カラーエナメル質形成期になって始めて象牙質表面に分泌されることを示唆している[37].

エナメル質とエナメロイドの違いは, 歯の発生におけるエナメル芽細胞のエナメルタンパク分泌機能のヘテロクロニー (異時性) として説明されている. すなわち, エナメロイドが元とすると, エナメル芽細胞の分泌機能のタイミングが遅くなり, 石灰化象牙質が形成されてからエナメルタンパクが分泌されてエナメル質が作られる[13]. あるいは逆に, エナメル質が先とする考えだと, 分泌機能のタイミングが早まり, 歯冠部象牙質表層形成の最初からエナメルタンパクの分泌が起こってエナメロイドが形成されるという[21, 38]. 上述のガーの歯の発生の所見では, キャップエナメロイドが先で, 次にカラーエナメル質が形成されている. この間, エナメル芽細胞はエナメロイド形成

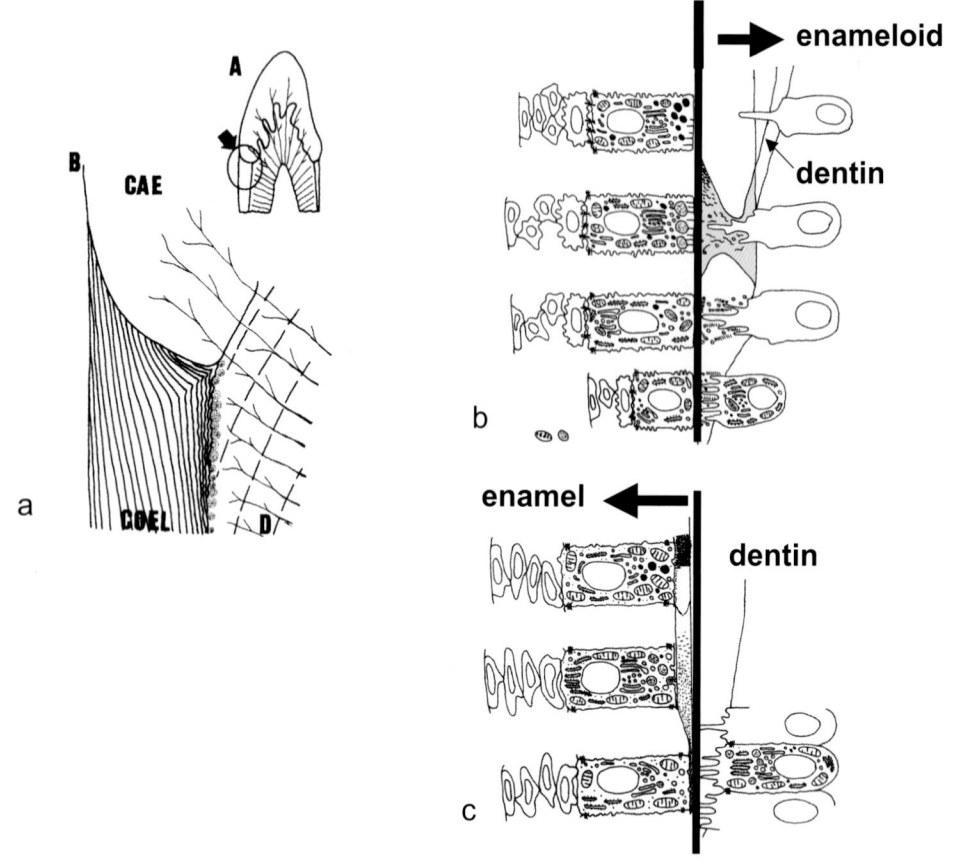

図6　エナメロイドとエナメル質
a；キャップエナメロイドとカラーエナメル質をもつ条鰭類の歯の模式図．A；全体の断面，B；歯頸部拡大，CAE；キャップエナメロイド，COEL；カラーエナメル質，D；象牙質．b, c；条鰭類ガーの歯の発生からまとめられた，それぞれの形成過程順序模式図．中央の縦線は上皮と間葉の境界を示す．b；キャップエナメロイド形成，c；カラーエナメル質形成．（a；笹川[70]，b；Sasagawa 他[43]，c；Sasagawa 他[24]より）

期（石灰化期）からすでにエナメルタンパクを合成しているが，エナメロイドへの分泌は抑制・遅延されているのであるから，細胞の合成・分泌のタイミングのずれ，というより抑制という別な機構が介在している可能性が考えられる．ただし，エナメロイド内でのエナメルタンパクの有無については以前から議論がある．さらに，エナメロイド基質形成期のエナメル芽細胞はコラーゲン線維を合成しており[39など]，最近その遺伝子発現も報告されている[3, 40]．この上皮性コラーゲン線維はエナメル芽細胞での合成までは認められているが，エナメロイド基質中への分泌には疑問が残る．それ以外にも，エナメロイド基質を分解する酵素を分泌している可能性もある[41~43]．エナメロイドの位置づけについては，エナメル芽細胞の機能の変化のみならず，相対する象牙芽細胞の機能とその変化，および両者の相互作用の進化[44]を考えるべきであろう．「象牙質─エナメロイド─エナメル質連続体」，すなわち，三者は共通の基盤から分化したというは考え方[45, 46]が，最近の遺伝子の研究[1]によっても支持され，議論を前に進めている．

硬骨魚類ガーの歯の発生に見られるようにエナメル質とエナメロイドが同じ歯に共存することは重要である．すなわち，両者は異なる分類群に独立に出現したのではなく，一連の歯の形成

過程の中で細胞の関与（相互作用）の違いによってそれぞれ生じた，と考えられる．エナメロイドは軟骨魚類と硬骨魚類条鰭類の歯で発達しているが，組織構造や発生は必ずしも一様ではなく，魚類の進化のなかでエナメロイドもそれぞれ進化している，と見るべきである．また，両生類に連なる系統とされる硬骨魚類肉鰭類ではエナメロイドは認められない[38]としたら，実際の進化の過程でエナメロイドからエナメル質が生じた，とは考えにくい．エナメル質とエナメロイドのどちらが先に出現したかは不明だが，エナメル質は魚類では象牙質を覆う薄層として，エナメロイドの発達しない歯に，あるいは発達しない部分に存在していた，のではないだろうか．

4-2. 鱗のガノイン層との関係

ガーとポリプテルスはガノイン鱗を有するので，両者の発生上での関係を検討できる．軟骨魚類サメ類では鱗である楯鱗と歯の基本構造がほぼ同じであることから，歯と鱗は相同とする考えの根拠になっている．ただ，軟骨魚類では表層はエナメル質ではなくエナメロイドである．硬骨魚類のガノイン鱗の表層にあるガノイン層（ganoine）は形態的特徴から，またポリプテルスではガノイン層の有機基質は抗アメロゲニン抗体に陽性反応を示すことからエナメル質と相同とされている[47-50]．確かに，ガーやポリプテルスでは歯のエナメル質と鱗のガノイン層は非常によく似た発生過程，完成形態，有機基質を持っているといえる．しかし，どこまで同じかは今後さらに研究が必要であろう．

5. 魚類・両生類のエナメル質の形態的特徴

無尾両生類ではエナメル質は成体の歯の歯冠唇側にのみ存在する[51-53]．その幼生は角質歯を持っている．いっぽう，有尾両生類におけるエナメル質の存在時期と部位については議論がある．すなわち，1) 変体後の成体に存在[54]，2) 幼生の歯軸部表面にも存在[49,55,56]，および 3) 幼生と成体の歯冠表面に存在[57-62]である．いずれにせよ，遺伝子レベルでは無尾類からアメロゲニン[3,63]，エナメライシン (MMP-20)[64]の遺伝子が発見されているので，両生類には哺乳類と相同なエナメル質が存在すると考えられる．

現生の硬骨魚類総鰭類と両生類のエナメル質の厚さは共に5～8μmである[28,32,55]．これらの完成歯のエナメル質の微細構造は互いによく似ており，次のような共通の特徴がある．1) 細長い結晶がその長軸をほぼそろえて，表面に垂直に配列している，2) エナメル小柱は見られない（無小柱エナメル質），3) 有機基質にはコラーゲンを含まない，4) 断面には成長線と考えられる表面にほぼ平行な複数の縞が認められる，5) 象牙質との境界が明瞭である[14,17,26-28,32,55]．加えて，硬骨魚類条鰭類のガーとポリプテルスのエナメル質も同じ形態的特徴を共有している[24,25]（図2, 4, 5 参照）．

総鰭類のシーラカンスを除き，現生の条鰭類のガーとポリプテルス，総鰭類の肺魚類と両生類では歯胚でエナメル質発生を観察することができる．その共通の特徴を拾ってみると次のようになる．前半の基質形成期ではエナメル芽細胞はやや発達した粗面小胞体とゴルジ装置，分泌顆粒をもち，エナメル基質を分泌していると考えられる[31,51,52]（図3参照）．しかし，粗面小胞体やゴルジ装置の発達程度は条鰭類のエナメロイド形成や哺乳類のエナメル質形成の場合にくらべ，はるかに劣る．また，トームスの突起は認められない．後半の成熟期ではエナメル質は結晶で満たされ，脱灰すると有機基質の見られないエナメルスペースが出現する．エナメル芽細胞では発達した粗面小胞体は見られなくなるが，一方，水解小体様顆粒が増加し，エナメル質基質の分解，脱却に関与していると想像される．しかし，エナメル芽細胞の遠心端に発達した刷子縁は認められない，とする報告が多い[24,31,55,56]．ただし，両生類では遠心端に膜の陥入[65]，あるいはそれに加えて遠心端近くに多数の小胞や顆粒の存在が報告されている[51,52]．それにしても，これは条鰭類や両生類幼生のエナメロイド成熟期での内エナメル上皮細胞，さらに哺乳類のRAに現れる発達した刷子縁に比較すると，その違いが著しい現象である．エナメル質の厚さ，すなわち有機基質の量の少なさを反映していると思われるが，それのみならず，結晶もエナメロイドや哺乳類のエナメル質ほど大きく成長

しないので，結晶成長機構がそれらとは異なっていると思われる．

6. エナメル質の起源について

エナメル質の起源について，形態学的な観察からは次のような過程が推測される．古生代の硬骨魚類のなかに薄いエナメル質に覆われる歯を持つものが出現した．魚類ではエナメロイドが歯の先端部表面を覆う高度に石灰化した主な硬組織で，磨耗に抗する役割を勤めた．一方，薄いエナメル質は象牙質が直接外界に露出するのを防ぐ，覆いのようなものだった．現生魚類でこの状態に最も近いのはガーやポリプテルスであろう．その後，繁栄した硬骨魚類条鰭類ではエナメロイドが発達した．両生類に連なる総鰭類ではエナメロイドは発達せず，エナメル質で覆われた歯を持っていた（図1）．その後，エナメル質は上陸したばかりの両生類ではまだ魚類と大差なく，爬虫類で漸進的に進化し，哺乳類になって咀嚼機能の進化に伴い飛躍的に発達した，と考えられる．しかし，このような魚類のエナメル質の進化を裏付ける分子生物学的な根拠は残念ながらまだ確立されていない．今後は分子進化と形態進化の関係がより具体的に明らかにされていくであろう．

文献

1) Kawasaki, K. and Weiss, K. M. (2008) SCPP gene evolution and the dental mineralization continuum. J Dent Res, 87, 520-531.
2) Kawasaki, K. and Weiss, K. M. (2005a) Evolutionary genetics of vertebrate tissue mineralization: the origin and evolution of the secretory calcium-binding phosphoprotein family. J Exp Zool (Mol Dev Evol), 304B, 1-22.
3) Kawasaki, K., Suzuki, T. and Weiss, K. M. (2005b) Phenogenetic drift in evolution: the changing genetic basis of vertebrate teeth. Proc Natl Acad Sci U S A, 102, 18063-18068.
4) Sansom, I. J., Smith, M. P., Armstrong, H. A. and Smith, M. M. (1992) Presence of the earliest vertebrate hard tissue in conodonts. Science, 256, 1308-1311.
5) Krejsa, R. J., Bringas Jr., P. and Slavkin, H. C. (1990) A neontological interpretation of conodont elements based on agnathan cyclostome tooth structure function, and development. Lethaia, 23, 359-378.
6) Poole, D. F. G. (1971) An introduction to the phylogeny of calcified tissues. In: Dahlberg, A. A. (ed) Dental Morphology and Evolution. pp. 65-79, University of Chicago Press, Chicago.
7) Clement, J. G. (1984) Changes to structure and chemistry of chondrichthyan enameloid during development. In: Fearnhead, R. W. and Suga, S. (eds) Tooth enamel IV. pp. 422-426, Elsevier, Amsterdam.
8) Suga, S., Wada, H. and Ogawa, M. (1978) Mineralization pattern and fluoride distribution of the developing and matured enameloid of the shark. Jap J Oral Biol, 20: 1-15.
9) Slavkin, H. C. and Diekwisch, T. (1996) Evolution in tooth developmental biology: of morphology and molecules. Anat Rec 245: 131-150.
10) Sawada, T. and Inoue, S. (2003) Ultrastructure of basement membranes in developing shark tooth. Calcif Tissue Int, 72, 65-73.
11) Sasagawa I (2002) Mineralization patterns in elasmobranch fish. Microscopy Research and Technique, 59 (5), 396-407
12) 笹川一郎，石山巳喜夫 (2007) エナメロイドの特徴と形成機構, 細胞, 39 (2), 61-63.
13) Shellis, R. P. and Miles, A. E. W. (1974) Autoradiographic study of the formation of enameloid and dentine matrices in teleost fishes using tritiated amino acid. Proc R Soc Lond B, 185, 51-72.
14) Reif, W. -E. (1982) Evolution of dermal skeleton and dentition in vertebrates. The odontode regulation theory. Evol Biol, 15, 287-368.
15) Sasagawa, I. and Ishiyama, M. (1988) The structure and development of the collar enameloid in two teleost fishes, *Halichoeres poecilopterus* and *Pagrus major*. Anat Embryol, 178, 499-511.
16) Isokawa, S., Satomura, I., Yamaguchi, K., Yoshie, T. and Morimoto, M. (1970) Historadiographic observation on the outer dentine in certain osseus fishes. J Nihon Univ Sch Dent, 12, 1-5.
17) Scmidt, W. J. and Keil, A. (1971) Polarizing microscopy of dental tissues. Pergamon Press, Oxford, 584 pp.
18) Ørvig, T. (1978) Microstructure and growth of the dermal skeleton in fossil actinopterygian fishes: Birgeria and Scanilepis. Zoological Scripta, 7, 33-56.
19) Peyer, B. (1968) Comparative Odontology. University of Chicago Press, Chicago, 321pp.
20) Reif, W.-E. (1979) Structural convergences between enameloid of actinopterygian teeth and shark teeth. Scanning Electron Microscopy, 1979 II, 547-554.
21) Smith, M. M. (1992) Microstructure and evolution of enamel amongst osteichthyan fishes and early tetrapods. In: Smith. P. and Tchernov, E. (eds) Structure, Function and Evolution of Teeth, pp. 73-101, Freund Publishing House, London.
22) Prostak, K., Seifert, P. and Skobe, Z. (1989) Ultrastructure of developing teeth in the gar pike, (*Lepisosteus*). In: Fearnhead, R. W. (ed) Tooth

enamel V. pp.188-192, Florence, Yokohama.
23) Ishiyama, M., Inage, T. and Shimokawa, H. (1999) An immunocytochemical study of amelogenin proteins in the developing tooth enamel of the gar-pike, *Lepisosteus oculatus* (Holostei, Actinopterygii). Arch Histol Cytol, 62, 191-197.
24) Sasagawa, I., Ishiyama, M., Yokosuka, H. and Mikami, M. (2008) Fine structure and development of the collar enamel in gars, *Lepisosteus oculatus*, Actinopterygii. Frontiers of Materials Science in China, 2, 134-142.
25) Sasagawa, I., Yokosuka, H., Ishiyama, M. and Uchida, T. (2007) Fine structural and immunocytochemical observations on collar enamel and ganoine in *Polypterus*, an actinopterygian fish. European Cells and Materials, 14, Suppl. 2, 127.
26) Shellis, R. P. and Poole, D. F. G. (1978) The structure of the dental hard tissues of the Coelacanthid fish *Latimeria chalumnae* Smith. Archs oral Biol 23, 1105-1113.
27) Smith, M. M. (1978) Enamel in the oral teeth of *Latimeria chalumnae* (Pisces: Actinistian): A scanning electron microscope study. J Zool Lond, 185, 355-369.
28) Sasagawa, I., Ishiyama, M. and Kodera, H. (1984) Fine structure of the pharyngeal teeth in the Coelacanthid fish (*Latimeria chalumnae*). In: Fearnhead, R. W. and Suga, S (eds) Tooth Enamel IV, pp.462-466, Elsevier, Amsterdam.
29) Ishiyama, M. and Teraki, Y. (1990) Microstructural features of dipnoan tooth enamel. Archs oral Biol, 35, 479-482.
30) Kemp, A. (1992) Ultrastructure of the developing dentition in the Australian lungfish, *Neoceratodus forsteri*. In: Smith. P. and Tchernov, E. (eds) Structure, Function and Evolution of Teeth, pp. 11-33, Freund Publishing House, London.
31) Kemp, A. (2003) Ultrastructure of developing tooth plates in the Australian lungfish, *Neoceratodus forsteri* (Osteichthyes: Dipnoi). Tissue Cell, 35, 401-426.
32) Satchell, P. G., Shuler, C. F. and Diekwisch, T. G. H. (2000) True enamel covering in teeth of the Australian lungfish *Neoceratodus forsteri*. Cell Tissue Res, 299, 27-37.
33) Smith, M. M. (1989) Distribution and variation in enamel structure in the oral teeth of sarcopterygians: its significance for the evolution of a protoprismatic enamel. Historical Biology, 3, 97-126.
34) Ishiyama, M. and Teraki, Y. (1990) The fine structure and formation of hypermineralized in the tooth plate of extant lungfish (*Lepidosiren paradoxa* and *Protopterus* sp.). Arch Histol Cytol, 53, 307-321.
35) Ishiyama, M., Inage, T., Shimokawa, H. and Yoshie, S. (1994) Immunocytochemical detection of enamel proteins in dental matrix of certain fishes. Bulletin de l'Institut oceanographique, Monaco, 14-1, 175-182.
36) Diekwisch, T. G. H., Berman, B. J., Anderton, X., Gurinsky, B., Ortega, A. J., Satchell, P. G., Williams, M., Arumugham, C., Luan, X., Mcintosh, J. E., Yamane, A., Carlson, D. S., Sire, J.-Y. and Shuler, C. F. (2002) Membranes, minerals, and proteins of developing vertebrate enamel. Microsc Res Tech, 59, 373-395.
37) Ishiyama, M., Inage, T. and Shimokawa, H. (2001) Abortive secretion of an enamel matrix in the inner enamel epithelial cells during an enameloid formation in the gar-pike, *Lepisosteus oculatus* (Holostei, Actinopterygii). Arch Histol Cytol, 64, 99-107.
38) Smith, M. M. (1995) Heterochrony in the evolution of enamel in vertebrates. In: McNamara, K. J. (ed) Evolutionary change and heterochrony, pp.125-150, John Wiley and Sons, Chichester, UK.
39) Prostak, K. and Skobe, Z. (1984) Effects of colchicines on fish enameloid matrix formation. In: Fearnhead, R. W. and Suga, S. (eds) Tooth enamel IV. pp. 525-529, Elsevier, Amsterdam.
40) Huysseune, A., Takle, H., Soenens, M., Taerwe, K. and Witten, P. E.(2007) Unique and conserved characters in salmon tooth development. European Cells and Materials, 14, Suppl. 2, 9.
41) Shellis, R. P. and Miles, A. E. W. (1976) Observations with the electron microscope on enameloid formation in common eel (*Anguilla anguilla*; Teleostei). Proc R Soc Lond B, 194, 253-269.
42) Sasagawa, I. (1997) Fine structure of the cap enameloid and of the dental epithelial cells during enameloid mineralisation and early maturation stages in the tilapia, a teleost. J Anat, 190, 589-600.
43) Sasagawa, I. and Ishiyama, M. (2005a) Fine structural and cytochemical mapping of enamel organ during the enameloid formation stages in gars, *Lepisosteus oculatus*, Actinopterygii. Archs oral Biol, 50, 373-391.
44) Smith, M. M. and Hall, B. K. (1990) Development and evolutionary origins of vertebrate skeletogenic and odontogenic tissues. Biol Rev, 65, 277-373.
45) Meinke, D. K. (1982a) A histological and histochemical study of developing teeth in *Polypterus* (Pisces, Actinopterygii). Archs oral Biol, 27, 197-206.
46) Meinke, D. K. (1982b) A light and scanning electron microscope study of microstructure, growth and development of the dermal skeleton of *Polypterus* (Pisces: Actinopterygii). J Zool Lond, 197, 355-382.
47) Sire, J. -Y. (1994) Light and TEM study of nenregenerated and experimentally regenerated scales of *Lepisosteus oculatus* (Holostei) with particular attention to ganoine formation. Anat Rec, 240, 189-207.
48) Sire, J. -Y. (1995) Ganoine formation in the scales of primitive actinopterygian fishes, Lepisosteids and Polypterids. Connect Tissue Res, 33, 535-544.
49) Kogaya, Y. (1997) Histochemical and

immunohistochemical characterization of the ganoine layer of *Polypterus senegalus*. Ass Comp Biol Tooth Enamel, 5, 23-29.
50) Zylberberg, L., Sire, J. -Y. and Nanci, A. (1997) Immunodetection of amelogenin-like proteins in the ganoine of experimentally regenerating scales of *Calamoichys calabaricus*, a primitive actinopterygian fish. Anat Rec, 249, 86-95.
51) Zaki, A. E. and MacRae, E. K. (1977) Fine structure of the secretory and nonsecretory ameloblasts in the frog. 1. Fine structure of the secretory ameloblasts. Am J Anat, 148, 161-194.
52) Zaki, A. E. and MacRae, E. K. (1978) Fine structure of the secretory and nonsecretory ameloblasts in the frog. II. Fine structure of the non-secretory ameloblasts. J Morph, 158, 181-198.
53) Zaki, A. E. and Weber, D. F. (1979) Microradiography of the mineralization pattern in developing teeth of the frog, *Rana pipiens*. Archs oral Biol, 24, 651-655.
54) Kerr, T. (1960) Development and structure of some actinopterygian and urodele teeth. Proc R Soc Lond B, 133, 401-422.
55) Smith, M. M. and Miles, A. E. W. (1971) The ultrastructure of odontogenesis in larval and adult urodeles; differentiation of the dental epithelial cells. Z Zellforsch, 121, 470-498.
56) Kogaya, Y. (1999) Immunohistochemical localisation of amelogenin-like proteins and type I collagen and histochemical demonstration of sulfated glycoconjugates in developing enameloid and enamel matrices of the larval urodele (*Triturus pyrrhogaster*) teeth. J Anat, 195, 455-464.
57) Chibon, P. (1972) Etude ultrastructurale et autoradiographique des dents chez les amphibians. Relations entre la morphogenese dentaire et l'activite thyroidienne. Bull Soc Zool, France, 97, 437-448.
58) Roux, J. P. and Chibon, P. (1973) Etude ultrastructurale de l'amelogenese chez la larve du triton *Pleurodeles waltlii*. [Amphibien Urodele] Jour Biol Buccale, 1, 33-44.
59) Kawasaki, K. and Fearnhead, R. W. (1983) Comparative histology of tooth enamel and enameloid. In: Suga, S. (ed) Mechanisums of Tooth Enamel Formation, pp. 229-238, Quintesessence, Tokyo.
60) Bolte, M. and Clemen, G. (1992) The enamel of larval and adult teeth of *Ambystoma mexicanum* Shaw (Urodela: Ambystomatidae) – a SEM study. Zool Anz, 228, 167-173.
61) Wistuba, J., Greven, H. and Clemen, G. (2002) Development of larval and transformed teeth in *Ambystoma mexicanum* (Urodela, Amphibia): an ultrastructural study. Tissue Cell, 34, 14-27.
62) Davit-Beal, T., Allizard, F. and Sire, J. -Y. (2007) Enameloid/enamel transition through successive tooth replacements in *Pleurodeles waltl* (Lissamphibia, Caudata). Cell Tissue Res, 328, 167-183.
63) Toyosawa, S., O'hUigin, C., Figueroa, F., Tichy, H. and Klein, J. (1998) Idnetification and characterization of amelogenin genes in monotremes, reptiles, and amphibians. Proc Natl Acad Sci USA, 95, 13056-13061.
64) Shintani, S., Kobata, M., Kamakura, N., Toyosawa, S. and Ooshima, T. (2007) Identification and characterization of matrix metalloprpteinase-20 (MMP20; enamelysin) genes in reptile and amphibian. Gene, 392, 89-97.
65) Takagi, J. (1991) The fine structure of salamander (*Triturus pyrrhogaster*) ameloblasts. Nihon Univ Dent J, 65, 10-18.
66) Shellis, P. (1981) Evolution, Dental Tissues, In: Osborn, J. W. (ed) Dental Anatomy and Embryology, pp.155-165, Blackwell Scientific Publications, Oxford.
67) Benton, M. J. (1997) Vertebrate Palaeontology, 2nd ed, Chapman & Hall, London, 452pp.
68) 笹川一郎, 石山巳喜夫, 小寺春人 (1985) シーラカンス (*Latimeria chalumnae*) の鰓弓の歯の微細構造. 地球科学 39, 105 - 115.
69) 石山巳喜夫, 小川辰之 (1983) 肺魚 (*Lepidosiren paradoxa*) 歯板のエナメル質. 解剖誌, 58, 157-161.
70) 笹川一郎 (1996) 硬骨魚類条鰭類の歯のエナメロイドと上皮性エナメル質. 和田浩爾・小林巌雄 (編) 海洋生物の石灰化と硬組織. pp.219-240, 東海大学出版会, 東京.
71) Sasagawa, I., Ishiyama, M., Yokosuka, H., Mikami, M. and Uchida, T. (in press) Tooth enamel and enameloid in actinopterygian fish. Frontiers of Materials Science in China.

Tooth enamel in fish, on the origin of the enamel

Ichiro Sasagawa, Mikio Ishiyama

School of Life Dentistry at Niigata, Nippon Dental University

The origin of tooth enamel is probably found in fish, if enamel is defined as the well-mineralized tissue covering tooth surface and containing specific proteins that are provided from the dental epithelial cells. In fish, well-mineralized enameloid that occupy the tooth surface is generally produced by both dental epithelial cells and odontoblasts. Current morphological studies indicate that the majority of the well-mineralized tissues in fish teeth is enameloid, and that a limited amount of these tissues correspond to enamel.

In sarcopterygian fish that are close to tetrapods, a thin enamel layer is reported in *Latimeria chalumnae*, a living coelacanthus, in living lungfish and in several fossil species, although there is no enameloid in their teeth. In actinoterygian fish, the collar tissue situated at the surface of tooth shaft can be divided into two types: collar enameloid and collar enamel. Collar enameloid is homologous to cap enameloid, while the structure is not the same. Collar enamel, on the other hand, is regarded as enamel. Collar enamel was initially noted in fossil actinopterygians, and *Lepisosteus* and *Polypterus* are the living species possessing collar enamel. Collar enamel in *Lepisosteus* is approximately 5μm thick, and distinguishable from dentin because the junction is clear. In the enamel layer, slender crystals are arranged perpendicular to the surface, and several stripes that are almost parallel to the surface are observed. During the secretory stage of collar enamel, ameloblasts contain developed Golgi apparatus, rough endoplasmic reticulum, and secretory granules, and an enamel layer having amorphous fine matrix appears between the dentin and ameloblasts. During the maturation stage, there is no ruffled border at the distal end of the ameloblasts, while many mitochondria and lysosomal granules are obvious in the distal cytoplasm, implying a lower absorptive function.

The structural features of collar enamel in *Lepisosteus* and *Polypterus*, actinopterygians resemble that in *Latimeria* and lungfish, sarcopterygians, and also amphibians, suggesting that the enamel in actinopterygians is homologous with that in those species. However, current molecular genetic studies report that the genes concerned with enamel protein are recognized until amphibians, but are not found in fish, and instead, SCPP genes (SCPP2, SCPP4, SCPP5) are involved in producing enamel-like tissues in fish. Whether the enamel in fish is a homologue to mammalian enamel or not, remains one of the open questions in the evolution of teeth.

歯的なものを *Zacco temmincki*（カワムツ）に見る
−脊椎動物の基本体制を求めて−

Tooth-related organs of *Z. temmincki*
–Bauplan of vertebrates–

（地独）大阪市立工業研究所

木曽　太郎

1. はじめに

　表面がエナメル質・エナメロイドによって覆われた構造体は，摂食器官として口腔に位置するだけでなく（歯），皮歯（皮小歯）や象牙質結節として魚類の体表を飾っていることが知られている[10,20]．これらは，リン酸カルシウムを主成分とするために化石として容易に残り，我々に過去への扉を開いてくれる．特にエナメル質・エナメロイドはその無機成分の多さから変性に耐え，化石にあっても微細構造[41]や有機基質の研究[23]を可能にしてくれる．また，歯という構造体は，上皮−間充織相互作用によって形作られる適度な複雑性を持っていることから，発生生物学的な興味がもたれてきた[12]．哺乳類については医学上の観点から数え切れないほどの研究がおこなわれてきたが，他の脊椎動物の歯についても進化に関する興味から，魚類を中心とした数多くの比較発生学的あるいは比較生化学的研究が行われてきた[5,9,14,17,24,45,46,53,55,57,58,59,60]．これらの知見をもとに，化石のデータを参考にしながら，エナメロイド及び象牙質の起源や系統発生の議論が古くから行われてきた[8,13,21,37,40,48,49,51,52]．そこでは基本的に皮歯（皮小歯）と歯を"同じもの"と考えるHertwig[15]の考え方に沿って議論が展開されていて，重要視されていたのは"質"の問題であった．一方，現代では分子生物学によって発生への理解が大きく進み，細かい点を除けば我々は歯，四肢，毛，羽毛など，脊椎動物を飾る突起物たちが"質"の差を超えて，同じ遺伝子産物を命令語とするプログラムを共有していることが明らかになってきた[12]．このような発生生物学のデータ，これまでの比較発生学・生化学・遺伝学の知見，そして古生物学的に検討された進化の道筋を総合すると，質的な差異を棚上げすれば，歯を含むこれら突起物が連関して，あるいは総体として進化的変化を被った可能性が示唆されるのである[26]．これはHertwig[15]の拡張といってもよく，"歯的なもの"の"質"を超えたダイナミックな拡大である．その理解に基づいてもう一度"質"を問題視してみるのは興味深い．歯を構成している組織は一体，進化発生的な"何"を語ろうとしているのだろうか．上皮の影響下で形成されるエナメル質は，基底膜の象牙質側に作られるエナメロイドと進化的にどう結びつくのか？脊椎動物の系統によってエナメル質とエナメロイドが偏在するのはどういう理由によるものか？半象牙質，中象牙質，真正象牙質，骨様象牙質等々の象牙質の多様性は，骨との類似性とともに，細胞レベルでの進化的な"何か"を投げかけてくれるにちがいない．そもそも，角質と石灰質の違いはどのようにして生じるのか．そのような疑問を抱きながら，私は"歯的なもの"を類集すべく，派手な追星で知られる*Zacco temmincki*（カワムツ）を調べることにした（図1）．追星は，鱗上に規則的に定立しており，髄を伴う構造で十分に"歯的なもの"であるこ

Osaka Municipal Technical Research Institute

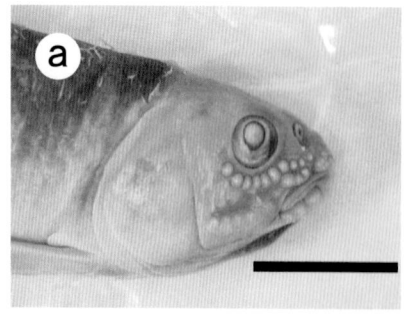

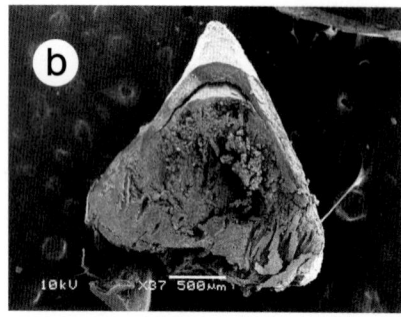

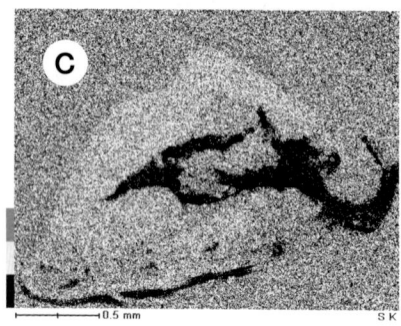

図1 *Zacco temmincki* の頭部と追星.
a: *Zacco temmincki* の頭部. はっきりとした追星を見ることができる. Scale bar = 4cm. b:追星の破断面のSEM像. 硬い表層部に覆われた軟質部, 管構造を持つ底部が観察される. c:EDSによるイオウ(S)のマッピング. 表層部にSが分布しているのが判る(白色に見える).

とを強く示唆しているものの, タンパク性であり, 質の上では"歯的なもの"でないことは毛や羽毛の如くである[27]. さらに, *Z. temmincki* の口腔縁辺には歯がなく, 細胞性の規則正しい微小な褶襞がSEMによって観察できるのみであった[27]. これは, とても"歯的なもの"として得心できるものではないであろう. ならば, 明らかに"歯的なもの"は一体何処にあるのだろうか.

2. 試料と方法

2001年の5月に奈良県で採取されたカワムツ (*Zacco temmincki*) を試料とした(図1). 体長は30cmで, 雄, 90%のエタノール溶液で保存された個体を観察に供した. 頭部より正中線に沿って切断し, 左側の咽頭部より鰓弓および咽頭骨を取り出した. これを2.5%グルタルアルデヒドにて固定, 脱水後, *t*-ブチルアルコールを用いて凍結乾燥した. その後, ボンド-E中に包埋し, SEM用もしくは透過観察用の薄片とするためにアルミナの粉末を用いて研磨した.

凍結乾燥後の試料, 及びSEM用の研磨試料について実体顕微鏡(SZX12, オリンパス)で表面の状態等を観察した. また, 薄片についてはオリンパス製光学顕微鏡BX-50を用いて透過(微分干渉を含む)で観察した.

凍結乾燥試料の鰓弓を鰓耙の頂点を通るように切断し, その断面, 及び研磨試料についてSEM観察を行った. 使用した装置は日本電子製のJMS-6460LVSで, 観察はAu-Pd蒸着後, 15kVで行った. 元素分析はSEM観察下, 加速電圧20kVのもとEDSで行った. X線はJED2300D(日本電子)で分光した.

3. *Zacco temmincki* の"歯的なもの"の観察結果

実体顕微鏡の観察によると, 口腔方向の3本の鰓弓には, 鰓耙(高さ1mm弱)が稜を挟んで二列ずつ, 各列ではおよそ1.1mm間隔で10～15生えていた(図2.a). 各鰓弓での生え方は, 互いの列に対して同じ位置でも交互でもなく, 幾何学的な関係性ははっきりしなかった. より口腔側の鰓弓に生えている鰓耙のほうがより高く, 先端が鋭い傾向にあった. 凍結乾燥試料のSEM観察によれば, 鰓耙の表面は鰓弓の表面と連続し, 微小な結節を複数認めるものの, 特筆すべき表面構造は認められなかった(図2.b). 鰓耙の断面を観察した結果では, SEMでよりはっきりしているが, 線維の卓越する層と表層との間に比較的明瞭な薄い(数μm)境界層が観察された(図3.a). これを基底膜と考えると, それより表面側が上皮ということになる. この境界層より近心側に"く"の字型の, もしくは不定

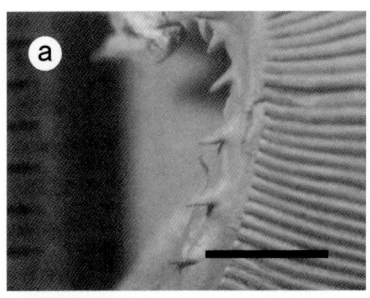

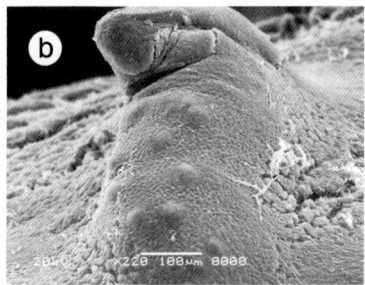

図2 *Zacco temmincki* の鰓耙.
a: 第一鰓弓(左側)の実体鏡写真. Scale bar = 3 mm. b: 鰓耙のSEM像.

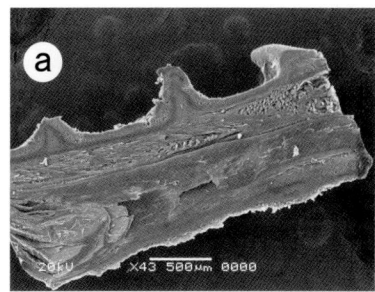

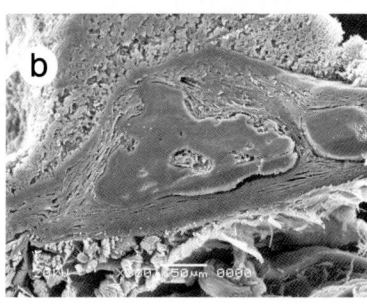

図3 *Zacco temmincki* の鰓耙の切断面のSEM像.
a: 鰓弓ごと切断. 上方に3つの鰓耙を見ることができる. b: 鰓耙の断面の強拡大. 中央に無構造の塊状の部分が見える.

形の無構造な塊状の部分を認めることができた (図3.b). また, 表面の最表層, 特に先端部についても空隙のほとんどない層が認められた. 断面の研磨標本の元素分析から, 無構造な塊状部分からCa (カルシウム) とP (リン) の特性X線が捕らえられたことから, リン酸カルシウムであることが判明した (図4). 含有量には鰓弓の骨組織と同程度であった. CaとPのマッピングから塊状部分にリン酸カルシウムの局在が認められること, 不定形の場合は断面が骨様を呈していることから, これが鰓耙骨であると結論付けられた. 一方, 表層の空隙のない部分については, 特にS (イオウ) が多いということはなかった. 従って, 追星のような硬質の角質 (ケラチン質) に覆われているのではないことが判明した. 鰓弓を取り出した際, 容易にピンセット等で変形し無光沢であり, 追星が非常に硬く光沢を呈するのとは異なっていた. このことからも上皮の構造に差異があることがわかる.

咽頭骨については, 実体鏡下で見ると5本の2〜3mmの円錐形に近い歯冠 (極めて歯に近いためそう呼んでおく) が植立している (図5).

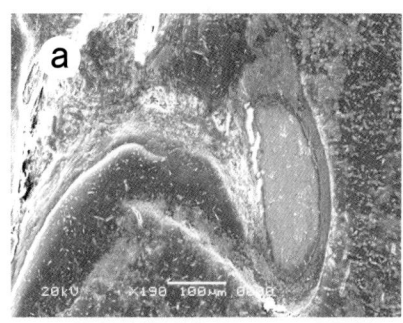

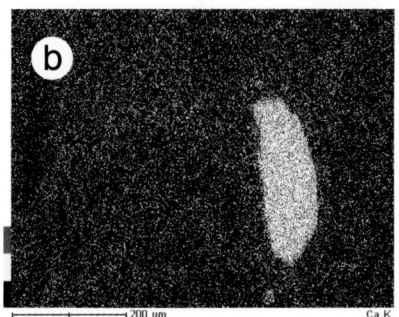

図4 *Zacco temmincki* の鰓耙の研磨面のSEM像と元素マッピング.
a: 鰓耙の研磨面のSEM像. b: カルシウム (Ca) のマッピング.

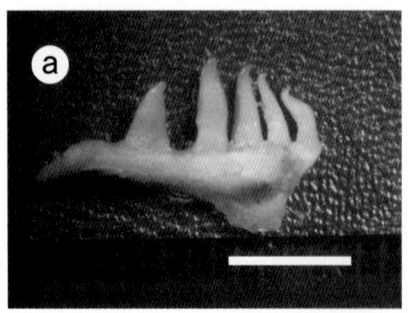

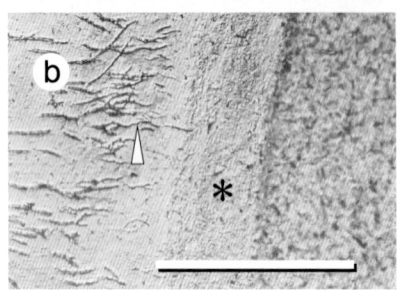

図5 *Zacco temmincki* の咽頭骨及び咽頭歯の研磨標本の光顕像（透過）.
a：咽頭骨（左側）の実体鏡写真．Scale bar = 3 mm．5つの歯冠が確認できる．左が口腔側，右が食道側．b：咽頭歯の研磨標本の光顕像（透過）．対物×40．Scale bar = 100μm．象牙細管（矢頭）を含まないエナメロイド様の層（＊）が認められる．微分干渉像．

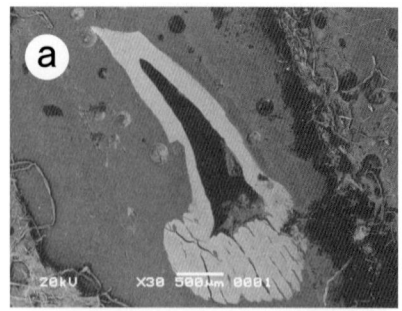

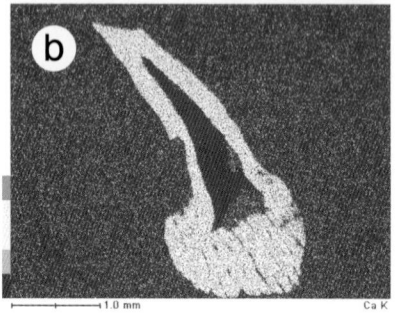

図6 *Zacco temmincki* の咽頭歯の研磨面のSEM像と元素マッピング．
a：鰓耙の研磨面のSEM像．b：カルシウム（Ca）のマッピング．

　各歯冠は非常に硬く，先端から2/3まではエナメル質様の光沢を示すが，それより根元と骨の部分は光沢を示さない．その境界は明瞭で，根元の部分で急に太さを減じる．薄片の観察からは，近心から遠心に向かって細管が多数見られ，象牙細管と考えられる（図5）．象牙細管が途切れる遠心部より外側（光沢部分に相当）は，微分干渉下で象牙部分とは異なる方向性の高屈折率の層が見られ，この光沢部分がエナメロイドに相当する部分ではないかと考えられた（図5）．しかしながら，EDSのマッピング像では，CaとPについて分布を詳細に検討してみると，象牙質に比べてエナメロイド様の部分では若干リン酸カルシウム濃度が高いがそれほど顕著ではなかった（図6）．また，SEMでも光学顕微鏡でも象牙質と明瞭な境界が認められるわけではないので，現在のところエナメロイド様と称するにとどめる．ただし，先端部ではリン酸カルシウ

ム含有量が先端に向かってより高くなる傾向にある．従って，キャップエナメロイドの可能性も残されている．根元の部分では，象牙質が咽頭骨と結合してはいるものの，明瞭な境界をもって，異なる組織像を示している．リン酸カルシウム含有量については，多くの脊椎動物同様，象牙質と骨組織とでほとんど差が見られない．

4．"歯的なもの"に関する考察
4－1．突起物として
　硬骨魚類の咽頭部に歯の構造が見られることは特に驚くべきことではなく，文献を紐解けば多くの分類群に広く散見されることである[28,31,44]．様々な種類の魚類について，咽頭歯の歯式や外部形態の発生[34]，多形[56]，組織の発生[16]についても研究されてきた．特にコイ科の魚類では咽頭歯がよく発達し，分類形質などに利用されてきた経緯がある．その一員である *Zacco*

temmincki（カワムツ）も摂食器官としての咽頭歯を有しており，構造的には象牙細管の存在などから，他の魚類同様"歯的なもの"であることが今回確認された．質の点から言ってもリン酸カルシウムを主体とする"歯的なもの"であった．ただし，エナメロイドについては今のところ疑問符つきではある．植立する位置に関しても脊椎動物のトポロジーから考えて極めて"歯的"である．なぜならば，一番後尾の鰓弓が咽頭骨として変形し，そこに植立しているからである．顎弓が最前列の鰓弓が変化したものであり，顎弓上に植立するのが"歯"であるとするのであれば，トポロジカルには"歯的である"といってよい．顎弓を欠く化石無顎類においても咽頭部に小さな皮小歯が鰓単位で並んでいるものがしられている[19]．咽頭歯はこのように，胚葉の起原の問題を別個にすれば限りなく歯に近い．だとすると，トポロジー的に見て鰓弓には位置しているものの，質的には"歯的"とは言いにくいZ. temminckiの鰓耙についてはどのように考えたらよいのだろうか．芯の部分には鰓弓と独立した石灰化部を有する点は，カルシウム代謝の観点から無関係とは考えにくく，かつ上皮と間充織からなることが構造的な"歯"との発生的な関連性を暗示している．しかもこのような構造の鰓耙ではなく，象牙質とエナメルをもった"歯"と同じ構造の"鰓歯"は硬骨魚類の鰓弓で広く見出されている[28, 31, 44]．ということは，鰓耙を進化的に歯の類似物と考えることが可能ではなかろうか．強いて言えば，咽頭歯よりは"歯的であること"の低い器官ということができる．ただし，エナメロイドやエナメル質のような組織の萌芽というか，痕跡というか，そういったものは見当たらない．このことは，芯となる骨が象牙質様でないことと関係があるのかもしれない．あるいは四肢も一つの"歯的なもの"とするならば，その中軸骨格を持つという形式と鰓耙骨とが対応すると考えるのは筆の走り過ぎだろうか．ここで単純に，鰓耙が鰓歯の祖先形であるとか，あるいは退化形であると考えるべきではない．進化的変化が器官ごとに単独で連続して進行すると無批判に考えることは危険だからである．複数の器官が多面発現的に連関して進化

的変化を被ることは十分考えられるし[26]，実際に，鰓耙の数が他の複数の形質と遺伝的に連関していることが量的遺伝の研究から分かっている[7]．もちろん，鰓耙には鰓耙独自の選択圧がかかることも忘れてはならない．そのことは，鰓耙の数が系統とは異なる分布を示すことがあることから[38]容易に類推することができる．いずれにしても我々は，コイ科のZ. temminckiの「追星」，「鰓耙」，「咽頭歯」の中に"歯的なもの"を見た．これは脊椎動物の体制として，体表，口腔を含めて咽頭にわたって"歯的なもの"が現れるのであって，各動物群で体の部分によってそれぞれに異なる様相を帯びると考えるとよく理解できる[26]．ShhやBMPなどの基本的な因子が哺乳類の"歯的なもの"の形成に重要な役割を果たしている[35, 36, 42]ことは以前から知られていたが，魚類においても歯の形成時に口腔のBMPの発現が抑えられると歯が生じないことや[62]，ニジマスの口腔および鰓弓の歯の形成時にBMPやShhが発現していることが判明してきた[6]．ヒラメ胚の咽頭弓（鰓弓）でもShhが発現し，軟骨形成に重要な役割を果たしているのである[54]．よりグラフィカルに捉えれば，hh-dppのメインプログラム（プログラムという言葉は予め個別的に・意図的に設定されたもの，という意味合いが強いので適当とは思わないが）があって，それに対してエナメル質（エナメロイド）-象牙質系（いわゆる歯），角質系（毛・羽毛・追星），骨系（四肢）という形で"反応する"図式が考えられる（図7）．"反応する"と表現したのは，予定調和的に設定されているというよりも，必然的にそういうものの形成に至ってしまうというニュアンスを出したかったからである．ここでhh-dpp系を今のところ排他的に限定するべきではないかもしれない．例えば，Pax-9の欠損でも咽頭嚢由来の臓器，歯の欠如，顔面や四肢の異常を伴うのである[39]．上の図式を脊椎動物の形態へと敷衍してみると，各"歯的なもの"への配分を按配することによって，動物の形態が整理できる（図8）．たとえば，体の前方に"歯的なもの"の発達が偏在すればネズミのように，伸び続ける無根歯を持つ一方で，裸に近い尾を持つことが一つの形として位置づけ

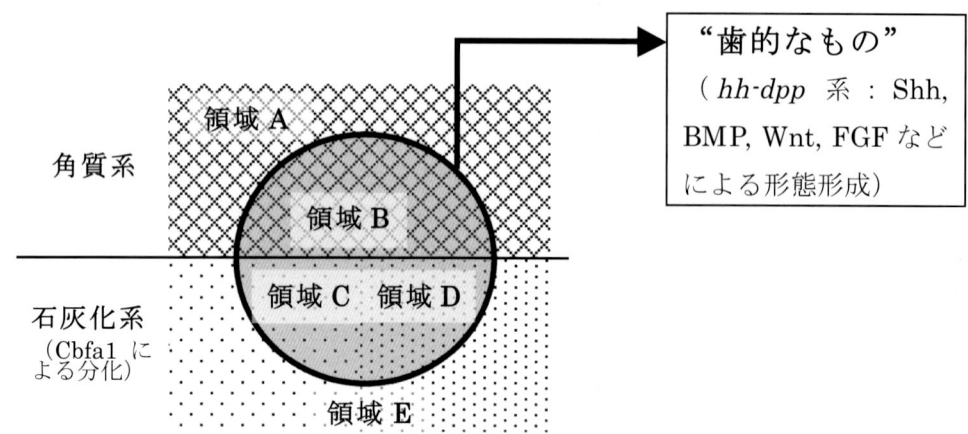

図7 脊椎動物における体表及び口腔・咽頭の構造物の関係.
円内が"歯的なもの"を表す. 領域A：角質鱗など. 領域B：角質の突起物である, 毛, 羽毛に原毛, 追星や角質歯を含めることができるかもしれない. 領域C：骨質の芯を持つ構造で, 角や鰓耙などはここに位置するのではないか. 領域D：歯, 咽頭歯, 鰓歯, 皮歯などのいわゆる歯. 領域E：皮骨など, 体表を覆う骨質のもの.

られる. 鳥類は体表への投資の結果, 歯を失った代わりに羽毛に覆われたのだとも理解できる. 肉食恐竜の *Carnotaurus* は大きな角, 前後に短い頭蓋と小さな眼窩を持ち, 大型獣脚類にしては極めて華奢な下顎と歯, 尺骨と橈骨の異常に矮小化した奇形的な前肢で知られるが[3], これは歯や前肢を犠牲にして頭部への投資を行ったかのようである (むしろ *Pax-9* に関係するのだろうか). 投資とか按配というはっきりしない言葉で表現したのは, "歯的なもの"の形成にかかわる遺伝子群のうち, 量的な側面を規定している因子に関する情報が少ないからである. ゼブラフィッシュを含むコイ目魚類の口腔歯の欠失については, Dlx遺伝子の発現の有無と関係しており, その上流で決まっているらしいことが実験的に示唆されている[18].

4－2. 硬組織として

同じ石灰化組織であって, 体表を飾る皮骨(鱗・甲皮)は"歯的なもの"と関係するだろうか. 毛や羽毛, 鰓耙, 四肢などに比べれば"質"的にははるかに"歯"に類似する. 遺伝学的な研究によればカガミゴイの鱗の数は, 咽頭歯の数とリンクする[22]遺伝子座を持っている. また, ワニの表皮の発生を顕微鏡的に調べた研究では, ウロコの形成期に上皮の細胞内にコラーゲン顆粒が観察されていて[2], 哺乳類[32]及び板鰓類[9]での内エナメル上皮にコラーゲン顆粒が出現することを髣髴とさせる. そして, ヘテロ変異体が鎖骨頭蓋異形成症 (CCD, 皮骨の低形成と歯牙の異常を伴う) とされるCbfa1[33]はマウスのホモ変異体で歯の発生をストップさせ[29], 歯と骨 (皮骨だけでなく内臓骨も含まれるが, 異同があって複雑である) の発生に共通の基盤 (エナメル芽細胞・象牙芽細胞や骨芽細胞への分化を制御しているとされる[1]) があることを我々に教えてくれる (図7). ここで, Cbfa1がエナメル芽細胞で発現している可能性について加筆しておく[30]. *Z. temmincki* について言えば, 鱗 (皮骨) に対して追星が関係しながら生えているということはとりもなおさず, "歯的なもの"と形態形成上何らかの相関を持っているということに他ならない. しかし, 皮骨については板状であって蕾状の形態を経ないこと, 上皮から離れて形成が進むために体から突出した形態とはならないこと, 最終的に円錐形を取らずに皮下に留まること, "歯的なもの"の土台として同所的に並存することなどから, "歯的なもの"とはひとまず考えないでおく. 脊椎動物を広く見渡してみると, カメ, 鎧竜類, アルマジロ, 両生類の一部 (*Peltobatrachus*) などで歯の欠如 (もしくは減少やエナメル質の欠如) と皮骨の発達がトレードオフの関係に見える例にしばしば遭遇する.

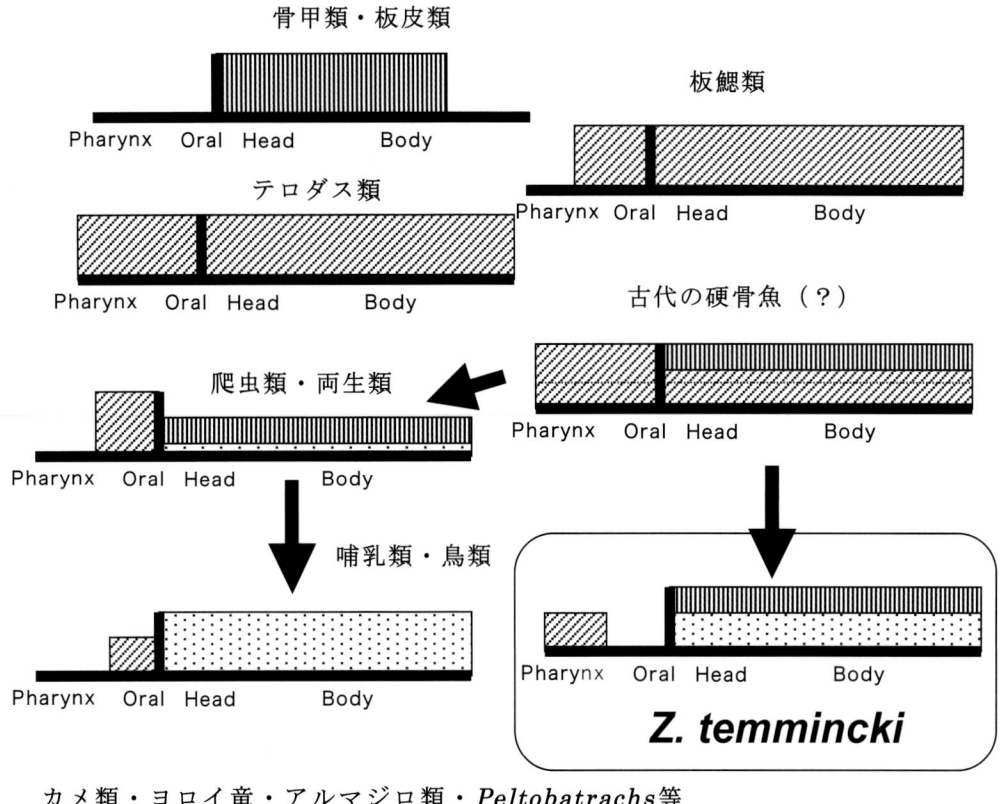

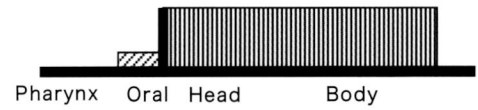

図8 脊椎動物における体表及び口腔・咽頭の構造物の分布.

また，四足動物だけでなく，骨甲類や板皮類（ごく初期のものを除く）で歯や咽頭部の皮小歯が欠如するという化石の記録[47]も同様である．トレードオフに見えるということは，ある一定量の投資を偏在させるメカニズムが考えられるが，もう一つ，一方がもう一方の発達を抑制するということも考えられる．実は後者の方が自然ではないか．先に登場したCbfa1がマウス下顎の歯胚でShhの発現を抑えていることから，CCDで過剰歯胚が生じると説明されている[61]．すなわち，正常な状態ではCbfa1の発現により，Shhの発現が抑えられて歯が過剰に生じないという訳である．従って，皮骨の発達が系統発生上，歯牙の形成を抑えるという推測が可能になるのである．そのような観点でZ. temminckiの鰓耙骨に注目してみると，"歯的であるもの"の象牙質に対応する組織として，"歯的なもの"と"骨的なもの"との交差点[25]にあるように見えてくる．当然のことではあるが，鰓耙骨が膜性骨化によって形成されるのか，それとも軟骨内骨化を経る

のかは解明すべき課題である．そして，"骨的なもの"に付随せず，"歯的なもの"の表面を飾るエナメル質・エナメロイドは，骨と歯との発生学的な異同を決める因子群の鍵を握るものと捉えることができるに違いない．ただし，エナメロイドは板鰓類において骨様象牙質という，これまた骨と歯の中間的なものに接してもいるのである．

4-3. 最後に

*Z. temmincki*の"歯的なもの"を集める旅は，脊椎動物の基本的な，かつ保守的な形態形成の様式と，そこからのバリエーションとしての現実の形態を教えてくれた．ここで一つ興味深いことを指摘しておきたい．四肢が"歯的なもの"であるとするなら，そこにも"歯的な"毛や羽毛，魚類では皮歯が生えていることになる．しかも*Shh*が脊椎動物の発生のごく初期，神経管の前後軸・背腹軸に沿った領域化で主導的な役割を果たすということは[4, 43]，体幹全体がまるで"歯的なもの"のように見えてくる．逆に考えれば，"歯的なもの"が体幹の構造のミニチュアのようにも見て取れるというわけである．幾何学の言葉を借りれば，フラクタルな構造のような奥深さが隠れている．最後になったが，脊椎動物の進化をまとめたStahlは，著書の中で硬組織の進化について一章を割き，硬組織研究がもたらす脊椎動物進化への深い理解に対する計り知れない重要性を指摘している[50]．筆が走り過ぎたのはひとえに筆者の浅学のせいである．

文 献

1) Åberg T., Cavender A., Gaikwad J. S., Bronckers A. L. J. J., Wang X., Waltimo-Sirén J., Thesleff I., D'Souza R. N.: Phenotypic Changes in Dentition of Runx2 Homozygote-null Mutant Mice. J. Histochem. Cytochem., 52 : 131-139, 2004.
2) Alibardi L., Thompson M. B.: Fine Structure of the Developing Epidermis in the Embryo of the American Alligator (*Alligator mississippiensis*, Crocodilia, Reptilia). J. Anat., 198 : 265-282, 2001.
3) Bonaparte J. F.: A Horned Cretaceous Carnosaur from Patagonia. Natl. Geograph. Res., 1 : 149-151, 1985.
4) Ericson J., Muhr J., Placzek M., Lints T., Jessell T. M., Edlund T.: Sonic Hedgehog Induces the Differentiation of Ventral Forebrain Neurons: a Common Signal for Ventral Patterning within the Neural Tube. Cell, 81 : 747-756, 1995.
5) Everette M., Miller W. A.: Histochemistry of Lower Vertebrate Calcified Structures. I. Enamel of the Dogfish *Squalus acantius* compared with Mammalian Enamel and Homologous Dentin. J. Morph., 170 : 95-111, 1981.
6) Fraser G. J., Graham A., Smith M. M.: Conserved Deployment of Genes during Odontogenesis across Osteichthyans. Proc. R. Soc. Lond. B, 271 : 2311-2317, 2004.
7) Funk W. C., Tyburczy J. A., Knudsen K. L., Lindner K. R., Allendorf F. W.: Genetic Basis of Variation in Morphological and Life-History Traits of a Wild Population of Pink Salmon. J. Heredity, 96 : 24-31, 2005.
8) 後藤仁敏：サメの歯の発生と脊椎動物における歯の系統発生に関する一考察．地球科学，30 : 206-221, 1976.
9) 後藤仁敏：ドチザメの歯に関する組織発生学的研究．口病誌，45 : 527-584, 1978.
10) 後藤仁敏：サメ類の皮歯および歯の発生と脊椎動物における硬組織の系統発生．In: 大森昌衛・須賀昭一・後藤仁敏編，海洋生物の石灰化と系統進化．Pp.219-246, 東海大学出版会，東京，1988.
11) 後藤仁敏・橋本 巖：生きている古代魚ラブカ *Chlamydoselachus anguineus* の歯に関する研究 II. 歯と皮歯の発生について．歯基礎誌，18 : 362-377, 1976.
12) Hall B. K.: Evolutionary Developmental Biology 2nd ed. Pp.1-491. Chapman and Hall, London, 1998.
13) Halstead L. B.: The Pattern of Vertebrate Evolution. Pp1-276. Oliver and Boyd Ltd., Edinburgh, 1969.
14) Herold H. C., Graver H. T., Christner P.: Immunohistochemical Localization of Amelogenins in Enameloid of Lower Vertebrate Teeth. Science, 207 : 1357-1358, 1980.
15) Hertwig O.: Über Bau und Entwickelung der Placoidschuppen und der Zahne der Selachier. Jena. Z. Naturw., 8 : 331-404, 1874.
16) Huysseune A.: Formation of a Successional Dental Lamina in the Zebrafish (*Danio rerio*): Support for a Local Control of Replacement Tooth Initiation. Int. J. Dev. Biol., 50 : 637-643, 2006.
17) Ishiyama M., Inage T., Shimokawa H., Yoshie S. Immunocytochemical Detection of Enamel Proteins in Dental Matrix of Certain Fishes. Bulletin de l'Institut oceanographique, Monaco, nº special, 14 : 175-182.
18) Jackman W. R., Stock D. W.: Transgenic Analysis of Dlx Regulation in Fish Tooth Development Reveals Evolutionary Retention of Enhancer Function despite Organ Loss. Proc. Natl. Acad. Sci. USA,103 : 19390-19395, 2006.
19) Janvier P.: Early Vertebrates. Pp1-393. Oxford Science Publications, Oxford, 1996.
20) Jollie M.: Chordate Morphology. Pp.1-458. Robert E. Krieger Publishing Company Huntington, New York, 1973.
21) 桐野忠大：歯ができるまで（その4）－系統発生の立場から．歯界展望，18 : 1447-1460, 1959.

22) Kirpichnikov V. S. : Gnetichenskie osnovyi selektsii ryib. Nauka, Leningrad, 1979.
23) Kiso T. M. : Organic Components in Enameloid of Extant and Fossil Shark Teeth. Trans. Proc. Palaeont. Soc. Japan, N. S. 179 : 169-174, 1995.
24) Kiso T. M. : Heterogeneous Features of Selachian Enameloids. J. Fossil Res., 31 : 35-43, 1999.
25) 木曽太郎:骨と歯と遺伝子. 化石研究会会誌, 32:32-26, 1999.
26) 木曽太郎:多面発現的変異が形態進化に及ぼす影響. 化石, 67:44-57, 2000.
27) Kiso T. : Remnant of Denticle, "Oi-boshi", of osteichthyan fish, *Zacco temmincki*.. Arch. Comp. Biol. Tooth Enamel, 10 : 10-15, 2006.
28) 駒田格知:硬骨魚類. In:後藤・大泰司編, 歯の比較解剖学. Pp.64-81, 医歯薬出版, 東京, 1986.
29) Komori T., Yagi H., Nomura S., Yamaguchi A., Sasaki K., Deguchi K., Shimizu Y., Bronson R. T., Gao Y.-H., Inada M., Sato M., Okamoto R., Kitamura Y., Yoshiki S., Kishimoto T. : Targeted Disruption of Cbfa-1 Results in a Complete Lack of Bone Formation owing to Maturational Arrest of Osteoblast. Cell, 89 : 755-764, 1997.
30) 桑田文幸, 山本達也, 坂口 豊, 蓼沼真樹子, 稲毛稔彦:エナメル芽細胞におけるCBFA-1/Ranx2の局在. 日大歯学部紀要, 31:17-24, 2003.
31) 松原喜代松:動物系統分類学9(上) －脊椎動物(Ia)魚類. Pp.1-195, 中山書店, 1963.
32) Matthiessen M. E., Rømert P. : Ultrastructure of the Human Enamel Organ I. External Enamel Epithelium, Stellate Reticulum and Stratum Intermedium. Cell. Tiss. Res., 205 : 361-370, 1980.
33) Mundlos S., Mundlos O. F., Mulliken J. B., Aylsworth A. S., Albright S., Lindhout D., Cole W. G., Henn W., Knoll J. H., Owen M. J., Mertelsmann R., Zabel B. U., Olsen B. R. : Mutations involving the Transcription Factor CBFA1 Cause Cleidocranial Dysplasia. Cell, 89 : 773-779, 1997.
34) Nakajima T. : Morphgenesis of the Pharyngeal Teeth in the Japanese Dace, *Triolodon hakonensis* (Pisces: Cyprinidae). J. Morph., 205 : 155-163, 1990.
35) Nohno T., Kawakami Y., Ohuchi H., Fujiwara A., Yoshioka H., Noji S. : Involvement of the Sonic hedgehog Gene in Chick Feather Formation. Biochem. Biophys. Res. Comm., 206 : 33-39, 1995.
36) 野地澄晴:形態形成遺伝子群の反復作用と重複. 細胞工学, 14:1425-1433, 1995.
37) Ørvig T. : Histologic Studies of Placoderms and Fossil Elasmobranchs, I. Ark. Zool., Ser.2, 10 : 481-490, 1951.
38) Østbye K., Bernatchez L., Næsje T. F., Himberg K.-J. M., Hindar K. : Evolutionary History of the European Whitefish *Coregonus lavaretus* (L.) Species Complex as Inferred from mtDNA Phylogeography and Gill-raker Numbers. Molecular Ecology, 14 : 4371-4387, 2005.
39) Peter H., Neubüser A., Kratochwil K., Balling R. : *Pax-9*-deficient Mice lack Pharyngeal Pouch Derivatives and Teeth and exhibit Craniofacial and Limb Abnormalities. Genes Dev., 12 : 2735-2747, 1998.
40) Peyer B. : Comparative Odontology. Pp.1-335. Univ. Chicago Press, Chicago, 1968.
41) Reif W.-E. : Morphologie und Ultrastruktur des Hai-"Schmelzes". Zoologica Scripta. 2 : 231-250, 1973.
42) Riddle R. D., Johnson R. L., Laufer E., Tabin C. : *Sonic hedgehog* Mediates the Polarizing Activity of the ZPA. Cell, 75 : 1410-1416, 1993.
43) Rubenstein J. L., Shimamura K., Martinez S., Puelles L. : Regionalization of the Prosencephalic Neural Plate. Annu. Rev. Neurosci., 21 : 445-477, 1998.
44) 笹川一郎:内鼻孔類. In:後藤・大泰司編, 歯の比較解剖学. Pp.81-83, 医歯薬出版, 東京, 1986.
45) Sasagawa I. : Fine Structure of Tooth Germs during the Formation of Enameloid Matrix in *Tilapia Nilotica*, a Teleost Fish. Archs. Oral. Biol., 40 : 801-814, 1995.
46) Slavkin H. C., Graham E., Zeichner-David M., Hildemann W. : Enamel-like Antigens in Hagfish: Possible Evolutionary Significance. Evolution, 37 : 404-412, 1983.
47) Smith M. M., Coates M. I. : The Evolution of Vertebrate Dentitions: Phylogenetic Pattern and Developmental Models. In : ed. by Ahlberg P. E., Major Events in Early Vertebrate Evolution. Pp.221-240, Taylor & Francis, London, 2001.
48) Smith M. M., Hall B. K. : Development and Evolutionary Origins of Vertebrate Skeletogenic and Odontogenic Tissues. Biol. Rev., 65 : 277-373, 1990.
49) Smith M. M., Johanson Z. : Separate Evolutionary Origins of Teeth from Evidence in Fossil Jawed Vertebrates. Science, 299 : 1235-1236, 2003.
50) Stahl B. J. : Vertebrate History. Pp.1-604. McGraw-Hill, New York, 1974.
51) Stensiö E. A. : Permian Vertebrates. In : ed. by Raasch G. O., Geology of the Artic. Pp.231-247, Univ. Toronto Press, Toronto, 1961.
52) 須賀昭一:エナメル質の起源と進化. In:須賀編, エナメル質－その形成, 構造, 組成と進化. Pp222-233, クインテッセンス出版, 東京, 1987.
53) Suga S., Taki Y., Wada K., Ogawa M. : Evolution of Fluoride and Iron Concentrations in the Enameloid of Fish Teeth. In : ed. by Suga S. and Nakahara H., Mechanisms and Phylogeny of Mineralization in Biological Systems. Pp439-446, Springer-Verlag, Tokyo, 1991.
54) Suzuki T., Oohara I., Kurokawa T. : Retinoic acid given at late embryonic stage depresses sonic hedgehog and Hoxd-4 expression in the pharyngeal area and induces skeletal malformation in flounder (Paralichthys olivaceus) embryos. Develop. Growth Differ., 41 : 143-152.
55) Takahama H., Sasaki F., Tachibana T., Iseki H., Horiguchi T., Kinoshita T., Watanabe K. : Fine Structure and Degeneration of the Horny Teeth and the Epidermis of the Labial Ridge of the Anuran Tadpole. Tsurumi Univ; Dent. J., 13 : 49-

56) Trapani J. : A Morphometric Analysis of Polymorphism in the Pharyngeal Dentition of *Cichlasoma minckleyi* (Teleostei: Cichlidae). Arch. Oral. Biol., 49 : 825-835, 2004.
57) 山下靖雄：ワニのエナメル質形成時におけるエナメル芽細胞の微細構造に関する電子顕微鏡的観察．歯基礎誌, 18 : 188-238, 1976.
58) Yano K., Goto M., Yabumoto Y. Dermal and Mucous Denticles of a Female Megamouth Shark, *Megachasma pelagios*, from Hakata Bay, Japan. In : ed. by Yano K., Morrissey J. F., Yabumoto Y., Nakaya K., Biology of the Megamouth Shark. Pp77-91, Tokai Univ. Press, Tokyo, 1997.
59) 吉谷宗夫：鯛の歯の組織発生学的研究．口病誌, 26 : 811-834.

60) 脇田　稔：ニザダイのエナメル質形成時におけるエナメル芽細胞の微細構造に関する研究．歯基礎誌, 16 : 129-185.
61) Wang X.-P., Åberg T., James M. J., Levanon D., Groner Y., Thesleff I. : Runx2(Cbfa1) Inhibits *Shh* Signaling in the Lower but not Upper Molars of Mouse Embryos and Prevents the Budding of Putative Successional Teeth. J. Dent. Res., 84 : 138-143, 2005.
62) Wise S. B., Stock D. W. : Conservation and Divergence of Bmp2a, Bmp2b, and Bmp4 Expression Patterns within and between Dentitions of Teleost Fishes. Evo. Dev., 8 : 511-523, 2006.

Tooth-related organs of *Z. temmincki*
–Bauplan of vertebrates–

Taro Kiso

Osaka Municipal Technical Research Institute

　Lower vertebrates are decorated with various calcified organs, scales, denticles, placoid scales, and dermal bones. Some fishes have keratinized decorative organs like the hairs, feathers, and prototrichs of tetrapods. Correlated changes had been proposed in evolution of these vertebrate appengdages from the shared developmental systems. In order to investigate the correlated evolution, previously I focused on the pearl organ, oi-boshi, of cypriniform fish, *Zacco temmincki*. This fish was decorated with the oi-boshi, cone-shaped organ in 2-3 mm high, on its head, scales, and pectral fin. The oi-boshi was not calcified, but proteinaceous (keratinous) organ. It had pulp. It is possible that the organ is derived from odontode like the hairs and feathers. This fish lacked oral teeth. On its pharyngeal arches, gill rakers were recognized. The organ had calcified tissue in their pulp. Some other bony fishes have tooth-like structure on their gill arches. The location and calcified core of the gill rakers implied the relationship to teeth. This fish used pharyngeal teeth for feeding like other cypriniform fishes. In this study, dentin tubules were recognized in the pharyngeal teeth. Element analyses elucidated that this organ was calcified but had low calcified outer layer. Therefore, enameloid was doubtful. It is discussed that the oi-boshi, gill rakers, and pharyngeal teeth characterized tooth-related system, i.e. odontode, of *Z. temmincki*.

エナメル質結晶の形成と成長，構造，およびその破壊と修復

Enamel crystal : its formation, growth, structure, destruction and restoration

東京歯科大学　歯学部　口腔超微構造学講座

栁澤　孝彰，見明　康雄，澤田　隆

1. はじめに

エナメル質結晶の形成と成長，超微細構造，そしてその破壊と修復は，田熊庄三郎先生（現東京歯科大学名誉教授）をはじめとする我々の講座の研究により既に明らかにされている．その中で注目すべきは，我々ヒトのエナメル質結晶の多くはその内部に多種多様な構造異常（欠陥）を含んでいること，萌出した歯のエナメル質の表層では日常生活において結晶の破壊と修復，すなわち脱灰と再石灰化が同時に，もしくは繰り返し発現しているため，発生学や口腔組織学で学んだエナメル質結晶とは似ても似つかぬ形態を示しつつ，日々刻々とその姿形を変えていることである．エナメル質を研究対象とする場合はこれらのことを十分に認識していてほしい．

エナメル質の結晶は主としてハイドロキシアパタイトからなるが，他に小量ながらカーボネイトアパタイトやウィットロカイト，さらにはハイドロキシアパタイトの先駆結晶であるオクタカルシウムリン酸や非晶質リン酸カルシウムなどが存在している．本編ではエナメル質のハイドロキシアパタイトを結晶形態学的に追求した結果から，その出現とその後の成長，エナメルタンパクとの関係，高分解能電子顕微鏡による超微構造，そしてその破壊と修復について，これまでに得られている形態的エビデンスを整理し，解説することを主旨としたものである．なお，エナメル質の結晶は非常に長いため，本編で示す図の大部分は結晶c軸面の像を用いることにする．

2. 形態学的にみた結晶の出現と成長，および歯牙萌出後のエナメル質の成熟

エナメル質の最初の結晶は，歯胚のエナメル芽細胞が分化期の時に出現する．この結晶はエナメルタンパクのenvelope内に出現すると言われているが[1),2)]，それらは理論的思考に基づくものであり，石灰化の開始における結晶核の形成を含め，その正確な開始時点が未だ不明で，確たる証拠を提示した写真はない．少なくとも我々はこれを形態学的に確認していない．エナメルタンパクと結晶の関係については後述するが，結晶とエナメルタンパクとはお互いに吸着性が強い[3)]．従って，まず結晶が出現し，その後，結晶周囲にエナメルタンパクが付着することにより，それが結晶の成長方向などをコントロールしているのかも知れない．事実，エナメルタンパクが結晶の成長をコントロールしていることに関し，その証拠写真を提示した報告がある[4)]．

我々は，エナメル質の最初の結晶がその時点で既に形成されている象牙質の結晶からエピタキシャルに伸びてくることを確認している（図1）．この結晶の格子間隔が8.17Åを示すことからハイドロキシアパタイトであることがわかるが（図7参照），それ以外にも結晶の中央にのみオクタカルシウムリン酸の格子間隔を示唆する像も得られている[5)]．

Department of Ultrastructural Science,
Tokyo Dental College

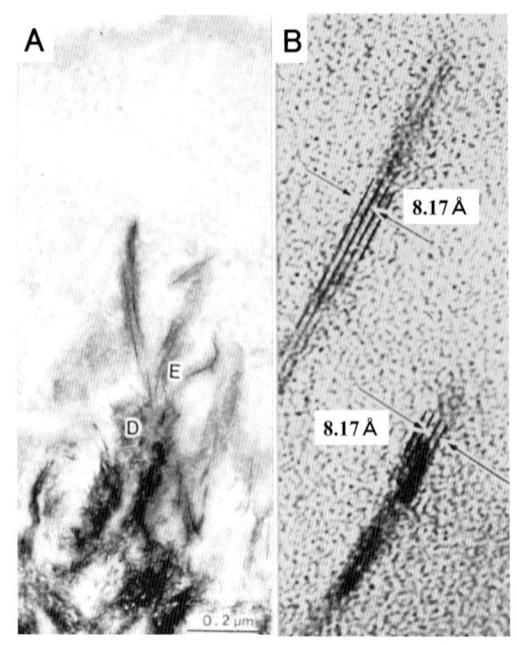

図1 エナメル質に最初に出現する結晶

結晶は既に形成されている象牙質の結晶からエピタキシャルに成長してきている(A). この結晶の格子間隔が8.17Åを示していることから, ハイドロキシアパタイトであることがわかる(B). D:象牙質結晶, E:エナメル質結晶.

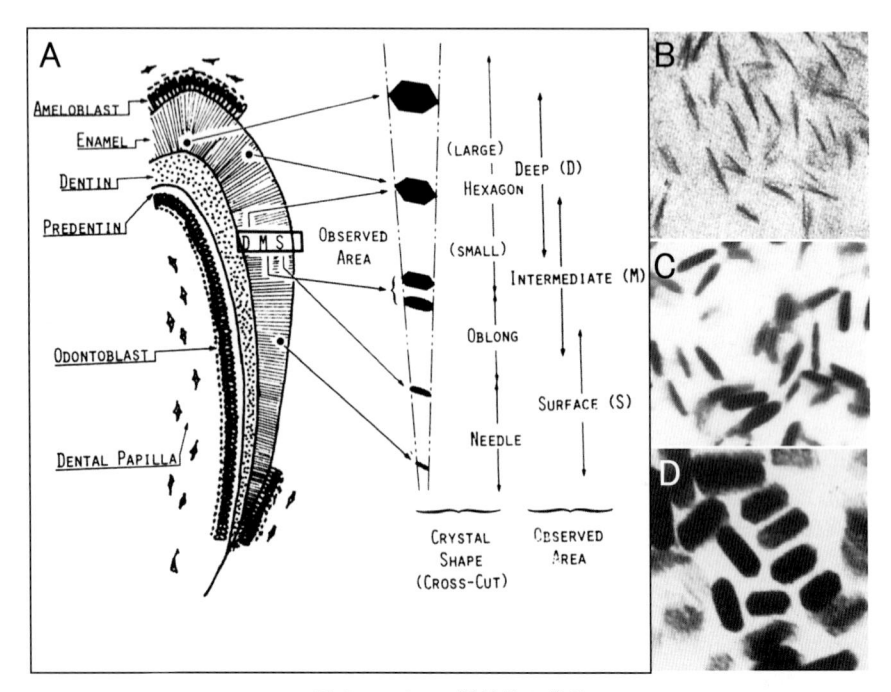

図2 エナメル質結晶の成長

Aは鐘状期後期の歯胚エナメル質より得た結晶の成長過程を示す模型図. B~Dは結晶c軸面からみた電顕像で, 最初は針状 (B) を呈しているが, 成長するにつれ厚さを増して楕円形 (C) となり, 次いで隅角を現すようになって扁平六角形 (D) になる. エナメル質の最初の結晶は咬頭頂部もしくは切縁部のエナメル象牙境に出現するが, 成長した歯胚においてもこの部の結晶が最も成長している.

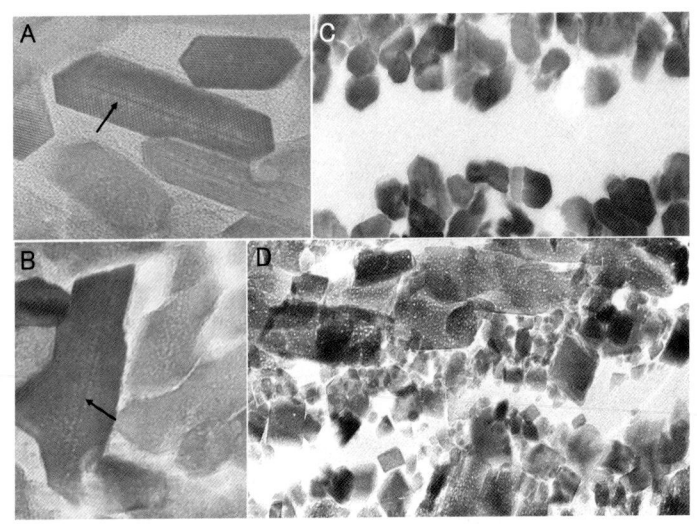

図3 エナメル質結晶の歯牙萌出後の成熟

Aは萌出直前の小柱体部の結晶で，扁平六角形の結晶が広い結晶間隙をもって分布している．Bは萌出後数年を経過したもので，結晶は歯牙の萌出後も成長する結果，不規則な外形を示すようになると共に，結晶間隙が狭まってあたかも石垣を組み合わせたように密接している．矢印は中心線条で，この結晶がエナメル芽細胞の関与下に形成されたことを示している．CとDは小柱鞘部における歯牙萌出後の成熟を示したもので，萌出直前はこの部に結晶が認められないが（C），萌出後は同部に小さな結晶が多数出現してそこを狭めている（D）．

このようにして形成されてきたエナメル質の結晶は，従前からribbon-like structureと言われているように極めて薄いが[6]，結晶c軸面からこれを観察すると針状を呈している．次いで結晶は厚さを増し，楕円形の外形を呈するに至る．その後，厚さを増すと共に隅角を現すようになり，小さな扁平六角形となる．そして，その後も成長を続け，萌出直前にはかなり大きな結晶へと成長する[3]（図2）．このようにして成長した結晶の周囲には，萌出直前から萌出直後まではかなり広い結晶間隙が存在している．しかし，エナメル質結晶の成長は歯牙萌出後も続き，次第に結晶間隙が狭まると共に，扁平六角形の外形を失って，ついには石垣を組み合わせたようになっていく[7]（図3 A, B）．

エナメル芽細胞が分泌期（基質形成期）になると，その遠位端にトームス突起が形成され，小柱構造が認められるようになる．そして小柱と小柱の間，つまり小柱鞘部はエナメル質の形成初期には結晶が存在していないが，歯牙が萌出するとこの部にも新生結晶が出現し，小柱と小柱の間隙が狭められていく[8]（図3 C, D）．小柱体部における結晶成長と小柱鞘部におけるこの現象を併せて歯牙萌出後の成熟という．なお，かつて小柱間質といわれていたエナメル質は小柱の尾部である．

既に記したように，象牙質に接して形成された最初のエナメル質は，この時点ではエナメル芽細胞の遠位端にまだトームス突起が形成されていないため，無小柱エナメル質となる．無小柱エナメル質は厚さが薄いものの，エナメル質深層の全ての領域に存在している[9]．なお，エナメル質の最表層も成熟期に粗面期エナメル芽細胞（RA：ruffle-ended ameloblasts）と平滑期エナメル芽細胞（SA：smooth-ended ameliblasts）が繰り返し出現し，その間にも僅かではあるがエナメル質が形成されているため，無小柱エナメル質となる．

3. 結晶とエナメルタンパクの形態的関係

エナメル質はエナメルタンパクが分泌されると直ちに石灰化すると多くの成書に記載されている．この表現はあたかもエナメル芽細胞直下で石灰化が開始するような印象を与えるが，実際はエナメル象牙境で既に形成されていた結晶が分泌されたエナメルタンパクのところまで成長し

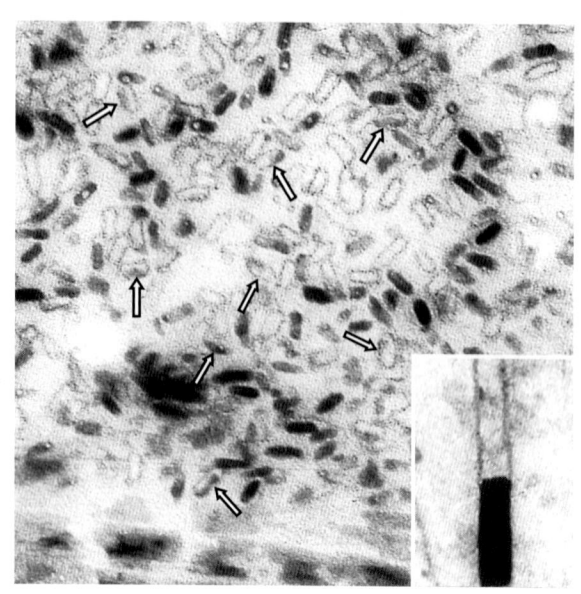

第二章　エナメル質結晶の形成のメカニズム　　　　エナメル質結晶の形成と成長，構造，およびその破壊と修復

図4　エナメル質結晶とエナメルタンパク
結晶の一部を脱灰すると同時に，脱灰された部のエナメルタンパクを染めたもので，エナメルタンパクが結晶に密接し，しかもそれが結晶を取り巻いて認められる（矢印）．挿入は結晶の縦断所見で，エナメルタンパクが結晶の辺縁にそれと密接して存在しているのが明瞭にわかる．

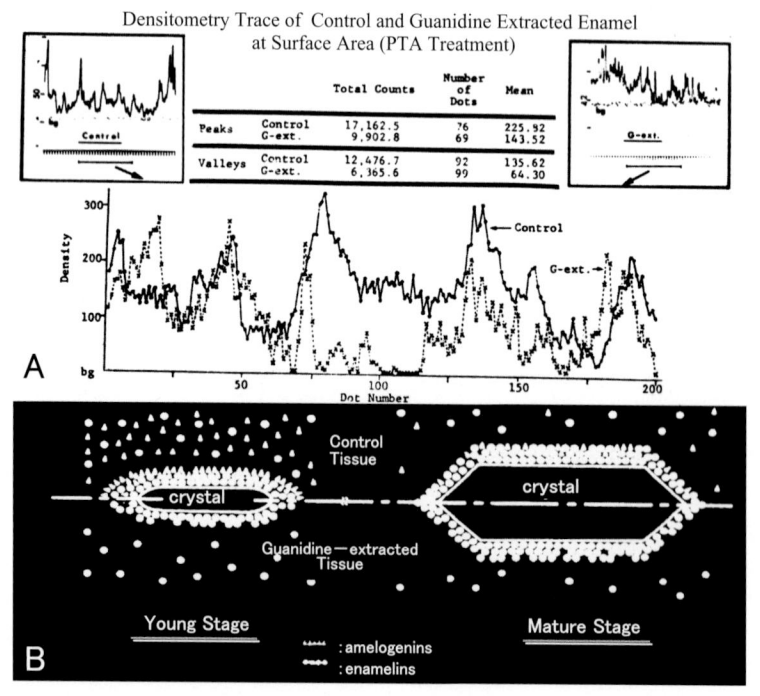

図5　マイクロデンシトメトリーによる結晶とエナメルタンパク
Aは結晶が幼弱な時期（結晶 c 軸面で針状を呈する時期）の結果で，ピークは結晶の，ピークとピークの間が結晶間隙の位置に一致する．control は全タンパク（アメロジェニンとエナメリン）を，G-ext は全タンパクからアメロジェニンを除いた結果を現している．この結果は，結晶が幼弱な時期ではアメロジェニンが結晶周囲と結晶間隙に豊富に存在していることを示している．Bは結晶 c 軸面で針状を示す若い時期と扁平六角形を示す成長した時期におけるアメロジェニンとエナメリンの分布を示す模型図．

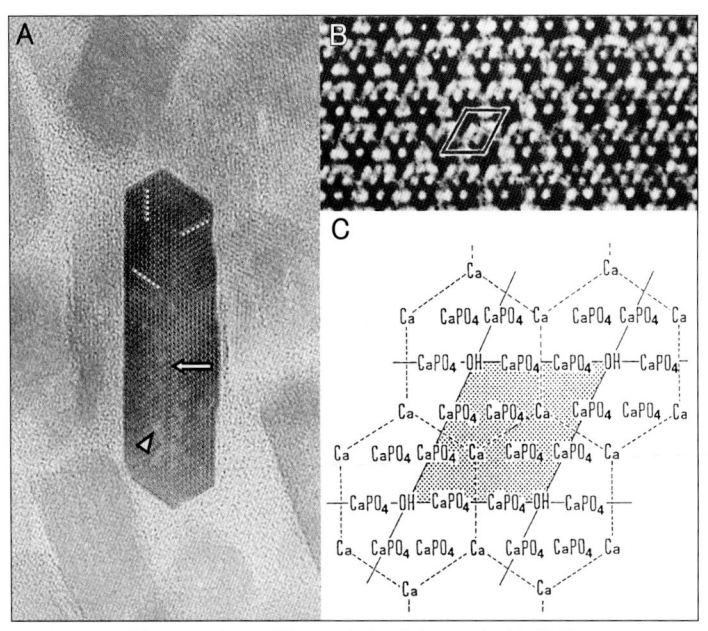

図6 エナメル質のハイドロキシアパタイト結晶
Aは格子像で，中央に中心線条（矢印），その付近に明斑（矢尻）が観察される．破線は結晶格子の走行方向を示す．Bは組成像で，ここでは格子ではなく，原子や原子団の位置を示す白いスポットが3方向に連なっているのがわかる．図中の菱形の枠は単位胞を示す．Cは単位胞に原子や原子団をプロットしたものである．

てきたに過ぎない．

　前項で記したように，エナメル質の結晶をそのc軸面から観察すると，まず針状として出現し，次第に形と大きさを変えながら扁平六角形へと成長していく．エナメルタンパクは，この過程の如何なる時期においても結晶をenvelope状に取り囲んでいる[3]．図4は結晶の一部を溶かすと同時に溶けた部分のエナメルタンパクを染め出した写真である．これによりエナメルタンパクが結晶と密接し，かつそれを取り囲んで存在していることがはっきりとわかる．エナメルタンパクをアメロジェニンとエナメリンに分画するための生化学的研究手技であるグアニジン処理法を形態学的研究手段に応用し，電顕試料作製から撮影，現像までの全ての過程を厳密にコントロールして得た電顕フィルムをマイクロデンシトメトリーにより解析したのが図5Aで，それを元に描いた模式図が図5Bである．相対的にみると，結晶が幼弱な時期では結晶周囲と結晶間隙にアメロジェニンが豊富に存在しているが，成長した結晶の周囲と結晶間隙にはエナメリンが豊富に存在している[10]．但し，これらのデータを得たのは約30年前であることを付言しておく．

4. 結晶の破壊と修復
4-1. 結晶の超微構造

　結晶の破壊と修復を記す前に，結晶の超微細構造について述べる．エナメル質のハイドロキシアパタイトは，萌出前にそのc軸面で扁平六角形の形態を示している（図6A）．この図では3方向に走行する結晶格子がそれぞれ60°の角度で交叉している．このような像を格子像という．この結晶の中央には黒い線条が観察される．この線条を中心線条といい，この線条が観察される結晶はエナメル芽細胞の関与の下，生理的な状態で形成されたものであることを示している[11]．

　図6Bは図6Aの一部を拡大した像で，結晶格子に相当して白いスポットが連なっているのが観察される．このような像を組成像といい，各スポットは原子もしくは原子団の位置を示している．枠で囲んだ部が超薄切片における単位胞で，図6Cがそれを解析し元素や原子団をプロットしたものである[13]．アパタイトの単位胞は

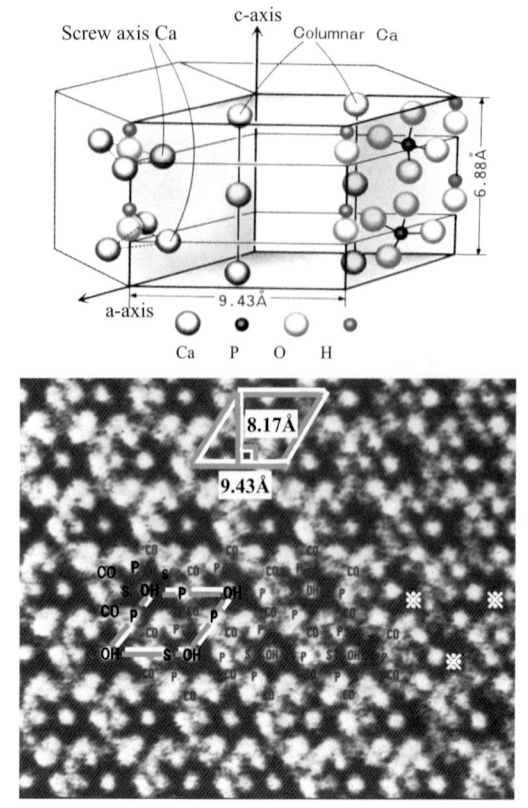

図7 エナメル質ハイドロキシアパタイト結晶内部の構造異常 その1．原子空孔
文字が小さくて見づらいが，図中の白いスポット上に記載してあるSはscrew axis Caの，COはcolumnar Caの，PはPO$_4$の，そしてOHはOHの位置を示す．＊部でscrew axis Caが欠落している．なお，菱形の枠がアパタイトの単位胞で，その立体図（文献14）より引用）を上方に示す．単位胞の一辺の長さは上図に示すように9.43Åであるが，二辺間の距離（間隔）は8.17Åである．

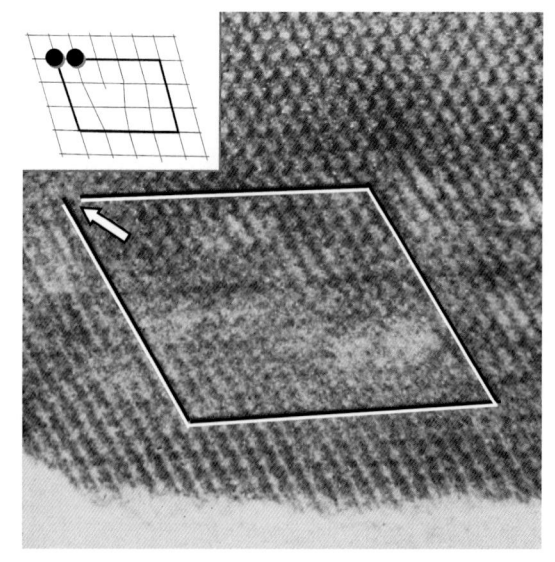

図8 エナメル質ハイドロキシアパタイト結晶内部の構造異常 その2．刃状転位
明斑を含んでBurgers' Circuit（実線）を描くと，内部に1単位胞の欠落があるため回路が閉鎖しない（矢印）．

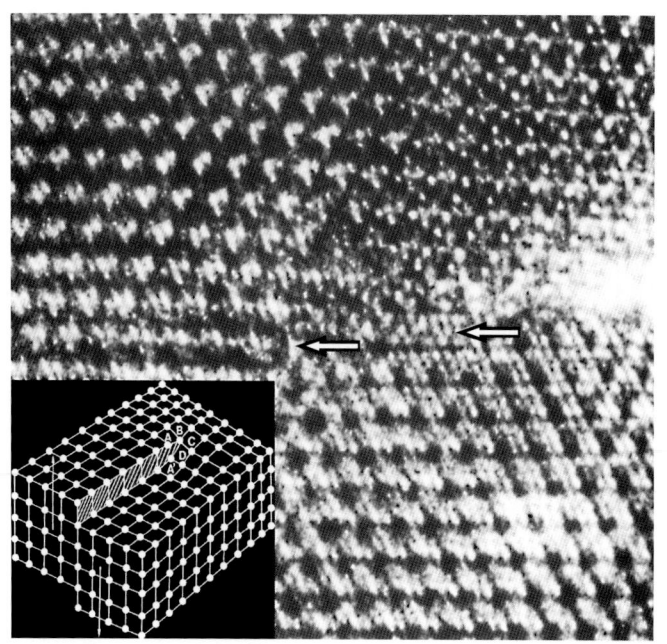

図9 エナメル質ハイドロキシアパタイト結晶内部の構造異常 その3. らせん転位
右端の明斑から発した結晶格子（右の矢印部）が2本に分かれている（左の矢印部）．挿入図は文献12）より引用．

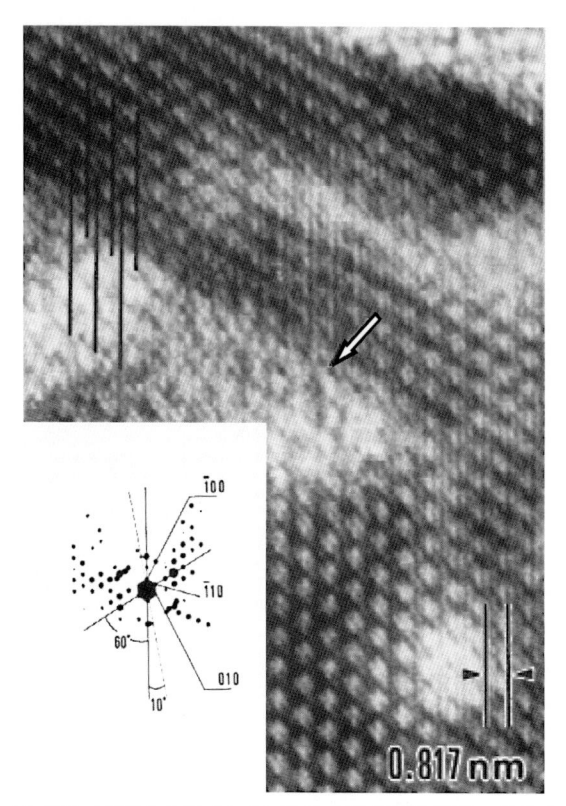

図10 エナメル質ハイドロキシアパタイト結晶内部の構造異常 その4. 原子の回転
矢印で示す明斑部の原子に10°の回転がみられる．挿入はその電子回折像を示す．左上の明斑では結晶格子（図中の実線）に1/3のズレがみられる．

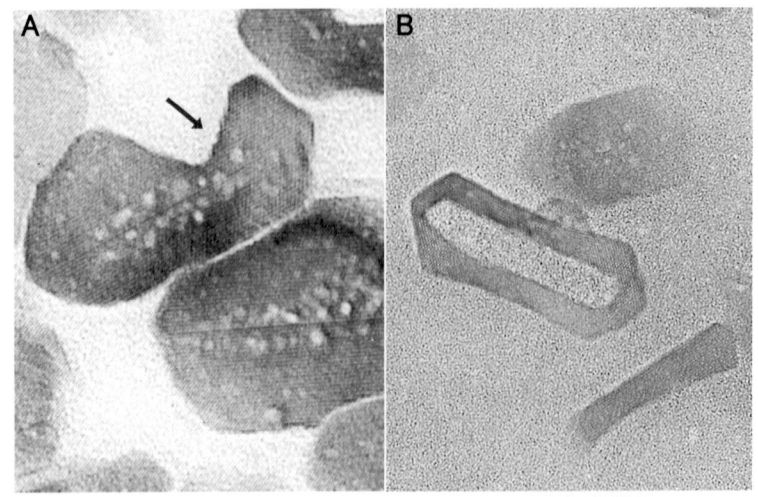

図11 エナメル質のハイドロキシアパタイト結晶の破壊
Aでは溶解が結晶の辺縁から開始している．また，溶解面が鋸歯状を呈しており（矢印），脱灰が単位胞毎に行われたことを示している．Bでは結晶の辺縁に変化を認めないが，その中心部が溶解している（中心穿孔）．この結晶の右下には中心穿孔が拡大し，断片化した結晶がみられる．

$Ca_{10}(PO_4)_6(OH)_2$ で[12]，その立体像を図7に示す．アパタイトの単位胞が $Ca_5(PO_4)_3(OH)$ であるとの見解もあるが，アパタイト結晶を構成する原子や原子団を立体構築するとそれでは成り立たない．そもそもアパタイトとは最小単位が $M_{10}(RO_4)_6X_2$ の組成をもつ結晶鉱物の総称で，M=Ca，RO_4=PO_4，X=OH であるものがハイドロキシアパタイトである[14]．

ところで，図6Aを詳細に観察すると，中心線条の付近に矢尻で示す多数の明斑が観察される．この明斑部には原子空孔，刃状転位，らせん転位，小角粒界などの異常の他，原子の回転なども観察される[12]．図7はアパタイト内の screw axis Ca が欠落した原子空孔を示す．図8は明斑部を囲むように Burgers' Circuit を描いたもので，内部に1単位胞の欠落があることを示している．このような異常を刃状転位という．図9は明斑部より発した結晶格子が途中で2本に分かれている．このような異常をらせん転位という．その他にも明斑部で原子の位置が回転している結晶（図10）や小角粒界を含む結晶も観察される．これまで明斑は電子線照射による人工産物ではないのかとの疑問がもたれていたが，我々はそれがアパタイト内に実在する構造物であることと，そこに種々の異常が認めら

れること，またこのような異常部は極めて脆弱であることを明らかにした．

4-2．結晶の破壊

結晶の破壊は主として溶解，すなわち脱灰により行われる．脱灰を結晶c軸面で観察すると，それは辺縁から開始する場合（図11A）と，辺縁には変化がないのに中央から開始する場合（図11B），および両者の混合により溶解が進む場合とがある．前者の場合，溶解部を詳細に観察すると，そこは鋸歯状を呈している（図11A：矢印）．このことは，脱灰が結晶の単位胞毎に脱落していくことを物語っている．

後者の溶解様式，すなわち結晶の中央から溶解が開始する様式を中心穿孔という．結晶の中心穿孔はエナメル質齲蝕における結晶溶解の特徴として認識されていていたが[15),16)]，その形成過程は不明の点が多かった．しかしながら，電子顕微鏡の発達によりこの過程が追えるようになった．その結果，中心穿孔はまず中心線条の付近に存在し，かつ脆弱な部分である明斑同士の融合により開始する（図12A）．次いで，融合部が拡大していく．この際，中心線条は結晶の溶解に対し抵抗性を示している（図12B，図13A）．融合部はやがて中心線条を越えて拡

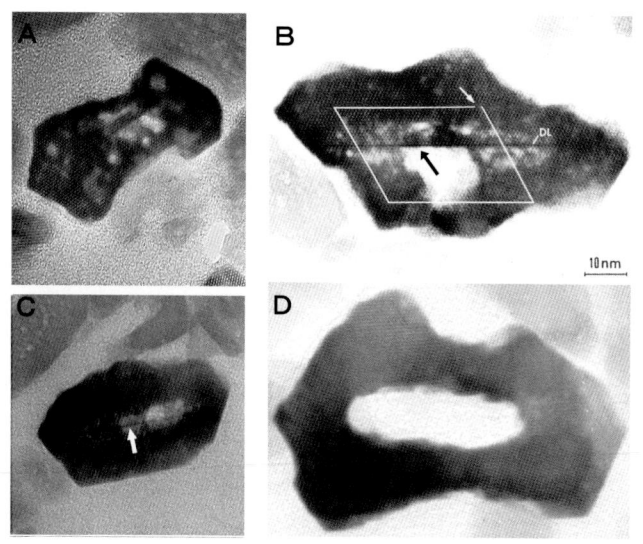

図12 中心穿孔の形成過程

中心穿孔は中心線条付近に存在する明斑の融合から開始し(A),次第にその範囲を拡大していく(B).その後,中心線条部を溶解し(C),中心穿孔が成立する(D).図Cの矢印は溶解が切片の厚さ(50nm)の途中までしか進行していなかったため,かすかに残っていた中心線条を示す.中心線条は比較的長くその形態を保っており,またその下端は鋸歯状を呈している(B矢印).このことは,中心穿孔でも脱灰が単位胞毎に行われていることを示している.

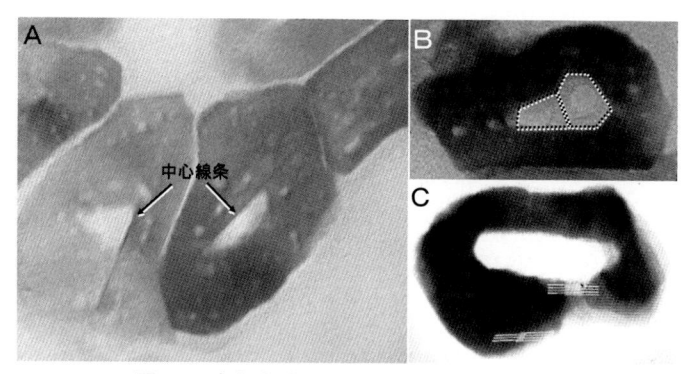

図13 中心穿孔の形と結晶断片化への過程

中心穿孔の形は,Aでは三角形(左の結晶)および台形(右の結晶)を示している.これらの結晶でも中心線条が明瞭に残っている.Bでは一見するとそれが不規則な形にみえるが,破線で示すように六角形と不規則な台形が組み合わさったものである.これらから中心穿孔の形は単位胞の組合せが作る形となることがわかる.Cは中心穿孔と辺縁からの溶解が連結しつつある像で,そこに格子のズレが認められる.なお,このような溶解が更に進展,もしくは中心穿孔が結晶の幅径あるいは厚径方向に拡大すると結晶は断片化されていく(図11Bの右下の結晶参照).

大し(図12C),大きな中心穿孔が形成されるに至る(図12D)[17].ところで,残存している中心線条部の付近を詳細に観察すると,溶解部が鋸歯状を呈している(図12B:矢印).これは,中心穿孔の場合も結晶溶解が単位胞毎に行われていることを物語っている.従って,中心穿孔により形成される孔は単位胞である菱形の組合せ,すなわち三角形,菱形,台形,平行四辺形,あるいは六角形のいずれかになる.実際,完成した中心穿孔の概形は上記形態のいずれかに(図13A),もしくはそれらの組合せに一致する(図13B).結晶の溶解が更に進むと,穿孔部はやがて結晶の辺縁に達し,結晶は断片化されていく(図11B参照).中心穿孔の拡大と辺縁からの溶解が進行し,それが連結して結晶を更なる破壊に導いていく場合も,多くは格子

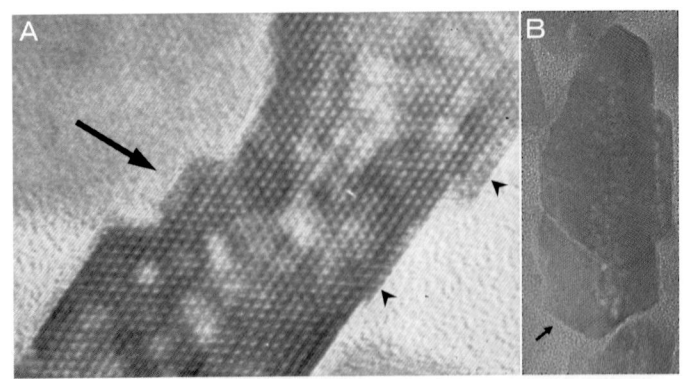

図14 破壊結晶の修復 その1. 辺縁からの溶解部の修復

Aでは辺縁からの溶解面が修復され，その面が平坦となっている（矢印）．また，この結晶の右側面には結晶の成長がみられるが，この部も平坦である（矢尻）．Bは隅角部に生じた辺縁からの溶解部分に新生小型結晶（矢印）が沈着し，エナメル質ハイドロキシアパタイト結晶本来の扁平六角形の外形を回復しつつある．なお，この結晶の右側面にも小結晶の添加が認められる．これら小結晶が添加したものであることは添加融合部の結晶格子が完全に連結していないことから判断できる．

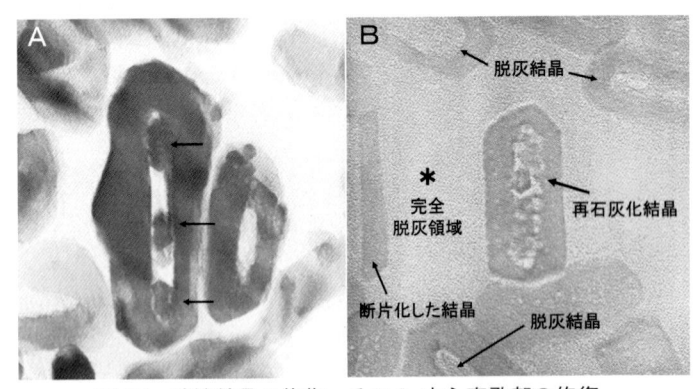

図15 破壊結晶の修復 その2. 中心穿孔部の修復

Aは中心穿孔部の修復の初期像を示したもので，そこに小さな結晶（矢印）が出現している．Bは小結晶が数を増し，穿孔部を満たしている（再石灰化結晶）．なお，この結晶の周囲には結晶が完全に溶解され空虚となった領域（*）と断片化した結晶が，また上方と下方には中心穿孔を示す結晶（脱灰結晶）が認められる．このことは脱灰と再石灰化が同時に発現していることを如実に示している．

欠陥部，すなわち結晶内部の構造異常部が重要な役割を担っている（図13C）．かつて，中心穿孔は中心線条部から開始すると言われていたが[18),19)]，我々はそれが間違いであることをも指摘した．

ところで，電子顕微鏡が今ほど発達していない時代でさえ，「中心穿孔はエナメル質齲蝕における結晶溶解の特徴である」と言われていた[11),15),16)]ことを既に記した．言い換えればエナメル質の齲蝕病巣にはそれだけ中心穿孔を伴った結晶が多かったことになる．上述したように，中心穿孔は結晶内部の構造異常，即ち高分解能電子顕微鏡的に明斑として認識される部に起因している．ということは，ヒトのエナメル質には内部に構造異常をもつ結晶が極めて多いことを物語っている．これに関し，ヒトのアパタイト結晶には極めて多くの欠陥が存在しているという報告が多々あることからも頷けよう[12),20)]．

エナメル質のハイドロキシアパタイト結晶は一般的にpH 5.5〜5.7で溶解するといわれている[21)]が，pH6.5前後で溶解するとの成書もある[22)]．これに関し，2007年に横浜市で開催されたエナメルシンポジウムにおいて，エナメル質研究の第一人者であるC. Robinson教授もエナメル質

の結晶がpH 6.5で溶け始めることを明言していた[23]．我々をはじめとして生体の硬組織結晶を高分解能透過型電子顕微鏡で観察している者は，超薄切片作製時にトラフ（ナイフボート）に決して蒸留水を用いない．代わりにアパタイトの飽和液を用いている．これは，結晶が水に溶けることを防ぐためで，硬組織研究のバイブル的成書にもエナメル質や象牙質の結晶を超薄切する際に水を用いてはならないことが記載されている[24]．

4-3．結晶の修復

結晶の修復とは，狭義では上で述べた部分的に破壊された結晶の修復であるが，結晶形態学的にこれを捉えると，それはとりもなおさず再石灰化の事である．口腔内に萌出した歯の表面，すなわち表層エナメル質は食事の度に脱灰され，次の食事までの間に主として唾液の再石灰化作用により治されている[17]．この場合，再石灰化は結晶の部分的な溶解部の修復であることもあろうし，また結晶が完全に溶けて空虚となった箇所の補填ということもあろう．そこで，これら現象を高分解能電子顕微鏡的に捉えると，それは部分的に破壊された結晶の修復以外に，新たな結晶の出現，そして溶け残っていた結晶の成長の3つの型に大別され，それらが単独で，もしくは複合して修復が行われる．以下はそれらについて述べる．

4-3-1．破壊部分の修復

辺縁から破壊された結晶の修復は，その部分にアパタイトの単位胞もしくは次項で述べる小型の新生結晶が添加することにより行われる．単位胞のどの位置の元素もしくは原子団が添加することにより修復が開始されるかについては，現在の電子顕微鏡をもってしても不明である．また，その理由も不明であるが，現象的には単位胞が添加した箇所は平坦である（図14A）．先に説明したが，脱灰の場合には単位胞毎に行われるため，その箇所が鋸歯状を呈しているのに対し，添加していく場合は平坦であるため，その鑑別，即ちその結晶が脱灰途上にあるものなのか，修復途上にあるものなのかは，比較的簡単に判断できる．図14Aの結晶の右側面には修復とは関係なく単位胞の添加による結晶成長が認められるが，この場合も多くは平坦である．図14Bの矢印部には小さな新生結晶の添加による修復がみられる．さらにこの結晶の右側面にも新生小結晶の添加による結晶成長がみられる（格子が完全に連続していないので，添加と判断される）が，これらについては次項（新生結晶の出現）および次々項（残存結晶の成長）で述べる．

中心穿孔の修復は，穿孔部にまず小さな結晶が出現することから開始する（図15A）．その後，小結晶は数を増し，ついには穿孔部を充満するに至る（図15B）．小結晶と既存結晶の結晶格子は，始めは連結されていないが，やがて原子や原子団の再配列により連結する[25]．

4-3-2．新生結晶の出現

結晶が完全に溶解された領域の修復は，同部に新たな結晶が出現することにより行われる[17]．図16の結晶はいずれも新生結晶のc軸面像で，これらが新生結晶である証拠は，共にエナメル芽細胞の関与下に形成されたことを示す中心線条が認められないことである．つまり，これら結晶は病理学的状況下で形成されたことを物語っている．図16Aの結晶はフルオルアパタイト，図16Bの結晶はハイドロキシアパタイトである．それは結晶格子が3方向からそれぞれ60°の角度で交わっていることは同じであるが，その間隔が図16Aでは8.12Å，図16Bでは8.17Åであることから明らかである．既述の如く図14Bの右下は破壊部分の修復に小型の新生結晶が添加して行われたもので，新生結晶の出現はこのような場合にも認められる．

4-3-3．残存結晶の成長

脱灰性変化を被った病巣では，奇妙な現象ではあるが溶け残った結晶に成長がみられる．図17は残存結晶の成長を示したもので，矢印は中心線条である．従ってこの結晶は歯の発生時にエナメル芽細胞の関与の下，生理的な状況で形成されたものであることがわかる．中心線条は結晶のほぼ中央に位置しているので，成長

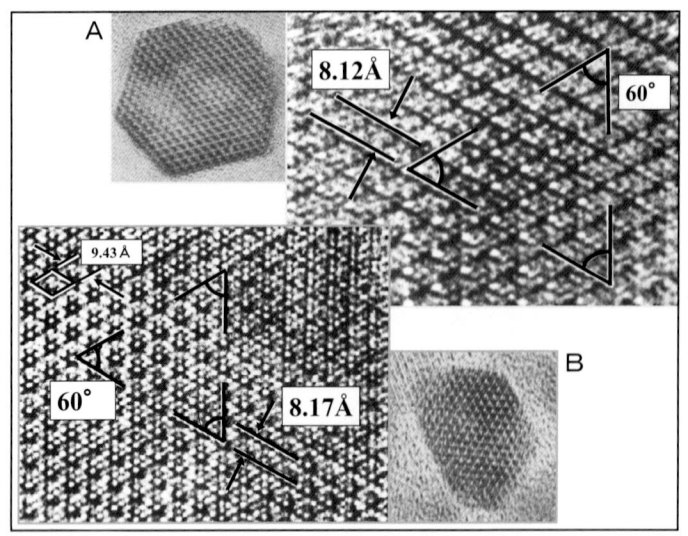

第二章　エナメル質結晶の形成のメカニズム　　　　エナメル質結晶の形成と成長，構造，およびその破壊と修復

図16　新生結晶の出現

共に脱灰領域に出現した新生結晶である．それは，これらの結晶に中心線条が認められないことから明らかである．また結晶格子がそれぞれ3方向から60°の角度をもって交わっているが，その格子間隔がAでは8.12Åであるところからフルオルアパタイト，Bではそれが8.17Åであるところからハイドロキシアパタイトであることがわかる．

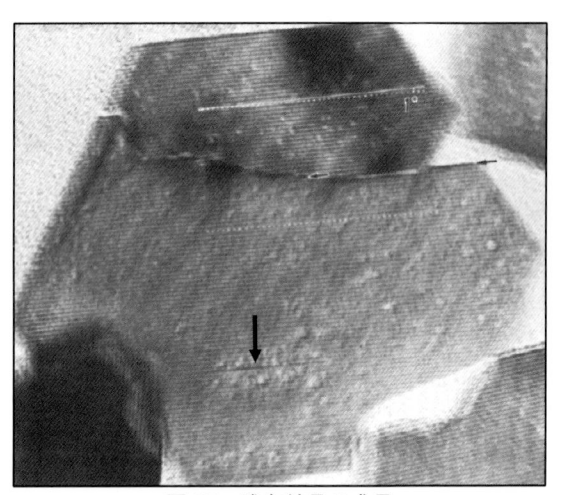

図17　残存結晶の成長

結晶に中心線条（矢印）が認められることから，エナメル芽細胞の関与下に形成された結晶，すなわち脱灰病巣中に溶け残っていた結晶であることがわかる．中心線条はその名が示す通り，結晶のほぼ中央に位置しているので，この結晶は上方に向かって成長しているのがわかる．更に，成長端部で新生結晶（中心線条が認められない）との融合を開始しているが，それぞれの結晶格子にはまだ1°のズレが認められる．

は本図の上方へ向かって進行しており，更に新生結晶との融合を開始している．しかし，融合はまだ不完全で，それぞれの結晶格子には1°のズレが認められる．なお，図14Bの結晶の右側面には小結晶の添加による成長が認められる．このように結晶の成長は新生小結晶の添加により行われることもある．

表1は，エナメル質齲蝕病巣のCMR像から脱灰が進んでいると判断された領域に溶け残っていた結晶のc軸面におけるサイズの計測値を示したもので[17]，自然齲蝕病巣に残存する結晶の厚径と幅径が共に対照とした臨床的に健常な部分（同一歯で，形成時期から萌出，そしてその後もほぼ同じ条件を被っていた部分）におけ

表1. エナメル質齲蝕の脱灰巣（CMR像）に残存するハイドロキシアパタイト結晶（c軸面）のサイズ

	結晶厚径 平均	範囲	S.D.	結晶幅径 平均	範囲	S.D.
健常（対照）	275.9	140.0 ～ 459.9	64.7	477.6	275.1 ～ 780.0	120.0
自然齲蝕	328.4	238.9 ～ 599.9	65.4	653.4	372.2 ～ 1,055.5	123.8
人工齲蝕	426.9	325.9 ～ 585.2	61.8	667.7	465.5 ～ 824.6	106.4

単位：Å
S.D.：標準偏差

るそれらの計測値よりも大きい．この表で示した人工齲蝕とは，対照部分を単に酸に浸漬した後に溶け残った結晶のサイズを計測したもので，残存結晶のサイズはこれが一番大きい．再石灰化にはCaとPO$_4$の供給が必要であるが，この実験系ではそれを行っていない．従って，この結果は脱灰によって遊離したCaとPO$_4$がその近辺に残存する結晶の成長に用いられたことを如実に示している．また，このような現象が歯の表面で日常的に発現していることは十分に推測できる．そして，それ故に萌出した歯のエナメル質表層の結晶の外形が不正で，それらが石垣を組み合わせたようになるのであろう．

4-3-4. 結晶の破壊と修復の同時進行

結晶の破壊と修復，すなわち脱灰と再石灰化は同時に進行している．実際には極めて短時間のうちに脱灰と再石灰化が繰り返されているのかも知れないが，現状でそれを形態的に正確に把握することは不可能である．しかしながら，この相反する現象が同時に発現している所見を見つけることは図15Bに示したように極めて容易である．言い換えれば，脱灰と再石灰化が同時に発現していることは普遍的な現象で，脱灰の程度と再石灰化の程度のバランスが保たれていれば臨床的には健常と診断され，脱灰の程度が再石灰化の程度を上回っていれば齲蝕と診断されること，反対に再石灰化の程度が脱灰の程度を上回っていれば歯牙萌出後の成熟といわれていることを我々は既に明らかにしている[17]．

図18Aは，エナメル質の初期齲蝕である白斑から得たCMR像で，表面下脱灰が認められる．図中の実線で囲んだ部の電顕像が図18B，破線で囲んだ部の電顕像が図18Cである[26]．最表層（図18B）を観察すると，エナメル質本来の結晶（正常結晶）に混じって，中心穿孔を認める脱灰結晶と小型で不規則な外形を呈する極めて多数の新生結晶（再石灰化結晶）が認められる．すなわち，最表層の高石灰化層は再石灰化が脱灰よりも優位に進行したことにより出現したことがわかる．

脱灰が進んでいる表面下の病巣でも，小型の新生結晶（再石灰化結晶）と中心穿孔を認める結晶（脱灰結晶）およびその修復過程を示す結晶（再石灰化結晶）とが混在している（図18C）．また，結晶が完全に溶解された結果，結晶が全く存在していない領域も認められる．すなわち，この領域でも脱灰と再石灰化が同時に発現しているが，ここでは脱灰が再石灰化より優位に進んでいたと解釈される．これらのことから，脱灰と再石灰化，すなわち結晶の破壊と修復が同時に進行していること，そしてCMR像でのX線透過性の相違は結晶の分布密度の差によることがわかる．

5. まとめ

エナメル質の結晶は，エナメル質の形成に先行して行われる象牙質の基質小胞性石灰化で出現した結晶からエピタキシャルに成長して形成され，以後，継続して成長を続けることが形態的に証明された．結晶の成長は歯牙が萌出し，エナメル芽細胞が失われた後も続行される（歯牙萌出後のエナメル質の成熟）．また萌出した歯のエナメル質の表面では，食事をはじめとする種々

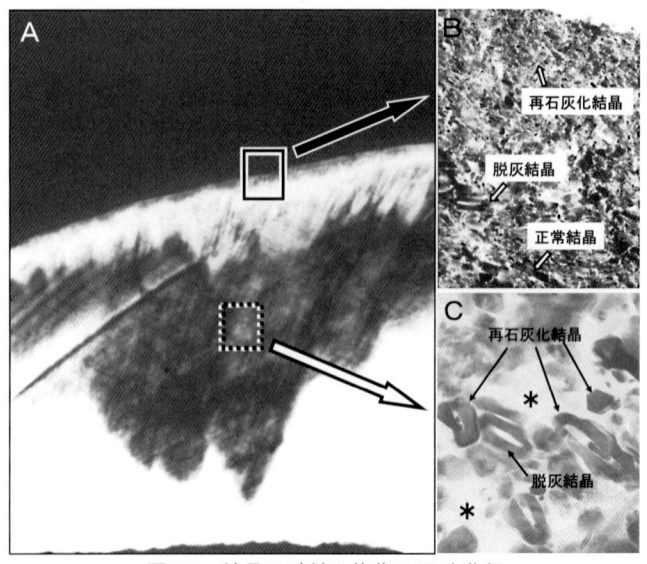

図18 結晶の破壊と修復の同時進行

Aは初期齲蝕病巣(白斑部)のマイクロラジオグラム(CMR)像で,いわゆる表面下脱灰が認められる.Bは最表層の高石灰化層(Aの実線で囲んだ部分)の結晶の電顕像で,極めて多くの小型の新生結晶(再石灰化結晶)に混じって,エナメル芽細胞の関与下に形成された結晶(正常結晶)と中心穿孔を認める結晶(脱灰結晶)が認められる.Cは表層下の病巣の結晶の電顕像で,Aにおける破線で囲んだ部から得たものである.この領域でも中心穿孔を認める結晶(脱灰結晶)と,中心穿孔を修復しつつある結晶および新生結晶の2タイプの再石灰化結晶が認められる.更に,結晶が完全に溶解したために生じた結晶の存在しない領域(*)が各所に認められる.これらのことから,CMR像における石灰化度の相違は結晶の密度の差であることがわかる.

なる刺激に晒される結果,脱灰と再石灰化の相反する現象を発現させるため,生理的に形成されたものとは全く様相を異にしている.

結晶の破壊と修復は同時かつ同視野で普遍的に観察される.脱灰と再石灰化が同時に進行していることは,エナメル質齲蝕[17),27)]に限らず,象牙質齲蝕[28),29)]でもセメント質齲蝕[30)]でも全く同様である.結晶に限ってのことではあるが,このことはエナメル質であるとか,象牙質であるとか,はたまたセメント質であるとかという生物学的,組織学的なことよりも,もっと単純で,結晶の単なる理化学的現象なのかも知れない.ただ,エナメル質には他の歯牙硬組織にみられるようなコラーゲン線維を主体とした構造物がないため,より明確に把握できたのであろう.いずれにしろ,ヒトのエナメル質結晶の多くは多種多様の構造異常をその内部に含んでいること,結晶の外形は日々刻々と変化していること,弱酸性領域でも脱灰されること,更にエナメル質の最表層では脱灰と再石灰化の相反する現象が恒常的に発現していることが判明した.従って,エナメル質を研究する場合には,これらのことを念頭において行う必要があろう.

文献

1) Eastoe, J. E. : Enamel Protein Chemistry–Past, present and future, J. Dent. Res., 58(B):753-763, 1979.
2) 平井五郎,寒河江登志朗:エナメル質形成期の結晶形成と変化.須賀昭一 編.エナメル質,その形成,構造,組成と進化.pp.191-201,クインテッセンス出版,東京,1987.
3) 柳澤孝彰,田熊庄三郎:超微構造的にみた琺瑯質結晶と有機性基質の関係.歯基礎誌,24:778-787,1982.
4) 土井 豊:エナメルタンパクなどのアパタイト結晶の成長と発育に及ぼす影響.須賀昭一 編.エナメル質,その形成,構造,組成と進化.pp.202-211,クインテッセンス出版,東京,1997.
5) Tohda, H., Yamada, M., Yamaguchi, Y., Yanagisawa, T. : High-resolution electron microscopical observations of initial enamel crystals. J. Electron Microsc., 1: 97-101, 1977.
6) Nylen, M. U., Eanes, E. D., Omnell, K-Å. : Crystal growth in rat enamel. J. Cell Biol., 18: 109-123, 1963.

7) 柳澤孝彰：エナメル質結晶の構造．脇田 稔 他編．口腔組織・発生学．pp.86-95, 医歯薬出版, 東京, 2006.
8) Tohda, H., Tanaka, N., Takuma, S.: Crystalline structure of enamel and in vitro subsurface caries lesions of enamel. Fearnhead, R. W. ed. Tooth Enamel Ⅳ. pp.474-478, Florence Pub., Yokohama, 1989.
9) 磯川桂太郎, 佐々木崇寿, 柳澤孝彰：エナメル質．佐々木崇寿 編．組織学・口腔組織学 第2版．pp.245-253, わかば出版, 東京, 2005.
10) 柳澤孝彰：琺瑯質蛋白の電顕的ならびに免疫電顕的研究．歯科学報, 88:1177-1187, 1988.
11) 田熊庄三郎, 東田久子：超微構造的にみた歯の溶解と再石灰化．須賀昭一 編．エナメル質, その形成, 構造, 組成と進化．pp.350-363, クインテッセンス出版, 東京, 1987.
12) 一條 尚, 山下靖雄：エナメル質結晶の構造．須賀昭一 編．エナメル質, その形成, 構造, 組成と進化．pp.14-35, クインテッセンス出版, 東京, 1987.
13) Shibahara, H., Tohda, H., Yanagisawa, T.: High resolution electron microscopic observation of hydroxyapatite in tooth crystals. J. Electron Microsc., 43:89-94, 1994.
14) 森脇 豊：エナメル質の結晶化学．須賀昭一 編．エナメル質, その形成, 構造, 組成と進化．pp.2-13, クインテッセンス出版, 東京, 1987.
15) 塩田研次：エナメル質齲蝕に関する研究．歯基礎誌, 3:73-76, 1961.
16) 塩田研次, 田熊庄三郎：エナメル質齲蝕．図説口腔病理学, 松宮誠一 監, 田熊庄三郎 編．pp.164-199, 医歯薬出版, 東京, 1978.
17) 柳澤孝彰：齲蝕エナメル質結晶の超微構造．日歯会誌, 46: 1167-1176, 1994.
18) 塩田研次：エナメル質の形成と成長過程についての電子顕微鏡的研究．荒谷真平, 他編．硬組織研究．pp.286-305, 医歯薬出版, 東京, 1969.
19) Nakahara, H., Kakei, M.: Central dark line and carbonic anhydrase: Problems relating to crystal nucleation in enamel. Fearnhead, R. W. ed. Tooth Enamel Ⅳ. pp.42-46, Florence Pub., Yokohama, 1989.
20) 今井 奨, 寒河江登志朗：これからの虫歯予防, キシリトールとアパタイトを正しく理解する．花田信弘 監．pp.27-46, 砂書房, 東京, 1997.
21) 松久保隆, 真木吉信：第5章 口腔環境とその改善による齲蝕予防法．口腔衛生学．pp.64-87, 一世出版, 東京, 2005.
22) 岡崎正之：第2章 溶解性．岡崎正之 著．歯と骨を作るアパタイトの化学．pp.27-46, 東海大学出版会, 東京, 1992.
23) Robinson, C.: Enamel caries: Role of crystal chemistry and structure. Int. Tooth Enamel Symposium -Remineralization and Demineralization-. Abst., pp.1-7, 2007.
24) 田熊庄三郎：1. 透過電子顕微鏡法, B. 超薄切片法．須賀昭一, 田熊庄三郎, 佐々木 哲 編．歯の研究法．pp.333-379, 医歯薬出版, 東京, 1973.
25) Yanagisawa, T., Takuma, S., Tohda, H., Fejerskov, O., Fearnhead, R. W.: High resolution electron microscopy of enamel crystals in cases of human dental fluorosis. J. Electron Microsc., 38:441-448, 1989.
26) 柳澤孝彰：エナメル質齲蝕．口腔病理カラーアトラス 第2版．石川悟郎 編．pp.32-34, 医歯薬出版, 東京, 2001.
27) 田中教順：再石灰化琺瑯質の結晶構造に関する高分解能電子顕微鏡的研究．歯科学報, 89:1441-1478, 1989
28) 渡辺和夫：齲蝕象牙質の超微構造, 特に管間基質結晶の成長について．歯科学報, 85: 771-812, 1985.
29) Takuma, S., Tohda, H., Watanabe, K., Yama, S.: Size increases of dentin crystals in the intertubular matrix due to caries. J. Electron Microsc., 35:60-65, 1986.
30) 柳澤孝彰：セメント質齲蝕．口腔病理カラーアトラス 第2版．石川悟郎 編．p.38, 医歯薬出版, 東京, 2001.

Enamel crystal : its formation, growth, structure, destruction, and restoration

Takaaki Yanagisawa, Yasuo Miake, Takashi Sawada

Department of Ultrastructural Science, Tokyo Dental College

This paper focuses on enamel crystals and demonstrates their formation, growth processes and structure as well as the processes of decalcification and recalcification. In other words, the opposite phenomena of the destruction and restoration of crystals, that are known to be universally repeated on the enamel surface after eruption, based on crystallographic findings.

Enamel crystals first appear continuously from dentin crystals that are already formed at the dentine-enamel junction prior to the formation of Tomes' processes on ameloblasts. The first crystal is needle-like shape on transverse section and thin ribbon-like shape on longitudinal section. These crystals subsequently become thicken and form an angular shape on transverse section, and mature into elongated hexagonal configurations on its c-axis. During this process, each crystal is coated with enamel proteins.

After tooth eruption, crystals are growing continuously. At the same time, they lose their elongated hexagonal configuration and become closely attached to each other with an irregular shape. Adjacent crystals may sometimes fuse together. Newly formed crystals appear in the enamel rod sheaths, thereby narrowing the spaces.

Although crystals on the surface enamel of erupted teeth are subject to decalcification due to the tendency of acidic condition in oral cavity after each meal, they are repaired before the next meal by the recalcification effect of saliva. In other words, the balance between decalcification and recalcification in healthy teeth is maintained on the surface. Closer observations of the enamel crystals revealed various types of internal dislocations, and these dislocations had a considerable influence on the decalcification of crystals. On the other hand, in terms of crystallography, the following three forms of recalcification were identified: the restoration of crystals that are being destructed, the formation of new crystals that are absent in normally formed enamel, and the growth of surviving crystals.

モデル実験系を用いたエナメル質アパタイト形成機構の研究

In vitro study on the mechanism of tooth enamel apatite formation

朝日大学　歯学部　歯科理工学分野

飯島　まゆみ，土井　豊

1　はじめに

　成熟したエナメル質のアパタイト結晶はc軸方向に非常に長く，個々の結晶のc軸同士をほぼ平行にして配向している[1-3]．その結晶性は骨や象牙質より良好で，高温高圧下で育成したアパタイトに匹敵する程である．エナメル質結晶は形成初期からすでにc軸方向に伸長した形態で，それらは基質中で分散しているが互いにほぼ平行に配列している[4]．これらの結晶が成長し，成熟したエナメル質結晶となるまでの間に必要なCa^{2+}イオンはアメロブラスト側から基質へと供給されている[5-7]．Ca^{2+}イオンの基質への供給速度は基質形成期から成熟期にかけて変化しており，さらに基質中のCa^{2+}イオンとリン酸イオンの割合（Ca/PO_4）もこれに伴って変動していることが報告されている[6,7]．基質タンパク質分子は形成に伴い酵素により分解され，基質から脱却するので，エナメル質基質の組成（ひいては基質構成分子の3次元的な会合状態も）は変化する[8-10]．その結果，各種無機質イオンの有機質分子との結合量が変わり，無機質イオンの活動度が変化する．これによりエナメル質基質溶液の析出相に対する過飽和度が変化する[11]．このように，エナメル質結晶は溶液条件が変動する中で作られるため，その組成は形成に伴って僅かに変化している[12,13]．エナメル質結晶形成を取り巻く環境は，極めて複雑である．にもかかわらず，この過程を直接観察し，分析することは難しい．実験系における研究の必要性はこの点にあり，これまでに多くの研究が行なわれている．しかし，エナメル質結晶の形成機構は，未だ解明されていない．

　我々は，エナメル質アパタイトの形成過程において，(1)アメロブラスト側からCa^{2+}イオンが一方向的に供給されていることが，結晶のc軸方向への伸長と配向成長に大きく貢献している，(2)エナメル質のアパタイトは初めからアパタイト$Ca_5(PO_4)_3OH$ (HAp) として析出するのではなく，先ずオクタカルシウムリン酸塩$Ca_8H_2(PO_4)_6\cdot 5H_2O$ (OCP)[14]が形成され，それを基板としてアパタイトがトポタクティックに沈着することにより大きなリボン状で結晶性の良いアパタイト結晶が形成される，という仮定の基にモデル実験系を構築し，OCPが関与するエナメル質アパタイト形成機構[15-18]について検討してきた．

　本報では，エナメル質アパタイト形成機構研究のためのモデル実験系において1985-2005年で得られた成果と残された課題について概説する．ここで取り扱った各々のテーマについてのより詳しい背景，考察および他の論文との関連などについて記載されている文献を末尾に示した．

2　エナメル質結晶形成のモデル実験系

　アメロブラストからエナメル質基質に供給されるCa^{2+}イオンの流れをシミュレートするために陽イオン交換膜（CMV：セレミオン，旭硝子）を用いてモデル実験系を構築した[19-21]．図1にその概念を示す．即ち，膜によりCa塩溶液とリン酸塩溶液（各々，Ca^{2+}とリン酸イオンのリザーバー溶液）が仕切られており，Ca^{2+}イオンが膜を透過してリン酸塩溶液中に拡散することにより，方向性のあるイオン供給が行なわれる．リン酸塩溶液側の膜上で，結晶析出に充分な過飽和度に達した時点で結晶形成が開始する．膜上に形成さ

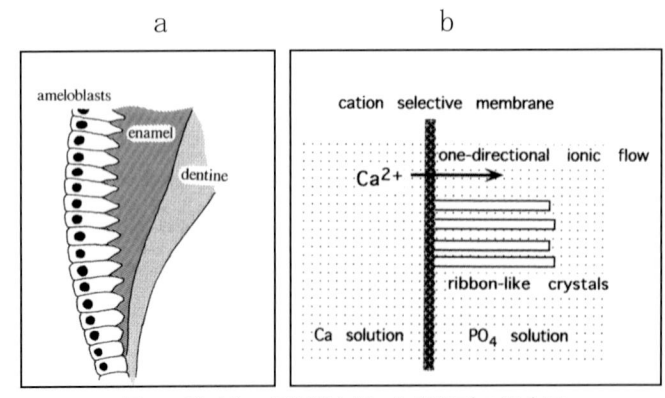

図1 陽イオン交換膜を用いた実験系の概念図.

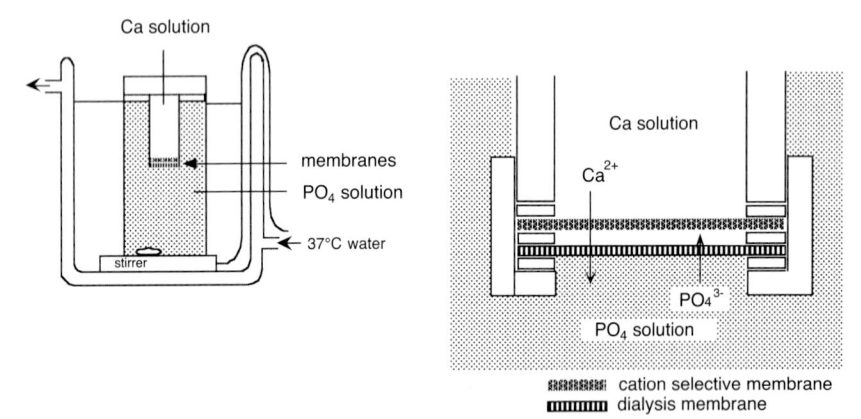

図2 陽イオン交換膜と透析膜を用いた実験系 (dual membrane 系) の模式図.

れた結晶核は Ca^{2+} イオンの拡散方向（＝膜に垂直方向）に成長する（図1b）. ここで注意すべき点は，析出が起こる膜上の Ca^{2+} イオン，リン酸イオン（PO_4^{3-}, HPO_4^{2-}, $H_2PO_4^{-}$）濃度はリザーバー溶液の濃度よりもかなり低いという点である. これは，主に，(1) 陽イオン交換膜内では Ca^{2+} イオンの拡散速度が小さいため，リン酸塩溶液側に流入する Ca^{2+} イオンの濃度は非常に小さいこと，(2) 陽イオン交換膜の固定イオン（CMV では－SO_3^- 基）により溶液中の陰イオンが反発され膜に近づき難くなっているため，膜の反発層内ではリン酸イオン濃度が膜に近づく程小さくなることによる[22]. 実際，例えば，Ca 塩溶液とリン酸塩溶液が pH6.5 の時，膜上での析出を生ずるためには 5mM 以上の濃度が必要であった. また，100mM の Ca 塩溶液を用いても OCP 結晶の c 軸方向への成長量が 10mM を用いた時から倍増することはなかった. 膜と接する溶液には，拡散境膜というイオンの濃度勾配がある層が存在し，その厚さは撹拌が充分行なわれている時で 15～20μm と計算されている[22]. エナメル質形成のモデル実験系では撹拌を非常に緩やかに行なうので，拡散境膜層はもっと厚いと考えられる. 本実験系で成長した OCP 結晶の長さは 5～100μm であったので，膜上での結晶成長は拡散境膜層内の Ca^{2+} イオンとリン酸イオンの濃度勾配のある中で起こったものと思われる.

先ず，陽イオン交換膜のみを用いた実験系（図2参照）において，様々な溶液条件で膜上に OCP 結晶を成長させ，主に，Ca 塩濃度，リン酸塩濃度，溶液の pH，F^- イオン，CO_3^{2-} イオン，Mg^{2+} イオンと結晶形成との関係を調べた[20, 21, 23-28]. 次いで，アメロジェニンやその他の有機物質の作用を調べるために，陽イオン交換膜と透

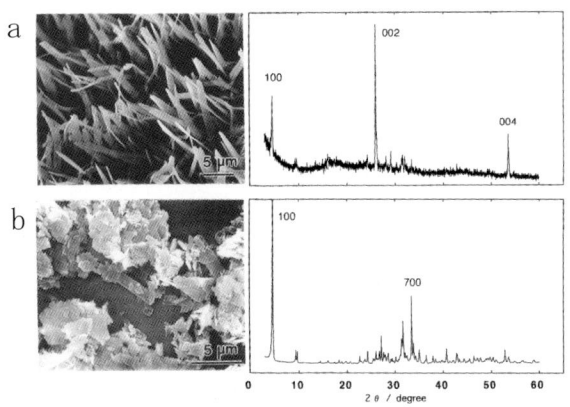

図3 （a）陽イオン交換膜上に成長したOCP結晶と（b）溶液中に成長したOCP結晶のSEM像とX線回折図形．いずれもpH6.5，37℃，1日間反応．

析膜を用いてこれらの膜の間に15μℓ程の微小反応空間を構築（dual membrane系）（図2）[29-34]した．その中に目的のタンパク質溶液を入れて結晶成長実験を行ない，結晶相，結晶形態，サイズの変化から，それらの作用を調べた．

3 陽イオン交換膜上での結晶形成

陽イオン交換膜上では溶液系よりも広範な条件でOCPの結晶成長が起こった．さらに，膜上には結晶のc軸方向への伸長を促進する物質や，配向を誘導する物質がないにもかかわらず，c軸方向へ伸長したOCP結晶が配向成長した（図3a）．結晶のc軸方向への伸長および配向成長は膜によるCa^{2+}イオンの拡散の制御によってもたらされたものと思われる．一方，アパタイトの結晶成長は条件を様々に変えてもみられなかった．

OCP結晶のc軸方向への成長はリン酸塩溶液のpHが低い程促進された（図4）[20, 25]．pH6.5近傍からそれ以下では副産物としてリン酸カルシウム2水塩$CaHPO_4·2H_2O$（DCPD）の大きな板状結晶が形成された．塩基性領域ではpHが高くなるにつれc軸方向への成長が起こり難くなり，やがて，結晶形成が阻害されるに至った．リン酸塩溶液の濃度とリボン状のOCPが成長するpHとの間には負の相関があり，リン酸塩溶液の濃度が低いとより高いpHでリボン状のOCPが成長した[20, 25]．リン酸塩溶液とCa塩溶液の濃度が膜上に析出が起こる下

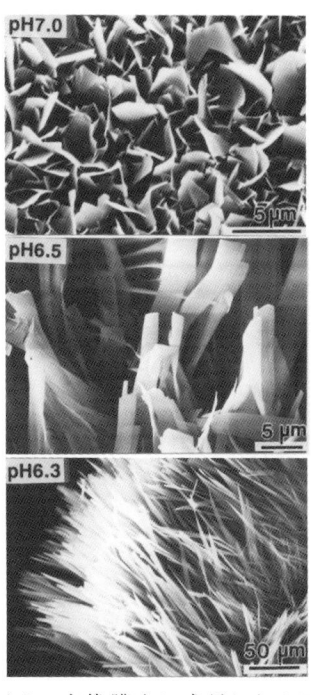

図4 陽イオン交換膜上に成長したOCP結晶のSEM像．Ca：30mM，PO_4：7.2mM，37℃，3日間反応．

限の近傍（例えば，dual membrane系においてpH6.5の時5mM）では，析出する結晶数は激減し，短い板状の結晶から成る球晶（図5a）が僅かに得られるにとどまった．c軸方向に伸長したOCPを育成するには，ある程度高い溶液濃度が有効であった（図5b,c）[29]．

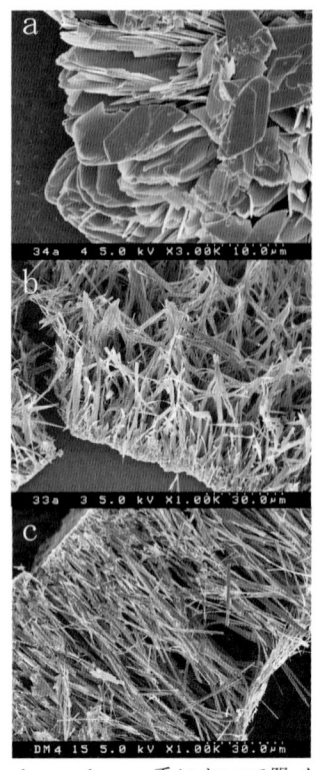

図5 Dual membrane系において陽イオン交換膜上に成長したOCP結晶のSEM像. (a) Ca:5mM, PO₄:5mM, (b) Ca:5mM, PO₄:10mM, (c) Ca:30mM, PO₄:10mM. pH6.5, 37℃, 3日間反応.

4 膜を用いない溶液系との対比

OCPはアパタイトの準安定相であるため，通常の溶液反応系ではOCPに過飽和な溶液からは安定相としてアパタイトが得られ，OCPはその中間体として一時的に形成されることが多い[35,36]．このため，OCP結晶の育成可能な条件は限られている[37-40]．OCPは通常の溶液系においてもpHが低い時にc軸方向へ伸長するが，同一pH条件では膜上に成長したものの方がc軸方向への成長量は多かった（図3）．膜を用いない溶液実験系では結晶の配向は観察されないことから，配向成長における膜の役割は明らかであろう．

膜上でのOCP形成が溶液系よりも広範な条件で起こったメカニズムについて調べるために，通常の溶液実験系において膜上での析出反応を模した実験を行なった（図6）[41-44]．膜の実験系では，膜を透過してCa²⁺イオンがリン酸溶液中へ不断に供給されている．そこで，反応溶液中に一定速度でCa溶液を滴下しながら析出反応を行なって，滴下の有無，滴下速度と析出相の関係を調べた．実験はpH6.5〜7.4の領域でpH-stat装置により溶液のpHを一定に保って行なった．その結果，Ca溶液を供給しないとアパタイトが得られた条件でもCa溶液を供給することによりOCPが得られるようになった．Ca溶液を供給している間はOCPが得られた条件でも，反応途中で供給を止めると，析出相はOCPからアパタイトに変わった．さらに，Ca溶液の供給速度と反応溶液のpHによっては，DCPDも析出した．反応中の溶液の析出相に対する過飽和度を計算すると，Ca溶液を供給している間はOCPに対する溶液の過飽和度がある水準に保たれており，供給を止めると過飽和度は減少し始め，やがて不飽和となることがわかった．析出相がOCPからアパタイトに変わったのはこのためであった．このことから，膜実験系では膜からのCa²⁺イオンの拡散によってリン酸塩溶液側の膜近傍の溶液の過飽和度がOCP析出に適した範囲に保たれており，これによりOCPの安定な結晶成長がおこったものと推察された．

5 無機質イオンによるOCP結晶形態の変化

エナメル質基質中には様々な無機質イオンが含まれている[8,12]．そこで，CO₃²⁻イオン，Mg²⁺イオン，F⁻イオンがOCPの結晶形成に及ぼす作用を調べるために，リン酸塩溶液にそれらのイオンを単独であるいは組合せて加えて，結晶成長実験を行なった[24]．いずれのイオンもOCPの結晶成長を阻害し，阻害の程度はイオン種と溶液条件によって異なっていた．同一溶液条件では，CO₃²⁻の阻害作用が最も弱く，Mg²⁺，F⁻の順に強くなった．例えば，pH6.5で20mM CO₃存在下では，OCPは短い板状結晶に成長したが，0.5mM Mg存在下では板状結晶の形成はかなり阻害され，フレーク状のものしか得られなかった．複数のイオンを共存させると，阻害作用は著しく増幅された．例えば，10mM CO₃+0.2mM

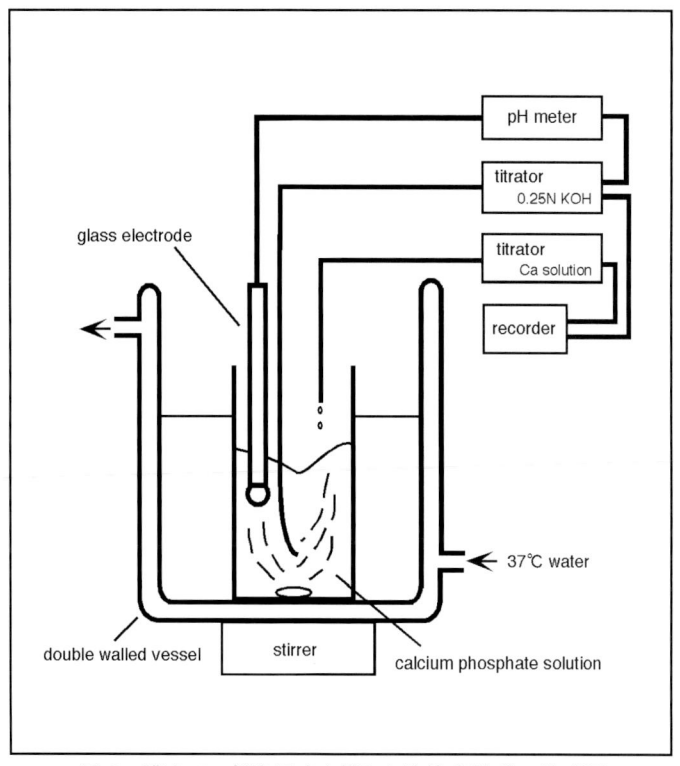

図6 膜上での析出反応を模した溶液実験系の模式図

Mg+0.1ppm F 存在下では pH6.5 でも微細なフレーク状のものしか成長しなかった．しかし，溶液の pH を下げると阻害作用は軽減し，pH6 においてはこれら3種類のイオンの共存下でも 30μm 程の長板状の OCP 結晶が成長した．エナメル質基質には，これらの他にも様々な無機質イオン，有機質分子が存在するので，それらによる結晶形成の阻害作用はかなり強いと推察される．実際，溶液実験系において，37℃，中性付近の pH，複数の無機質イオンの共存下でエナメル質のように良く結晶化したアパタイトが得られたという報告は見当たらない．それにもかかわらず，結晶性の良いエナメル質アパタイト結晶が形成されている．特殊な形成機構が働いていると考えざるを得ない．

6 apatite/OCP/apatite ラメラ混合結晶

F^- イオンの作用には特筆すべき点があった．即ち，OCP が形成される条件（例えば pH6.5, Ca：30mM, PO_4：10mM）において 1ppm 以下の F^- が存在すると，OCP のリボン状の形態を持ちながら，OCP とアパタイト，あるいはアパタイトのみの X 線回折図形を示す，apatite/OCP/apatite ラメラ混合結晶が成長した[17, 26, 27]．透過型電子顕微鏡でその構造を解析すると，この結晶では薄い OCP 結晶の (100) 面上にアパタイトが析出し，OCP 結晶層をアパタイト結晶層で挟んだ構造，apatite/OCP/apatite, をしていることが分かった．OCP とアパタイトの割合は F 濃度により変化した．即ち，0.1ppm においては中心の OCP が主体で外側のアパタイトは数層であった．1ppm においては結晶の大部分がアパタイトとなり，中心の OCP 結晶の厚さは 2～3unit cell 以下となった（図7a, b）．こうした結晶の断面にはエナメル質結晶断面に見られる central (dark) line[45]（図7c[46]）のような central line を示す格子像（図7b）も観察された．1ppm で得られた結晶はアパタイトの X 線回折図形を

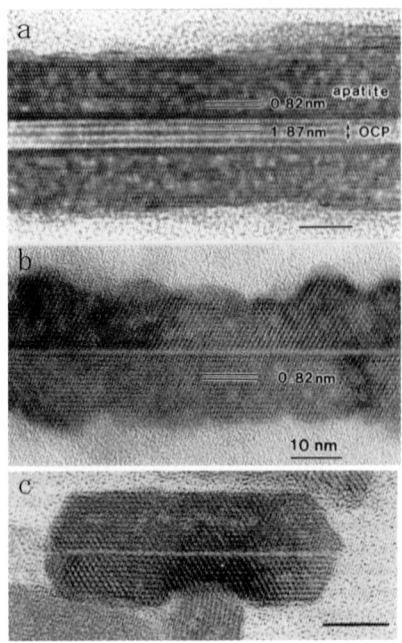

図7 (a), (b) 陽イオン交換膜上に1ppm F 共存下で成長した apatite/OCP/apatite ラメラ結晶,および (c) carp エナメロイド結晶 [46] の断面の格子像.(a) 中心の OCP 結晶の厚さが2〜3層のもの,(b) 中心層の厚さが OCP 結晶の1 unit cell 以下で central line のように見えるもの.Ca:10mM, PO$_4$:10mM, pH6.5, 37℃, 3日間反応.

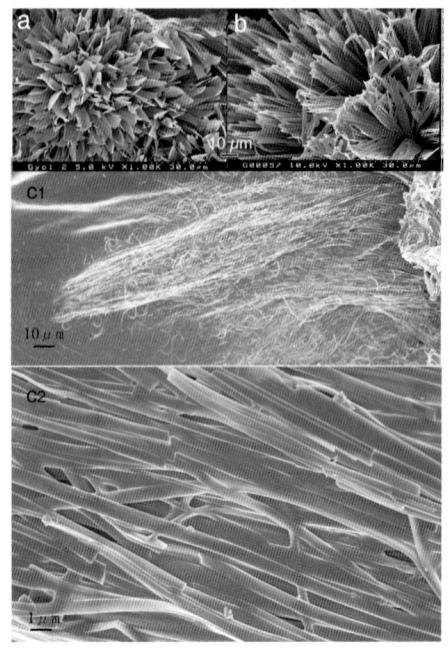

図8 陽イオン交換膜上に (a) ゲルなしで成長した OCP 結晶,(b), (c) 10%ポリアクリルアミドゲル中に成長した OCP 結晶:(c) ゲル層が (b) より厚い場合,(c2) は (c1) の拡大.Ca:10mM, PO$_4$:10mM, pH6.5, 37℃, 3日間反応.

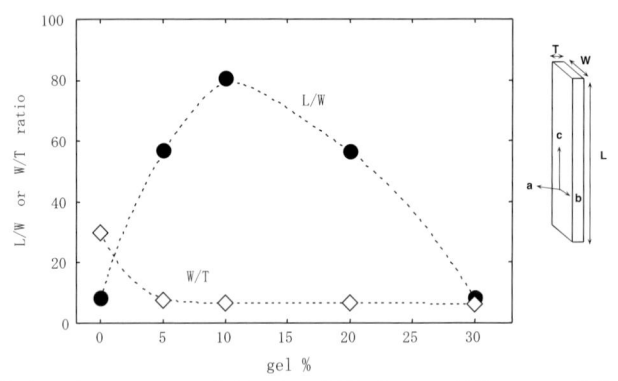

図9 種々の濃度のポリアクリルアミドゲル中に成長した OCP 結晶の L/W 比および W/T 比.Ca:10mM, PO$_4$:10mM, pH6.5, 37℃, 3日間反応.

示し,OCP の回折線は検出されなかった.OCP 形成の可否は,例えば溶液の pH, Ca, リン酸および F 濃度によって決まる [47,48] ため,central line を示す結晶が得られる条件もそれらの条件の組合せによって変わると考えられる.エナメル質結晶の central (dark) line はバルク結晶の中心にアパタイトとは異なる格子を持つ薄膜状結晶,central planner inclusion, があることを示

唆するものであり，初期析出相に密接に関連[16-18,46-51]する．故に，その成因は重要であるが，まだ解明されていない．

7 ポリアクリルアミドゲル中での結晶成長

　エナメル質結晶が形成される時期のエナメル質基質はアメロジェニンを主体としたゲルあるいは粘性の高いゾル[52,53]と考えられる．そのような媒体中での結晶形成は，水溶液中でのそれとは異なっているであろう．そこで，結晶成長への媒体の粘性，硬さ，密度，構造などの影響を調べるために，ポリアクリルアミドゲル中で結晶成長を行なった[28]．リン酸塩溶液側のCMV膜上に5～30％のポリアクリルアミドゲル層を作製して，これまで同様の条件で結晶育成実験を行なった．その結果，ポリアクリルアミドゲル中では，中性～弱塩基性の領域においてもOCP特有の板状あるいはリボン状の結晶が成長した．同一pHでは，ゲルがない場合（図8a）よりも細長い結晶（図8b）となった．ゲル濃度の結晶形態への影響はアスペクト比（長さL/幅W）の変化として観察された（図9）．10％まではゲル濃度が高い程アスペクト比が大きい細長い結晶となり，それ以上高濃度ではアスペクト比は減少し，短板状となった．一方，幅と厚さの比（W/T）の濃度依存性は小さかった．特筆すべきは，結晶成長へのゲル層の厚さの影響である．ゲル層の厚さが図8bの場合より2倍程厚い時，図8cに見られるような長さ120μm，幅500nm程の非常に細長いOCP結晶が束状に密集して成長した．ゲル中のイオンの濃度分布や拡散速度，それらのゲル濃度や厚さによる変化についての基礎データ[54,55]が少ないため，ゲル中での結晶成長機構には不明な点が多い．

8 アメロジェニン中での結晶成長

　アメロジェニン中での結晶成長実験はdual membrane系において，ウシから抽出・精製したアメロジェニン[56]とリコンビナントアメロジェニン（rM179, rM166）[57]を用いて行なった[32-34]．比較として，アルブミン，ゼラチン，アガロース，ポリアクリルアミドゲルを用いて同様の実験を行なった．その結果，これらの有機物質中でもOCP結晶が成長すること，結晶サイズは減少すること，OCPの結晶形態はアメロジェニン中で変化して細長いプリズム状の形態となることがわかった（図10b,c）．この結晶形態の変化はアメロジェニンの種類によらなかった．これに対し，他の有機物質中では，OCP本来の薄い板状の形態（図10a）に成長した．この結晶形態の変化から，アメロジェニンとOCP結晶の相互作用は他の有機物質のそれとは異なることが判明した．一般に，結晶形態の変化はCa^{2+}とリン酸イオン以外の成分と結晶との相互作用が結晶面によって異なるために生じる．そこで，OCP結晶の形態変化からアメロジェニンとOCP結晶の（100）面，（001）面，側面との相互作用の比較を試みた．即ち，10％アメロジェニン中で，（1）プリズム状の形態となったことから，アメロジェニンによってOCP結晶の側面の成長が強く抑制された．故に，アメロジェニンとOCP結晶と

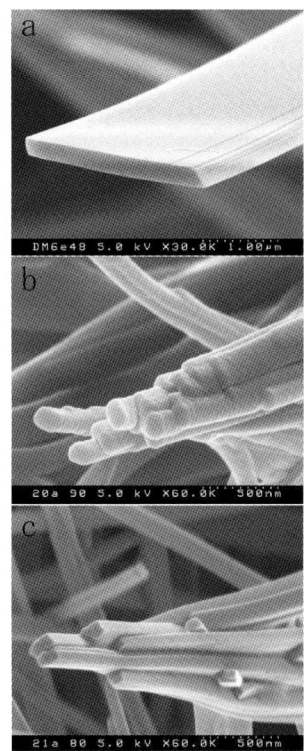

図10　10％アメロジェニンゲル中に成長したOCP結晶：（a）コントロール，（b）rM179，（c）rM166．Ca:10mM, PO_4:10mM, pH6.5, 37℃, 3日間反応．

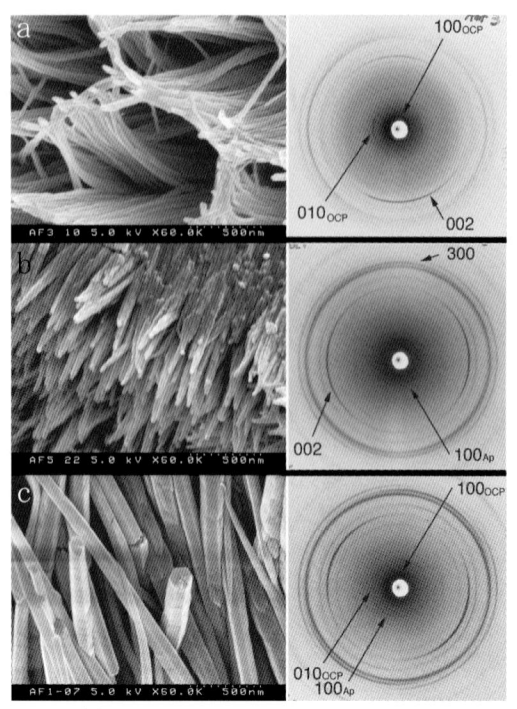

図11 (a) 10%アメロジェニンゲル, (b) 10%アメロジェニンゲル＋1ppm F, (c) 1ppm Fのみ, の条件において成長したOCP結晶のSEM像とマイクロラウエ写真.

の相互作用は側面において最も強かった．(2) OCP結晶の厚み方向への成長はあまり抑制されなかったことから，(100)面との相互作用は弱かった．(3) c軸方向への成長抑制効果はその中間であったので，(001)面との相互作用はそれらの中間であった，と推察された．アメロジェニンの濃度が10%から，5%，1%と下がるにつれ，結晶側面に対する阻害作用も低下し，5%，1%で成長したOCP結晶は幅の狭いリボン状形態であった．

OCPの結晶構造は1962年にBrown[58]によって解析され，その後Mathewら[59]によってrefineされた．そのデータを用いて，(100)，(010)，(001)の各面の近傍に位置するH_2O分子，Ca^{2+}イオン，PO_4^{3-}イオンの配列状態を調べ，それらの結晶面の構造上の特徴を検討した[30]．その結果，(100)面近傍には構造水として含まれるH_2O分子とCa^{2+}イオンが多く存在しており，この面の親水性は大きいと考えられた．一方，(010)面の近傍にはPO_4^{3-}イオンが多く存在しているが，H_2O分子が位置しておらず，その親水性は(100)面よりも小さいと考えられた．このように，各結晶面近傍の構造の相違から，OCP結晶面とアメロジェニンとの相互作用の大きさに相違が生じたものと考えられた．OCP結晶の形態変化の傾向はアメロジェニンの種類に関わらず同じであったので，用いたアメロジェニンの間で共通の性質，例えば疎水性[60]，会合特性[61-65]，が関与しているものと考えられた．

アメロジェニンとFを共存させると結晶相はアパタイトとなった（図11a, b:マイクロラウエ写真）[33,34]．Fは10%アメロジェニンゲル中においても結晶成長に対して溶液系の場合[17,26,27]と同様に作用したものと考えられた．Fは，また，エナメル質基質タンパク質とアパタイト結晶面との相互作用の度合いをも変化させると報告されている[66-68]．このように，in vitroでも，アメロジェニンゲル中で，微量のF共存，弱酸性，OCPが形成される溶液条件において，Ca^{2+}イオン濃度勾配の下，膜の上にc軸方向に伸長したアパタイト

− 60 −

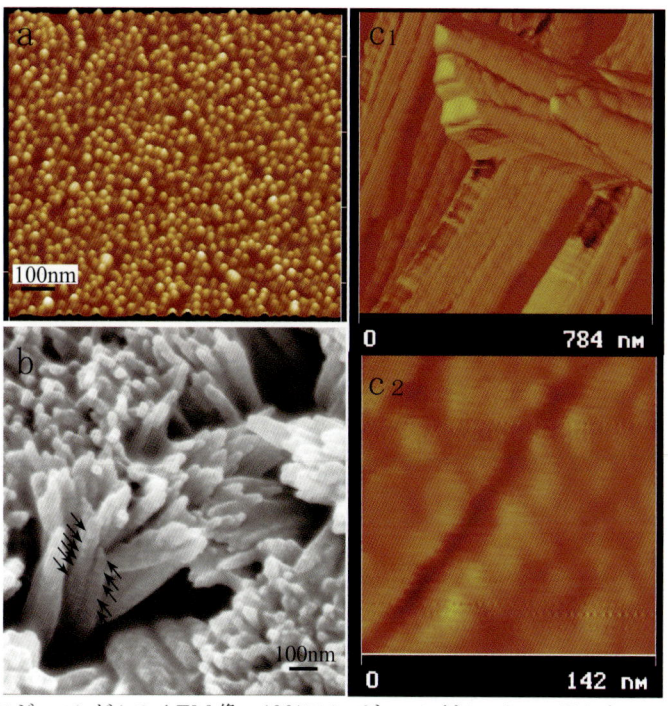

図12 (a) 10%アメロジェニンゲルのAFM像，10%アメロジェニンゲル+1ppm Fにおいて成長したアパタイト結晶の (b) SEM像，矢印は結晶上の配列した顆粒，(c) AFM像，(c2) は (c1) の拡大．

結晶（図11b：SEM写真）を成長させることができた．さらに，これらの結晶の表面には20〜40nm程の顆粒が比較的整然と配列していることがSEMおよびAFMによって観察された（図12b, c）．c軸方向への成長量は，アメロジェニンあるいはFの存在下で得られた結晶より少なかった．c軸方向への成長を促進するためには，例えば，Ca^{2+}イオン濃度勾配やリン酸塩溶液濃度を上げる，溶液のpHを下げる，等の方法[21, 23, 25, 29, 48]が考えられる．同時にこれまでに考慮されていない因子を探査することも必要である．

9 エナメル質アパタイト形成機構

膜を用いたモデル実験系において得られた結果に基づいて，OCP結晶が関与したエナメル質アパタイト結晶形成機構を提案した[34]．その模式図を図13に示す．即ち，アメロジェニンを主成分とする基質中で，先ず薄膜様のOCP結晶が形成される（stage 1：(1)），それはエナメル質結晶の骨格に相当するものであり，以後のアパタイト析出の基板となるものである；次いでOCPの(100)面上にFの作用によりアパタイトの析出が始まる（stage 2：(2)）；アメロジェニンナノ粒子と結晶の相互作用により結晶の側面の成長が抑制されているため，この段階で結晶の幅はあまり増えない．一方，相互作用の少ない(100)面上へのアパタイトの析出は進み，結晶は厚みを増す（stage 2：(3, 4)）．最初に形成された薄膜上の結晶層は結晶の中心に残され（stage 2：(4)），これが結晶断面にcentral lineとして観察される．

アパタイトが極薄いOCP結晶の(100)面上に成長することによりエナメル質結晶が形成される，というモデルは，最初 Nelson ら[16]によって提唱された．その後，apatite/OCP/apatite混合結晶が合成された[17, 26, 27]ことにより，OCP結晶の(100)面を基板としたアパタイトの成長が起こりうることが実証された．さらに，エナメル質基質の無機質組成[11]とエナメル質結晶[12, 13]の化学分析，および，形成過程のエナメル質結晶

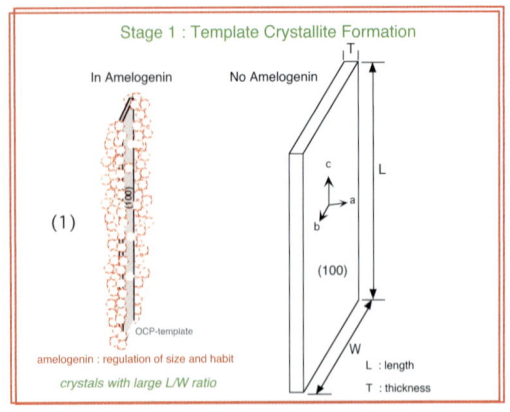

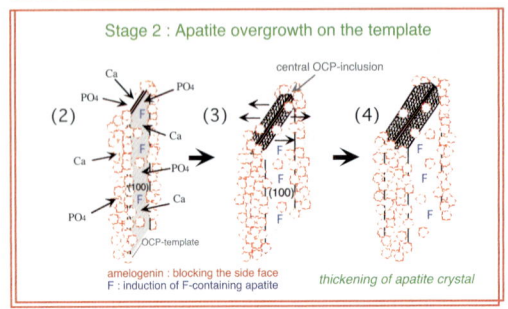

図13 エナメル質アパタイト結晶形成機構の仮説の模式図[34]
stage 1：(1) OCP 結晶基板の形成．アメロジェニンによる OCP 結晶のサイズと形態の制御；stage 2：(2) F による OCP の (100) 面上へのアパタイト析出の誘起．(3)，(4) アメロジェニンと結晶との相互作用：側面＞(100) 面．側面 (b 軸方向) の成長は抑制され，(100) 面 (a 軸方向) の成長によりアパタイト結晶の厚さ増加．

[45, 46, 49]，象牙質[50]，骨[51] の TEM による結晶格子の解析が行なわれ，OCP に近似した結晶を基板とするアパタイト成長によるエナメル質結晶形成機構を強く支持[67, 68]するデータが蓄積されてきた．最近，アパタイトの微細結晶が非晶質リン酸カルシウム塩 (ACP) を介して大きな多結晶体になるというモデル[69]が提唱された．この時グルタミン酸，グリシン，アメロジェニンによって，細長く伸びた多結晶体あるいは板状の多結晶体になるという．エナメル質結晶が形成される時に ACP が析出し得るか，この機構で得られたアパタイトの結晶性や c 軸方向への伸長の程度，結晶断面に central line は観察されるかは不明である．しかし，これは，今後も新しい概念の形成機構が提唱される可能性を示唆している．

アメロジェニンは結晶周囲に最も多く存在する物質であり，エナメル質結晶表面にアメロジェニン分子会合体と推察される微細顆粒が整然と配列している[70-72]ことから，アメロジェニン分子会合体がエナメル質結晶成長に密接に関わっていることは確かであろう．*In vitro* においてもアメロジェニン分子会合体がアパタイトあるいは OCP 結晶表面に吸着し，それらの形態を変えることが報告されている[73-76]．しかし，アメロジェニン分子会合体の結晶面への作用機序は不明である．これは，アメロジェニン分子の会合様式，会合体の立体構造と表面の構造についてのモデルは提示されているものの，まだ確定されていないためである．結晶相についても同様で，形成過程の結晶の表面の構造 (表面に出ているイオン種とそれらの配列) は解析されていない．つまり，アメロジェニンと結晶との相互作用を原子レベルで捉える上で必要な情報が得られていないのである．形成過程のエナメル質結晶と基質タンパク質分子との相互作用は，*in vitro* におけるものよりさらに複雑であろう．基質構成タン

パク質, 無機質イオンの生化学的, 物理化学的反応に関する基礎データは, まだ完備していない. 残されている課題は多く, 大きい. エナメル質結晶の形成機構解明を目指して, 基礎データの更なる集積が必要である.

文　献

1) Nylen, M.U., Eanes ,E.D., and Omnel, K.A.: Crystal growth in rat enamel. J. Cell Biol., 18:109-123, 1963.
2) Kerebel, B., Daculsi, G., and Kerebel, L.M.: Ultrastructural studied of enamel crystallites. J. Dent. Res., 58:844-850, 1979.
3) Weiss, M.P., Vogel, J.C. and Frank, R.M.: Enamel crystalline growth:Width and thickness study related to the possible presence of octacalcium phosphate during amelogenesis. J. Ultrastruct. Res. 76 :286-292, 1981.
4) Diekwisch, T.G.H., Berman, B.J., Genter, S. and Slavkin, H.C.: Initial enamel crystals are not spatially associated with mineralized dentine. Cell Tiss. Res. 279:149-167, 1995.
5) Takano ,Y., Crenshaw, M.A. and Reith, E.J.: Correlation of Ca incorporation with maturation ameloblast morphology in the rat incisor. Calcif. Tissue Int., 34: 211-213, 1982.
6) Kawamoto, T. and Shimizu, M.: Changes in the mode of calcium and phosphate transport during rat incisal enamel formation. Calcif. Tissue Int., 46: 406-414, 1990.
7) Kawamoto, T. and Shimizu, M.: Changes of the ratio of calcium to phosphate transported into the mineralizing enamel, dentin and bone. Jpn. J. Oral Biol., 36 : 365-382, 1994.
8) Fukae, M. and Shimidzu, M.: Studies on the proteins of developing bovine enamel. Archs. oral Biol., 19: 381-387, 1974.
9) Termine, J.D., Belcourt, A.B., Christener, P.J., Conn, M.K. and Nylen, M.U. : Properties of dissociatively extracted fetal tooth matrix proteins. I. Principal molecular species in developing bovine enamel. J. Biol. Chem., 255: 9760-9768, 1980.
10) Robinson, C., Kirkham, J., Briggs, H.D. and Atkinson, P.J.: Enamel proteins: From secretion to maturation. J. Dent. Res., 61: 1490-1495, 1984.
11) Aoba, T. and Moreno, E.C.: The enamel fluid in the early secretory stage of porcine amelogenesis:Chemical composition and saturation with respect to enamel mineral. Calcif. Tissue Int., 41:86-94, 1987.
12) Shimoda, S., Aoba, T. and Moreno, E.C. : Changes in acid phosphate content in enamel mineral during porcine amelogenesis. J. Dent. Res., 70:1516-1523, 1991.
13) Aoba, T. and Moreno, E.C.: Changes in solubility of enamel mineral at various stages of porcine amelogenesis. Calcif. Tissue Int., 50:266-272, 1992.
14) Brown, W.E., Smith, J.P., Lehr, J.R., and Frazier, A.W. : Octacalcium phosphate and hydroxyapatite. Nature. 196:1050-1055, 1962.
15a) Brown, W.E., A mechanism for growth of apatite crystals. In: Tooth Enamel II. Stack, M.V. and Fearnhead, R.W., editors. p11-14 Bristol: John Wright Ltd, 1965.
15b) Brown, W.E. : Crystal growth of bone mineral. Clin. Orthop. 44: 205-220, 1966.
15c) Brown, W.E., Eidelman, N., and Tomazic, B.: Octacalcium phosphate as a precursor in biomineral formation. Adv. Dent. Res. 1:306-313, 1987.
16) Nelson, D.G.A., Barry, J.C., Shields, S.C.P., Glena, R., and Featherstone, J.D.B.: Crystal morphology, composition, and dissolution behavior of carbonated apatites prepared at controlled pH and temperature. J. Colloid Interf. Sci., 130:467-479, 1989.
17) Iijima, M., Tohda, H., and Moriwaki, Y.: Growth and structure of lamellar mixed crystals of octacalcium phosphate and apatite in a model system of enamel formation. J. Crystal Growth., 116:319-326, 1992.
18) Miake, Y., Shimoda, S., Fukae, M., and Aoba T. Epitaxial overgrowth of apatite crystals on the thin-ribbon precursor at early stages of porcine enamel mineralization. Calcif. Tiss. Int., 53:249-256, 1993.
19) Moriwaki, Y., Doi, Y., Kani, T., Aoba, T., Takahashi, J. and Okazaki, M. : Mechanism of Tooth enamel Formation. In : Suga, S. (ed) The mechanism of tooth enamel formation. Quintessence, Tokyo, pp239-256, 1983.
20) Iijima, (Hata) M., Moriwaki, Y., Doi, Y., Goto, T., Wakamatsu, N. and Kamemizu, H. : Oriented crystal growth of octacalcium phosphate on cation-selective membrane. Jpn. J. Crystal Growth, 12 : 91-99, 1985.
21) Iijima, (Hata) M., Moriwaki, Y., Doi, Y., Goto, T., Wakamatsu, N.and Kamemizu, H. and Yoshida, S. : Formation of oriented apatite on cation-selective membrane at physiological temperature and pH. In : Fearnhead, R.W.and Suga, S. (eds) Tooth Enamel IV. Elsevier Science Publisher B.V., Tokyo, p37-41, 1984.
22) 八幡屋正:エンジニアのためのイオン交換膜. 共立出版, 東京, 1982.
23) Iijima, M.: Formation of octacalcium phosphate in vitro. In: Chow, L.C. and Eanes, E.D. editors. Octacalcium Phosphate. Monogr Oral Sci. Basel, Karger, 18:17-49, 2001.
24) Iijima, M.and Moriwaki, Y. : Effects of inorganic ions on morphology of octacalcium phosphate grown on cation selective membrane at physiological temperature and pH in relation to enamel formation. J. Crystal Growth, 96, 59-64, 1989.

25) Iijima, M. and Moriwaki, Y.: Lengthwise and oriented growth of octacalcium phosphate on cation selective membrane in a model system of enamel formation. J. Crystal Growth, 112: 571-579, 1991.

26) Iijima, M., Tohda, H., Suzuki, H., Yanagisawa, T. and Moriwaki, Y.: Effect of F- on apatite-octacalcium phosphate intergrowth and crystal morphology in a model system of tooth enamel formation. Calcif. Tissue Int., 50: 357-361, 1992.

27) Iijima, M., Tohda, H., Suzuki, H., Yanagisawa, T. and Moriwaki, Y.: High resolution electron microscopy of apatite crystals with octacalcium phosphate inclusion. Jpn. J. Oral Biol. 33: 495-499, 1991.

28) Iijima, M. and Moriwaki, Y.: Lengthwise and oriented growth of octacalcium phosphate in polyacrylamide gel in a model system of tooth enamel apatite formation. J. Crystal Growth, 194: 125-132, 1998.

29) Iijima, M., Hayashi, K. and Moriwaki, Y.: Effects of Ca2+ and PO43- ion flow on the lengthwise growth of octacalcium phosphate in a model system of enamel crystal formation with controlled ionic diffusion. J. Crystal Growth. 234: 539-544, 2002.

30) Iijima, M., Moriwaki, Y., Takagi, T. and Moradian-Oldak, J.: Effects of bovine amelogenins on the crystal growth of octacalcium phosphate in a model system of tooth enamel formation. J. Crystal Growth, 222: 615-626, 2001.

31) Iijima, M., Moriwaki, Y., Wen, H.B., Fincham, A.G. and Moradian-Oldak, J.: Elongated growth of octacalcium phosphate crystals in recombinant amelogenin gel under controlled ionic flow. J. Dent. Res., 81(1): 69-73, 2002.

32) Iijima, M. and Moradian-Oldak, J.: Inhibitory and regulatory effects of amelogenins on octacalcium phosphate crystal morphology are concentration dependent. Calcif Tiss Int., 74: 522-531, 2004.

33) Iijima, M. and Moradian-Oldak, J.: Control of octacalcium phosphate and apatite crystal growth by amelogenin matrices. J. Mater. Chem., 14: 2189-2199, 2004.

34) Iijima, M. and Moradian-Oldak, J.: Control of apatite crystal growth in a fluoride containing amelogenin-rich matrix. Biomater., 26: 1595-1603, 2005.

35) Eanes, E.D. and Meyer, J.L.: The maturation of crystalline calcium phosphates in aqueous suspensions at physiologic pH. Calcif. Tissue Res., 23: 259-269, 1977.

36) Meyer, J.L. and Eanes, E.D.: A thermodynamic analysis of the amorphous to crystalline calcium phosphate transformation. Calcif. Tissue Res., 25: 59-68, 1978.

37) Arnold, P.W.: The nature of precipitated calcium phosphate. Trans. Faraday. Soc., 46: 1061-1073, 1950.

38) Newesely, H.: Changes in crystal types of low solubility calcium phosphates in the presence of accompanying ions. Arch. Oral Biol., 6: 174-180, 1961.

39) Milhofer, H.F., Purgaric, B., Brecevic, L.J. and Pavkovic, N.: Precipitation of calcium phosphates from electrolyte solutions. Calcif. Tissue Res., 8: 142-153, 1971.

40) Cheng, P.T.: Octacalcium phosphate formation in vitro : implication for bone formation. Calcif. Tissue Int., 37: 91-94, 1985.

41) Iijima, M., Kamemizu, H., Wakamatsu, N., Goto, T., Doi, Y. and Moriwaki, Y.: Precipitation of octacalcium phosphate at pH7.4 and 37 °C in relation to enamel formation. J. Crystal Growth, 112: 467-473, 1991.

42) Iijima, M., Kamemizu, H., Wakamatsu, N., Goto, T., Doi, Y. and Moriwaki, Y.: Effects of CO_3^{2-} ion on the formation of octacalcium phosphate at pH7.4 and 37°C. J. Crystal Growth, 135: 229-234, 1994.

43) Iijima, M., Kamemizu, H., Wakamatsu, N., Goto, T., Doi, Y. and Moriwaki, Y.: Transition of octacalcium phosphate to hydroxyapatite in solution at pH7.4 and 37 °C. J. Crystal Growth, 181: 70-78, 1997.

44) Iijima, M., Kamemizu, H., Wakamatsu, N., Goto, T., Doi, Y. and Moriwaki, Y.: Effects of Ca addition on the formation of octacalcium phosphate and apatite in solution at pH7.4 and 37°C. J. Crystal Growth, 193: 182-188, 1998.

45) Nakahara, H. and Kakei, M.: Central dark line and carbonic anhydrase: Problems relating to crystal nucleation in enamel. In : Fearnhead, R.W. and Suga, S. (eds) Tooth Enamel IV., Elsevier Science Publisher B.V., Tokyo, p42-46, 1984.

46) Miake, Y., Aoba, T., Moreno, E.C., Shimoda, S., Prostak, K. and Suga, S. : Ultrastructural studies on crystal growth of enameloid minerals in elasmobranch and teleost fishes. Calcif. Tissue Int., 48 : 204-217, 1990.

47) Mura-Galelli, M.J., Narusawa, H., Shimoda, T., Iijima, M. and Aoba, T.: Effects of fluoride on precipitation and hydrolysis of octacalcium phoisphate in an experimental model simulating enamel mineralization during amelogenesis. Cell and Materials., 2:221-230, 1992.

48) Iijima, M., Nelson, D. G.A., Pan, Y., Kreinbrink, A.T., Adachi, M., Goto, T. and Moriwaki, Y.: Fluoride analysis of apatite crystals with a central planar OCP inclusion : concerning the role of F- ions on apatite/OCP/apatite structure formation. Calcif. Tissue Int., 59: 377-384, 1996.

49) Tohda, H., Yamada, M., Yamaguchi, Y. and Yanagisawa, T.: High resolution electron microscopical observations of initial enamel crystals. J. Electron Microscpy, 1: 97-101, 1997.

50) Bodier-Houlle, P., Steuer, P., Vogel, J.C., and Cuisinier, F.J.: First experimental evidence for human dentine crystal formation involving conversion of octacalcium phosphate to hydroxyapatite. Acta. Crystallogr. D Biol.

Crystallogr., 54: 1377-1381, 1998.
51) Crane, N.J., Popescu, V., Morris, M.D., Steenhuis, P. and Ignelzi, M.A. Jr.: Raman spectroscopic evidence for octacalcium phosphate and other transient mineral species deposited during intermembranous mineralization. Bone, 39:434-442, 2006.
52) Eastoe, J.E.: The amino acid composition of proteins from the oral tissues--II. Arch. oral Biol. 8: 633-652, 1963.
53) Nikiforuk, G. and Simmons, N.S.: Purification and properties of protein from embryonic enamel. J. Dent. Res., 44: 1119-1122, 1965.
54) White, M.: The permeability of an acrylamide polymer gel. J. Phys. Chem., 64 : 1563-1565, 1960.
55) Ruchel, R. and Brager, M.D.: Scanning electron microscopic observations of polyacrylamide gels. Analytical Biochemistry, 68 : 415-428, 1975.
56) Takagi, T., Suzuki, M., Baba, T., Minegishi, K. and Sasaki, S. : Complete amino acid sequence of amelogenin in developing bovine enamel. Biochem. Biophys. Res. Comm., 121: 592-597, 1984.
57) Simmer, J.P., Lau, E.C., Hu, C.C., Bringas, P., Santos, V., Aoba, T., Lacey, M., Nelson, D.M., Zeichner-David, M., Snead, M.L., Slavkin, H.C. and Fincham, A.G.: Isolation and characterization of a mouse amelogenin expressed in Escherichia coli. Calcif. Tissue Int., 54: 312-319, 1994.
58) Brown, W.E.: Octacalcium phosphate and hydroxyapatite. :Crystal structure of octacalcium phosphate. Nature, 196:1048-1050, 1962.
59) Mathew, M., Brown, W.E., Schroeder, L.W. and Dickens, B.: Crystal structure of octacalcium bis(hydrogenphosphate) tetrakis(phosphate) pentahydrate. J. Cryst. Spectrosc. Res., 18: 235-250, 1988.
60) Hopp,T. P. and Woods, K. R.: Prediction of protein antigenic determination from amino acid sequence. Proc. Natl. Acad. Sci. USA, 78: 3824-3828, 1981.
61) Fincham ,A.G., Moradian-Oldak, J., Simmer, J.P., Sarte, P.E., Lau, E.C., Diekwisch, T. and Slavkin, H.C.: Self-assembly of a recombinant amelogenin protein generates supremolecular structures. J. Struct. Biol., 112: 103-109, 1994.
62) Moradian-Oldak, J., Leung, W. and Fincham, A.G. : Temperature and pH-dependent supramolecular self-assembly of amelogenin molecules : a dynamic light-scattering analysis. J Struct Biol 1998 ; 122 320-327.
63) Wen, H.B., Moradian-Oldak, J., Leung,W., Bringas, P.J. and Fincham, A.G. : Microstructure of an amelogenin gel matrix. J. Struct. Biol., 126: 42-51, 1999.
64) Wen, H.B., Moradian-Oldak, J. and Fincham, A.G.: Progressive accretion of amelogenin molecules during nanosphere assembly reveled by atomic force microscopy. Matrix Biol., 20:378-395, 2001.
65) Fukae, M., Yamamoto, R., Karakida, T., Shimoda, S. and Tanabe, T.: Micelle structure of amelogenin in porcine secretory enamel. J. Dent. Res., 86: 758-763, 2007.
66) Tanabe, T., Aoba, T., Moreno, E.C. and Fukae, M.: Effect of fluoridein the apatitic lattice on adsorption of enamel proteins onto calcium apatites. J. Dent. Res., 67:536-542, 1988.
67) Aoba, T., Taya, Y., Sato, A., Shimoda, T. and Mura-Galelli, M.J.: Mechanistic understanding of enamel mineralization under fluoride regime. Conn. Tiss. Res., 33: 145-149, 1995.
68) Aoba,T., Komatsu,K., Shimazu,Y., Yagishita,H. and Taya, Y.: Enamel mineralization and an initial crystalline phase. Connect. Tiss. Res., 38:129-137, 1998.
69) Tao, J., Pan, H., Zeng, Y., Xu, X. and Tang, R.: Roles of amorphous calcium phosphate and biological additives in the assembly of hydroxyapatite nanoparticles. J. Phys. Chem. B, 111: 13410-13418, 2008.
70) Fincham, A.G., Moradian-Oldak, J., Diekwisch, T.G.H., Layaruu, D.M., Wright, J.T., Bringas, P. and Slavkin, H.C.: Evidence for amelogenin "nanospheres" as functional components of secretory-stage enamel matrix. J. Struct. Biol., 115:50-59, 1995.
71) Ryu, O.H., Hu, C.C. and Simmer, J.P.: Biochemical characterization of recombinant mouse amelogenins: protein quantitation, proton absorption, and relative affinity for enamel crystals. Connect. Tiss. Res., 38:207-214, 1998.
72) Wallwork, M.L., Kirkham, J., Zhang, J., Smith, D.A., Brookes, S.J., Shore, R.C., Wood, S.R., Ryu, O. and Robinson, C.: Binding of Matrix Proteins to Developing Enamel Crystals: An Atomic Force Microscopy Study. Langmuir, 17:2508-2513, 2001.
73) Moradian-Oldak, J., Bouropoulos, N., Wang, L. and Gharakhanian, N.: Analysis of self-assembly and apatite binding of amelogenins lacking the hydrophiliv C-terminal. Matrix Biol., 21:197-205, 2002.
74) Bouropoulos, N. and Moradian-Oldak, J.: Analysis of hydroxyapatite surface coverage by amelogenin nanospheres following the Langmuir model for protein adsorption. Calcif. Tiss. Int., 72:599-603, 2003.
75) Wen, H.B., Moradian-Oldak, J. and Fincham, A.G.: Does-dependent modulation of octacalcium phosphate crystal habit by amelogenins. J.Dent. Res., 79:1902-1906, 2000.
76) Moradian-Oldak, J., Iijima, M., Bouropoulos, N. and Wen, H.B.: Assembly of amelogenin proteolytic products and control of octacalcium phosphate crystal morphology. Connect. Tiss. Res., 44: 58-64, 2003.

In vitro study on the mechanism of tooth enamel apatite formation

Mayumi Iijima, Yutaka Doi

Asahi University School of Dentistry, Dental Materials and Science

We have been studying the mechanism of enamel apatite formation, focusing on (1) inflow of Ca^{2+} ions into the enamel matrix, (2) octacalcium phosphate (OCP : $Ca_8H_2(PO_4)_6 \cdot 5H_2O$) as a precursor of enamel apatite and (3) property of the enamel matrix. To evaluate these factors, a model system of tooth enamel formation was constructed, using a cation selective membrane to control the diffusion of Ca^{2+} ions. This paper reviews our previous studies (1985-2005) that have examined the effects of Ca^{2+} inflow, concentration of Ca and PO_4 solution, pH, F^- ion, CO_3^{2-} ion, Mg^{2+} ion and amelogenins on the formation of OCP and apatite crystals.

The oriented and lengthwise growth along the c-axis direction of OCP was enhanced by one directional flow of Ca^{2+} ions through the membrane. F^-, CO_3^{2-} and Mg^{2+} ions disturbed crystal growth of OCP and decreased the length in the c-axis direction. In the presence of a small amount of F^- ion, apatite deposited on the (100) of OCP crystal, yielding apatite/OCP/apatite crystal. The thickness of central OCP crystal decreased when F concentration increased from 0.1 ppm to 1 ppm. The lattice image of the crystals obtained in 1 ppm F showed a cross section similar to that of enamel crystal, which exhibits "a central (dark) line". The lengthwise growth was enhanced in 10% polyacrylamide gel. The length to width (L/W) ratio increased with the gel concentration up to 10% and then decreased. In 30% gel, growth of OCP was disturbed and tiny plates of OCP were obtained.

Amelogenins (Amel), the principal extracellular matrix protein, are believed to play substantial roles in controlling the growth and organization of enamel crystals. The effects of Amel (extracted bovine Amel and recombinant murine Amels (rM179 and rM166)) on the growth of OCP were evaluated in a dual membrane system, where a cation selective membrane and a dialysis membrane were used. Growth of OCP was uniquely affected by Amels: the characteristic ribbon-like morphology changed into prism- and rod-like in 10% Amel gels, regardless the type of Amels used. On the other hand, 10% polyacrylamide, gelatin and albumin did not alter the thin plate-like morphology of OCP. It was suggested that the specific interaction between Amel nanospheres and side face of OCP crystals and the hydrophobic property of Amel related to the morphological change of OCP crystals. In the presence of 1-2 ppm F^- ions in 10% Amel gel, rod-like apatite crystals highly oriented along their c-axis direction and with good crystallinity were grown through the OCP precursor. Thus, cooperative effect among the four parameters, i.e., diffusion of Ca^{2+} ions through the membrane, Amel, F^- ion and OCP, in controlling the orientation, habit and mineral phase of synthetic apatite crystals was suggested in the mechanism of enamel-like apatite formation through the OCP precursor.

形成期エナメル質の石灰化機構：溶液組成，結晶組成と溶解度，結晶・基質蛋白の相互作用

Mechanism of developmental enamel mineralization : enamel fluid, crystals and organic matrix

日本歯科大学　生命歯学部　病理学講座

青葉　孝昭，佐藤　かおり

1. はじめに

歯や骨の硬組織における石灰化反応（バイオミネラリゼーション）は，組織固有の分化した細胞群によって囲まれた微小環境下で時間的および空間的に秩序だった過程を経て進行する．バイオミネラリゼーションに関連して，(1) 生体内の水溶液相において，どのようにして最初の結晶核が生成されるのかという核生成機構と，(2) いかにして組織特異な結晶の形状や大きさが決定されるのか，あるいは，これらの結晶群の整然とした配列が構築されるのかという結晶成長機構の不思議さが多くの関心を捉えてきた．バイオミネラリゼーションの不思議さの解明に向けて，生体内で最も大きく成長するエナメル結晶は格好のモデルと考えられる．

歯のエナメル質は体内で最も硬い組織であり，萌出歯が機械的損耗やう蝕侵襲に抗して，生涯にわたりその機能を果たすうえで不可欠な組織構造体である．エナメル質の特性は，大きく成長したアパタイトの多結晶体が3次元的に密に規則的に配列していることによってもたらされる．我々はこれまでに，エナメル質の形成機構を物理化学的な観点から説明するために，基質形成期エナメル芽細胞で囲まれた微小空間を満たす溶液相の組成[1-2]，組織発生と成熟化の過程にみられるエナメル結晶の化学組成と溶解度[3-7]，主要な基質蛋白であるアメロジェニンの構造と機能との関連性[8-11]について報告してきた．本稿では，これまでの研究結果を概括するとともに，形成期エナメル質における結晶成長機構に関して，結晶・基質蛋白・分解酵素の相互作用，エナメル器細胞層を介した物質輸送（その代表として，Caイオンの膜輸送）と石灰化環境を規定する要因，結晶成長の駆動力の視点から考察する．

2. 基質形成期エナメル質における溶液環境

脊椎動物の歯や骨の石灰化反応は，組織固有の分化した細胞群によって隔離された微小環境内で進行するリン酸カルシウム塩の沈殿であり，溶液相のイオン種がエネルギー的により安定な状態である結晶格子（固相）に組み込まれることを意味している．従って，微小環境内の水溶液相における過飽和度（degree of supersaturation, DS）が石灰化反応の熱力学的あるいは動力学的な特性を規定しており，生体の側では硬組織形成の分化段階に応じて過飽和度を調節していると考えられる．リン酸カルシウム結晶の沈殿反応の駆動力となる過飽和度は，該当する結晶の格子組成に基づく溶液内でのイオン活量積（ionic activity product, IP）と熱力学的な溶解度積（Ks）との比（DS=IP/Ks）で表される[12]．従って，硬組織形成における石灰化反応を考察するうえでは，溶液相のイオン組成とともに，結晶相の化学量論的組成（あるいは結晶格子組成 stoichiometry）と溶解度積（solubility product）に関する理解が必須である．

Department of Pathology, School of Life Dentistry at Tokyo, The Nippon Dental University

1) 硬組織の溶液組成

 生体硬組織における水溶液相のイオン組成とリン酸カルシウム塩に対する過飽和度については，古くから様々な創意工夫をこらして調べられてきた．軟骨，象牙前質，エナメル質での石灰化に直接関与する溶液のイオン組成を比較した結果では，血液のイオン組成とも異なる組織固有の特徴が認められている（表1）．

表1. 硬組織の水溶液相で実測されたイオン濃度

溶液試料	Ca	PO$_4$	Mg	Na	K	Cl	CO$_3$	pH
石灰化軟骨[1]	2.3	1.6	0.9	130	10	105	35	7.5
象牙前質[2]	1.0	4.1	0.2	48	9	54	N.D.	5〜7.
エナメル質[3]	0.5	3.5	0.8	110	18	135	10	7.3
エナメル器[3]	1.3	3.5	2.3	130	20	165	N.D.	7.2
血漿[3]	2.5	1.1	1.1	155	13	165	22	7.3

[1] Rat (Howell et al., 1968), Chicken (Wuthier, 1977)
[2] Rat (Larsson et al., 1988 Lundgren et al., 1992)
[3] Pig (Aoba & Moreno, 1987; Amano et al., 2001)

 肥大軟骨細胞層ではプロテオグリカンの網状基質構造に多量の水分が含まれており，細胞外基質に埋入されたガラス細管を介して吸引力によって組織液が採取されている[13,14]．象牙質の石灰化前線は象牙前質と象牙芽細胞層によって歯髄血管系から隔離されており，象牙前質の溶液相のpH (5.6〜7) や電解質組成は血液組成と異なっている[15,16]．特に，象牙前質の溶液相でイオン電極により測定されたCa^{2+}濃度は数mMに達することも報告されており，高度の過飽和度を生じていると推察される．象牙芽細胞に近接する象牙前質ではプロテオグリカンやリン酸化蛋白をはじめ結晶沈殿の阻害物質が高濃度に存在するが，高度な過飽和度が確保されていることによって，細胞外基質の分解と改築にともない石灰化前線で急速な結晶沈殿が進行するともいえる．

 間葉系硬組織と異なり，基質形成期エナメル質は有機基質と水分に富む柔らかい組織であり，超遠心法により固相と溶液相とを分離することができる[1]．基質形成期ブタエナメル質より採取したエナメル溶液 (enamel fluid) のイオンクロマトグラムでは，陽イオン種として濃度順 (平均値と偏差) に，Na (108 ± 5mM)，K (18 ± 2mM)，Mg (0.74 ± 0.05mM)，Ca (0.39 ± 0.15mM)，陰イオン種としてはCl (135 ± 5mM)，HCO$_3$ (10.9 ± 1.5mM)，乳酸 (10.8 ± 1.2mM)，リン酸 (3.6 ± 0.3mM)，コハク酸 (0.4 ± 0.05mM) が同定できた（図1）．エナメル溶液相と近接するエナメル器組織液および血液試料での無機イオン組成と比較すると，エナメル器上皮層を挟んで細胞外エナメル質と血管側での浸透圧は同じレベル (312 mosmol/kg H$_2$O，イオン強度で165mM前後) に保たれているが，全Ca濃度についてはエナメル溶液 ＜ エナメル器組織液 ＜ 血漿の順に明らかな濃度勾配が認められた[2]．なお，リン酸濃度については，エナメル溶液とエナメル器組織液では等しく，血液よりも高い濃度レベルを保っており，さらに，血液試料では有機質に結合しているリン酸イオンが認められたが，エナメル溶液とエナメル器組織液では有機質と結合性のリン酸濃度は通常の化学分析では検出限界以下にとどまっていた．

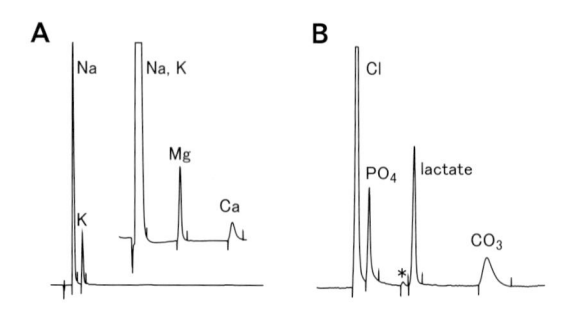

図1. ブタエナメル溶液のイオンクロマトグラム：(A) 陽イオン種，(B) 陰イオン種．化学分析を併用して求めたイオン濃度値は表1に示す．

2) エナメル溶液相におけるCa^{2+}濃度（活量）の制御

 エナメル溶液のイオン組成の特徴として，血漿組成に比べて全Ca濃度 (0.50mM) は低く，フリーな状態にあるCaイオン濃度は極めて低いレベル(0.15mM)に抑えられている(表2)．仮に，エナメル結晶をCa$_5$(PO$_4$)$_3$(OH)の組成式で近似すると，エナメル溶液でのイオン活量積(Ca^{2+})^5(PO$_4^{3-}$)^3(OH$^-$) を求めるうえでフリーなCa^{2+}濃度 (正確にはイオン活量) が5乗で効いてくる．そのため，Caイオンのわずかな濃度変化も

表2. ブタ基質形成期エナメル質の溶液相で推定されるイオン組成

分析値			対イオン(ion pairs)の計算値＊		
Total Ca	0.50	mM	Free Ca^{2+}	0.15	mM
Ca^{2+} Activity	0.053	mM	$CaHPO_4^0$	$1.18×10^{-2}$	mM
Total P	3.90	mM	$CaH_2PO_4^+$	$2.38×10^{-4}$	mM
Total Mg	0.83	mM	$CaHCO_3^+$	$8.33×10^{-3}$	mM
Total HCO_3	10	mM	$CaCO_3^0$	$5.97×10^{-4}$	mM
Na + K	160	mM	Ca-lactate^0	$1.71×10^{-2}$	mM
Cl	130	mM	Bound Ca^0	0.31	mM
Lactate	11	mM	Free HCO_3^-	8.64	mM
pH	7.3		P_{CO_2}	0.0184	atm
Osmolality	312		Ionic strength	165	mM

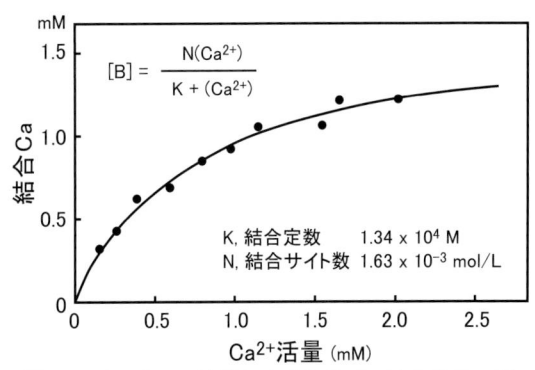

図2. ブタエナメル溶液に含まれるCa結合成分の特性：イオン電極を用いたCa滴定によるCa^{2+}実測値のプロットから，結合定数と結合サイト数は最小自乗法により算出した．

$$[B] = \frac{N(Ca^{2+})}{K + (Ca^{2+})}$$

K, 結合定数　$1.34 × 10^4$ M
N, 結合サイト数　$1.63 × 10^{-3}$ mol/L

溶液の過飽和度（イオン活量積／溶解度積の比で表される）に大きな影響を及ぼすことになる．後述するように，形成初期のエナメル質では，エナメル芽細胞層が細胞外エナメル質へのCa輸送を抑えていることと，溶液内でCaイオンと結合能をもつイオン種や分子種が存在することにより，過剰の沈殿反応を防ぐようにフリーなCa^{2+}濃度（言い換えれば過飽和度）が巧みに調節されていると考えられる．

エナメル溶液相でCa^{2+}濃度の制御に働くCaリガンドとしては，弱い結合能をもつ分子種が十分な量だけ存在することが重要となる．細胞内の代表的なCa結合蛋白は10^7Mを越える強い結合能を有しており，フリーなCa^{2+}濃度を10^{-7}M前後に調節している．このようなリガンドが細胞外溶液相に存在した場合には，Caイオンを結合状態に安定化させるため，石灰化反応に寄与するフリーのCa^{2+}濃度（あるいは過飽和度）の調節には適していない．ブタ基質形成期より採取されたエナメル溶液のCa滴定実験[17]では，想定されたCaリガンドの結合定数は10^4Mレベルと低いことが確かめられた（図2）．このような低いCa結合能は，エナメル溶液組成の分析値で示された結晶との平衡状態（0.1mM前後）からエナメル芽細胞によるCaイオン輸送にともなうCa濃度上昇（〜1.0mM）に即応して，Caイオンの解離・結合を調節するうえで適している．

3) Ca結合能をもつ可溶性成分

エナメル溶液に存在するCaリガンドの分子実体に関しては，可溶化されている蛋白ペプチド成分が注目される．ブタアメロジェニンはエナメル溶液に類似した条件下では溶解度が低く，会合体を形成しやすいが，細胞外においてN末端から45番目のトリプシンあるいは62番目のヒスチジン，148番目のセリンのカルボキシル基側のペプチド結合が分解酵素により切断されると，13kD（^{46}Leu → ^{148}Ser）あるいは11kD（^{63}Ala → ^{148}Ser）のアメロジェニンフラグメントは溶液相に可溶化される（図3）．ブタ基質形成期エナメル質から分離したエナメル溶液の蛋白ペプチド濃度は2.8%（w/v）に達しており[18]，SDS電気泳動においても13kDあるいは11kDアメロジェニンフラグメントが濃縮されていることが確かめられた．エナメル溶液に含まれるペプチド成分の平均分子量を13kDと仮定すると，分子濃度は2mmols/Lに達しており，エナメル溶液中の全Caイオン（0.3〜0.5mM）の数倍に相当する．可溶化されたアメロジェニンの一次構造ではPro-X-X-Proの繰り返し配列を特徴としているが，蛋白分子構造とCaイオンとの結合能に関する実験的証拠は得られていない．13kDアメロジェニンフラグメントは生理的pH（6〜7）の範囲で荷電変化を示すヒスチジンを11残基含んでいるが，プロトン核磁気共鳴法による分析から，生理的なCa^{2+}濃度範囲（0.5〜2mM）では少なくともイミダゾールプロトンにはほとんど影響を及ぼさないことが確かめられた[19]．現在のところ，Ca結合因子として電気泳動で32kD付近に分画されるアメロジェニンと異なるリン酸化タンパク[20]が注目される．

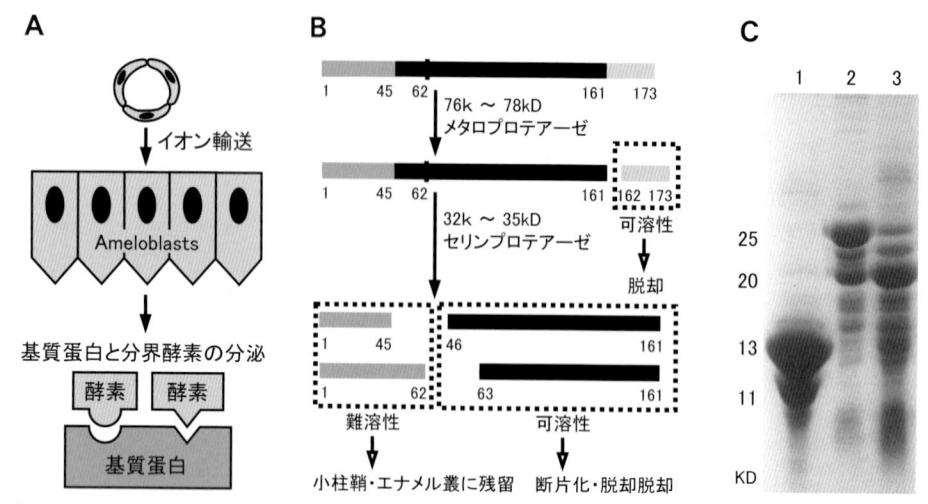

図3.(A) エナメル芽細胞は結晶格子イオンの輸送とともに，蛋白基質と分解酵素を分泌する．(B) ブタアメロジェニンは酵素分解により，難溶性のN末端フラグメントと可溶性のC末端フラグメントを生じる．(C) SDS電気泳動：1 エナメル溶液に溶存する蛋白ペプチド，2 エナメル芽細胞近傍に局在する基質蛋白，3 細胞層から離れた内層エナメル質より回収された基質蛋白．低分子化したアメロジェニンフラグメントの一部は可溶化している．

表3. ブタエナメル結晶の化学組成と溶解度積

試料[1]	(Ca)	(Mg)	(Na)	(K)	(HPO$_4$)	(CO$_3$)	(PO$_4$)	(OH)	τ	(IPeq)	(IPeq)$^{1/\tau}$
										溶解度積[3]	
				結晶格子イオンの組成係数[2]							
S1	4.155	0.034	0.191	0.004	0.350	0.357	2.384	0.007	7.482	8.82x10^{-41}	4.41x10^{-6}
S2	4.377	0.045	0.236	0.005	0.161	0.372	2.663	0.030	7.889	4.96x10^{-46}	1.80x10^{-6}
M	4.491	0.034	0.175	0.002	0.157	0.301	2.703	0.202	8.065	8.01x10^{-48}	1.45x10^{-6}
E	4.568	0.032	0.110	0.002	0.143	0.256	2.712	0.378	8.201	6.33x10^{-49}	1.32x10^{-6}

1) S1, 形成初期の薄板状結晶; S2, 基質形成期の板状結晶; M, 成熟期エナメル結晶; E, 萌出歯のエナメル結晶.
2) 組成係数は化学組成式 $(Ca)_{5-x}(Mg)_q(Na)_u(HPO_4)_v(CO_3)_w(PO_4)_{3-y}(OH)_{1-z}$ の 5-x, q, u, v, w, 3-y, 1-z を意味しており，"τ" は組成係数の和 $(9+q+u+v+w-x-y-z)$ を示す．
3) 溶解度積については，平衡時の溶液のイオン活量積 (IPeq) と平均活量積は (IPeq)$^{1/\tau}$ で表している．

3. エナメル結晶の化学量論的組成と溶解度

生体硬組織の無機結晶に関しては，一般にハイドロキシアパタイト $(Ca)_5(PO_4)_3(OH)$ の組成式で近似し，その溶解度は $Ca(OH)_2-H_3PO_4-H_2O$ 系での固液平衡に基づき測定されてきた．ただし，このような結晶格子組成モデルと溶解度データについては，生体アパタイトの化学的安定さや in situ における石灰化反応の駆動力を推測する上での有用性は限られている[21]．その理由として，生体アパタイトは結晶格子内に多く異種イオン（陰イオン種として PO_4^{3-} や OH^- と荷電を異にする炭酸イオン CO_3^{2-} や第二リン酸イオン HPO_4^{2-}，陽イオン種として Mg^{2+}，Na^+ など）を含んでおり，これらの異種イオンの置換は結晶格子内での原子配置に乱れを生じさせ，その化学的安定さ（溶解度）に大きな影響を及ぼしている[12]．我々は異種イオンの置換を考慮した化学組成式 $(Ca)_{5-x}(Mg)_q(Na)_u(HPO_4)_v(CO_3)_w(PO_4)_{3-y}(OH)_{1-z}$ を採用して，エナメル質・象牙質・骨の結晶格子組成と溶解度を調べてきた[3,5]．

1) 結晶格子組成モデル

硬組織試料の化学分析により求められる無機組成（例えば，Ca, P, Mg, CO$_3$ などの灰化重

量比）は，組織内に存在する元素総量を意味しているが，このなかには結晶相と関連していないイオン種（溶液中の溶質成分や有機基質と結合していた成分）や結晶表面に吸着したイオンなどを包含している[4,6]。一般に，固体結晶の表面組成はその結晶格子組成と異なっており，比表面積が大きくなるにつれて結晶表面でのイオン濃度の影響が増大する．結晶相の熱力学的な安定さに寄与するのは結晶格子内に位置するイオン組成であることを考慮すると，生体アパタイトの結晶格子内部のイオン組成を定める必要がある．

表3では，発生段階の異なるブタエナメル質の結晶格子組成と後述する溶解度積を比較している．注目される所見として，形成初期のエナメル結晶では炭酸イオンなどの異種イオンの置換量が多く，組成係数の和（τ）はハイドロキシアパタイトの理論値（$\tau = 9$）から大きく逸脱して最も小さい値を示している．ここではアパタイト結晶構造と異種イオンの置換に関する記述は割愛するが，初期のエナメル結晶は化学組成の量的相違に加えて，炭酸イオンの置換様式（形成初期では PO_4^{3-} と CO_3^{2-} との置換が優位を占めているが，成熟化が進むと OH^- と CO_3^{2-} との置換も増加する）も変化することが確かめられた[3]．このような結晶組成の違いは，主に結晶沈殿に際しての周囲の溶液組成の状態を反映していると推察される．例えば，アパタイト格子内への炭酸イオンの取り込みに関する実験では，溶液内の炭酸イオン濃度の増加にともなって結晶格子内の CO_3^{2-} の置換量は高まることや，中性溶液では PO_4^{3-} と CO_3^{2-} との置換が起こりやすいことも確かめられている[22]．従って，エナメル質形成過程で結晶沈殿に寄与する溶液組成も変動しており，固液間の物理化学的な反応により結晶組成は決定されていると考えられる．

2）CO_2 分圧を調節した環境下での溶解度測定

CO_2 分圧が制御されていない溶液反応系においては，炭酸含有アパタイトから溶出した炭酸イオンは CO_2 ガスとして遊離する．そのため，厳密にはガス雰囲気を保っていない $Ca(OH)_2$ – H_3PO_4 – H_2O 系において生体アパタイトは溶解平衡に達することができず，熱力学的な溶

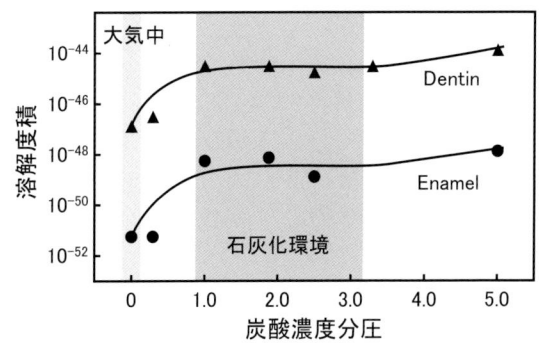

図4. 異なる CO_2 分圧下でのヒトエナメル質と象牙質の溶解度積：本文中に示した化学組成式に基づき擬平衡時の溶液のイオン活量積として求めた．大気中では溶解度は最も低く見積もられている．

解度積を正確に決定することができない．実際に，ヒト永久歯のエナメル質と象牙質を用いた実験[23]において，異なる CO_2 分圧下での溶解平衡を試みたところ，大気中に相当する低い CO_2 分圧下では溶液相でのイオン活量積は小さな値となり，CO_2 分圧が1%を越えて3%前後ではほぼ一定したイオン活量積が求められており，5% CO_2 分圧ではイオン活量積がさらに高まることがわかった（図4）．CO_2 分圧が低い条件下でイオン活量積が小さく現れた原因として，溶液系に溶出した結晶格子イオンのうちで CO_3^{2-} が CO_2 ガスとして気相中に失われていったため，元の生体アパタイト表面で CO_3^{2-} を含まないより安定な結晶が沈殿し，長期にわたる固液平衡化の反応過程で新たに沈殿した結晶相に対する擬平衡状態が創出されたと解釈できる．他方，CO_2 分圧が5%まで高まった場合には，溶液組成が $CaCO_3$ に対しても過飽和状態に達しており，結晶表面で炭酸イオンを含む結晶相が安定化されたと捉えられる．エナメル溶液環境の CO_2 分圧（1.86%）に近似した1〜3%の CO_2 分圧では，イオン活動積がほぼ一定の値を示したことから，結晶試料の沈殿時の環境条件と溶解度の測定条件とを等しくすることにより，新たな結晶相の共沈殿を防いで，生体アパタイトの溶解平衡状態に到達できることが示唆された．

以上の実験結果を踏まえて，エナメル結晶の溶解度積については，CO_2 分圧を1.8%に保った $Ca(OH)_2$ – CO_2 – H_3PO_4 – H_2O 系で固液平衡実

験を遂行し，表3に示した組成係数を用いて平衡時の溶液内イオン活量積（IPeq）を算出した．結晶格子組成が異なっているエナメル質試料間でイオン活量積を比較する場合には，組成係数の違いに起因する影響を補正する目的で，組成係数の和τの逆数を用いて規格化した平均活量積（IPeq）$^{1/τ}$で表すこともできる．最も幼若なエナメル質，基質形成期（内層）のエナメル質，石灰化の進んだ成熟期エナメル質，萌出歯エナメル質を構成する炭酸含有アパタイトの平均活量積はそれぞれ $4.41×10^{-6}$，$1.80×10^{-6}$，$1.45×10^{-6}$，$1.32×10^{-6}$（小さい値ほど安定を意味する）であり，結晶の化学的安定さに違いのあることが確認できた[5]．後述するエナメル結晶の形成機序と関連して，エナメル芽細胞に近接する幼若なエナメル質と内層の基質形成期エナメル質との間に結晶組成と溶解度で急激な変化を生じていることが注目される．

3）生物進化と歯の化学組成

形成期エナメル質の石灰化環境では，溶液相の炭酸濃度は10mM付近であり，結晶格子イオンであるCaイオン（0.5mM）やリン酸イオン（4mM）と比べて1桁高い濃度範囲にある．従って，エナメル結晶が炭酸イオンを結晶格子内に置換した炭酸含有アパタイトとして特徴付けられることは当然のことと言える．歯の生物進化との関連において注目されることとして，軟骨魚類・硬骨魚類のエナメロイドから哺乳動物でのエナメル質までフッ素イオンと炭酸イオンを含有するアパタイト結晶が例外なく形成されており，哺乳動物の結晶組成ではフッ素化が抑えられ，逆に炭酸化が高まる傾向が認められている[24]．生物進化に関連するバイオミネラリゼーションの仕組みについては未知の課題が多く残されているが，脊椎動物で普遍的に認められる炭酸含有アパタイトの生成機構も生体内環境に適応して変遷してきていることが推測される．

4．形成期エナメル質における結晶・基質蛋白・分解酵素の相互作用

生体硬組織の形成過程では，特定の形質を示す分化した細胞集団が微小空間を構成し，その細胞外空間で起こる石灰化反応の制御には組織固有の基質蛋白が大きな役割を果たしている．エナメル質の形成過程では，結晶沈殿に先立ってエナメル蛋白が分泌されるが，象牙質や骨の形成過程と異なり，エナメル蛋白の多くは分泌直後から酵素分解を受けて低分子化されて，細胞外エナメル質から脱却されていく．この長い時間を要する基質形成期から成熟期の一連の過程を経て，エナメル質は水と基質蛋白に富む軟らかい組織から無機結晶が重量比で95％近くを占める硬い組織へと転換していく．

1）アメロジェニンと石灰化環境

エナメル芽細胞がトームス突起を発達させた基質形成期では，アメロジェニンを主体とするエナメル蛋白がエナメル芽細胞に隣接するエナメル質表層に濃縮されてくる．分泌されたアメロジェニンは，エナメル溶液条件（pH，温度，塩濃度）では会合体を形成することから，蛋白分子間会合によって造りあげられた多量の水を含むゲル状構造のなかでエナメル質の結晶化は進行すると考えられる．形成期エナメル質の超微形態観察においても，エナメル結晶の沈殿は細胞外基質内で無秩序に起こっているのではなく，ゲル状構造のなかで互いの結晶粒子は隔離されて成長を遂げることが示されている[25]．

2）アメロジェニンの分子構造

哺乳動物のアメロジェニンは，C末端10残基のうちに4個の酸性アミノ酸と3個の塩基性アミノ酸が密集した親水性ドメインを有しており，アパタイト結晶に吸着親和性を示し，アパタイト結晶の成長反応を抑制する[8]．C末端領域を酵素切断されたアメロジェニン分子あるいは蛋白分子から切断されたC末端フラグメント自身はアパタイト表面に対して弱い吸着能しか示さないことから[11]，アメロジェニンの機能にとっては親水性／疎水性のドメインを含む蛋白分子の立体構造が重要であり，アメロジェニンとエナメル結晶との相互作用において，この親水性のC末端の親水性ドメインが結晶表面の水分子を押し退け，蛋白分子が吸着サイトに近づくことを可能にすると考えられる．

アメロジェニン分子の立体配座については，ブタアメロジェニンの円偏光二色性スペクトルの解析[26]から，アメロジェニンの分子構造は互い

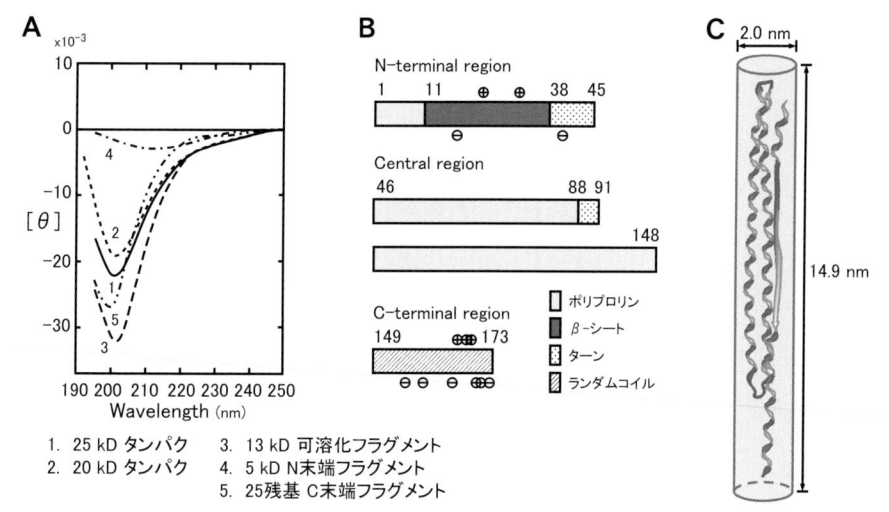

図5. ブタアメロジェニンの立体配座：(A) 円偏光二色性スペクトルで推定されるドメイン構造, (B) 推定される二次構造, (C) X線小角散乱法に基づく分子形状の推定.

に独立した3つのドメイン（N末端，中央部，C末端）から成り，N末端45残基にあたるドメインではβシート構造，中央部ドメインではポリプロリン構造，C末端の親水性ドメインはランダムコイル状態を示すと推定される（図5A, B）. ブタアメロジェニンのX線小角散乱法[27]による解析では，蛋白分子は溶液中では3.8 nmの慣性半径を示す柱状の分子形状をもつことと，この分子形状を満足する分子構造モデルとして，42番目から45番目の-Met-Gly-Gly-Trp-でループを構成し，89番目と90番目の-Pro-Gly-でβ-ターンを構成する2回の折りたたみによって3本のペプチド鎖が向きあう構造が推測された（図5C）. この分子構造モデルに基づくと，N末端ドメインに含まれるチロシン残基6個の側鎖のベンゼン環がシート構造に沿って並列することが可能であり，分子間での疎水性結合に寄与していること，アメロジェニン分解酵素の認識部位が最初の折りたたみ部位と一致していること，さらには溶液内でアメロジェニン分子間での会合体が形成された場合にも，C末端親水性ドメインは酵素分解を受けやすい分子表面あるいは会合体表面に位置していることが予測される. マウスアメロジェニンによる会合体形成を調べた報告[28]では，C末端を保持した蛋白分子による会合体は18-20nm径と粒子サイズが揃っているが，C末端親水性ドメインを欠如したポリペプチドは水溶媒中では不溶性が高まり，会合体粒子の大きさが不均一になることを明らかにしている. この蛋白粒子の形状の観察結果も，分子内に親水性と疎水性の両者の物性を包含するアメロジェニンが結晶沈殿の場となる細胞外のゲル構造を構築していくうえで主導的な役割を果たしていることを示唆している.

3）アメロジェニンの酵素分解と機能的意義

基質蛋白の分泌→酵素分解→脱却のプロセスはエナメル質結晶の沈殿→成長のプロセスと密接に関連しており，基質蛋白（その酵素分解）が石灰化過程で果たす役割について注目されてきた[29,30]. ブタアメロジェニンと分解酵素（ペプシン）を用いた結晶成長の抑制作用と酵素分解過程を追跡した in vitro の実験系[31]では，アメロジェニンによる結晶成長の抑制作用（および酵素分解にともなう抑制機能の減衰）が証明されるとともに，もうひとつの重要な観点として，アメロジェニンの酵素分解が溶液組成と結晶成長の過飽和度に依存して制御されていることも示唆された. すなわち，過飽和度が低い条件下（Ca濃度0.5mM）では結晶成長が抑えられて，アメロジェニンの酵素分解が早く進行するが，Ca濃度を1.0mMに高めると，結晶成長が進行するとともに，新たに沈殿してきた結

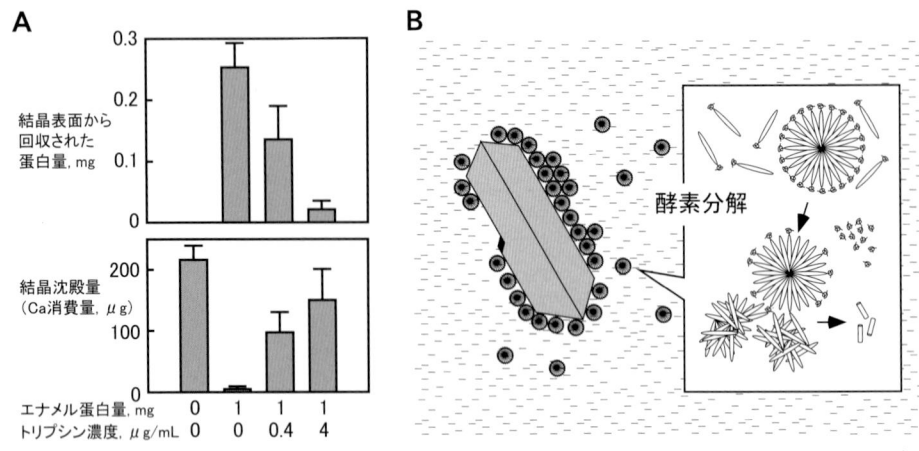

図6. エナメル溶液環境を模した結晶沈殿モデルにおけるエナメル蛋白と分解酵素との相互作用：結晶沈殿量は蛋白量に依存して抑制されるとともに，エナメル蛋白の酵素分解は蛋白・結晶との吸着によって阻害される．

晶を含めて結晶表面に吸着する蛋白量が多くなり，アメロジェニンの酵素分解は遅延する（図6）．アパタイト結晶の共存下でアメロジェニン分解が遅延される機序として，溶液内では分解酵素がアメロジェニン分子表面に局在するC末端親水性ドメインに接近しやすいのに対して，結晶表面へ蛋白分子が吸着することにより，酵素切断部位が蛋白分子内に埋め込まれて，分解酵素の接近が阻害されることが推定される．

基質形成期エナメル質から生化学的に抽出されるアメロジェニン分子としては，分泌された遺伝子産物（スプライシングと翻訳後修飾により多様性を示す）と酵素分解を受けたフラグメントを含んでいる[29]．分子内ドメインに特異的な抗体を用いてアメロジェニンの組織内局在を調べた結果[9]から，エナメル芽細胞に近接する表層エナメル質ではC末端エピトープを保持したアメロジェニンが集積されているが，内層に向かうにつれて急速に酵素分解が進行して，C末端エピトープを喪失したアメロジェニン分子種が主体をなすことが分かってきた．この層別での分解酵素活性とアメロジェニン分解産物の集積状態をもたらす仕組みとして，エナメル芽細胞近傍で結晶沈殿が起りうる過飽和条件下では，仮にエナメル芽細胞によって分泌された酵素濃度が高いレベルに保たれたとしても，新たに沈殿してきた結晶表面への基質蛋白の吸着が誘導されるため，基質蛋白の酵素分解が遅延される．

同時に，エナメル芽細胞から離れたエナメル質内層においては，過飽和度が低下して結晶沈殿が制限されるため，溶液相を拡散移動してきた分解酵素によって基質蛋白の低分子化が進行する．この制御機構は基質蛋白の脱却遅延を病態とするエナメル質のフッ素症の成り立ちを理解するうえで重要である[32]．

5. 形成期エナメル質における物質輸送と石灰化環境

形成期エナメル質での石灰化の場はエナメル器細胞によって外部環境から隔離されているが，閉鎖された反応系とみなすことはできず，エナメル芽細胞は結晶格子イオンの輸送と共役しながら基質蛋白と分解酵素を石灰化の場へ供給している．このような動的に変化する石灰化環境では，結晶沈殿速度は複雑に絡み合った諸要因（結晶格子イオンの活量によって規定される溶液の過飽和度，基質蛋白の吸着による成長抑制作用，分解酵素による抑制因子の排除など）によって調節されており，基質蛋白の低分子化もこれらの反応全体と密接に関連して制御されている（図7）．

1）エナメル溶液組成と結晶格子イオンの輸送制御

細胞外基質での結晶沈殿に消費されるCa^{2+}やリン酸イオンなどの結晶格子イオンは，エナメル上皮細胞層を挟んで間葉組織の循環系より

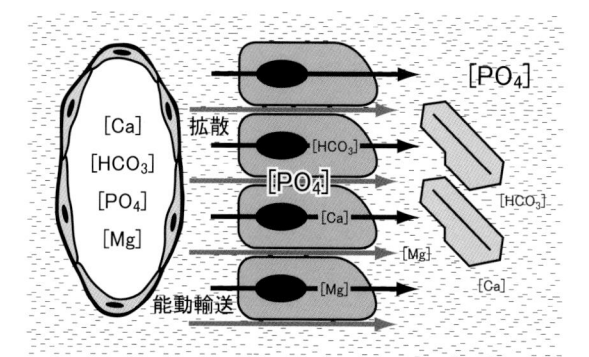

図7. エナメル器細胞層で囲まれた石灰化環境へのイオン輸送と細胞外基質での結晶沈殿：結晶格子イオンの供給速度と沈殿速度によって溶液のイオン組成は規定される．細胞層を介するCa輸送が律速となり，溶液のイオン組成は結晶成長を可能にする過飽和状態と擬平衡状態の間を変動すると想定される．図内の［イオン種］の表記の大小は想定される濃度値の違いを示す．

供給される．ラット切歯エナメル質の[45]Caオートラジオグラフィーでは，全身投与された[45]Caは数分以内に基質形成期エナメル質に到達しうるが，大部分のCaイオンはエナメル芽細胞頭頂側に発達した細胞間接着を通り抜けることができず，細胞外基質へのCaイオンの取り込み量は制限されていることが示されている[33]．また，エナメル芽細胞自身は脳神経細胞に匹敵するほどの多量のCa結合蛋白を発現しており[34]，細胞質でのCa濃度の制御や細胞内のCa輸送にCa結合蛋白が重要な役割を果すと推定されている．他方，対イオンであるリン酸イオンの輸送過程については，エナメル上皮細胞による特異的な抑制機構は認められていない．このようなイオン輸送の制御機構の違いを反映して，ブタ基質形成期エナメル質から採取されたエナメル溶液の組成分析[1]では，細胞外基質のCa濃度が著しく低く抑えられており，逆に，リン酸イオンは血漿組成に比べて過剰に貯留されている（表1）．

周囲組織液と比べてエナメル溶液のCa濃度レベルが低く抑えられている理由として，*in situ*での結晶沈殿によって溶液内のCaイオンが消費された場合には，細胞を介したCaイオンの供給が律速となって，溶液組成はエナメル結晶との平衡状態に接近する．さらに，屠殺後に分離された溶液試料のように，外部環境からのイオン供給が断たれたことにより，Ca消費によってエナメル溶液組成がいったん飽和状態に達した後では，他の結晶格子イオンの溶液内濃度には大きな変動をきたさないと推測される．

2）エナメル質石灰化の制御因子

エナメル芽細胞層から細胞外基質への物質輸送としては，Ca輸送とともに結晶沈殿の制御因子がエナメル溶液相に運び込まれてくる．これらの制御因子としては，結晶成長を抑制する基質蛋白，炭酸イオンとMgイオン，促進因子としてフッ素イオンが知られている．基質形成期から成熟期初期において，エナメル芽細胞は基質蛋白とともに複数の蛋白分解酵素を分泌しており，基質蛋白による抑制作用の減衰とエナメル質の成熟化（有機基質の脱却・石灰化の亢進）に向けて重要な役割を果たしている．この成熟化の過程では，血流側から細胞外の石灰化部位に向かう物質輸送とは逆に，基質蛋白の酵素分解産物はエナメル溶液に可溶化されており，細胞外基質からエナメル芽細胞側へと運ばれる．

エナメル蛋白による結晶成長の抑制機構としては，分子吸着や結晶表面での会合体形成により，二次核生成の基盤となりうる結晶表面を被覆して，反応に寄与できる結晶表面積を小さくするとともに，結晶成長部位をブロックして格子イオンや単位胞の取り込みを阻害することが考えられる．エナメル質の成熟化の途上では，酵素分解によって結晶表面から蛋白分子が除かれると，エナメル溶液に含まれるMgイオンが結晶表面のCaサイトに競合的に吸着することにより，結晶成長の抑制効果を発揮する[35]．ただし，蛋白分子が結晶面を遮蔽している場合には，Mgイオンの吸着も阻害されるため，結晶成長の抑制に向けてエナメル蛋白とMgイオンは相加的に働くよりも相互に補完していると言える．この一連の結晶表面での反応過程（会合体を形成したエナメル蛋白によるエナメル結晶表面の被覆，酵素分解に伴う基質蛋白の結晶表面からの脱却，Mgイオンの結晶表面への吸着）については，基質形成期から成熟期への移行

期における蛋白脱却にともなうエナメル質でのMgの取り込みの増加と一致している[36]. なお,アパタイト表面へのMgイオンの吸着能はCaイオンの1/3程度にすぎないため,Mgイオンの吸着（その結果としての沈殿抑制効果）は溶液相での$(Mg^{2+})/(Ca^{2+})$の活量比に依存しており,この比率が高まるにつれて増強される. 従って,移行期エナメル質においては,基質蛋白の脱却に加えて,エナメル芽細胞が細胞死と形態変化を起こしており,この時期の石灰化の場におけるエナメル溶液のイオン組成も大きな変動をきたしていることが予想される.

3) 形成期エナメル質の石灰化環境と結晶成長の制御因子

エナメル溶液相での結晶沈殿のための過飽和度はCa濃度の変動に最も敏感に影響されることから,エナメル芽細胞層で抑制されているCa輸送速度が細胞外基質での結晶沈殿を律速していると言える. 細胞層を介したCa供給速度が結晶沈殿によるCa消費速度に追いつかない条件下（拡散律速）では,溶液相でのCa濃度は低下して,沈殿してくる結晶相に対する準安定過飽和状態にとどまることになる[37]. この動力学的な解釈から,エナメル蛋白による種晶の前処理やMgイオンの添加によって沈殿速度が抑えられると,Ca消費速度の減衰に伴い定常濃度は高いレベルで維持される. 逆に,結晶沈殿の促進因子であるフッ素イオンの共存下では,沈殿してくるフッ素化アパタイトの溶解度が低いことから,溶液相でのCa濃度の定常レベルは低く維持されると推定できる. 透析膜を応用してCaイオンの拡散律速と結晶成長反応を調べた実験モデルにおいても,結晶成長の抑制・促進因子の共存により反応溶液のCa濃度レベルが影響されることを確認している[36,37]. なお,フッ素イオンによるアパタイト沈殿の促進機序としては,Fイオンを結晶格子内に含んだフッ素化アパタイトの溶解度積が低い（沈殿反応の駆動力である過飽和度は溶液相のイオン活量積/溶解度積の比として表わされるが,この分母に相当する値が小さくなる）ため,沈殿してくる結晶相に対する溶液相の過飽和度が高まることによる[12]. 次節に述べるように,エナメル溶液の過飽和条件によってリン酸オクタカルシウム（OCP）が沈殿した場合にも,フッ素イオンはOCP構造からアパタイトへの転化を促し,新たな結晶構造ではフッ素を置換して溶解度が低くなることから,溶液相のCa濃度の定常レベルを低くする方向に作用する.

6. 形成期エナメル質の結晶成長機構

血漿や細胞外の組織液での生理的な$[Ca^{2+}]$と$[PO_4^{3-}]$のイオン濃度積は,ハイドロキシアパタイト（HA）や他のリン酸カルシウム塩に対して飽和状態あるいは準安定な過飽和状態にとどまっており,溶液相に共存する結晶成長の抑制因子の働きも加わり,結晶核は安定な大きさにまで成長しにくくなっている. 従って,生体内の石灰化部位においてリン酸カルシウムの核生成を誘導するためには,局所的にCaイオンやリン酸イオンの濃度を上昇させる押し上げ機構や,結晶核の表面エネルギーを減

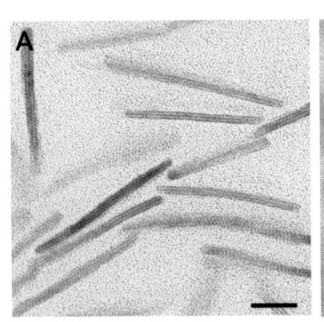

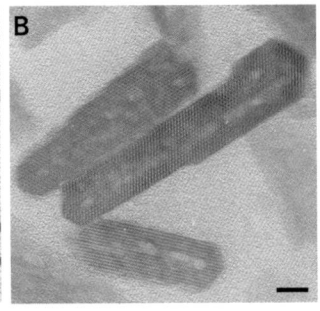

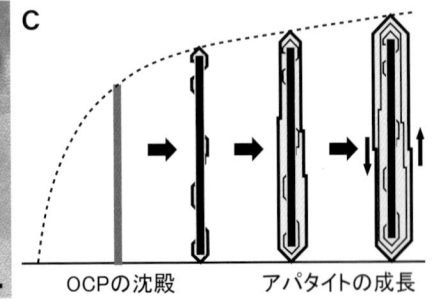

図8.（A）エナメル結晶の高分解電顕像：初期の薄いリボン状結晶と成長途上の板状結晶.（B）形成初期のエナメル結晶の形状は,エナメル溶液相の過飽和度の変化に依存する前駆体であるOCP沈殿とその結晶表面で継続するアパタイトの成長反応を反映している. スケールは10nm.

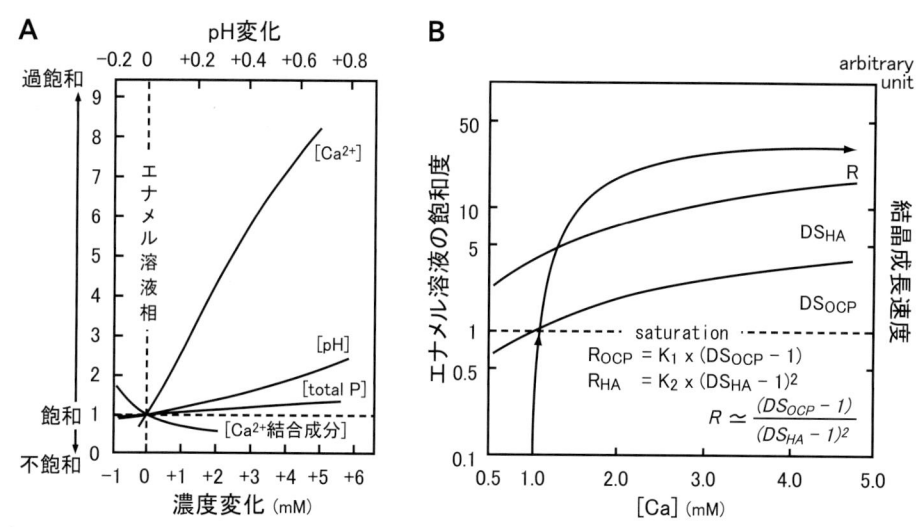

図9．(A) エナメル溶液相での個別のイオン濃度（[Ca]，[P]，[Ca リガンド]，pH）の変動にともなう結晶沈殿の駆動力（過飽和度，DS）の変化：縦軸に示した飽和度は，溶液内のイオン活量積と熱力学的な溶解度積との比で表しており，1.0 は両者が一致した飽和状態，1.0 ＜は過飽和，1.0 ＞は不飽和を示す．エナメル芽細胞を介した Ca 輸送により，溶液の過飽和度は最も大きく影響される．(B) エナメル溶液相での [Ca] 濃度変化に依存したリン酸オクタカルシウム（OCP）とハイドロキシアパタイト（HA）に対する飽和条件の変化を示す．矢印を付した太線は OCP と HA との競合的な沈殿反応を想定した場合に，HA に対する OCP の沈殿速度の優位さ（右縦軸）を示す．

少させるために有機基質を基盤としたエピタキシーの可能性が論じられてきた．間葉系硬組織の石灰化初期に起こる結晶核の生成反応では，基質小胞内部で脂質二重膜を介した Ca イオンやリン酸イオンの集積が起こり（押し上げ機構），生体膜面を基盤として不均一核生成が進行すると考えられる．他方，エナメル質の初期結晶の形成過程では，基質小胞に類似した押し上げ機構を支持する証拠に乏しく，細胞外基質と先行して沈殿した象牙質結晶の共存下での二次核生成（secondary nucleation）が主体をなすと推定される．

1) エナメル結晶の前駆体

将来のエナメル象牙境付近で最初に生成されたエナメル結晶，あるいは基質形成期のエナメル芽細胞の近傍で観察される幼若なエナメル結晶は，いずれも長軸方向に伸長した薄いリボン状の形状を呈している．この結晶形状は OCP の結晶構造から推定される形状と合致しており，高分解能電顕による観察[25]からリボン状結晶の厚みは 1.5 ～ 2 nm であり，OCP の（100）方向での単位胞の大きさに等しいことが確かめられている（図8）．OCP の結晶構造は HA と非常に類似しており，微量のフッ素イオンの作用によって結晶形状を保ったままアパタイト構造に転化されることから，大きなエナメル結晶粒子の前駆物質として格好の役割を果たしうると注目されている[38]．さらに，エナメル結晶にみられる結晶格子欠陥の発生機構と関連して，OCP からアパタイト構造への転化過程で CO_3^{2-} や Na^+ などの異種イオンが結晶格子内に置換しやすいことも証明されてきた[39]．

2) エナメル溶液相での石灰化反応のシミュレーション

電顕観察で示されているように，形成期エナメル質の石灰化において OCP がアパタイト前駆体として関与している可能性は極めて高いが，エナメル芽細胞近傍で OCP に対して過飽和状態が創出されている実験的な根拠は得られていない．現状では，微小溶液組成を実測することが困難なため，実験的に求められたエナメル溶液組成と Ca 結合定数に基づき，エナメル芽細胞近傍での溶質濃度の変化にともなう溶液相の飽和条件を算出した[17]．石灰化環境のシミュ

レーションから，エナメル溶液ではリン酸イオンやpH，あるいはCaリガンドの濃度変化に比べて，Ca濃度の変化が過飽和度を決定する上で最も大きな効果を発揮することが立証できた（図9A）．エナメル溶液で実測されたフリーなCa^{2+}濃度は0.15mM前後であるが，このCa^{2+}濃度の溶液条件はエナメル結晶に対して飽和状態，OCPに対しては不飽和状態であり，種晶の存在下でも沈殿反応は起こらない．血漿でのフリーなCa^{2+}濃度は全Ca濃度の約半分の1.0～1.5mMと推定されており，エナメル溶液でも1mMを超えるCa^{2+}濃度の上昇が起こりうると想定される．エナメル溶液のイオン種の濃度を一定として，エナメル芽細胞からのCa輸送により溶液相のCa濃度が高まると仮定すると，Ca^{2+}濃度が0.7mMを超えるとOCPに対して飽和から過飽和状態が創出されることになり，OCPはHAとともに共沈殿を起こす可能性がある（図9B）．これまでのCPとHAの成長速度の測定結果では，図内に示した結晶成長モデルにおけるOCPとHAの速度定数は大きく異なっており（$K_1 \gg K_2$），速度論的にOCP沈殿が優先的に起こりやすいことが確かめられている[12]．従って，図8Cに模式化したように，エナメル芽細胞近傍では細胞層を介したCa輸送によりOCPに対して過飽和状態が創出されると，薄いリボン状のOCP沈殿の可能性が高まるが，細胞層から離れたエナメル溶液相では急激な結晶沈殿にともなってCa濃度（あるいは過飽和度）が低下しており，OCP表面へのアパタイト格子の付加反応（結晶成長）がゆっくりと継続すると推定される．なお，形成期初期のエナメル質溶液相では低濃度のフッ素イオンが常に存在しており，OCP前駆体は長期間にわたってその原子配置を保つことができずにアパタイト構造に転化する．このOCP前駆体の痕跡は成長を遂げたエナメル結晶の中心殻に残っており，化学組成の不均一さを酸脱灰に対する脆弱さの原因となっている[12]．

7．まとめにかえて

バイオミネラリゼーションに共通する因子として，溶液相，無機結晶，基質蛋白と分解酵素，

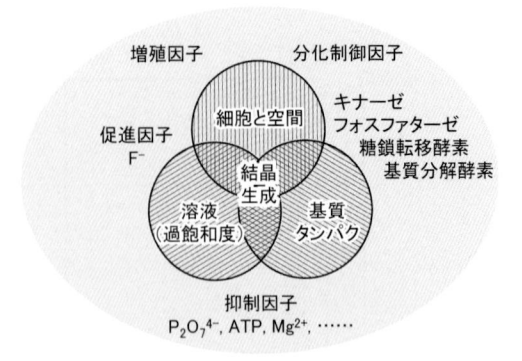

図10．バイオミネラリゼーションの制御には溶液・基質・結晶と多種の因子が関与する．

結晶成長の制御因子が重要である（図10）．形成期エナメル質では，結晶学的には微細な炭酸含有アパタイトで構成されているが，発生段階・部位により溶液環境の変動を反映して結晶格子組成と溶解度に違いが認められる．形成期エナメル質の石灰化の特徴として，細胞分化期から基質形成期を経て成熟期に至る時間系列での石灰化反応と，ある形成段階での細胞外基質では，エナメル芽細胞からの距離に依存して表層から内層に至る組織部位での石灰化反応が輻輳して進行している．この時系列と空間的な座標軸でプログラムされている石灰化反応は，エナメル芽細胞層を介する物質輸送と細胞外での結晶・基質蛋白・分解酵素の相互作用によって制御されている．エナメル芽細胞近傍の溶液相では細胞層を介した結晶格子イオン（特に，Caイオン）の輸送にともなって過飽和度が高まり，OCPのようなアパタイト前駆体の沈殿も可能となると推定される．エナメル芽細胞近傍の表層エナメル質で結晶沈殿に対して抑制効果をもつ多種類の基質蛋白が濃縮されていることは，過飽和度の最も高いエナメル質表層部での無秩序な沈殿反応を妨げるうえで不可欠な制御機構と言える．同時に，エナメル蛋白に共通する特徴として，遺伝子産物である蛋白分子の細胞外での寿命は短く，酵素分解によって低分子化していく．この低分子化は蛋白ペプチドの溶解度と結晶との吸着親和性を減衰する効果をもたらしており，遺伝子産物が段階的に酵素分解によって機能を変化させていくことは，細胞外

基質内でのエナメル結晶の持続的な成長反応にとって合目的的と言える．成熟期に至って大部分のエナメル基質が脱却されると，細胞層を介してエナメル質表層に達した Ca^{2+} イオンは細胞近傍での沈殿反応に消費されることにより，エナメル質内部に向かっての濃度勾配は小さくなり，また組織内の拡散に必要な空隙も減少していることから，石灰化反応はエナメル質表層に限局されるようになる．長期間にわたる基質形成期から成熟期を経たエナメル質は，口腔環境下で機能を果たすなかで，萌出後成熟として不断に結晶組成を変化させている．生体内で最も硬い組織であるエナメル質は個体発生から成長・成熟の軌跡を刻みこんでおり，生体内でもっとも大きく成長を遂げたエナメル結晶の内部構造では前駆体の形成・転化・結晶成長の痕跡を残している．

文　献

1) Aoba, T. and Moreno, E. C.: The Enamel fluid in the early secretory stage of porcine amelogenesis. Chemical composition and saturation with respect to enamel mineral. Calcif. Tissue Int., 41: 86-94, 1987.
2) Amano, T., Sato, K. and Aoba, T.: Soluble constituents in enamel fluid and their possible involvement in mineralization during porcine and rat amelogenesis. Jpn. J. Oral Biol., 43: 258-268, 2001.
3) Aoba, T. and Moreno, E. C.: Changes in the nature and composition of enamel mineral during porcine amelogenesis. Calcif. Tissue Int., 47: 356-364, 1990.
4) Shimoda, S., Aoba, T. and Moreno, E.C.: Acid phosphate contents in porcine enamel mineral at various stages of amelogenesis. J. Dent. Res., 70: 1516-1523, 1991.
5) Aoba, T. and Moreno, E. C.: Changes in the solubility of enamel mineral at various stages of porcine amelogenesis. Calcif. Tissue Int., 50: 266-272, 1992.
6) Aoba, T., Moreno, E. C. and Shimoda, S.: Labile or surface pools of magnesium, sodium, and potassium in developing porcine enamel mineral. J. Dent. Res., 71: 1826-1831, 1992.
7) Sato, K., Ikenoya, O., Shimazu, Y., and Aoba, T.: Carbonation of enamel apatite crystals: lattice substitutions and surface adsorption. Jpn. J. Oral Biol., 41: 61-68, 1999.
8) Aoba, T., Fukae, M., Tanabe, T., Shimizu, M. and Moreno, E. C.: Selective adsorption of porcine amelogenins onto hydroxyapatite and their inhibitory activity on seeded crystal growth of hydroxyapatite. Calcif. Tissue Int., 41: 281-289, 1987.
9) Aoba, T., Tanabe, T., and Moreno, E. C.: Function of amelogenin in porcine enamel mineralization during the secretory stage of amelogenesis. Adv. Dent. Res., 1: 252-260, 1987.
10) Aoba, T. and Moreno, E. C.: Mechanism of amelogenetic mineralization in minipig secretory enamel. In: ed. by Fearnhead R.W., Tooth Enamel V. pp. 163-167, Florence Pub, Yokohama, 1989.
11) Aoba, T., Moreno, E. C., Kresak, M. and Tanabe, T.: Possible roles of partial sequences at N- and C-termini of amelogenin in protein-enamel mineral interaction. J. Dent. Res., 68: 1331-1336, 1989.
12) Aoba, T.: The effect of fluoride on apatite structure and growth. Crit. Rev. Oral Dent. Med., 8: 136-153, 1997.
13) Howell, D.S., Pita, J.C., Marquez, J.F. and Madruga, J. E.: Partition of calcium, phosphate, and protein in the fluid phase aspirated at calcifying sites in epiphyseal cartilage. J. Clin. Inest., 47: 1121-1132, 1968.
14) Wuthier, R. E.: Electrolytes of isolated epiphyseal chondrocytes, matrix vesicles, and extracellular fluid. Calcif. Tissue Res., 23: 125-133, 1977.
15) Larsson, P.A., Howell, D.S, Pita, J.C. and Blanco, L. N.: Aspiration and characterization of predentin fluid in developing rat teeth by means of a micropuncture and microanalytical technique. J. Dent. Res., 67: 870-875, 1988.
16) Lundgren, T., Nannmark, U. And Linde, A.: Calcium ion activity and pH in the odontoblast-predentin region: ion-selective microelectrode measurements. Calcif. Tissue Int., 50: 134-136, 1992.
17) Moreno, E.C. and Aoba, T.: Calcium binding in enamel fluid and driving force for enamel mineralization in the secretory stage of amelogenesis. Adv. Dent. Res., 1: 245-251, 1987.
18) Aoba, T., Tanabe, T. and Moreno, E.C.: Proteins in the enamel fluid of immature porcine teeth. J. Dent. Res., 66: 1721-1726, 1987.
19) Aoba, T., Kawano, K. and Moreno, E. C.: Molecular conformation of porcine amelogenins and its significance in protein-mineral interaction: 1H-NMR photo-CIDNP study. J. Biol. Buccale, 18: 189-194, 1990.
20) Tanabe, T., Aoba, T., Moreno, E. C., Fukae, M. and Shimizu, M.: Properties of phosphorylated 32 kd non-amelogenin proteins isolated from porcine secretory enamel. Calcif. Tissue Int., 46: 205-215, 1990.
21) Moreno, E. C. and Aoba, T.: Comparative solubility study of human dental enamel, dentin, and hydroxyapatite. Calcif. Tissue Int., 49: 6-13, 1991.
22) Shimoda, S., Aoba, T., Moreno, E. C. and Miake, Y.: Effect of solution composition on morphological and structural features of carbonated calcium apatites. J. Dent. Res., 69: 1731-1740, 1990.
23) Komatsu, H., Sato, K. and Aoba, T.: Stoichiometry

数種が生成する．ブタではタンパク化学のレベルで4種類が確認され，そのなかで最も多いのは25kDaアメロゲニンで，173残基のアミノ酸からなり，Pro, Leuなどの疎水性のアミノ酸や，Glnが多く含まれる．また，Hisも14残基と多い（図3a）．アメロゲニンの分解産物から，分子を3つの領域（ドメイン）に分けることができる（図3b）．分泌後，最初に25kDaアメロゲニンのC末端親水性ドメインがMMP-20で切断されて20kDaアメロゲニンに変換する．この変化は表層で起こる．その後EMSP1がTrp[45]-Leu[46]の間を切断し，N末端側から6kDaアメロゲニン，C末端から13kDaアメロゲニンが生成する．20kDaと6kDaアメロゲニンはアルカリ画分に溶出されるが，13kDaアメロゲニンは中性画分に溶出される[15]（図2c）．

25kDaアメロゲニンをコンピューターで解析すると，疎水性部分と親水性部分が交互に分布している．特徴としてはC末端ドメインが強い親水性をもつこと，N末端にMPLPP (1-5)の疎水性領域があり，13kDaアメロゲニンのN末端側ちかくにあるIIPVV (51-55)の疎水性配列を別にして，各ドメインの境目に相当する部分にPMGGW (41-45), PPLPPMF (14-147)の疎水性領域があるなどである[14]（図3）．

アメロゲニン分子の構造については，あまり良く解らないが，20kDaアメロゲニンのC末端側から由来する13kDaアメロゲニンが，3kDaの分子量を持つ分子をカットする限外ろ過膜を素通りすることから，アメロゲニン分子はロッド状の構造をしていると考えられ，実際に電子顕微鏡による観察でそれが確認された[14]．20kDaアメロゲニン分子がロッド状であることは，Matsushimaら（1998）のX線小角散乱による解析からも支持される[16]．

アメロゲニン分子が構築する構造

アメロゲニンは会合しやすい性質をもつことが知られ，特に20kDaアメロゲニンのin vitroでの溶解性は特徴的で，中性溶液中では温度によって可逆的に沈殿と溶解を起こすことが知られている[17]．NikiforukとSimmons (1965)[17]はその現象が疎水結合によると説明したが，具体的には説明しきれていない．そこで，20kDaアメロゲニン，その分解産物である6kDaアメロゲニン，13kDaアメロゲニンの溶解性を調べた．その結果，中性で温度が37℃では6kDaアメロゲニンも20kDaアメロゲニンも不溶性であったが，13kDaアメロゲニンは常に可溶性であった[18]（表1）．

これは高い温度で，20kDaアメロゲニンと共通のN末端疎水性アミノ酸配列を持つ6kDaアメロゲニンは沈殿し，20kDaアメロゲニンと同じC末端疎水性配列をもつ13kDaアメロゲニンは溶解していることを表す．この現象は，6kDaアメロゲニンは20kDaアメロゲニンと同じようにN末端，C末端側に疎水性配列をもつので沈殿するが，13kDaアメロゲニンはC末端側に疎

表1 アメロゲニン分解産物の溶解性

	pH	3	4	5	6	7	8	9	10	10.8
12℃	20kDa	>0.1	>0.1	>0.1	>0.1	>0.1	0.063	>0.1	>0.1	>0.1
	6kDa	>0.1	0.002	0.003	0.002	0.002	0.043	>0.1	>0.1	>0.1
	13kDa	>0.1	>0.1	>0.1	>0.1	>0.1	>0.1	>0.1	>0.1	>0.1
25℃	20kDa	>0.1	>0.1	>0.1	>0.1	0.009	0.008	>0.1	>0.1	>0.1
	6kDa	>0.1	0.003	0.003	0.002	0.004	0.034	>0.1	>0.1	>0.1
	13kDa	>0.1	>0.1	>0.1	>0.1	>0.1	>0.1	>0.1	>0.1	>0.1
37℃	20kDa	>0.1	>0.1	>0.1	0.026	0.006	0.008	0.068	0.079	>0.1
	6kDa	>0.1	0.004	0.001	0.001	0.002	0.038	>0.1	>0.1	>0.1
	13kDa	>0.1	>0.1	>0.1	>0.1	2.0	>0.1	>0.1	>0.1	>0.1

6kDa, 13kDa, 20kDaアメロゲニンを精製し，各pH溶液に0.1%になるように氷水中で溶かし，目的の温度に加温して，遠心して上清のタンパク量を測定した．

水性配列はあるがN末端部位には疎水性配列がないので沈殿を起こさないと考えられる．これらから，20kDaアメロゲニンと6kDaアメロゲニンのN末端のMPLPPの疎水性領域は，溶液中ではこの部位を中心にすでに疎水結合して会合していて，溶液の温度が高くなって沈殿を起こすのはC末端部位に新たな疎水結合が起こるためと考えられた．以上から，溶液中で20kDaアメロゲニンはN末端を中心に強い疎水結合が形成されている．また，分子がロッド状であるので，それらがミセル状に会合していると考えるのが妥当である[13,14]．

20kDaアメロゲニンは温度によって可逆的に沈殿と溶解を起こすが，これは次のように説明される[14]（図4a）．ロッド状の20kDaアメロゲニンがN末端を中心にミセルを形成しているとすると，ミセルの外側は一般のタンパク質と異なりC末端部位の疎水性アミノ酸により疎水性領域となる．温度が低い時には，この領域に水分子が疎水性水和により配列していて可溶化した状態にある．温度が上昇すると，溶液のエントロピーが増大する方向に反応が進み，配列している水分子が遊離し，その部分で疎水結合が起こる．結果として，ミセルは会合し沈殿する．温度が下がると溶液のエントロピーが減少する方向に反応が進み，水分子が再び疎水性水和で配列して，ミセルが溶けるようになる．13kDaアメロゲニンにも同じことが起きているが，この分子はN末端で会合していないため沈殿しない．

20kDaアメロゲニンが構築する構造から，25kDaアメロゲニンもミセル構造をしていると考えられる[14]（図4b-1）．しかしながら，25kDaアメロゲニンのC末端側は親水性なので，その

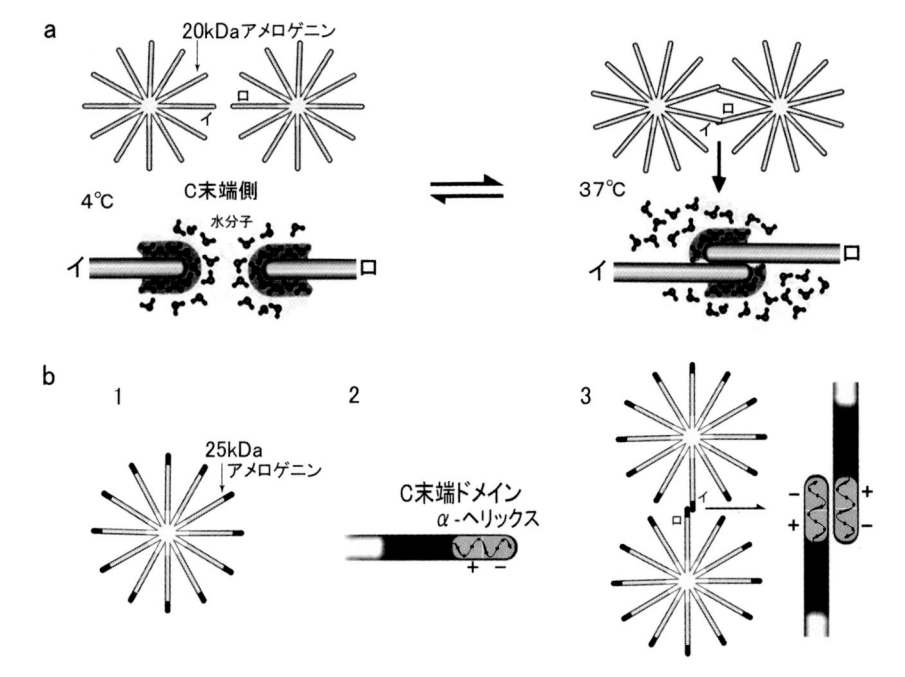

図4 20kDaアメロゲニンミセルとその会合（a）と25kDaアメロゲニンミセルとその会合（b）

a) ロッド状の20kDaアメロゲニンがN末端を中心にミセルを形成する．ミセルの外側の疎水性領域に，水分子が疎水性水和で配列して可溶化している．温度が上昇すると，溶液のエントロピーが増大して疎水結合が起こり，ミセルは沈殿する．温度が下がると，水分子が再び疎水性水和で配列してミセルが溶ける．

b-1) 25kDaアメロゲニンミセルの外側は親水性である．

b-2) 25kDaアメロゲニンのC末端の親水性配列KTKREEVDには，プラス（KTKR）とマイナス（EEVD）のミニドメインが存在する．

b-3) 25kDaアメロゲニンのC末端どうしが相補的にイオン結合を形成しえる．

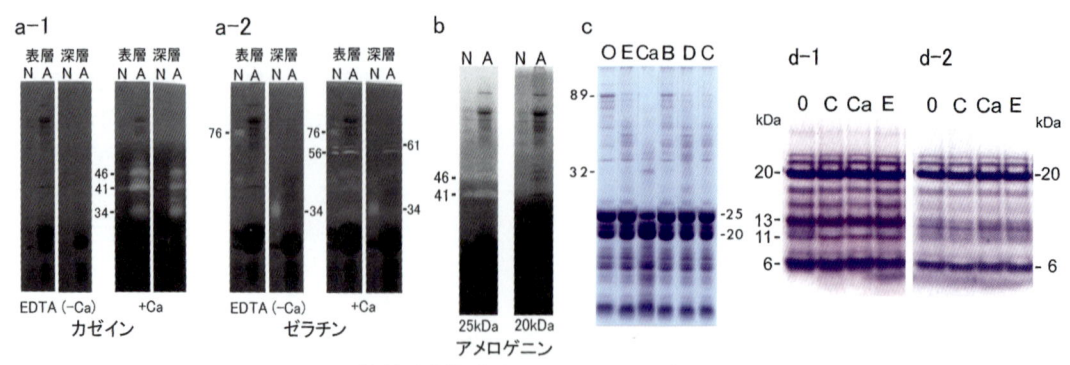

図5　基質形成期幼若エナメル質中のプロテアーゼ

a）ザイモグラフィーによる幼若エナメル質中のプロテアーゼの検出
a-1）カゼインザイモグラフィー
　　Caイオンを添加するとメタロプロテアーゼのMMP-20が検出される．34kDaの活性はMMP-20の分解産物と考えられている．
a-2）ゼラチンザイモグラフィー
　　セリンプロテアーゼである34kDaEMSP1が検出される．この活性は深層の中性画分にのみ存在する．これ以外に未同定のプロテアーゼ活性がある．
b）25kDa，20kDaアメロゲニンを基質としたザイモグラフィー
　　試料は基質形成期幼若エナメル質表層の中性画分（N）とアルカリ画分（A）である．
　　表層：基質形成期幼若エナメル質表層，深層：基質形成期幼若エナメル質深層，N：中性画分，A：アルカリ画分．
c）基質形成期幼若エナメル質表層のアルカリ画分の自己消化
　　基質形成期幼若エナメル質表層の試料から中性画分を抽出後，アルカリ画分を抽出し，pHを中性に調整したのち，活性化剤や阻害剤を加えて37度で18時間，インキュベーションする．O：インキュベーションなしのコントロール，E：2mM EDTA，Ca：1mM Ca，B：5mMベンザミジン，D：1mM DTT，C：コントロール
d）基質形成期幼若エナメル質深層の試料の自己消化
　　1）EMSP1とMMP-20のプロテアーゼを両方含むように抽出した試料の自己消化
　　2）MMP-20のみを含む試料の自己消化
　　基質形成期幼若エナメル質深層ではEMSP1が中性画分に含まれ，MMP-20は主にアルカリ画分に含まれる．試料として中性画分を抽出した後のアルカリ画分のみの試料（MMP-20のみを含む）と，中性画分とアルカリ画分の両方を含むように抽出した試料（EMSP1とMMP-20の両方を含む）を調整し，NaN₃を加えて6.5日間インキュベーションした．11kDa，13kDaアメロゲニンはCBB染色で赤色に染まる．EMSP1はin vitroでは主に11kDaアメロゲニンを生成する．
　　0：インキュベーションしていないコントロール，C：インキュベーションしたコントロール，Ca：2mM Ca，E：2mM EDTA

ミセル構造の外側は親水性であることになり，中性溶液に可溶性であるはずである．しかしながら，幼若エナメル質から実際に抽出する時には，25kDaアメロゲニンの大部分は中性溶液では溶けないでアルカリ性溶液で抽出されてくる．この矛盾は次のように説明される．抽出に使用した溶液はpH10.8と強いアルカリ性であるので，この溶液中では酸性アミノ酸は解離し，塩基性アミノ酸の解離は抑制されていることを考えると，この溶解性の矛盾にはイオン結合が関与している可能性がある．この観点からアミノ酸配列を再検討すると，25kDaアメロゲニンのC末端側の配列はKTKREEVDで，塩基性アミノ酸（KTKR）と酸性アミノ酸（EEVD）が塊として存在し，また，この部位はコンピューターによる構造解析でα-ヘリックス構造を取りえることがわかったので，この部位にはプラスチャージとマイナスチャージの，ミニドメインが存在することになる（図4b-2）．これで25kDaアメロゲニンどうしがC末端側でイオン結合し

得ることになり，25kDaアメロゲニンミセルは中性溶液中ではお互いがイオン結合して，さらに大きな会合体を形成していると考えられる（図4b-3）．25kDaアメロゲニンが中性溶液でほとんど溶けず，アルカリ溶液で抽出されるのは，アルカリ性溶液では塩基性アミノ酸の解離が弱まるのでイオン結合が抑制されて溶解するようになると説明される[14]．

25kDaアメロゲニンミセルがイオン結合で会合体を形成し，幼若エナメル質の基質を構築しているなかで，結晶が大きくなるためにはアメロゲニンミセルからスペースが生ずる機構が必要であるが，それには幼若エナメル質に存在するプロテアーゼが関わっている．

幼若エナメル質中のプロテアーゼとアメロゲニンの分解

幼若エナメル質中には幾つかのプロテアーゼ活性が存在する[15]．現在，主に同定されているプロテアーゼにはメタロプロテアーゼであるエナメリシン（MMP-20）[19]と，セリンプロテアーゼであるEMSP1（KLK4）[20]が知られている．幼若エナメル質の各画分中に含まれるプロテアーゼをザイモグラフィーで調べると，表層には41, 46kDaエナメリシン（MMP-20）が検出される[12]．これらはアルカリ画分で活性が強く，深層ではそれらの活性が減弱している（図5a-1）．EMSP1（KLK4）は移行期のエナメル質に大量に検出されるが，基質形成期では量的に少ない．また，表層では検出されず，深層の中性画分にのみ検出される[11]（図5a-2）．これは表層では前駆体として存在し，メタロプロテアーゼによって活性化されるためであると考えられる[21]．

MMP-20の働きについて25kDaと20kDaアメロゲニンを基質としたザイモグラフィーで調べると，25kDaアメロゲニンを基質とした時にのみ活性が検出される（図5b）[12]．これは，MMP-20は25kDaアメロゲニンを分解するが，20kDaアメロゲニンは分解しないことを示している．基質形成期表層から調整したアルカリ画分にCaイオンを加えてインキュベーションすると，25kDaアメロゲニンが20kDaアメロゲニンに分解されるのが観察されるので，この画分のメタロプロテアーゼ，すなわちMMP-20は25kDaアメロゲニンのC末端親水性ドメインを切断し，20kDaアメロゲニンに変換することに働くことがわかる[12]（図5c）．

深層にはEMSP1とMMP-20が存在し，それも，EMSP1は中性画分のみに存在するので，深層からEMSP1とMMP-20の両方を含む試料（図5d-1）とMMP-20のみを含む試料（図5d-2）を調整することが出来る[14]．これらの試料をインキュベーションし，共存する20kDaアメロゲニンの分解を調べると，MMP-20のみを含む試料は変化がなく，EMSP1を含むほうは11kDaアメロゲニンが増加するので，20kDaアメロゲニンが分解されていることがわかった．

これにより，MMP-20は深層にも存在するけれども，その活性は減弱し（図5a），20kDaアメロゲニンの分解には関わらないと考えられる．深層でのアメロゲニンの分解は主に量的に少ないEMSP1が関わり，結晶の成長が徐々に起こるのをコントロールしていることを説明するのに都合がよい[14]．

アメロゲニンの働き

結晶成長の場であるマトリックスを構築するアメロゲニンについて図6にまとめた．ミセル構造をした25kDaアメロゲニンはイオン結合で会合して基質を構築し，表層における結晶成長のためのスペースは，MMP-20が25kDaアメロゲニンのC末端親水性ドメインを切断して供給される（step1）．アメロゲニンミセルは20kDaアメロゲニンが主となるが，依然として残っている25kDaアメロゲニンはそのままイオン結合した状態で基質を支えている．深層になると，そこで活性化されたEMSP1が，ミセル中の20kDaアメロゲニンを分解し13kDaアメロゲニンを遊離させる（step2）．このペプチドは中性で可溶性であるので，中性画分中に出現する（図2c）ようになり，基質形成期のエナメル芽細胞に吸収され，その時期の結晶成長のためのスペースを供給する[14]．

ヒドロキシアパタイトが結晶成長する際に第二リン酸イオンがリン酸イオンになるわけであるから，プロトンが余り放出される．13kDaアメロ

ても，タンパク質の表面に近いほうは 10^{-6} sec，二層目は 10^{-9} sec と，これらの水は自由な水の 10^{-12} sec よりは遅いが動きえる水である．基質形成期の表層に最も多く存在する 25kDa アメロゲニンのミセル構造は外側が親水性なので，それらに水が不動化していると考えられる．また，20kDa アメロゲニンに疎水性水和により配列する水分子も 10^{-9} sec で動きえるが，これらも不動化した水である．結晶の周りの水和水も同じであると考えられる．主なタンパク質であるアメロゲニンがミセルを形成して基質を支えていると解説してきたが，その部位の水はタンパク質の周りに水和して不動化され，空間の確保と基質の支持のために一役買っているだろう．

タンパク質と水から構築された基質中に下層に存在する結晶がC軸に沿って伸長して結晶が出現してくる．そして，生成した結晶の表面には水が水和層を形成する．アメロゲニンミセルと析出した結晶と水が，基質形成期幼若エナメル質のエナメル象牙境からエナメル芽細胞層までの基質の支持に関わっていることは想像に難くない．このほかに自由に動き回れる水があり，それが中性可溶性画分のタンパク質と関わって基質形成期の全層の石灰化に関わっている．それらの水がどれくらいを占めるかは，エナメルフリュード（enamel fluid）を調整している報告[38]から推測すると，そう多くはなく，かなりの量の水が基質形成期のエナメル基質の構築に関わっている可能性がある．

移行期におけるタンパク質の消失

移行期では急激にタンパク質が消失してゆくが，成熟期のエナメル芽細胞が水と置換しながら結晶成長に働くためには，移行期の間に基質のエナメルタンパクを全て除去する必要があると考えられる．移行期の結晶成長はタンパク質の減少に伴ってその分急激に成長（図1b）し，それらの結晶はエナメル質を支持出来るほどになる．この現象に関して，この時期のエナメル芽細胞が多量の EMSP1 を合成し産生していることがわかっているので，このプロテアーゼが基質の分解に関わっていると考えられる．EMSP1 は基質形成期の深層にも検出されるが，幼若エナメル質中で最も活性が強いのは移行期である[20]（図10）．

EMSP1 はカリクレインファミリーで KLK4 と呼ばれているセリンプロテアーゼで分子量は 34kDa である．224 残基のアミノ酸からなり，分子はグリコシル化していると考えられている．EMSP1 はゼラチンを基質としたザイモグラフィーで容易に活性が検出される（図6）．至適pH はカゼインを基質とすると pH8 付近であるが，20kDa アメロゲニンを基質にすると pH6 と pH9 付近の2相性に現れる[15]（図11）．しかしながら，EMSP1 の酸性 pH におけるアメロゲニンの分解能は pH9 のそれよりも4倍近く強く，分解様式も異なる．これはプロテアーゼの基質特異性を表すものではなく，単にアメロゲニンが中性で溶け難いことで説明ができる．

歯胚から形成中の歯を取り出し，pH 指示薬に沈積すると，移行期が弱酸性（pH 6）で，成熟期の幼若エナメル質では弱酸性と中性の領域がサイクル状に変化していることが示された[37]（図12）．

特に移行期はどの発育段階でも常に pH が6付近と弱酸性であるので，アメロゲニンの会合が抑えられる状態になり，EMSP1 が最大限に働くためには都合がよい．その結果，この移行期で急速に基質のアメロゲニンが分解され系から消失していく．しかしながら，pH が6付近であるためには系にプロトンが供給されるか，あるいは結晶成長が急激なために余分のプロトンが排出されずに存在するのかもしれない．この時期のエナメル芽細胞がプロトンを生成して分泌している可能性はあるが，情報が少なくてわからない．

成熟期における結晶成長

図1にも示したようにこの発育時期の初期にはほとんどタンパク質が存在せず，この後，結晶は水と置き換わって成長する[2]．

成熟期における結晶成長はミネラルと水が置換して，最終的には全層が均一に石灰化する．Ca イオンはエナメル芽細胞側から供給されるから，そのままだと表層部位の結晶のみが急激に成長することになる．この時期のエナメル芽細

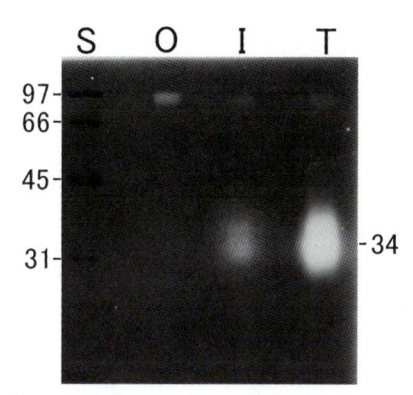

図10 ブタ幼若エナメル質中の EMSP1 の分布を示すゼラチンザイモグラフィー
一定の重量の試料から抽出した中性可溶性画分を用い，泳動後のゲルは，4時間インキュベーションしている．
基質形成期深層に比べて移行期の活性が高いことがわかる．
S：分子量標準，O：基質形成期表層，I：基質形成期深層，T：移行期，34：34kDa EMSP1

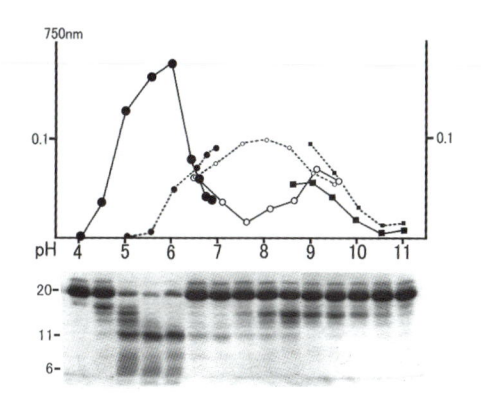

図11 20kDa アメロゲニン（実線）とカゼイン（点線）を基質にしたときの EMSP1 の活性（上）とアメロゲニンの分解様式（下）
pH6 と pH9 での分解様式が異なる．pH6 での in vitro での分解では主に 11kDa アメロゲニンが生成する．

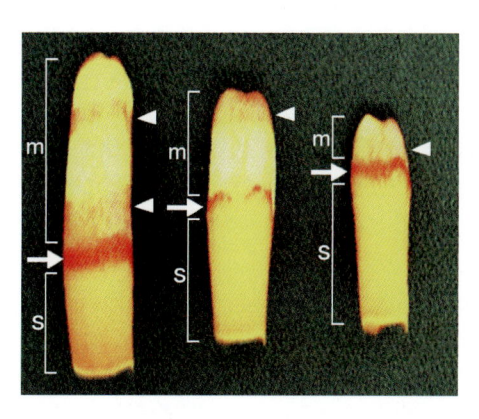

図12 ブタ幼若エナメル質のサイクル pH 変化
新鮮なブタ切歯歯胚から歯を取り出し，軟組織を取り除いた後，キムワイプで拭いてメチルレッド溶液（メチルレッド 200mg, 95%メタノール）に沈積した．矢印と矢頭は pH 6 付近を表す．矢印は移行期を指している．成熟期では酸性領域がサイクル状に変化（矢頭）している．
s：基質形成期幼若エナメル質，m：成熟期幼若エナメル質

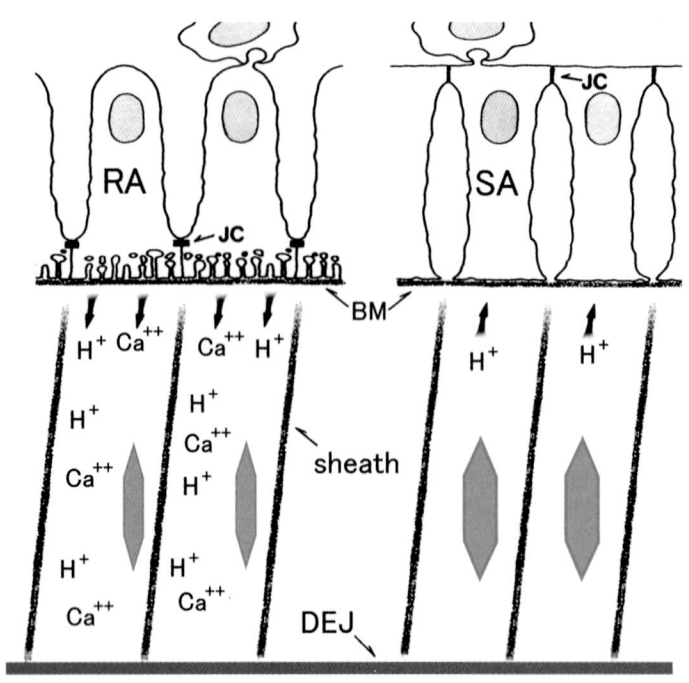

図13 成熟期エナメル質の結晶成長

RAでプロトンが分泌されて，pHが5.8～6.0の弱酸性となる．この条件であればCaイオンはDEJまで運ばれ，この時期のエナメル質全層で均一になる．SAでプロトンが吸収されて基質のpHが中性になると，結晶成長が起こる．この過程で水の移動が起こるが，それについては情報がなく不明である．
JC：閉鎖堤，BM：基底膜，RA：ruffle-Ended ameloblasts，SA：smooth-ended Ameloblasts，DEJ：dentino-enamel junction

胞がCaイオンのキャリアーを合成しているという事実はないので，エナメル芽細胞がどのようにしてCaイオンを深層まで送りこみ，結晶成長を起こし，その分，水を吸収するということを行なうかが問題である．この置換は体積が変わらずに起こるのであるから，簡単に解決できる問題ではないと思われる．

成熟期エナメル芽細胞はサイクル状の形質変化（RA期，SA期）を起こす[4]ことが知られ，Caイオンの送り込みや基質のpHなども変化させることがわかってきている．RA期の成熟期エナメル質ではpH6付近と酸性になり[37]，Caイオンの取り込みも増加するとの報告がある[38]（図13）．これらのエビデンスから想像をたくましくすれば，pH6であることは重要で，このpHでは結晶が溶解することはなく，そこにCaイオンが供給されても結晶成長は起こりにくい環境であろうと考えられる．RA期の成熟期エナメル芽細胞は，水と置換してプロトンとCaイオンを送り込む．このときシース構造が隔壁となり，pHが弱酸性のため，エナメル質全層にCaイオンが拡散する．次のステップ（SA期）でエナメル芽細胞がプロトンを吸収して，中性にすれば，結晶成長が起こる．成熟期のエナメル質における結晶成長が均一に起こるためには，成熟期エナメル芽細胞がRA期，SA期のステージを交互に変化させて，pH変化やCa供給がサイクル状に起こることが必要であろうと考えられる．これを繰り返せば，水とミネラルの置換が起こる．ウシ，ブタの場合，プロトン，Caイオンの横方向の拡散を防ぐ意味でシースの構造は重要であると考えられる．

移行期との基質のpHが弱酸性であり，成熟期の基質はサイクル上に弱酸性領域が変化することを解説したが，移行期では弱酸性でありながら，結晶成長が起こり，成熟期では起こらないと矛盾している．これは基質中のタンパク質の存在の違いによると考えられるが今のところ

不明である．移行期以降の動態を説明するためには，エナメル芽細胞におけるプロトンの生成機構，プロトンポンプ，アクアポリン，Caイオンポンプなどの局在・消長の観察が必要であると考えられる．

文献

1) Daculsi, G., Menanteau, J., Kerebel, LM., Mitre, D. : Enamel crystals: size, shape length and growing process: high resolution TEM and biochemical study. In Tooth Enamel IV (eds. by Fearnhead R.W. and Suga S.), : 14-18, 1984

2) Fukae, M., Shimizu, M. : Studies on the proteins of developing bovine enamel. Archs. oral Biol., 19 : 381-386, 1974

3) Takano, Y., Ozawa, H., Crenshow, MA. : The mechanism of calcium and phosphate transport of the enamel. Mechanisms of Tooth Enamel Formation (ed. by Suga S.), : 49-64, 1983

4) Miake, Y., Shimada, S., Fukae, M., Aoba, T.: Epitaxial overgrowth of apatite crystals on the thin-ribbon precursor at early stages of porcine enamel mineralization. Calcif. Tissue Int., 53: 249-256, 1993

5) Snead, ML., Lau, EC., Zeichner-David, M., Fincham, AG., Woo, SL., Slavkin, HC. : DNA sequence for cloned cDNA for murine amelogenin reveal the amino acid sequence for enamel-specific protein. Biochem. Biophys. Res. Commun., 129: 812-818, 1985

6) Hu, C-C., Fukae, M., Uchida, T., Qian, Q., Zhang, CH., Ryu, OH., Tanabe, T., Yamakoshi, Y., Murakami, C., Dohi, N., Shimizu, M., Simmer, JP. : Cloning and characterization of porcine enamelin mRNAs. J. Dent. Res., 76(11): 1720-1729, 1997a

7) Hu, C-C., Fukae, M., Uchida, T., Qian, Q., Zhang, CH., Ryu, OH., Tanabe, T., Yamakoshi, Y., Murakami, C., Dohi, N., Shimizu, M., Simmer, JP. : Sheathlin: cloning, cDNA/polypeptide sequences, and immunolocalization of porcine enamel sheath proteins. J. Dent. Res.,76(2): 648-657, 1997b

8) Krebsbach, PH., Lee, SK., Matsuki, Y., Kozak, CA., Yamada, KM., Yamada, Y. : Full-length sequence, localization, and chromosomal mapping of ameloblastin: a novel tooth-specific gene. J. Biol. Chem., 271: 4431-4435, 1996

9) Cerny, R., Slaby, I., Hammarstrom, L., Wurtz, T. : A novel gene expressed in rat ameloblasts codes for proteins with cell binding domains. J. Bone Miner. Res., 11: 883-891, 1996

10) Yamakoshi, Y., Tanabe, T., Fukae, M., Shimizu, M. : Molecular and cellular biology Porcine Amelogenins. Calcif. Tissue Int., 54: 69-75, 1994

11) Tanabe, T., Fukae, M., Uchida, T., Shimizu, M. : The localization and characterization of proteinases for the initial cleavage of porcine amelogenin. Calcif. Tissue Int., 51: 213-217, 1992

12) Fukae, M., Tanabe, T. : Degradation of enamel matrix proteins in porcine secretory enamel. Conn. Tissue Res., 39(1-3): 123-129, 1998

13) Fukae, M. : Amelogenesis - Three-dimensional structure of amelogenin micells and their degradation by a cascade system -. The proceedings of international symposium of oral science, 1: 73-78, 2001

14) Fukae, M., Yamamoto, R., Karakida, T., Shimoda, S., Tanabe, T. : Micelle structure of amelogenin in porcine secretory enamel. J. Dent. Res., 86(8): 758-763, 2007

15) Shimizu, M., Tanabe, T., Fukae, M. : Proteolytic enzyme in porcine immature enamel. J. Dent. Res., 58(B): 782-789, 1979

16) Matsushima, N., Izumi, Y., Aoba, T. : Small-angle X-ray scattering and computer-aided molecular modeling studies of 20kDa fragment of porcine amelogenin: Does amelogenin adopt an elongated bundle structure?. J. Biochem., 123: 150-156, 1998.

17) Nikiforuk, G., Simmons, NS. : Purification and properties of protein from embryonic bovine enamel. J. Dent. Res., 44: 1119-1122, 1965

18) Shimizu, M., Fukae, M. : Enamel proteins. Mechanisms of Tooth Enamel Formation. (ed. by Suga S.), : 125-141, 1983

19) Bartlett. JD., Simmer, JP., Xue, J., Margolis, HC., Moreno, EC. : Molecular cloning and mRNA tissue distribution of a novel matrix metalloproteinase isolated from porcine enamel organ. Gene, 183: 123-128, 1996

20) Simmer, JP., Fukae, M., Tanabe, T., Yamakoshi, Y., Uchida, T., Xue, J., Margolis, HC., Shimizu, M., Dehart, BC., Hu, C-C., Bartlett, JD. : Purification, characterization, and cloning of enamel matrix serine proteinase 1. J. Dent. Res., 77(2): 377-386, 1998

21) Tanabe, T., Fukae, M., Shimizu, M. : Possible actions of metalloproteinases found in porcine

enamel in an early secretory stage. Adv. Dent. Res., 10(2): 170-172, 1996

22) Fukae, M., Tanabe, T. : Nonamelogenin components of porcine enamel in the protein fraction free from the enamel crystals. Calcif. Tissue Int., 40: 286-293, 1987

23) Uchida, T., Fukae, M., Tanabe, T., Yamakoshi, Y., Satoda, T., Murakami, C., Takahashi, O., Shimizu, M. : Immunochemical and immunocytochemical study of a 15kDa non-amelogenin and related proteins in the porcine immature enamel: proposal of a new group of porcine immature enamel: proposal of a new group of enamel proteins 'sheath proteins'. Biomed. Res., 16(3): 131-140, 1995

24) Yamakoshi, Y., Phinheiro, FHSL., Tanabe, T., Fukae, M., Shimizu, M. : Sites of asparagine-linked oligosaccharides in porcine 32kDa enamelin. Conn. Tissue Res., 39(1-3): 39-46, 1998

25) Uchida, T., Tanabe, T., Fukae, M., Shimizu, M. : Immunocytochemical and immunochemical detection of a 32kDa nonamelogenin and related proteins in porcine tooth germs. Archs. Histol. Cytol., 54(5): 527-538, 1991

26) Dohi, I., Murakami, C., Tanabe, T., Yamakoshi, Y., Fukae, M., Yamamoto, Y., Wakida, K., Shimizu, M., Simmer, JP., Kurihara, H., Uchida,T. : Immunocytochemical and immunochemical study of enamelins, using antibodies against porcine 89-kDa enamelin and its N-terminal synthetic peptide, in porcine tooth germs. Cell. Tissue Res., 293: 313-325, 1998

27) Tanabe, T., Aoba, T., Moreno, EC., Fukae, M., Shimizu, M. : Properties of phosphorylated 32 kd nonamelogenin proteins isolated from porcine secretory enamel. Calcif. Tissue Int., 46: 205-215, 1990

28) Kobayashi, K., Yamakoshi, Y., Hu, JC-C., Gomi, K., Arai, T., Fukae, M., Krebsbach, PH., Simmer, JP. : Splicing determines the glycosylation state of ameloblastin. J. Dent. Res., 86(10): 962-967, 2007

29) Fukae, M., Tanabe, T. : ^{45}Ca-labeled proteins found in porcine developing dental enamel at an early stage of development. Adv. Dent. Res., 1(2): 261-266, 1987

30) Murakami, C., Dohi, N., Fukae, M., Tanabe, T., Yamakoshi, Y., Wakida, K., .Satoda, T., Takahashi, O., Shimizu, M., Ryu, OH., Simmer, JP., Uchida, T. : Immunochemical and immunohistochemical study of the 27-and 29-kDa calcium-binding proteins and related proteins in the porcine tooth germ. Histochem. Cell. Biol., 107: 485-494, 1997

31) Yamakoshi, Y., Tanabe, T., Oida, S., Hu, C-C., Simmer, JP., Fukae, M. : Calcium binding of enamel proteins and their derivatives with emphasis on the Calcium-binding domain of porcine sheathlin. Archs. oral Biol., 46 :1005-1014, 2001

32) Uchida, T., Tanabe, T., Fukae, M., Shimizu, M., Yamada, M., Miake, K., Kobayashi, K. : Immunochemical and immunohistochemical studies, using antisera against porcine 25kDa amelogenin, 89kDa enamelin and the 13-17kDa nonamelogenins, on immature enamel of the pig and rat. Histochemistry, 96: 129-138, 1991

33) Amizuka, N.,Uchida, T.,Fukae, M.,Yamada, M.,Ozawa, H. : Ultrastructural and immunocytochemical studies of enamel tufts in human permanent teeth. Archs. Histol. Cytol., 55(2): 179-190, 1992

34) Fukae, M., Tanabe, T., Uchida, T., Yamakoshi, Y., Shimizu, M. : Enamelins in the newly formed bovine enamel. Calcif. Tissue Int., 53: 257-261, 1993

35) Fukae, M., Kanazashi, M., Nagano, T., Tanabe, T., Oida, S., Gomi, K. : Porcine sheath proteins show periodontal ligament regeneration activity. Eur. J. oral Sci., 114(Suppl.1): 212-218, 2006

36) Aoba T., Moreno EC.: The enamel fluid in the early secretory stage of porcine amelogenesis. Chemical composition and saturation with respect to enamel mineral. Calcif. Tissue Int. 41: 86-94, 1987

37) Sasaki, S., Takagi, T., Suzuki, M. : Cyclical changes in pH in bovine developing enamel as sequential bands. Archs. oral Biol., 36: 227-231, 1991

38) Kawamoto, T., Shimizu, M. : Changes of the ratio of calcium to phosphate transported into the mineralizing enamel, dentin and bone. J. oral Biol., 36: 365-382, 1994.

Amelogenesis
–Biochemical aspect–

Makoto Fukae

Tsurumi University

Ameloblasts initially secrete a matrix consisting of only water and proteins, in which mineralization initiates and the crystallites grow to an extreme length and thickness compared to the other hard tissues. From volumetric changes in the chemical components of developing dental enamel, the surface layer in the secretory stage enamel consists of 54% water, 31% protein and 15% mineral. In the deeper enamel, the mineral content increases as the protein content decreases. It is expected from the extractability behaviors of the total protein that the decrease in amelogenin, a major protein component, provides the space for the crystal growth. The water content is almost unchanged until the early maturation stage enamel development. During the transition stage, the enamel proteins rapidly disappear and their content is almost the same as that of the mature enamel. At this stage, the crystals may have sufficiently matured (thickened) to support themselves. During the maturation stage for the enamel, the mineral content increases as the water content decreases.

To explain the relationship of crystallite growth and the amelogenin structure, it is based on the solubility behaviors and hydrophobicity analyses of the amelogenin derivatives the model that cylindrical amelogenin molecules form micelles. The amelogenin micelle core is constructed by hydrophobic bonds on the N-terminal side. The micelles may also form super-assemblies via their C-termini, which consists of positive (KTKR) and negative (EEVD) segments. In the secretory enamel, the mineral volume increases with depth, providing the space by shrinking the amelogenin micelles through the removal of the C-terminal (initial cleavage by enamelysin) and 13-kDa peptides (secondary cleavage by EMSP1) from the prototype 25-kDa amelogenin. This model explains how amelogenin is able to support the crystals and continuously yield space as the crystals thicken, until they are sufficiently mature to support themselves.

The proteins synthesized by ameloblasts are enamelin and sheathlin along with amelogenin. All proteins and their derivatives are not involved in the construction of the matrix in which the crystal grows since some of them construct the enamel sheath or have a calcium binding activity.

During the secretory stage, the crystallites thicken in the deeper secretory enamel, although the calcium ions are supplied by ameloblasts. The CaBPs derived from the C-terminal side of the sheathlin (ameloblastin/amelin) and 32-kDa enamelin, which are found in the neutral soluble fractions of the surface and deeper secretory enamel, respectively, act as the calcium carrier to transport calcium ions to the deeper secretory stage enamel. Another morphological feature of the crystallites is that they are all nearly the same size within the same developmental stage. Prototype amelogenins and 32-and 89-kDa enamelins are involved in the slow crystallite growth by trapping calcium ions secreted by the ameloblasts, and may act to inhibit newly nucleated crystals between existing crystallites, since they have a calcium binding activity and binding affinity for the crystallites. It is also noted that the sheath protein derived from the N-terminal side of the sheathlin is the main protein constituent of the enamel sheath.

アメロジェニン蛋白の分布から見たエナメル質の系統発生

Phylogenetic analysis of tooth enamel development in vertebrates by immunocytochemistry of amelogenin proteins

日本歯科大学　新潟生命歯学部　[1)]解剖学第2講座　[2)]微生物学講座　[3)]生化学講座

石山　巳喜夫[1)], 三上　正人[2)], 今井　あかね[3)], 下村　浩己[3)]

1. はじめに

　エナメル質は歯の先端部を覆う高石灰化組織で, 系統発生学的にみれば両生類以上の脊椎動物に普遍的に分布していることが明らかにされてきた[1-5]. さらに近年においてはシーラカンス[6,7]や肺魚[8,9]といった内鼻孔魚類, および原始的条鰭類のガーパイク[10]においてもその存在が指摘され, 本組織の起源を魚類の一部にまで遡る可能性のあることが形態学的根拠により明らかにされている. 一方, 軟骨魚類および硬骨魚類のほとんどの種類はエナメル質を持たず, 代わりにエナメロイドとよばれる硬組織が歯の先端部を構成している. このエナメロイドは完成した組織のいくつかの特徴があまりにもエナメル質に酷似しているため, エナメル質と基質蛋白が共通の, 相同性の高い組織であるという考えが主流となっていたが[11,12], 一方で基質にコラーゲン線維やコンドロイチン硫酸といった象牙質と共通の物質を含むために, 象牙質との共通性の高さを指摘する報告もある[13,14].

　ところで, 脊椎動物のなかでも顎を持たない円口類の仲間 (ヤツメウナギ類とメクラウナギ類) は歯を持たず, 代わりに角質歯とよばれる突起状の構造物が口腔内に存在する. この角質歯についても, 特にメクラウナギ類については古くから論争があり, エナメル質と相同性の高い歯の前駆体的組織であるという説と[15,16], 単に特殊化した角質器であるという相対する考えが存在した[17].

　このように, エナメル質, エナメロイドおよび角質歯の相同性に関しては歴史的な議論が交わされてきたものの, それらの系統的な関係を明らかにする明瞭な結論は得られていなかった. その原因として, いくつかの推論の根拠になっていたのが, いずれも組織構造および微細構造といった形態的解析が基盤になっていたため, 構造の類似性のみがその手がかりになっていた為と思われる.

　そこで, 筆者らはこれらの歯の上皮関連組織の相同性を探求する手段として, 哺乳類のエナメル質基質の主要蛋白であるアメロジェニンに着目し, 免疫組織化学的に爬虫類, 両生類, 魚類および円口類の組織における反応の検出を試みて, 従来の形態的類似性だけでなく生化学的, 組成的な面からの相同性の探求を行った.

2. アメロジェニンの免疫組織化学

　すでに下川等[18]によって作製されていた特異性の高い抗ウシ・アメロジェニン抗体を用い, 円口類の角質歯, 軟骨魚類および硬骨魚類のエナメロイド基質, さらに両生類, 爬虫類および哺乳類のエナメル質基質を対象に protein A-gold 法による免疫組織化学的検出を行った. なお, 肺魚類には petrodentine[19], また全頭類軟骨魚のギンザメには pleromin[20] とよばれる間葉由来の高石灰化組織が存在するので, それらの組織も実験対象とした.

　結果はきわめて明瞭で, アメロジェニンの反応は哺乳類, 爬虫類, 両生類および肺魚とガーパイ

[1)] Department of Histology, [2)] Microbiology and [3)] Biochemistry, The Nippon Dental University School of Life Dentistry at Niigata

クのエナメル質基質から得られ，エナメロイド，角質歯，肺魚の高石灰化組織 petrodentine およびギンザメの高石灰組織 pleromin は反応しなかった（表1, 図1）. したがって，アメロジェニンはエナメル質に特異的に含まれていることが明らかになり，エナメル質の指標物質であることが証明されたといえよう [21, 22]. 以下，いくつかの項目に分けて具体的に論述し，エナメル質と類似組織との系統関係を推察する.

a. メクラウナギ類の角質歯

過去，Slavkin 等 [23] はメクラウナギの角質歯の内部にはアメロジェニン抗体に反応する細胞外基質が存在することを報告し，エナメル質進化の起源はメクラウナギ類にたどり着くという仮説を提唱して，その後 アメロジェニン遺伝子の部分的配列を公表している [24].

しかし，この遺伝子配列はすぐに系統樹解析により哺乳類のネズミ類のものであることが指摘され [25]，さらにその後の爬虫類のアメロジェニン遺伝子の解析結果が明らかになるにつれて [26, 27]，この遺伝子配列は円口類のものではないことが浮き彫りになり，分子進化の法則性に合わないことが明瞭になった. 筆者等の研究によれば，

表1 脊椎動物の角質歯および歯胚組織におけるアメロジェニンの免疫反応.
免疫反応はエナメル質に特異的にみられ，角質歯，エナメロイド，pleromin および petrodentine では検出されなかった（石山他 [21] および Ishiyama et al. [22] より）.

Vertebrate classification	Scientific name	Dental matrix	Reactivity
AGNATHA Myxinida	Paramyxine atami	Horny teeth	−
CHONDRICHTHYES Elasmobranchii	Mustelus manazo	Enameloid	−
	Heterodontus japonicus	Enameloid	−
	Orectolobus japonicus	Enameloid	−
Holocephali	Chimaera phantasma	Pleromin	−
OSTEICHTHYES Dipnoi	Protopterus sp.	Enamel / Petrodentin	+ / −
Holostei	Lepisosteus sp.	Enamel / Enameloid	+ / −
Teleostei	Fugu niphobles	Enameloid	−
	Tilapia sp.	Enameloid	−
	Halichoeres poecilopterus	Enameloid(cap) / Enameloid(collar)	−
AMPHIBIA Urodela	Hynobius nigrescens	Enameloid(larva) / Enamel(adult)	− / +
	Ambystoma tigrinum	Enamel(neoteny)	+
REPTILIA Crocodilia	Alligator mississippiensis	Enamel	+
Squamata	Elaphe quadrivirgata	Enamel	+
MAMMALIA Marsupialia	Monodelphis domestica	Enamel	+
Rodentia	Rattus norvegicus	Enamel	+

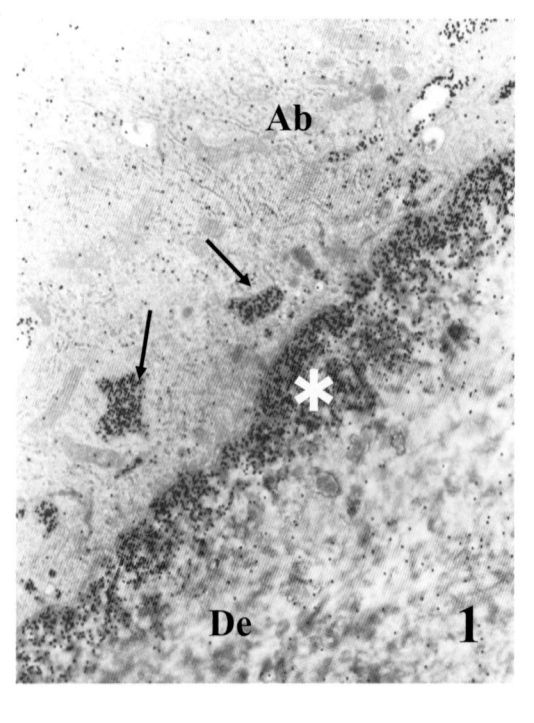

図1
ワニの歯胚におけるアメロジェニンの免疫反応. 強い反応が，分泌顆粒（矢印）と分泌されて間もないエナメル質基質（＊）に認められる（石山他 [21] より）. Ab：エナメル芽細胞，De：象牙質. x13,000.

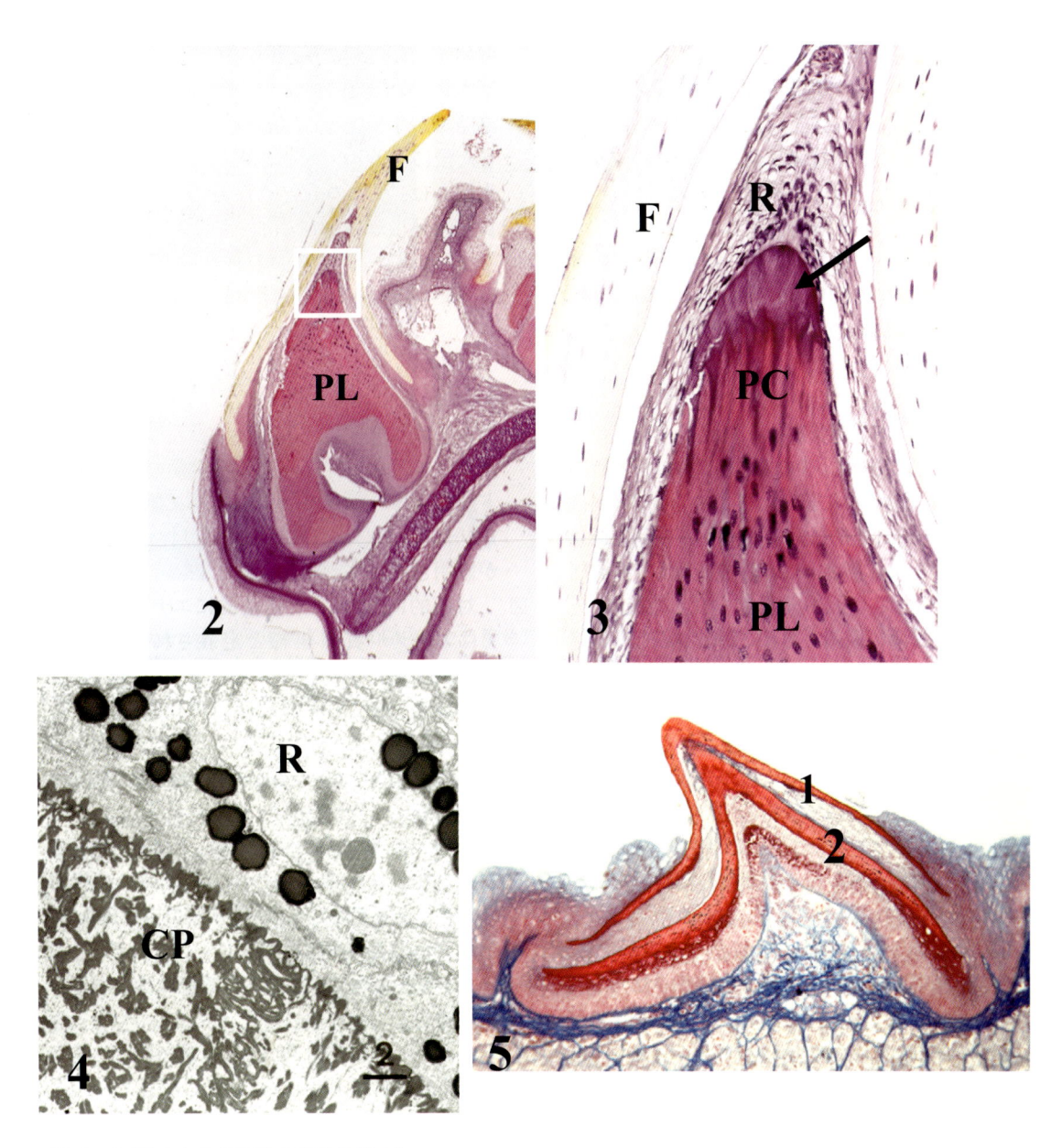

図2, 3（図2の白線部位の部分的拡大）
　　メクラウナギ角質歯の光顕像（H-E染色）. 角質歯は機能層（F）, 網状層（R）, および次世代の機能層であるpokal層（PL）から成る. pokal層の頂端部は丈の高いpokal細胞（PC）に分化している. 矢印はpokal細胞の細胞質（横山, 石山[28]より）. x80（図2）, x400（図3）.

図4　Pokal細胞の細胞質（CP）（図3矢印）と網状層（R）の境界部のTEM像. Pokal細胞の細胞質にはケラチン顆粒の沈着がみられる（横山, 石山[28]より）. x5,000.

図5　カワヤツメ（ヤツメウナギ類）の角質歯の光顕像（Azan染色）. 角質歯内には機能層（1）と次世代層（2）の二層の角質層がみられる（Yoshie et al.[29]より）. x150.

図9

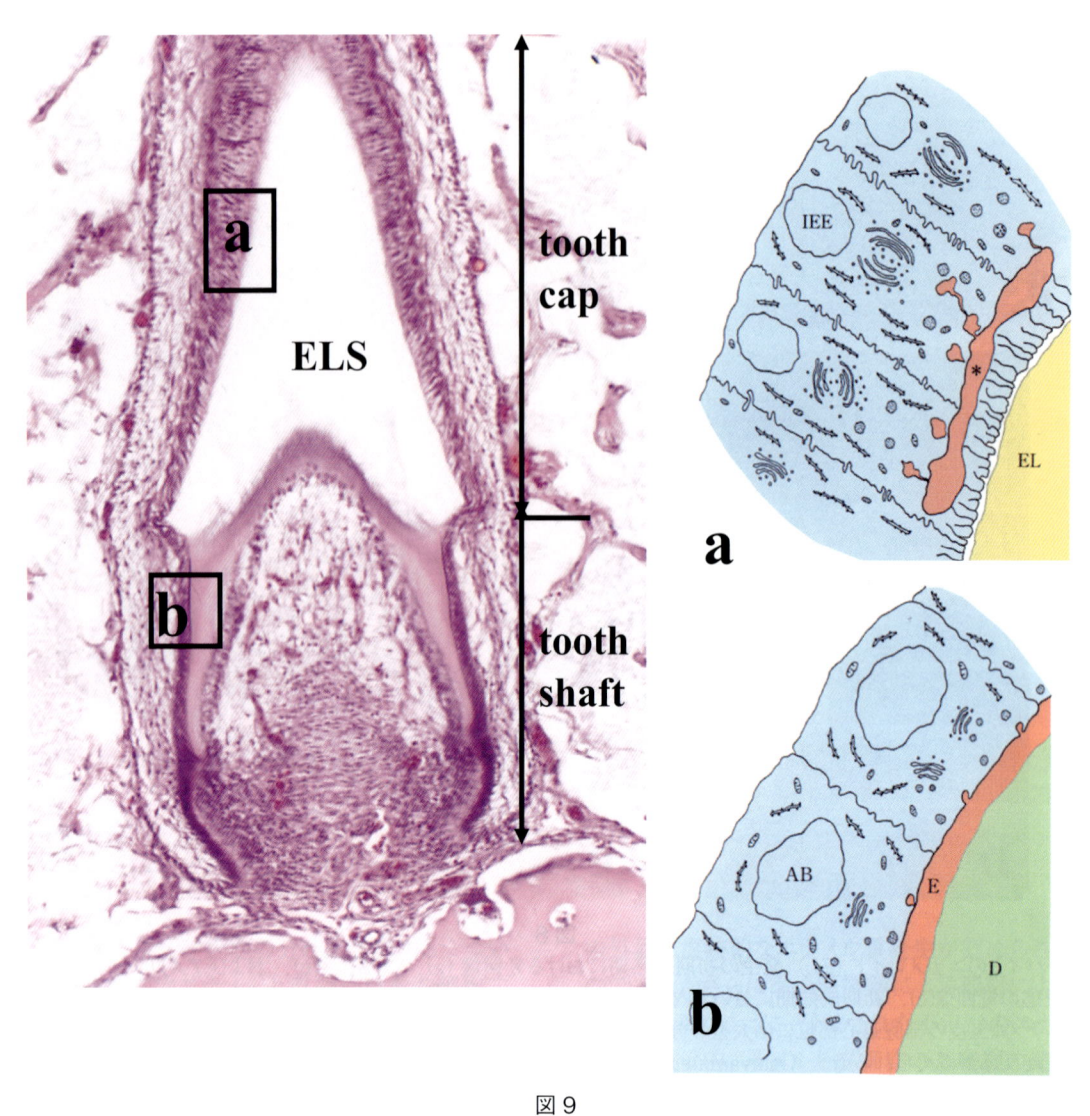

ガーパイクの発生中の歯胚の光顕像（H-E染色）．歯の発生はtooth capの形成に始まり，その構成主体であるエナメロイド（EL）の成熟期の後半に，エナメル器の組織は基底側に伸長し，tooth shaftの形成を誘導する．模式図aはtooth capにおける痕跡的なエナメル質発生を示し，模式図bはtooth shaftにおけるエナメル質発生を表している．AB：エナメル芽細胞，D：象牙質，E：エナメル質，ELS：脱灰により溶解したエナメロイドの空隙，IEE：内エナメル上皮，＊：細胞質のヒダに抱えられたエナメル質基質．x200．
(Ishiyama et al.[34]より一部改変)

告も認められるが[35]，発生するエナメル質様組織があまりに非薄なため，この現象については免疫組織化学的な解析も含めて再検討が必要なように思われる．

一つの仮説として，元来，エナメル質は内鼻孔魚類のみならず条鰭類の歯のほぼ全表面を覆っていたのであるが，進化の過程で条鰭類においては徐々にエナメロイドが発達し，先端部においては完全にエナメル質と置換して，これに引き続きエナメル質が基底側においても退化し，真骨類硬骨魚に進化していったものと推測する．その原因であるが，少なくとも魚類に限定しての話

であるが,エナメル質の存在と歯の交換の頻度とのあいだには相関があるように思われる.たとえば,歯の交換がきわめて緩慢である,シーラカンス[6]にはエナメル質が存在しエナメロイドが発生しない.さらに,同じ内鼻孔魚類の肺魚類の歯も常生歯であるため歯が交換せず,エナメル質を持っており,エナメロイドは発生しない.おそらく,エナメル質は生体にとってとても形成にエネルギーを要する組織であるために,少なくとも条鰭類硬骨魚においては,それより簡便に形成できるエナメロイドの方を選択した可能性も考えられる.

3. Uromastyx 属における奇跡のエナメル小柱獲得

本稿の趣旨からすこし外れることになるが,歯の交換とエナメル質の進化との関連という観点から,興味深い現象があるので紹介する.良く知られているように,エナメル小柱は広く哺乳類のエナメル質に見られる基本的な構造で,爬虫類以下の非哺乳動物のエナメル質には存在しない.しかし,唯一の例外としてアガマ科のトカゲ類である Uromastyx 属のエナメル質にはエナメル小柱が認められる[36](図10).したがって,このグループは歯の進化において急激な形態進化の跳躍を起こしたことになり,爬虫類から一気に哺乳類の形質を獲得したとみなされる.不思議なことに爬虫類でありながら,この Uromastyx 属は歯が交換しない,いわゆる一生歯性である.前述の魚類のエナメル質の獲得という点でも,歯の交換との関連を指摘してきたが,この Uromastyx 属の例も歯が交換しないことと,エナメル質の進化が同調している.したがって,歯の交換がゆっくりであったり,または交換しないようになると,平易な表現ではあるが,エナメル質の進化が促進される傾向があるように思われる.筆者らは,現在この Uromastyx 属のエナメル質関連遺伝子の特徴を検索しているが,やはり他の爬虫類とは異なる性質を持っていることが明らかになりつつあるので[37],近い将来においてエナメル小柱の発現と遺伝子の関係とが証明されるかもしれない.

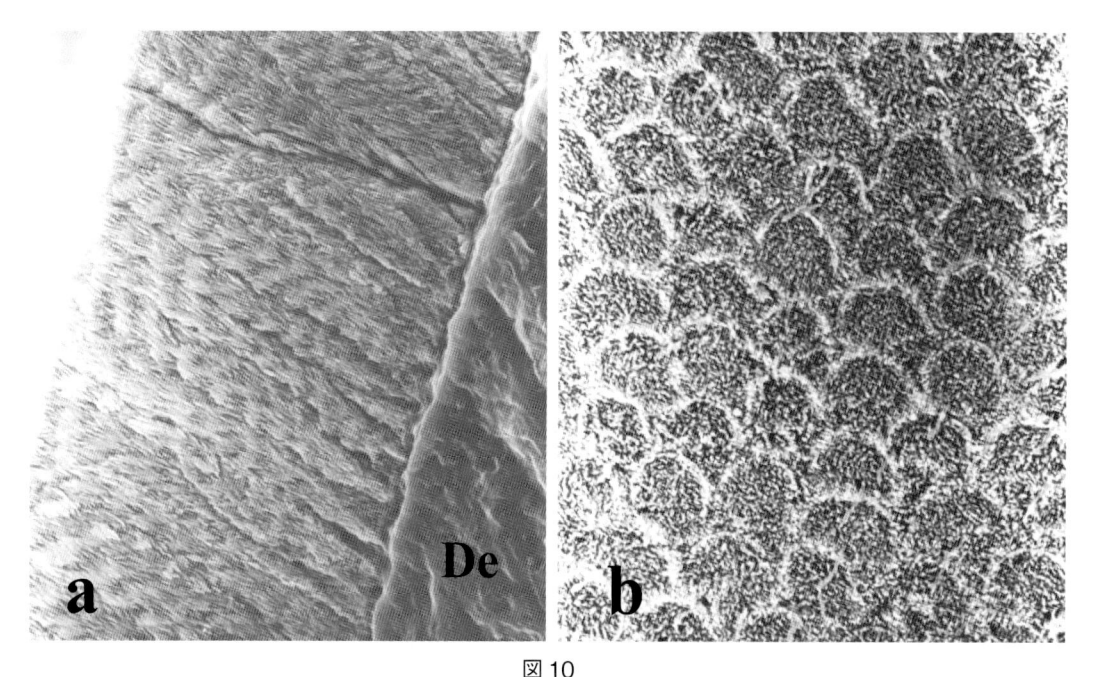

図10
Uromastyx のエナメル質の SEM 像.直線的に走行するエナメル小柱 (a) と,半円形の小柱の横断面を示す (b).
De:象牙質. x1,500 (a), x2,000 (b). (石山他[37]より)

4. まとめ

　円口類であるメクラウナギ類の角質歯は，一部で言われていたような，エナメル質の原型ともみなされるような細胞外基質はもたず，上皮細胞から構成される特殊化した角質器であることが確認された．

　アメロジェニンは，内鼻孔魚類と条鰭類硬骨魚の共通の祖先の段階で獲得され，エナメル質の主要蛋白として現在まで保存されている．なお，条鰭類硬骨魚においては進化の途中でエナメル質は退化傾向になり，かわりにエナメロイドが主要形質として発達して，現生の真骨類硬骨魚に普遍的に分布しているものと推察される．

おわりに

　本稿は，東京医科歯科大学大学院　下川仁彌太准教授，日本大学歯学部 稲毛稔彦准教授，鶴見大学歯学部　大井田新一郎准教授および日本歯科大学新潟生命歯学部　故横山征男博士との共同研究の成果をもとに作成された．

引用文献

1) Poole, D. F. G.: Phylogeny of tooth tissues: enameloid and enamel in recent vertebrates, with a note on the history of cementum. In: Structural and chemical organization of teeth. pp. 111-149, Academic Press, New York, 1967.
2) Peyer, B.: Comparative odontology. The University of Chicago Press, Chicago, 1968.
3) Schmidt, W. J. and Keil, A.: Polarizing microscopy of dental tissues. Pergamon Press, Oxfod, 1971.
4) 川崎堅三：イモリの歯の組織発生学的研究．歯科基礎誌，13：95-137,1971.
5) Smith, M. M. and Miles, A. E. W.: The ultrastructure of odontogenesis in larval and adult urodeles ; differentiation of the dental epithelial cells. Z. Zellforsch., 121: 470-498, 1971.
6) Shellis, R. P. and Poole, D. F. G.: The structure of the dental hard tissues of the coelacanthid fish *Latimeria chalumunae* Smith. Archs oral Biol., 23: 1105-1113, 1978.
7) 笹川一郎，石山巳喜夫，小寺春人：シーラカンス（*Latimeria chalumunae*）の鰓弓の歯の微細構造．地球科学，39: 105-115, 1985.
8) Smith, M. M.: Structure and histogenesis of tooth plate in *Sagenodus inaequalis* Owen considered in relation to the phylogeny of Post-Devonian dipnoans. Proc. R. Soc. Lond. B. 204: 15-39, 1979.
9) 石山巳喜夫，小川辰之：肺魚（*Lepidosiren paradoxa*）歯板のエナメル質．解剖誌，58：157-161, 1983.
10) Prostak, K., Seifert, P. and Skobe, Z.: Ultrastructure of developing teeth in the gar pike, (*Lepisosteus*). In: Tooth enamel V. pp. 188-191, Florenre Publishers, Yokohama, 1989.
11) Shellis, R. P. and Miles, A. E. W.: Autoradiographic study of the formation of enameloid and dentine matrices in teleost fishes. Using tritiated amino acids. Pro. R. Soc. Lond. B. 185: 51-72, 1974.
12) Meinke, D. K.: A histological and histochemical study of developing teeth in *Polypterus* (Pisces, Actinopterygii). Archs oral Biol., 27: 197-206, 1982.
13) Inage, T.: Electron microscopic study of early formation of the tooth enameloid of a fish (*Hoplognathus fasciatus*). I. Odontoblasts and matrix fibers. J. Nihon Univ. Sch. Dent., 16: 35-44, 1974.
14) Kogaya, Y.: Histochemical properties of glycoconjugates in developing enameloid matrix of the fish *Polypterus senegalus*. Histochemistry, 91: 185-190, 1989.
15) Beard, J.: The teeth of Mixinoid fishes. Anat. Anz., 3: 169-172, 1888.
16) Beard, J.: Morphological studies. Nr. 3. The nature of the teeth of the Marsipobranch fishes. Zool. Jb., 3: 727-752, 1889.
17) Behrends,G.: Ueber Hornzähne. Nova Acta Leop. Caral, 58: 437-475, 1892.
18) Shimokawa, H., Wassmer, P., Sobel, M. E. and Termine, J. D.: Characterization of cell-free translation products of mRNA from bovine ameloblasts by monoclonal and polyclonal antibodies. In: Tooth enamel Ⅳ. pp. 161-166, Elsivier, Amsterdam, 1984.
19) Ishiyama, M. and Teraki, Y.: The fine structure and formation of hypermineralized petrodentine in the tooth plate of extant lungfish (*Lepidosiren paradoxa* and *Protopterus* sp.). Arch. Histol. Cytol.,53: 307-321,1990.
20) Ishiyama, M., Sasagawa, I. and Akai, J.: The inorganic content of pleromin in tooth plates of the living holocephalan, Chimaera phantasma, consists of a crystalline calcium phosphate known as $\beta\text{-Ca}_3(\text{PO}_4)_2$ (whitlockite). Arch. histol. jap., 47: 89-94,1984.
21) 石山巳喜夫，稲毛稔彦，下川仁彌太：エナメル蛋白の比較免疫組織化学：エナメル質の起源を求めて．エナメル質比較発生学懇話会記録，3: 1-6, 1993.
22) Ishiyama, M., Inage, T. and Shimokawa, H.: Immunocytochemical detection of enamel proteins in dental matrix of certain fishes. Bull.de l'Institut oceanographique, Monaco, 14, 1: 175-182, 1994.
23) Slavkin, H.C., Krejsa, R. J., Fincham, A., Bringas, P., Santos, V., Sassano, Y., Snead, M. L. and Zeichner-David, M.: Evolution of enamel proteins: a paradigm for mechanisms of biomineralization. In: Mechanisms and phylogeny of mineralization in biological systems. pp. 383-389, Springer-Verlag, Tokyo, 1991.
24) Slavkin, H. C. and Diekwisch, T.: Evolution in

tooth developmental biology of morphology and molecules. Anat. Rec., 245: 131-150, 1996.
25) Girondot, M., Delgado, S. and Lavrin, M.: Evolutionary analysis of hagfish amelogenin. Anat. Rec., 252: 608-611, 1998.
26) Ishiyama, M., Mikami, M., Shimokawa, H. and Oida, S.: Amelogenin protein in tooth germs of the snake *Elaphe quadrivirgata*, immunohistochemistry, cloning and cDNA sequence. Arch.Histol. Cytol., 61: 467-474, 1998.
27) Toyosawa, S,. O'huigin, C., Figueroa, F., Tichy,H. and Klein, J.: Identification and characterization of amelogenin genes in monotremes, reptiles, and amphibians. Proc. Natl. Acad. Sci. USA, 95: 13056-13061, 1998.
28) 横山征男，石山巳喜夫：メクラウナギ角質歯の組織学的および免疫組織化学的研究．歯学，85: 674-688, 1998.
29) Yoshie, S. and Honma,Y.: Scanning electron microscopy of the buccal funnel of the arctic lamprey, *Lampetra japonica*, during its metamorphosis, with special reference to tooth formation. Jap. J. Ichthyol., 26:181-191,1979.
30) Sasagawa, I., Yokosuka,H., Ishiyama,M. and Uchida, T.: Fine structural and immunocytochemical observations on collar enamel and ganoine in *Polypterus*, an actinopterygian fish. European Cells and Materials, 14, suppl. 2: 127, 2007.
31) Kawasaki, K., Suzuki, T. and Weiss, K. M.: Genetic basis for the evolution of vertebrate mineralized tissue. Proc. Natl. Acad. Sci.USA, 101:11356-11361,2004.
32) Ishiyama,M., Inage,T. and Shimokawa, H.: An immunocytochemical study of amelogenin proteins in the developing tooth enamel of the gar-pike, *Lepisosteus oculatus*（Holostei, Actinopterygii）. Arch. Histol. Cytol., 62: 191-197,1999.
33) Sasagawa,I. and Ishiyama, M.: Fine structural and cytochemical mapping of enamel organ during the enameloid formation stages in gars, *Lepisosteus oculatus*, Actinopterygii. Archs. Oral Biol., 50: 373-391, 2005.
34) Ishiyama,M., Inage, T. and Shimokawa, H.: Abortive secretion of an enamel matrix in the inner enamel epithelial cells during an enameloid formation in the gar-pike, Lepisosteus oculatus (Holostei, Actinopterygii). Arch. Histol. Cytol., 64: 99-107, 2001.
35) Davit-Beal, T., Allizard, F. and Sire, J-Y.: Enameloid/enamel transition through successive tooth replacements in *Pleurodels waltl* (Lissamphibia, Caudata). Cell Tissue Res., 328: 167-183, 2007.
36) Cooper, J. S. and Poole, D. F. G.: The dentition and dental tissues of the agamid lizard, *Uromastyx*. J. Zool. Lond, 169: 85-100, 1973.
37) 石山巳喜夫，三上正人，今井あかね，笹川一郎，下村浩己，大井田新一郎：進化の跳躍と遺伝子の変異；トゲオアガマ（*Uromastyx*）におけるエナメル小柱の発現とアメロジェニン遺伝子の部分的解析（予報）．エナメル質比較発生学懇話会記録，10：1-3, 2006.

Phylogenetic analysis of tooth enamel development in vertebrates by immunocytochemistry of amelogenin proteins

Mikio Ishiyama[1], Masato Mikami[2], Akane Imai[3], Hiromi Shimomura[3]

[1] Department of Histology, [2] Microbiology and [3] Biochemistry, The Nippon Dental University School of Life Dentistry at Niigata

In order to understand the phylogenetic relationships between tooth enamel and other dental tissues such as tooth enameloid and horny teeth of hagfishes, immunocytochemical analyses by the protein A-gold method were performed using anti-bovine amelogenin polyclonal antibody. Immunocytochemical analysis of tooth in vertebrates demonstrated that the intense immunoreactions were detected over the enamel matrices of the mammals (rat, opposum), reptiles (caiman, snake), amphibians (salamanders) and certain primitive fishes (gar-pike, lungfish). However, no immunoreactivities were detected in the horny teeth of the hagfish and in the enameloid matrices of the sharks and teleosts. These results indicate that the amelogenin proteins are marker constituent of the enamel in vertebrates. It is also speculated that the enameloid in sharks and in teleosts and the horny teeth in hagfish are not homologue tissues for tooth enamel because of the lacking of the common constituent amelogenin.

The tooth of gar-pike is characterized by the occurrence of both enamel and enameloid, the former covering the tooth shaft and the latter covering the tooth cap. Our previous study demonstrated that, the inner enamel epithelial cells (IEEC) synthesized a fine-granular substance which was immunoreactive for amelogenin during the early maturation stage of the enameloid formation. This substance was accumulated in a large saccule extended in the suprabasal zone of the cell; we were unable to find any morphological sign indicating a connection of the substance with the enameloid matrix. The abortive secretion of the enamel matrix-like substance in the IEEC during an enameloid formation was considered to be an instance of rudimental enamel formation.

Gar-pike is a member of the Holostei which is regarded as the living fossil having several primitive characteristics. We speculate that the original form of the tooth in primitive actinopterygians was entirely covered by the enamel, like a crossopterygians and dipnoans. However, in the tooth cap, the tooth enamel has been degenerated according to the development of the enameloid. In modern teleosts, the enamel was completely degenerated and the enameloid was deposited, in stead of the enamel, not only at the tooth cap but also at the tooth shaft.

Because of a common occurrence of tooth enamel in an actinopterygian gar-pike, modern crossopterygians and dipnoans, the enamel is considered to be originate from the common ancestral form of them.

エナメル質の分子進化学的研究

Molecular evolution of enamel mineralization proteins

大阪大学 大学院歯学研究科 口腔病理学教室

豊澤 悟

はじめに

歯の起源は約5億年前に出現した顎のない無顎類という生物の体表結節（象牙質結節）に由来すると考えられており，その組織構造は現存する歯の象牙質に類似している[1-3]．無顎類の体表の象牙質結節は，約4.2億年前のシルル紀中期に出現した棘魚類では顎骨上の歯となり，顎と歯が共存的に進化することにより，咀嚼という新しいタイプの食物取り込み法を生み出したと考えられている[1,2]．咀嚼を獲得した有顎類は，その後，無顎類より優位な生態的地位を獲得し，あらゆる方向に適応し進化した．

このような歯の進化のシナリオは，化石や現存する生物の歯の形の類似性を利用した比較形態学から導き出されたものである．しかし，生物進化の過程では，同じ環境で生活した結果，類似の形態学的特徴を持つようになることがある．これを収斂進化と呼び，生物の進化過程でよく見られる現象のため，比較形態学では近縁関係を論ずることが難しい[4]．これに対し，生物進化を分子レベルから解明しようとする試みが『分子進化学』である．生物の進化は長大な時間経過に伴って蓄積した遺伝子の変異が基礎となり生じてきたものであり，ゲノムを通して生命の歴史を解き明かす事ができる．分子進化学では化石は不要であり，現存する生物のDNAや蛋白質から生物進化の過程を客観的に辿ることができる．本稿では，歯の進化を分子レベルから解明することを試みたエナメル質の分子進化的研究とその意義について紹介したい．

エナメル質の進化研究とその解析方法

歯の進化，特にエナメル質の進化については，詳細な形態学的研究がなされてきた[1,2,5]．歯の進化過程で，エナメル質は異甲類（無顎類）体表の象牙質結節を覆う薄層としてはじめて出現したと考えられている．このエナメル質はコラーゲンを含み，その形成には上皮系のエナメル芽細胞と間葉系の象牙芽細胞の両者が関与するので間葉性エナメル質，または，エナメル質に似たものという意味でエナメロイドとも呼ばれている．無顎類から進化した軟骨魚類や魚類においても，歯の表層は間葉性エナメル質により覆われている．さらに，魚類から両生類や爬虫類へと進化すると，エナメル質にコラーゲンは含まれず，その形成には上皮系のエナメル芽細胞のみが関与するので上皮性エナメル質とも呼ばれている．また，両生類や爬虫類では小柱構造のない無小柱エナメル質であったのが，哺乳類へと進化すると小柱構造を有した小柱エナメル質へと発達する．

上述のように，エナメル質進化の解析に用いられた比較形態学は，『互いに類似した形態学的特徴は，生物の進化過程で近縁関係を示す』という法則に基づいている．しかし，生物進化の過程では，同じような環境で生活した結果，類似の形態学的特徴を有するようになることがあり，これを収斂進化と呼ぶ．例えば，タスマニアに生息するフクロオオカミ（有袋類）とユーラシアのオオカミ（有胎盤類），また，海で生活する鮫（軟骨魚類）と鯨（哺乳類）などの形態の類

Department of Oral Pathology, Osaka University Graduate School of Dentistry

歯の表層	脊椎動物の網	脊椎動物の種		交叉反応
間葉性エナメル質 （エナメロイド）	軟骨魚類	ドッグフィッシュ	歯	−
			皮歯	−
	真骨魚類	タラ	歯	−
		マス	歯	−
上皮性エナメル質	両生類	サンショウウオ	幼生の歯	−
			成獣の歯	＋
	爬虫類	ヤモリ	歯	＋
	哺乳類	マウス	歯	＋
		ブタ	歯	＋

表1 抗ウシ・アメロジェニン抗体のエナメル質基質に対する免疫交叉反応
ウシのアメロジェニンに対して作製されたモノクローナル抗体を用いて，様々な生物種のエナメル質基質の免疫組織染色を行なった結果を示している．
＋：交叉反応あり；−：交叉反応なし
（文献9を一部改変）

似性は収斂進化の良い例であり，比較形態学では生物進化における近縁関係を論ずることが難しい[4]．

そこで生物進化の研究に用いられたのが，免疫学的手法による近縁関係の推察方法である．免疫学的手法とは，比較したい生物種の血清を採取し，それをある宿主（通常はウサギを使用する）に注射して，抗原・抗体反応によって生じる沈澱量によって生物間の近縁関係を評価する方法である[6,7]．この手法は，エナメル質の進化解析にも応用されている．過去には，エナメル質に特異的で形成期の基質の約90％を占めるアメロジェニン（amelogenin）[8]が本手法により解析されており，哺乳類であるウシのアメロジェニンに対する抗体を作製し，その抗体の交叉反応を利用して，各生物間のエナメル質の近縁関係を推察している（表1）[9]．免疫学的手法によると，ウシのアメロジェニンに対する抗体の交叉反応は，哺乳類のブタやマウス，爬虫類のヤモリやワニ，両生類のイモリ（サンショウウオ）のエナメル質基質に認められたが，魚類や軟骨魚類には認められなかった[9,10]．このことから，爬虫類や両生類にもアメロジェニン様蛋白質が存在することが示唆され，哺乳類，爬虫類，両生類に見られる上皮性エナメル質には進化において近縁関係があること，また，魚類や軟骨魚類に見られる間葉性エナメル質と上皮性エナメル質の間には進化において大きなギャップがある事が推察された．

ところで，生物の進化は長大な時間経過に伴って蓄積した遺伝子の変異が基礎となり生じたものである．見方を変えれば，ゲノムを通して生命の歴史を解き明かす事ができる．このように生命の進化を分子レベルから解明しようとする試みは1960年代に入って大きな成功をおさめ，今日の『分子進化学』という学問の基礎が築かれた．分子進化学では，化石は不必要で，現存する生物のDNAや蛋白質から生物進化の

道筋を逆に辿ることができ，形態学的データーとは無関係に生物の近縁関係を明らかにすることができる．次項では，歯の進化のシナリオを分子レベルから探究するために分子進化学を概説する．

分子進化学の概説

　分子進化学は，生物進化の証拠をDNAあるいは蛋白質といった分子に求める比較的新しい学問である．これらの分子には，親から子へと伝達される際に，稀に突然変異によって変異が生じ，長い時間の経過とともに変異が蓄積される．つまり，進化の情報がDNAや蛋白質に刻まれており，DNAは進化の情報を持つ[4, 6, 7, 11]．例えば，集団の1個体のゲノムDNA上の1座位にT-AからG-Cへの突然変異が生じたとする．この時，この1個体以外の集団は全てT-Aを持つが，突然変異を起こした1個体が子孫を増やし，長い時間かかって集団の中でG-Cの突然変異を有する個体が増え，集団に属する全ての個体はG-Cの突然変異を持つようになる．これを進化と呼び，集団全ての個体が有するG-Cの突然変異は，種が絶滅しない限り集団全体としてその後の子孫に受け継がれている．すなわち，その種のゲノムDNAにはその変化が刻印されており，遠い過去に起こった集団全体の変化は進化として現在にも伝えられる．また，この集団に刻印されたゲノムDNAの変化は異なる生物種ごとに独立に起こり，生物種間でこの過程における遺伝情報の交流はない．例えば，サルとヒトの間では，両染色体の組み換えを持った子孫は生まれる事はなく，サルとヒトのゲノムDNA間に遺伝情報の交流はない．ゆえに，現存する生物種のDNA情報の比較から，過去に起きた進化学的出来事が逆に辿れるという大きな特徴を有している．

　次に分子進化学の理解に必要な分子の進化学的性質（①分子時計，②中立説，③遺伝子重複とその多様化）について説明する．

　①分子時計：DNAや蛋白は生物種の系統によらず，時間の経過とともにほぼ一定の割合で塩基やアミノ酸の置換を蓄積する．それがあたかも時計が一定のペースで時を刻むのに似ているので，この現象は分子時計と呼ばれている．例えば，2種の生物間のヘモグロビンα鎖のアミノ酸の違いを比較すると，1座位当たりのアミノ酸置換数は，魚類と軟骨魚類の間では0.9，霊長類とげっ歯類の間では0.2であり，系統的に遠い関係になるにつれ，その値が大きくなる．ヘモグロビンα鎖の2種の生物間のアミノ酸の置換数と，化石から計測された2種の生物が共通の祖先から分岐した時期をグラフに表すと，アミノ酸置換数と分岐時期との両者の関係は直線関係にあり，ヘモグロビンα鎖のアミノ酸置換，すなわち進化は一定のペースで起こっていることが分かる．また，1年間におこる1座位あたりのアミノ酸置換数を分子進化速度といい，ヘモグロビンα鎖の分子進化速度は，1×10^{-9}/座位/年になり，10億年に1座位あたり1アミノ酸が置換する計算になる．従って，特定分子の分子進化速度が分かっていれば，化石データーを利用することなく，現存する生物から過去に起きた進化を逆に辿る事ができる．

　②中立説：Dawinは膨大な形態レベルの研究の結果，『種の起源』を著した．『種の起源』では，生存にとって有利な変異を持った個体は生存競争に勝ち残り，世代を重ねるごとに集団中で増加するが，少しでも不利な変異を持った個体は集団中から消滅して行くという自然淘汰説を提唱した．ところが，分子レベルで進化を解析していくと，生存にとって不利でも有利でも無い中立的な変異が圧倒的に多く，これらの変異が集団全体のDNAを置換して蓄積されていく事が分かり，木村資夫博士は1968年に分子進化の中立説を提唱した．自然淘汰説と中立説との違いは，突然変異が集団全体のDNAを置換していくときのメカニズムの違いである．分子進化では，個体のDNAに生じた突然変異のうち，個体の生存によって有害な変異は自然淘汰により個体の死という形で集団から除外される．残りの変異のうち，集団全体のDNAを置換する変異の大部分は中立的な変異で，偶然に集団に広まっていくが，それらの個体の表現型には変わりはない．頻度においてごくわずかであるが，残りの個体にとって有利な変異が自然

淘汰の対象となり，その個体の表現型を変化させることにより形態学的にも認識される進化を遂げる．すなわち，分子進化学では，比較形態学では認識できなかった中立的な変異を認識した生物進化を議論できることになる．

　③遺伝子重複とその多様化：遺伝子は一度獲得した機能を，長い進化の過程で保存し続けようとする保守的傾向がある．すなわち，機能に直接かかわる遺伝子は不変であるため，新しい機能を持った遺伝子としては進化できない．この条件下で生物がとったストラテジーは，遺伝子のコピーを作製することである．すなわち，遺伝子重複する事により，一方で従来の機能を果たし，他方で自由に突然変異を蓄積することである．自由に突然変異を蓄積した遺伝子のほとんどは偽遺伝子（pseudogene）となって消滅するが，稀に異なる新しい機能をもつ遺伝子を誕生させることができる．遺伝子重複とその多様化の例として，抗菌作用のあるリゾチームcがある．リゾチームcの祖先遺伝子は，約3〜4億年前に遺伝子重複した結果，一方の遺伝子はリゾチームとしての殺菌作用を維持し，他方の遺伝子は哺乳類の乳腺で乳糖を合成するという新機能をもったα-ラクトアルブミン遺伝子に進化した．

　以上は分子が進化する際の重要な性質であるが，次項では分子進化学的手法を用いたエナメル質の進化研究について述べる．

エナメル質の分子進化

　歯の進化を分子レベルで検討するには，歯に特異的な分子の進化を研究する必要がある．この点で，歯の外層のエナメル質を形成するエナメル質蛋白は歯に特異的で他の組織には発現しないため，歯の進化研究に適した分子である．現在，エナメル質蛋白としては，アメロジェニン，アメロブラスチン，エナメリンがよく知られているが，本項では我々が様々な生物種の遺伝子クローニングを行ったアメロジェニンとアメロブラスチンの分子進化を解説し，これらの結果から推測されるエナメル質蛋白の進化を概説する．

1. アメロジェニンの遺伝子クローニングと分子進化

　ヒトを含む有胎盤類のアメロジェニンは，形成期エナメル質基質の約90%を占め，分子量は約25kDaであり，プロリン（P），グルタミン（G），ヒスチジン（H），ロイシン（L）に富んでいる[8]．また，エナメル質形成の分泌期に産生され，成熟期に入ると分解を受けて消失し，エナメル質結晶に置き換わる．電子顕微鏡による解析では，アメロジェニンは成長しつつあるエナメル質結晶を取り巻くように存在すると報告されており[12]，アメロジェニン遺伝子のノックアウトマウスの解析により，その機能はエナメル質の結晶成長の制御であることが知られている[13]．その当時，有胎盤類のヒト[14]，ウシ[15]，ブタ[16]，ラット[17]，マウス[18]や，有袋類のオッポサム[19]のアメロジェニン遺伝子が既にクローニングされていた．我々はアメロジェニンの分子進化を研究するため，免疫学的手法によりその存在が推測されていた爬虫類のカイマンワニや両生類のアフリカツメガエルのアメロジェニン遺伝子のクローニングを行い[20]，石山らは爬虫類のヘビのアメロジェニン遺伝子のクローニングを行った．これらの幅広い生物種の情報を加えることにより分析されたアメロジェニン分子の特徴とその進化を解説する[21]．

　哺乳類，爬虫類，両生類のアメロジェニン遺伝子の構造を図1に示す．四角の箱はエクソンを示し，mRNAに転写される部分であるが，アメロジェニン遺伝子は，哺乳類，爬虫類，両生類とも，基本的には同じ遺伝子構造を示していた．エクソン2に開始コドン，エクソン7には終止コドンが存在し，各エクソンのサイズも哺乳類，爬虫類，両生類ともほぼ同じであった．また，哺乳類のアメロジェニン遺伝子に存在するエクソン4は選択的スプライシングを起こすため[22]，本図では記載していないが爬虫類や両生類のアメロジェニン遺伝子にもエクソン4が存在する可能性がある．

　分子進化学では，進化の情報をDNAやアミノ酸配列の比較から得るので，生物種間の配列比較時に，DNA塩基やアミノ酸残基をもとの位置から適当に移動させて，比較した配列の

エナメル質の分子進化学的研究　　　　　　　　第三章　エナメル質の有機基質と遺伝因子

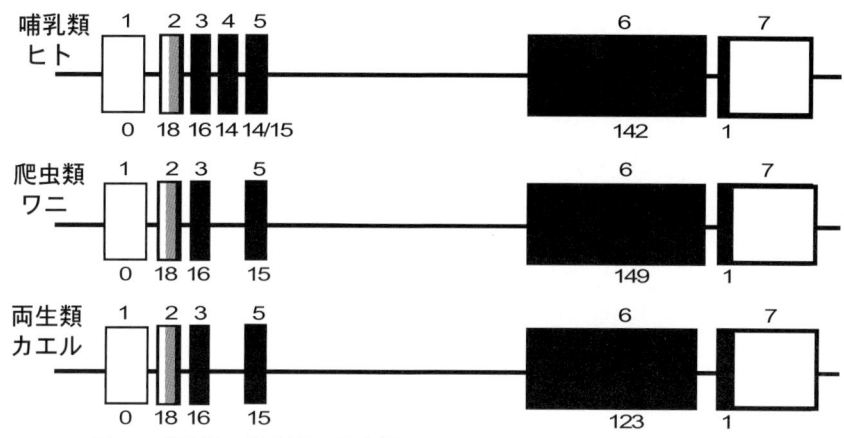

図1　哺乳類，爬虫類，両生類におけるアメロジェニンの遺伝子構造

エクソンはボックスで示され，その上にエクソン番号を記す．各エクソンの下端にはその塩基配列の長さ（bp）が記されており，ヒトのX染色体とY染色体における各エクソンの長さは／で区切った2つの数字で示す．また，白色部は5'および3'非翻訳領域を，灰色部はシグナルペプチドを，黒色部は成熟蛋白領域を示す．（文献20を一部改変）

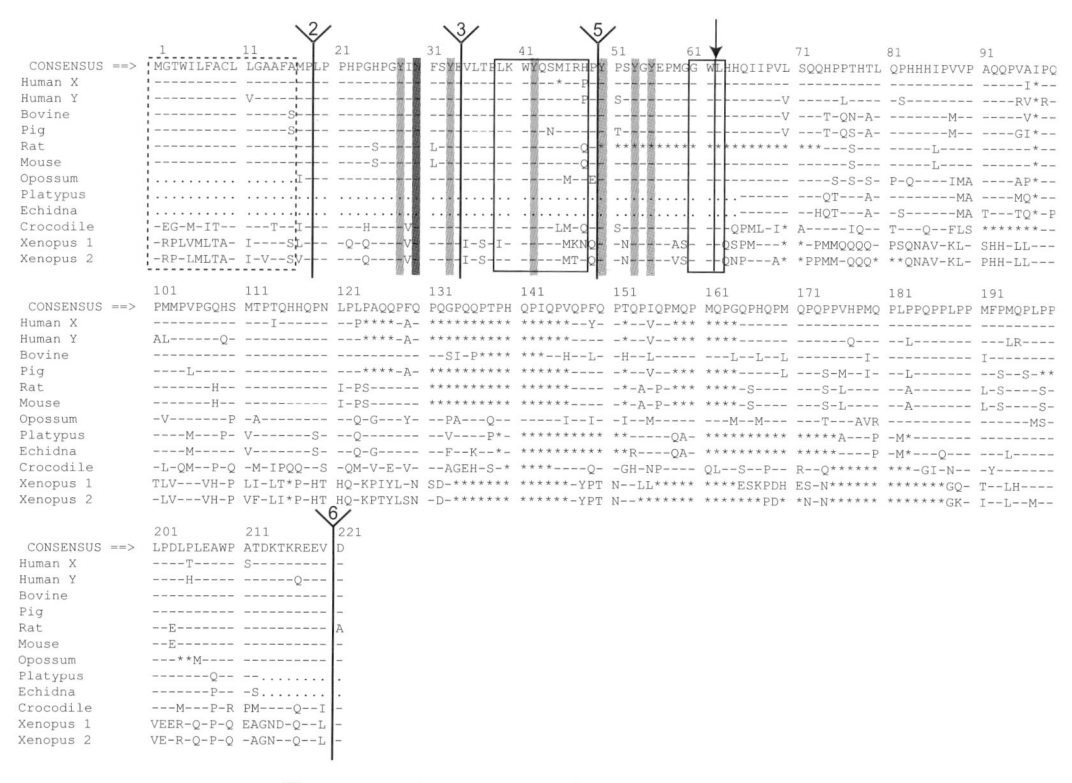

図2　アメロジェニンのアミノ酸配列のアラインメント

コンセンサス配列を最上段に示し，コンセンサス配列と同じアミノ酸残基はダッシュ（-），ギャップは星印（★），未知の塩基配列をドット（・）で示す．エクソン-イントロン境界部は縦線で示し，シグナルペプチド部は点線のボックスで囲み，αヘリックス構造をとる部分は直線のボックスで囲んでいる．また，34KDaセリンプロテアーゼで切断される部位は矢印で，N-グルコシド結合部位は濃い灰色部で，チロシンは灰白色部で示している．（文献20より）

生物の種類	プロリン(P)	グルタミン(Q)	ヒスチジン(H)	ロイシン(L)
ヒトX染色体	28（%）	14	7	7
ブタ	23	14	8	9
ウシX染色体	27	16	8	9
ラット	24	14	8	9
マウス	24	14	8	9
オポッサム	26	17	7	5
カイマンワニ	27	14	7	8
カエル1	22	11	6	9
カエル2	20	13	5	11

表2　各生物種におけるアメロジェニンの主なアミノ酸組成
（全アミノ酸残基中に占めるパーセントで示す）
（文献20より）

一致が良くなるように並びかえる．この操作をした配列をアラインメントという．アメロジェニン遺伝子のcDNAから想定されるアミノ酸配列のアラインメントを図2に示す．アメロジェニン遺伝子のエクソン・イントロン境界部は，縦線で示したように哺乳類，爬虫類，両生類を通して一致していた．アメロジェニン分子のN末端では，矢印で示した34kDaセリンプロテアーゼにより切断されるアミノ酸配列部（GWL），また濃い灰色部のN-グリコシド結合部（N），灰白色部の6個のチロシン（Y）は全動物種で保存されていた．また，エクソン5の直線のボックスで囲まれた部位は構造推測計算により[23]，全動物種でαヘリックス構造をとる．さらに，エクソン2の点線のボックスで囲まれた部位は，電荷を持ったアミノ酸に次いで疎水性アミノ酸群が続き，シグナルペプチドの特徴的配列を示していた．過去の様々な遺伝子や蛋白質の研究から明らかにされたことに，『遺伝子や蛋白質の機能にとって重要な部位は長い進化の過程で変化していない』という重要な進化的性質がある．つまり，突然変異はランダムに起こるので，機能部位にも変異は起こるが，そうした変異は自然淘汰で除去され，集団中には固定されない．言い換えると，機能部位には変化に対して制約が働いており，この制約を機能的制約という．従って，多数の生物種のアメロジェニンに共通の保存されたアミノ酸配列は生物進化の過程で強い機能的制約を受けており，保存されたアミノ酸配列がみられるアメロジェニンのN末端部は機能的に重要であることが示唆された．

アミノ酸組成の比較では，哺乳類のアメロジェニンはプロリン，グルタミン，ヒスチジン，ロイシンに富んでいる事が特徴であるが，爬虫類や両生類もこれらのアミノ酸に富んでおり，その割合は哺乳類とほぼ同じであることが分かった（表2）．図3は，Kyte & Doolittle法[24]によるアメロジェニンの疎水親水度を示すプロットであるが，N末端のシグナルペプチド付近は哺乳類，爬虫類，両生類とも疎水性を示し，C末端

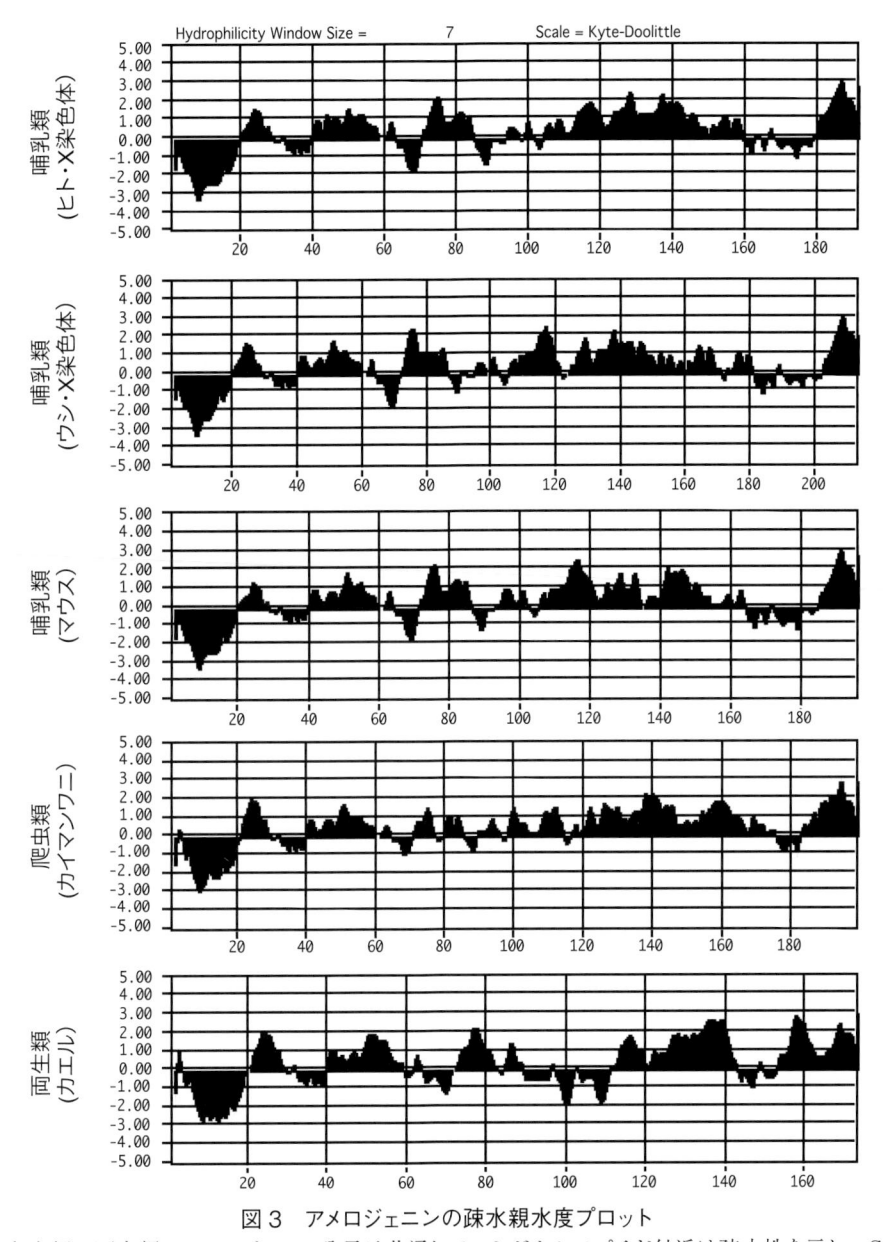

図3 アメロジェニンの疎水親水度プロット

哺乳類，爬虫類，両生類のアメロジェニン分子は共通して，シグナルペプチド付近は疎水性を示し，C末端部は親水性を示している．その他の領域においても疎水親水度パターンは哺乳類，爬虫類，両生類の生物間でよく類似している．（文献20より）

は親水性を示すことが分かった．蛋白質の立体構造はその固有の機能と密接に関係している．立体構造を決定する上で重要な因子として，アミノ酸が占める体積と極性がある．アメロジェニン分子は，各生物種におけるアミノ酸構成や疎水親水度分布が非常によく保存されており，アミノ酸が占める体積や極性も各生物種で保存されていることになる．したがって，アメロジェニン分子の立体構造も生物進化過程で保存されていることになり，その立体構造が機能にとって重要であると考えられる．

生物進化学的に哺乳類から最も遠いアフリ

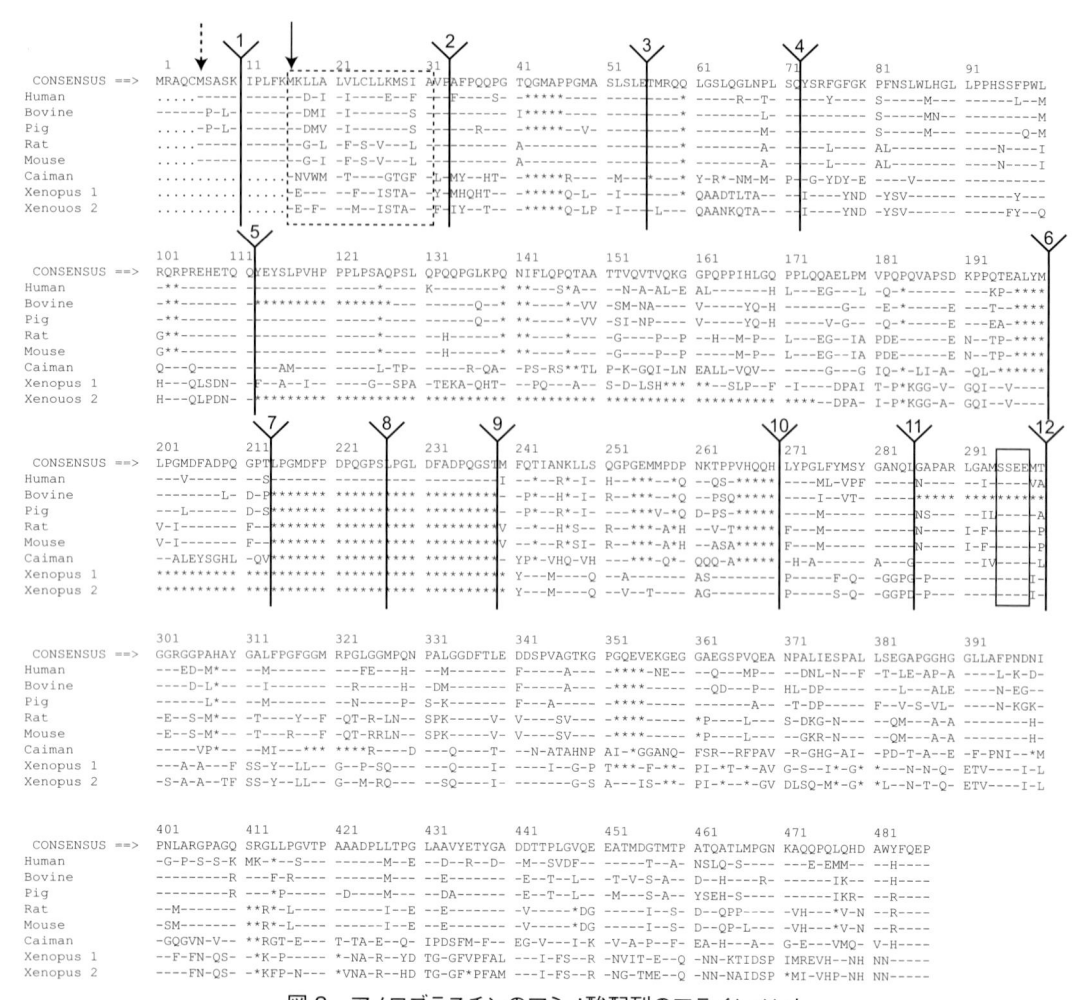

```
              1         11         21         31         41         51         61         71         81         91
CONSENSUS ==> MRAQCMSASK IPLFKMKLLA LVLCLLKMSI AVFAFPQQPG TQGMAPPGMA SLSLETMRQQ LGSLQGLNPL SQYSRFGFGK PFNSLWLHGL LPPHSSFPWL
Human         .......... ---D-I---- -I---E-F-- -F----S--- ---------- ---------- ----R--T-- -----Y---- S-----M--- ------L--M
Bovine        .......... ------P-L- --DMI-I--- ---S------ I********- ---------- ---------- ---------- S-----MN-- ---------M
Pig           .......... ------P-L- --DMV-I--- ---------- -----R---- ------V--- ---------- ---------- S-----M--- -----Q--M
Rat           .......... .......... --G-L-F-S- V-----L--- ---A------ ---------- ---------- ---------- -----M---- ---------M
Mouse         .......... .......... --G-I-F-S- V-----L--- ---------- ---------- ----A----- -----L---- -----AL--- -----N--I
Caiman        .......... .......NVWM -T----GTGF -L-MY--HT- -****R---- M-----P--- Y-F-YDY-E- -V-------- V--------E
Xenopus 1     .......... .......--- --E-----F- -ISTA----Y -MHQHT---- -****Q-L-- -I------* QAADTLTA-- --I---YND- -YSV-----Y---
Xenopus 2     .......... .......--- -E-F----M- -ISTA----- -IY--T---- -****Q-LP- -I---L---- QAANKQTA-- --I---YND- -YSV-----FY--Q

              101        111        121        131        141        151        161        171        181        191
CONSENSUS ==> RQRPREHETQ QVEYSLPVHP PLPSAQPSL QPQQPGLKPQ NIFLQPQTAA TTVQVTVQKG GPQPPIHLGQ PPLQQAELPM VPQPQVAPSD KPPQTEALYM
```

図8　アメロブラスチンのアミノ酸配列のアラインメント

コンセンサス配列を最上段に示し，コンセンサス配列と同じアミノ酸残基はダッシュ（−），ギャップは星印（★），未知の塩基配列をドット（・）で示す．エクソン−イントロン境界部は縦線で示し，以前考えられていた開始コドン（破線矢印）と，現在考えられている開始コドン（実線矢印）を示す．シグナルペプチド部は点線で囲んだボックスで示し，カゼインキナーゼIIによりリン酸化されるアミノ酸配列部（SSEE）を実線のボックスで示す．（文献41より）

両生類[41]のアメロブラスチン遺伝子配列が既知となっている．それらの遺伝子構造から，ヒトのアメロブラスチン遺伝子が有する13個のエクソンのうち10個は両生類において既に存在するが，エクソン7は爬虫類に進化した際に生じたと考えられる（図7）．図8には各生物種におけるアメロブラスチンのアミノ酸配列のアラインメントを記載するが，エクソン7がヒトにおいて遺伝子内重複を起こしエクソン8およびエクソン9が生じたことが，この3つのエクソンのアミノ酸配列間の高いホモロジーから推測される（図7, 8）[39]．また，アメロブラスチン遺伝子のエクソン・イントロン境界部は，縦線で示したように哺乳類，爬虫類，両生類を通して一致していた．アメロブラスチンの翻訳開始部位については，両生類と爬虫類の遺伝子クローニングが行われるまでは，エクソン1のメチオニン（図8；破線矢印）が開始コドンとされていた[39]．しかし，両生類と爬虫類ではエクソン1にメチオニンは存在せず，エクソン2に哺乳類，爬虫類，両生類間

に共通するメチオニンをコードする部位が存在することから，開始コドンはエクソン2のメチオニンである（図8；実線矢印）ことが示唆された[40,41]．また，エクソン2の点線のボックスで囲まれた部位がシグナルペプチド配列部になる[41]．エクソン12の実線のボックスで囲まれた部位はカゼインキナーゼIIによりリン酸化されるアミノ酸配列部（SSEE）であり，全動物種で保存されていた．

アメロブラスチンの分子系統樹を図9に示すが，各生物種のアメロブラスチン分子の遺伝的位置関係はアメロジェニンの分子系統樹とほぼ一致している．しかし，各アメロブラスチン分子の遺伝的距離は各アメロジェニン分子間の距離より互いに遺伝的に離れており，アメロブラスチン分子はアメロジェニン分子より突然変異を蓄積しやすいことが分かる．すなわち，アメロブラスチン分子の進化速度はアメロジェニン分子よりも速く，分子の平均進化速度 0.9×10^{-9}／アミノ酸座位／年に近似値を示す．ただし，生物種間でアメロブラスチンN末端のアミノ酸配列の保存性は高く，エクソン12では実線ボックス部におけるリン酸化配列は完全に保存されており，これらは強い機能的な制約を受けていると考えられるが[40,41]，機能との関係は明らかではなく，今後のアメロブラスチンの機能研究が期待される．

3．エナメル質蛋白の分子進化

エナメル質蛋白は，上皮・間葉の相互作用に

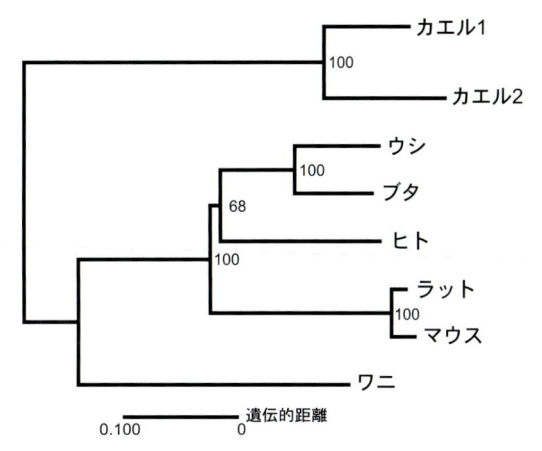

図9 アメロブラスチンの分子系統樹
内枝の上の数字はブーストトラップ確率（%）を示し，その部の系統樹の信頼性を表す．（文献41を一部改変）

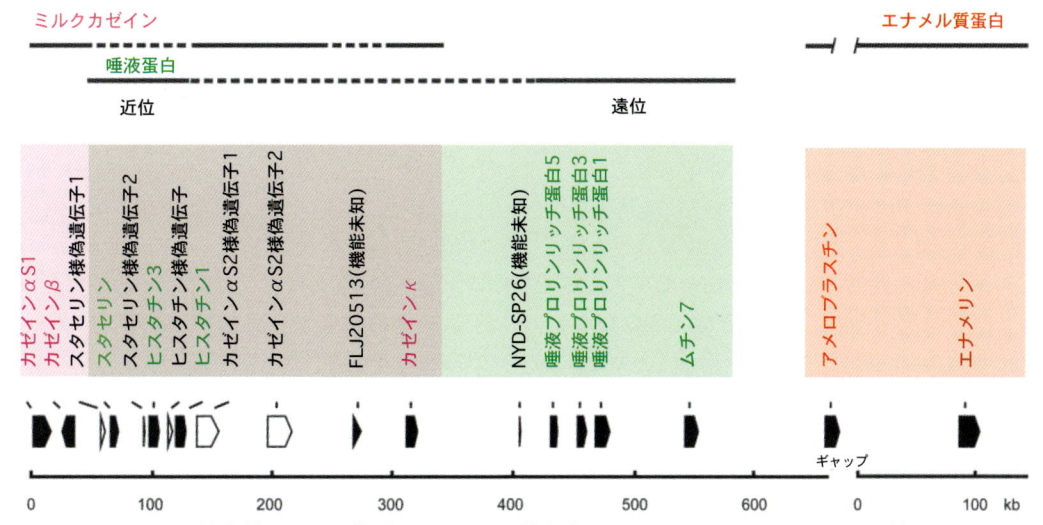

図10 ヒト染色体4q13に位置するエナメル質蛋白，ミルクカゼイン，唾液蛋白の遺伝子群
各遺伝子の凸方向は転写方向を示し，黒色ボックスは機能遺伝子，白色ボックスは偽遺伝子を示す．上端の実線および破線は，エナメル質蛋白，ミルクカゼイン，唾液蛋白の各遺伝子群の位置を示す．
ヒトのアメロブラスチン遺伝子の3'下流領域はヒトのドラフトゲノムシークエンスに含まれておらず，マウスのアメロブラスチン遺伝子からその長さを推測した．（文献42を一部改変）

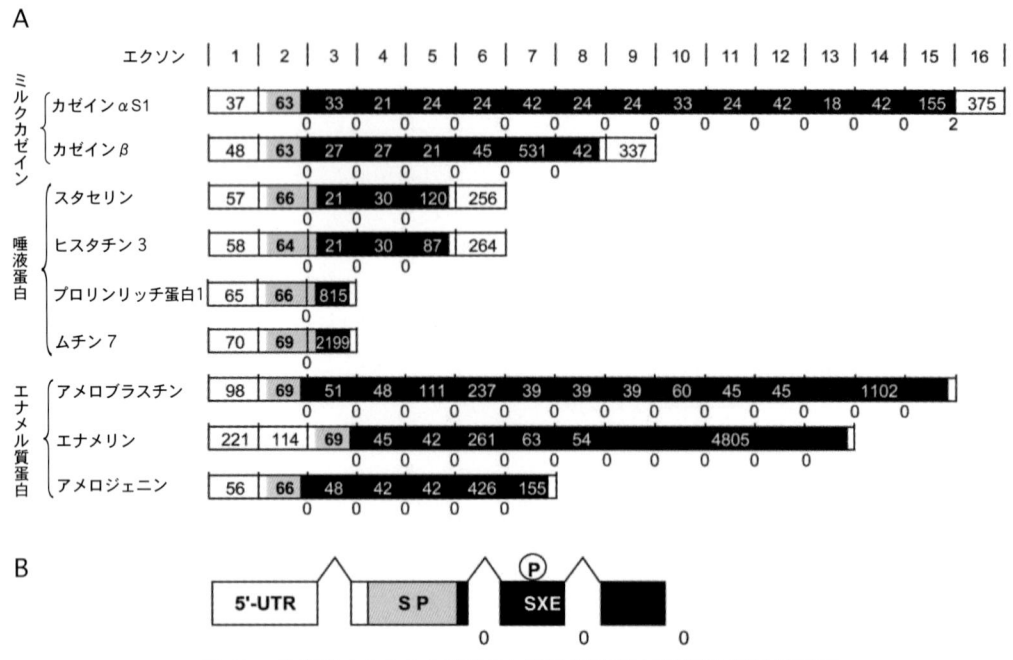

第三章　エナメル質の有機基質と遺伝因子　　　　　　　　　　　　　　エナメル質の分子進化学的研究

図11　分泌性カルシウム結合リン酸化蛋白遺伝子群の遺伝子構造

A　エナメル質蛋白，ミルクカゼイン，唾液蛋白の遺伝子構造
遺伝子の各エクソンはボックスで示され，その内部の数字は各エクソンに含まれる遺伝子の長さ(bp)を示す．また，白色部は5'および3'非翻訳領域を，灰色部はシグナルペプチド部を，黒色部は成熟蛋白領域を示す．各エクソン境界部の下端に記した数字はイントロンの相（phases of intron）を示す．

B　エナメル質蛋白の祖先の遺伝子構造の模式図
エクソン1とエクソン2の一部は5'非翻訳領域（白色部）であり，エクソン2にシグナルペプチド（SP）（灰白色部）がコードされ，エクソン2の下流から成熟蛋白（黒色部）がコードされ，エクソン3にはセリン・X・グルタミン酸のリン酸化モチーフ（SXE）が認められる．また，イントロンの相は全て0相である．
（文献42を一部改変）

より分化誘導された上皮により分泌されるカルシウム結合リン酸化蛋白質であるが，前述の分子進化研究により，他の分泌性のカルシウム結合リン酸化蛋白質である唾液蛋白やミルクカゼインとの関係が明らかになってきた．すなわち，エナメル質蛋白（アメロジェニンを除く）をも含めたこれらの蛋白質の遺伝子座は，ヒト染色体4q13付近に群をなして存在し（図10），マウスでもこれらの遺伝子座は染色体の一カ所に群をなしている[42]．また，アメロジェニン，アメロブラスチン，エナメリンの遺伝子構造には共通点があり，エクソン1には5'非翻訳領域が認められ，エクソン2（エナメリン遺伝子ではエクソン3）に開始コドンおよびシグナルペプチドがコードされ，エクソン3（エナメリン遺伝子ではエクソン4）にはセリン・X・グルタミン酸のリン酸化モチーフが認められる（図11A）．このことから，アメロジェニン，アメロブラスチン，エナメリン遺伝子は共通の祖先から進化した遺伝子ファミリーであることが分子進化学的に示されている[42]．図12のエナメル質蛋白の分子系統樹によると，まず，アメロジェニンの祖先遺伝子とアメロブラスチン／エナメリンの共通の祖先遺伝子が遺伝子重複により生じたことが示されている．また，現存する哺乳類のアメロジェニン遺伝子は，ヒトなど有胎盤類では性染色体上に[18]，有袋類では1qと5q，単孔類では1qと2qの常染色体上に位置することから[43]，アメロジェニン遺伝

— 124 —

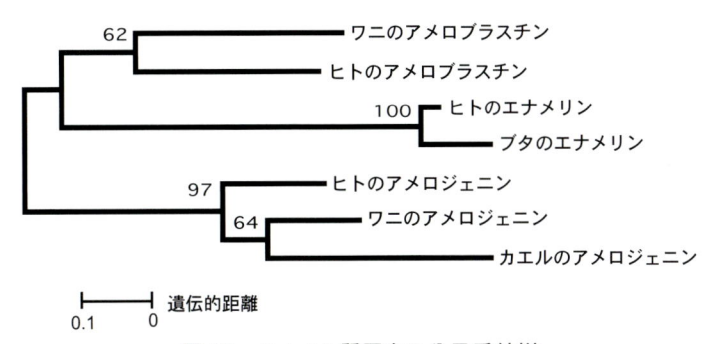

図12 エナメル質蛋白の分子系統樹

エナメル質蛋白のエクソン2からエクソン4のアミノ酸配列をもとに、近隣結合法にて作成された。ヒトとワニのアメロブラスチン分子と、ヒトとブタのエナメリン分子がそれぞれグループを形成し、その外側に分岐するグループにヒト、ワニ、カエルのアメロジェニン分子が位置する。（文献42より）

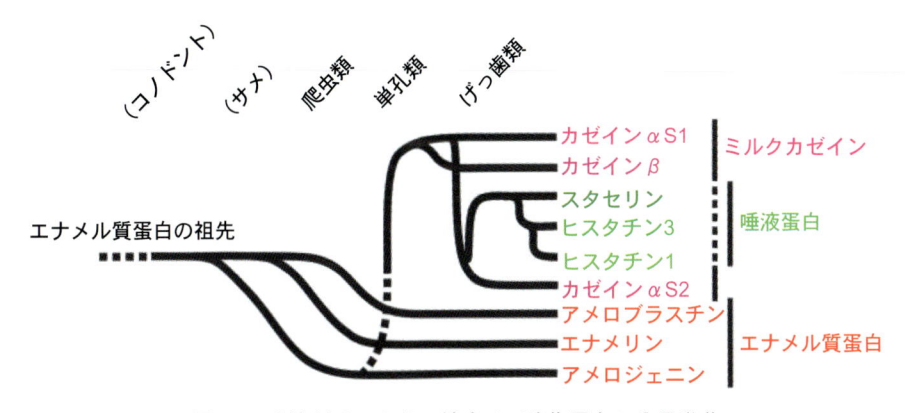

図13 分泌性カルシウム結合リン酸化蛋白の分子進化

エナメル質蛋白、ミルクカゼイン、唾液蛋白の分子進化を示す。（文献42より）

子はアメロブラスチン／エナメリンの祖先遺伝子と分岐して進化した後に、染色体4q13からこれらの各染色体へと転座したと考えられる。

図11Bに想定されるエナメル質蛋白の祖先遺伝子の模式図を示す。このような遺伝子構造の特徴が、他の分泌性のカルシウム結合リン酸化蛋白質の遺伝子構造にも共通してみられること（図11A）や、染色体4q13に一群となって遺伝子群をなすこと（図10）から、ミルクカゼインや唾液蛋白もエナメル質蛋白の祖先遺伝子に由来し、遺伝子重複により分岐進化したと考えられている（図13）[42]。

終わりに

本稿において、歯の進化を分子レベルから解明するために我々が行ったエナメル質蛋白の分子進化研究を中心に紹介した。これまでの歯の分子進化研究は、比較形態学の結果から得られた壮大な歯の進化のシナリオに勝る成果を出すには至っていない。しかし、歯の分子進化研究は、科学的客観性をもって、かつ、着実に、歯の進化の一側面を明らかにしつつある。歯や骨の石灰化硬組織の分子進化研究は始まったばかりであるが、今後、これらの遺伝情報は石灰化メカニズムや石灰化異常疾患の解明、および生体材料の開発などの基礎データーとして貢献できることを期待している。

文 献

1) Ørvig, T. (1967): Phylogeny of tooth tissues: Evolution of some calcified tissues in early vertebrates; *Structural and Chemical Organization of Teeth* (Miles, A. E. W., editor). ed.1, Academic Press, London, 45-110.
2) 後藤仁敏 (1986): 歯の進化; 歯の比較解剖学 (後藤仁敏, 大泰司紀之編). 1版, 医歯薬出版, 東京, 199-231.
3) Colbert, E.H., Morales, M. (1991): *Evolution of the vertebrates.* ed.4, Wiley-Liss, Inc., New York.
4) 宮田隆 (1998): 分子進化のメカニズム. 分子進化 — 解析の技法とその応用— (宮田隆編). 1版, 共立出版, 東京, 3-38.
5) Poole, D.F.G. (1967): Phylogeny of tooth tissues: enameloid and enamel in recent vertebrates, with a note on the history of cementum; *Structural and Chemical Organization of Teeth* (Miles, A. E. W., editor). ed.1, Academic Press, London, 111-149.
6) Strickberger, M.W. (1996): *Evolution.* ed. 2, Jones and Bartlett Publishers, Boston.
7) Futuyma, D.J. (1998): *Evolutionary Biology.* ed.3, Sinauer Asso., Inc., Boston.
8) Deutsch, D. (1989): Structure and function of enamel gene products. *Anat. Rec.* 224, 189-210.
9) Herold, R., Rosenbloom, J., Granovsky, M. (1989): Phylogenetic distribution of enamel proteins: immunohistochemical localization with monoclonal antibodies indicates the evolutionary appearance of enamelins prior to amelogenins. *Calcif. Tissue Int.* 45, 88-94.
10) Slavkin, H. C., Zeichner-David, M., Snead, M. L., Graham, E. A., Samuel, N., Ferguson, M. W. J. (1984): Amelogenesis in Reptilia: evolutionary aspects of enamel gene products. *The Structure, Development and Evolution of Reptiles* (Ferguson, M. W. J., editor). ed.1, Academic Press, London, 275-304.
11) Nei, M. (1987): *Molecular evolutionary genetics.* ed.1, Columbia University Press, New York.
12) Fincham, A.G., Moradian-Oldak, J., Simmer, J.P. (1999): The structural biology of the developing dental enamel matrix. *J. Structural Biol.* 126, 270-299.
13) Gibson, C.W., Yuan, Z.A., Hall, B., Longenecker, G., Chen, E., Thyagarajan, T., Sreenath, T., Wright, J.T., Decker, S., Piddington, R., Harrison, G., Kulkarni, A.B. (2001): Amelogenin-deficient mice display an amelogenesis imperfecta phenotype. *J. Biol. Chem.* 276, 31871-31875.
14) Shimokawa, H., Sobel, M. E., Sasaki, M., Termine, J. D., Young, M. F. (1987): Heterogeneity of amelogenin mRNA in the bovine tooth germ. *J. Biol. Chem.* 262, 4042-4047.
15) Shimokawa, H., Tamura, H., Ibaraki, K., Sasaki, S. (1989): Human amelogenin gene. *Tooth Enamel V* (Fearnhead, R. W., editor). Florence Publishers, Yokohama, 301-305.
16) Hu, C.-C., Bartlett, J. D., Zhang, C. H., Qian, Q., Ryu, O. H., Simmer, J. P. (1996): Cloning, cDNA sequence, and alternative splicing of porcine amelogenin mRNAs. *J. Dent. Res.* 75, 1735-1741.
17) Bonass, W. A., Robinson, P. A., Kirkham, J., Shore, R. C., Robinson, C. (1994): Molecular cloning and DNA sequence of rat amelogenin and a comparative analysis of mammalian amelogenin protein sequence divergence. *Biochem. Biophys. Res. Commun.* 198, 755-763.
18) Lau, E. C., Simmer, J. P., Bringas, P. Jr., Hsu, D. D. -J., Hu, C. -C., Zeichner-David, M., Thiemann, F., Snead, M. L., Slavkin, H. C., Fincham, A. G. (1992): Alternative splicing of the mouse amelogenin primary RNA transcript contributes to amelogenin heterogeneity. *Biochem. Biophys. Res. Commun.* 188, 1253-1260.
19) Hu, C. -C., Zhang, C., Qian, Q., Ryu, O. H., Moradian-Oldak, J., Fincham, A. G., Simmer, J. P. (1996): Cloning, DNA sequence, and alternative splicing of opossum amelogenin mRNAs. *J. Dent. Res.* 75, 1728-1734.
20) Toyosawa, S., O'hUigin, C., Figueroa, F., Tichy, H., Klein, J. (1998): Identification and characterization of amelogenin genes in monotremes, reptiles, and amphibians. *Proc. Natl. Acad. Sci. U.S.A.*, 95, 13056-13061.
21) Ishiyama M, Mikami M, Shimokawa H, Oida S. (1998): Amelogenin protein in tooth germs of the snake Elaphe quadrivirgata, immunohistochemistry, cloning and cDNA sequence. *Arch. Histol. Cytol.* 61:467-74.
22) Salido, E. C., Yen, P. H., Koprivnikar, K., Yu, L.-C., Shapiro, L. J. (1992): The human enamel protein gene amelogenin is expressed from both the X and the Y chromosomes. *Am. J. Hum. Genet.* 50, 303-316.
23) Ito, M., Matsuo, Y., Nishikawa, K. (1997): Prediction of protein secondary structure using the 3D-1D compatibility algorithm. *Comput. Appl. Biosci.* 13, 415-423.
24) Kyte, J., Doolittle, R. F. (1982): A simple method for displaying the hydropathic character of a protein. *J. Mol. Biol.* 157, 105-132.
25) Saitou, N., Nei, M. (1987): The neighbor-joining method: a new method for reconstructing phylogenetic trees. *Mol. Biol. Evol.* 4, 406-425.
26) Lau, E. C., Mohandas, T. K., Shapiro, L. J., Slavkin, H. C., Snead, M. L. (1989): Human and mouse amelogenin gene loci are on the sex chromosomes. *Genomics* 4, 162-168.
27) Nakahori, Y., Takenaka, O., Nakagome, Y. (1991): A human X-Y homologous region encodes amelogenin. *Genomics* 9, 264-269.
28) Gibson, C. W., Golub, E., Herold, R., Risser, M., Ding, W., Shimokawa, H., Young, M. F., Termine, J. D., Rosenbloom, J. (1991): Structure and expression of the bovine amelogenin gene. *Biochemistry* 30, 1075-1079.
29) Gibson, C. W., Golub, E., Abrams, W. R., Shen, G., Ding, W., Rosenbloom, J. (1992): Bovine amelogenin

message heterogeneity: alternative splicing and Y-chromosomal gene transcription. *Biochemistry* 31, 8384-8388.

30) Bailey, D. M. D., Affara, N. A., Ferguson-Smith, M. A. (1992) : The X-Y homologous gene amelogenin maps to the short arms of the X and Y chromosomes and is highly conserved in primates. *Genomics* 14, 203-205.

31) Duellman, W. E., Trueb, L. (1986) : *Biology of Amphibians.* McGraw-Hill, New York.

32) Yen, P. H., Marsh, B., Allen, E., Tsai, S. P., Ellison, J., Connolly, L., Neiswanger, K., Shapiro, L. J. (1988) : The human X-linked steroid sulfatase gene and a Y-encoded pseudogene: evidence for an inversion of the Y chromosome during primate evolution. *Cell* 55, 1123-1135.

33) Lagerström, M., Dahl, N., Iselius, L., Bäckman, B., Pettersson, U. (1990) : Mapping of the gene for X-linked amelogenesis imperfecta by linkage analysis. *Am. J Hum. Genet.* 46, 120-125.

34) Li, W.-H., Wu, C.-I., Luo, C.-C. (1985) : A new method for estimating synonymous and nonsynonymous rates of nucleotide substitution considering the relative likelihood of nucleotide and codon changes. *Mol. Biol. Evol.* 2, 150-174.

35) Krebsbach, P.H., Lee, S.K., Matsuki, Y., Kozak, C.A., Yamada, K.M., Yamada, Y. (1996) : Full-length sequence, localization, and chromosomal mapping of ameloblastin. A novel tooth-specific gene. *J. Biol. Chem.* 271, 4431-4435.

36) Uchida, T., Fukae, M., Tanabe, T., Yamakoshi, Y., Satoda, T., Murakami, C., Takahashi, O., Shimizu, M. (1995) : Immunochemical and immunocytochemical study of a 15kDa non-amelogenin and related proteins in the porcine immature enamel: proposal of a new group of enamel proteins'sheath proteins'. *Biomed. Res.* 16, 131-140.

37) Paine, M.L., White, S.N., Luo, W., Fong, H., Sarikaya, M., Snead, M.L. (2001) : Regulated gene expression dictates enamel structure and tooth function. *Matrix Biol.* 20 : 273-292.

38) Fukumoto, S., Kiba, T., Hall, B., Iehara, N., Nakamura, T., Longenecker, G., Krebsbach, P.H., Nanci, A., Kulkarni, A.B., Yamada Y. (2004) : Ameloblastin is a cell adhesion molecule required for maintaining the differentiation state of ameloblasts. *J. Cell Biol.* 167, 973-983.

39) Toyosawa, S., Fujiwara, T., Ooshima, T., Shintani, S., Sato, A., Ogawa, Y., Sobue, S., Ijuhin, N. (2000) : Cloning and characterization of the human ameloblastin gene. *Gene* 256, 1-11.

40) Shintani, S., Kobata, M., Toyosawa, S., Fujiwara, T., Sato, A., Ooshima, T. (2002) : Identification and characterization of ameloblastin gene in a reptile. *Gene* 283, 245-254.

41) Shintani, S., Kobata, M., Toyosawa, S., Ooshima, T. (2003) : Identification and characterization of ameloblastin gene in an amphibian, Xenopus laevis. *Gene.* 318, 125-136.

42) Kawasaki, K., Weiss, K.M. (2003) : Mineralized tissue and vertebrate evolution: The secretory calcium-binding phosphoprotein gene cluster. *Proc. Natl. Acad. Sci. U.S.A.* 100, 4060-4065.

43) Watson, J.M., Spencer, J.A., Graves, J.A., Snead, M.L., Lau, E.C. (1992) : Autosomal localization of the amelogenin gene in monotremes and marsupials: implications for mammalian sex chromosome evolution. *Genomics* 14, 785-789.

Molecular evolution of enamel mineralization proteins

Satoru Toyosawa

Department of Oral Pathology, Osaka University Graduate School of Dentistry

One of the major innovations accompanying the emergence of jawed vertebrates was the development of teeth, presumably from dermal scales. The concurrent development of jaws and teeth generated a new type of feeding device-biting structures that enabled gnathostomes to colonize new environmental niches and thus allow their adaptive radiation.

The scenario of tooth evolution has been studied using comparative morphology of the fossil. However, in case of convergence evolution, it is difficult to study their evolutionary relationship using comparative morphology. To understand how these innovation occurred, it is necessary to delineate the evolutionary history of the genes involved in tooth development,in particular those responsible for the formation of the two characteristic tooth components, the enamel and the dentin. The enamel is one of the most highly mineralized tissues known. The matrix proteins, including amelogenin, ameloblastin and enamelin, are thought to be involved in the regulation of enamel formation.

As part of a systematic effort to elucidate the evolutionary history of the tooth, Homologs of the tetrapod amelogenin and ameloblastin gene have been cloned and characterized in selected species of mammals (human, pig, bovine, rodent, wallaby, opposum, platypus and echidna), reptiles (caiman), and amphibians (xenopus). Comparisons of the homologs reveal that the amelogenin gene evolves more slowly than the ameloblastin gene does. The gene organization, the distribution of hydrophobic and hydrophilic segments in the encoded protein, and several other features have been conserved throughout the evolution of the tetrapod amelogenin and ameloblastin genes. Clones corresponding to one locus only were found in caiman, whereas the xenopus possesses at least two amelogenin or ameloblastin encoding loci.

These data provided the evidence that the genes for enamel matrix proteins, milk caseins, and salivary proteins comprise a family descended from a common ancestor by tandem gene duplication. These genes remain linked, except for amelogenin. These genes show common structural features and are expressed in ontogenetically similar tissues. Many of these genes encode secretory Ca^{2+}-binding phosphoproteins, which regulate the Ca^{2+}-phosphate concentration of the extracellular environment. By exploiting this fundamental property, these genes have subsequently diversified to serve specialized adaptive functions. Casein makes milk supersaturated with Ca^{2+}-phosphate, which was critical to the successive mammalian divergence. The innovation of enamel led to mineralized feeding apparatus, which enabled active predation of early vertebrates.

哺乳類における性染色体に位置する
アメロジェニン遺伝子の分子進化

Evolutionary history of sex-linked mammalian amelogenin genes

総合研究大学院大学　葉山高等研究センター

岩瀬　峰代, 金子　聡子, 金　慧琳, 颯田　葉子, 高畑　尚之

<要　旨>

アメロジェニン遺伝子（AMEL）は四足動物が出現した時期に生じ, Rho GTP加水分解活性化タンパク6のイントロンに挿入された. そして哺乳類が分岐した後, このネステッド遺伝子を含む常染色体の一部の領域は, 分化し始めている性染色体に融合した. 性染色体は相同組み換えの抑制が領域ごとに起こり, 段階的に常染色体からそれぞれX染色体とY染色体に分化したと考えられているが, このAMELを含む領域が融合した時期は2回目の相同組み換え抑制の後と推定される.

そして, 性染色体の分化がこの融合した領域に広がった時, 相同のAMELは2つの領域（最初にプロモータからイントロン2のMER5の領域, 次に残りの3'領域）でそれぞれ異なる時期に分化した. これは結果的に真獣類性染色体上のAMELXとAMELYを生じさせた. AMELXとAMELYとの5'領域が早い時期に分かれたことがAMELYの発現量が低いことと関係しているかもしれないと考えられたが, アミノ酸レベルにおいてはAMELYの劣化の兆候は無かった. むしろ, 特定の系統ではAMELXとAMELYは正の選択を受け, 確立した機能を保つために負の選択が引き続くことがわかった.

さらに, 45 AMELXと18 AMELYのDNA配列とHapMap dataを用いたヒト集団における

The Graduate University for Advanced Studies (Sokendai)
Hayama Center for Advanced studies

AMELXとAMELYの多型のパターンと程度の解析から, AMELX付近の相同組み換えの抑制は古い偽常染色体の境界に関係していることが考えられた.

<緒　言>

脊椎動物の歯を構成するエナメル質のハイドロキシアパタイト配向の決定にアメロジェニン（AMEL）は重要な役割を持つ[1]. AMEL遺伝子は, 分泌性のカルシウム結合リン酸化タンパク質（SCPP）ファミリー（象牙質／骨やエナメル質の細胞外基質およびミルクカゼイン, 唾液タンパクをコードする遺伝子群）の一員であることが知られており, AMEL以外のファミリーはヒトとニワトリでは, 第4染色体にタンデムにクラスターしている[2]. AMEL遺伝子などの3つのエナメル関連タンパク質はゼブラフィッシュやフグのような条鰭亜綱とシーラカンスのような肉鰭亜綱が分岐した後, 四肢動物出現する前に生じた[3]. 一方, 哺乳類の性染色体は, 一対の常染色体（単孔類が分岐する2億年以上前）から分化した[4)5)]. これは性を決定する2つ以上の遺伝子が常染色体上に配置することにより, これらの遺伝子の間の相応する組み換えが抑制され, 性染色体の分化が開始し[6], 段階的にX-Y染色体が形成されたと考えられている[7)8)].

したがってAMELの進化過程は次のように考えることができる. つまり, AMELはSCPPの一員として硬骨魚類が分岐した後に生まれ, 常染色体にコードされていた. しかし, AMELはARHGAP6のイントロン2に転位し, さら

AMEL および ARHGAP6 を含む領域は，真獣類綱哺乳類の先祖の系統で1億〜1億8千万年前に性染色体に転位した[5]．そしてその後，性染色体は新しく加わった領域で相同組み換えが抑えられ，AMELX と AMELY に分化したと考えられる．このような性染色体の段階的な分化は AMEL の第2イントロンの中にかつての偽常染色体境界を残していることで確認されている[9)10]．また，NCBI のデータから AMELX は最近になって X 染色体上で逆位が起きたものと考えられる（図1）．なお，AMEL はニワトリゲノムからは欠落していると考えられており[3)11]，歯のないカメも同じように欠落したと考えられている[12]．

一方，AMELY が機能的に重要かどうかについては明らかにされていない．劣性エナメル質形成不全症において，AMELX が突然変異によって不活性化された場合，その機能を回復するには AMELY の発現量はあまりに低い[12)13]．実際に，AMELY が欠落しているげっ歯類[14)15]においても，また AMELY に様々な部分的な欠損があるヒト集団[16]においても，その明らかな影響は見られない．したがって AMELY は有害な突然変異を含まないが，強い機能的な制約の下にないと推測される．しかしながら，AMELY は歯の発達と離乳の遅れを通して男性にメリットがあるという推測もある[17)18)19]．

そこで，性染色体分化と AMELX と AMELY 遺伝子の間の相違を中心とした AMEL の起源と進化ついて，AMELX と AMELY に対する選択圧がかかっているかどうかを解析した．次に異なる民族集団のゲノムDNA配列から多形のパターンを調べ，さらにこれらのデータと HapMap data を用いたヒト集団における AMELX と AMELY の多型のパターンと程度

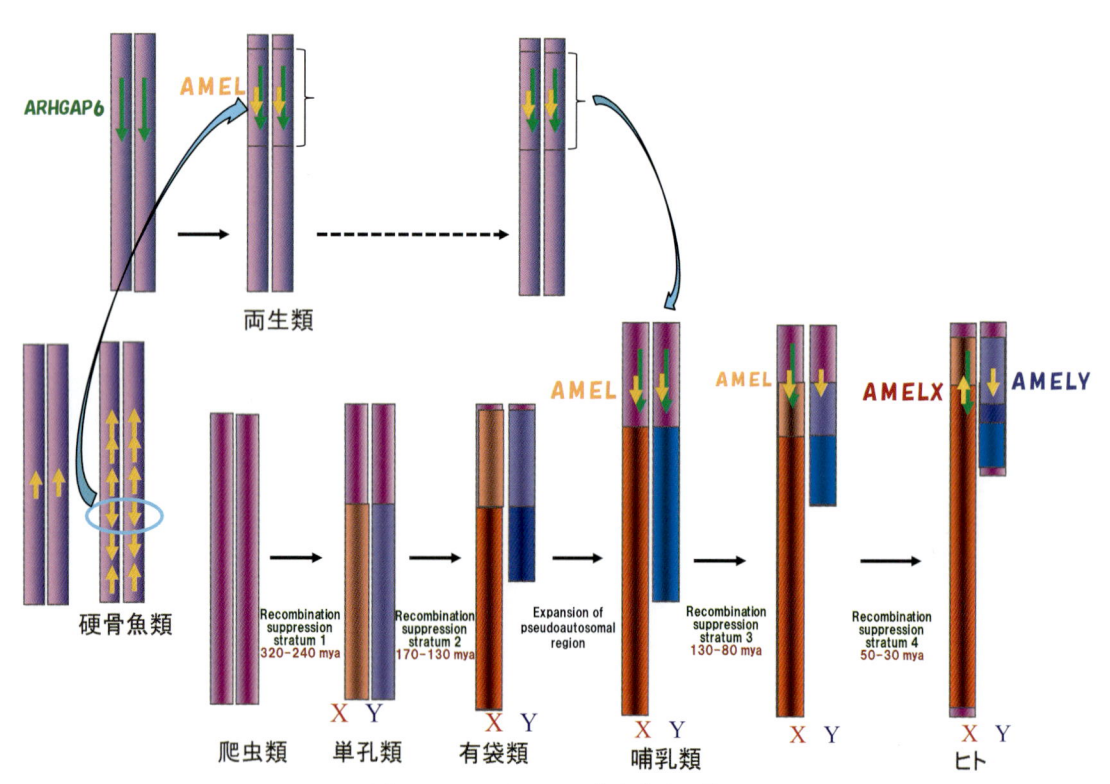

図1 アメロジェニンの染色体上の位置

脊椎動物におけるアメロジェニンの染色体上の位置の変遷を模式化して表している．常染色体あるいは偽常染色体として自由に相同組み換えのできる領域を紫，X染色体独自に分化した領域を赤，Y X染色体独自に分化した領域を青で示す．矢印はそれぞれの遺伝子を表す．

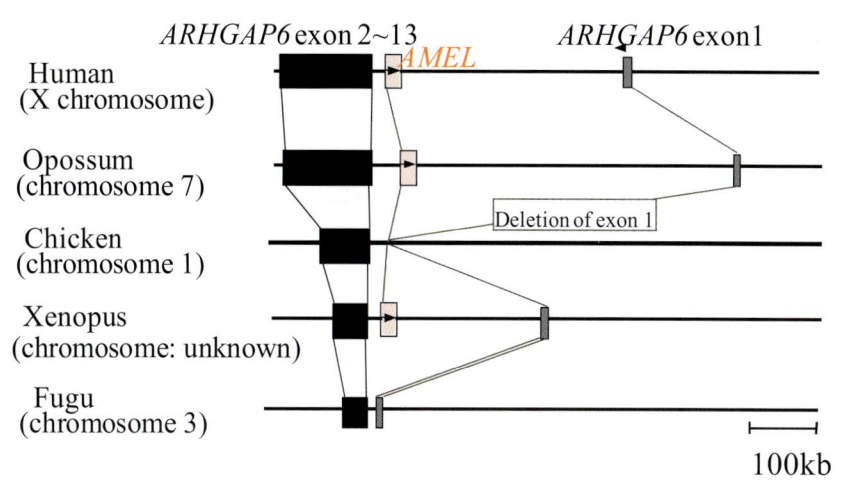

```
                    ARHGAP6 exon 2~13          ARHGAP6 exon1
                                         AMEL
   Human
(X chromosome)

   Opossum
(chromosome 7)
                                                Deletion of exon 1
   Chicken
(chromosome 1)

   Xenopus
(chromosome: unknown)

    Fugu
(chromosome 3)
                                                        100kb
```

図2　ARHGAP6 とアメロジェニン遺伝子

ヒト，オポッサム，ニワトリ，フグにおける ARHGAP6 の中のアメロジェニンのあるなしを模式化して表している．ニワトリは ARHGAP6 のエクソン1とアメロジェニンがともに欠損していると考えられる．

の解析を行い，偽常染色体の境界が形成された原因について考察した．以下にその研究結果[20]を報告する．

<結　果>

AMEL と ARHGAP6

　AMEL は真獣類綱，オポッサムとアフリカツメガエルにおいて ARHGAP6 のイントロンの中に反対向きに位置する（図2）．一方，ニワトリとフグのゲノムデータベースには AMEL のホモログを見つけることができない．AMEL は SCPP ファミリーのメンバーであり，AMEL 以外は一つの染色体にクラスターしている[2,11]ことから AMEL が当初そのクラスター内で生じ，その後，ARHGAP6 のイントロンに入り，それによって入れ子になった遺伝子構造ができたことが考えられる．

　ニワトリと歯のないカメの AMEL が共にない理由を両生類の系統と哺乳類の先祖の系統でそれぞれに ARHGAP6 のイントロンに入ったと考えると，トリの系統で AMEL が欠損した説明をする必要はない．しかし，ニワトリと歯のないカメにおいて2回独立に欠損が起こったと考えるよりも偶然に起こった事象をより多く仮定しなければ説明できないこと，また，ニワトリ AMEL の欠損は，ARHGAP6 のエクソン1の

欠損と一致している（図2）ことから，四足動物の AMEL は ARHGAP6 に1回だけ転位したと結論するのが妥当である．性染色体が爬虫類，鳥と哺乳類で独立して進化した後も，AMEL と ARHGAP6 は常染色体上に位置していた．これらの遺伝子を含む常染色体が性染色体に転位したのは，真獣類綱哺乳類のみであり，転位以降の AMEL の進化は，性染色体の進化に密接に関連するようになった．

哺乳類性染色体における AMEL の進化

　性染色体はX染色体上の遺伝子とその相同遺伝子であるY染色体遺伝子との同義塩基置換の値の比較から，4段階に分かれたと考えられており[7]，イントロンを含むゲノム配列の比較により，イントロン2のトランスポゾン MER の中に第3階層と第4階層の境界部（古い偽常染色体境界部）が見つかっている[10]．このことは境界を挟んで nucleotide difference が20%から10%に変化したことが検出されたことで明らかになった．また，系統解析によって20%領域では哺乳類が分岐する前に AMELX と AMELY に分化し，10%領域では大型猿人類，キツネザル，ガラゴ，ウシ，ブタ，ウマのそれぞれの系統において AMELX と AMELY に分化したと示されたことはこれを強く支持する（図3）．

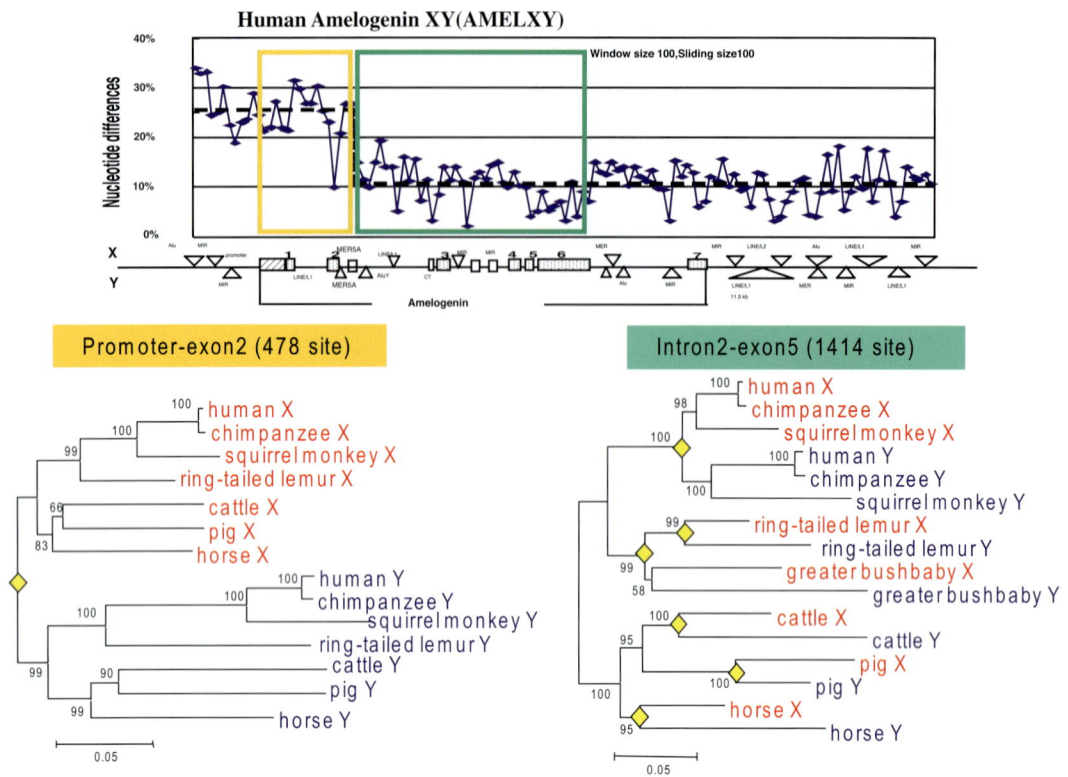

図3 ヒト*AMELX*と*AMELY*のnucleotide difference（上）と哺乳類における*AMEL*sの系統樹（下）
ヒト*AMELX*と*AMELY*のnucleotide difference（上）と哺乳類におけるAMELsの系統樹（下）を示す．黄色で囲んだ20%領域を用いた系統樹（左下）と緑色で囲んだ10%領域を用いた系統樹（右下）では異なる系統関係を示す．

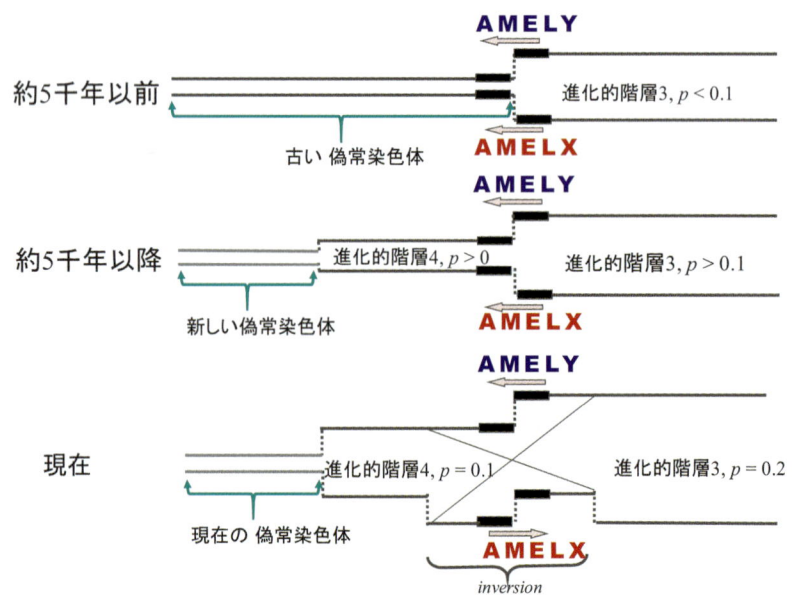

図4 性染色体の進化的階層と最近のX染色体の逆位
性染色体の進化的階層と最近のX染色体の逆位を模式的に示す．pはX染色体とY染色体のnucleotide differenceを示す．

なお，現在のヒトのデータベースでは AMELX が位置する領域においてテロメア側の方が 20% 領域，セントロメア側が 10% 領域となっている．このことはおよそ 5 億年前に AMEL のイントロンにある MER の中で相同組み換えが抑制され，第 3 階層が形成された後，さらに現在の偽常染色体境界部において相同組み換えが抑制され第 4 階層が形成され，その後，X 染色体上で逆位が起きたと仮定すると説明できる(図4)．また，AMELX と AMELY の分化は，おそらく 2 つの性決定遺伝子に挟まれた領域の相同組み換え抑制の結果であり，SRY (性決定の領域 Y) と RBMY (RNA 結合モティーフ Y) がその候補遺伝子であると考えられる[10]．

AMELX と AMELY に対する自然選択圧について

AMELY はその機能が知られていないことから，選択圧がかかっていないもしくは，偽遺伝子化していることが考えられる．そこで，この可能性を調べるために AMELX と AMELY の系統樹の祖先の各枝で生じた同義塩基置換数 (b_S) と非同義塩基置換数 (b_N) を推定した (図5)．b_N/b_S の比 (f) は選択圧の指標となる．つまり，f の値が 0 〜 1 の場合，中立説 [Kimura, 1983] に従っており，f の値が小さい場合は非同義塩基置換に対する負の選択圧が強いと考えられる．X 染色体と Y 染色体では，突然変異率は異なると考えられるが，f の値は突然変異率からは独立しているので，染色体の位置にかかわらず f の値を比較することは可能である．一方，もし，正の選択が非同義塩基置換に働くならば，f の値は 1 以上になる．但し，遺伝子のすべての非同義塩基置換サイトは正の選択を受けるとは考えられないので，f>1 は正の選択圧に対して極めて保守的な基準となる．

今回調べた結果は，予想に反して，ヒトとチンパンジーに至る共通祖先の枝の上で，AMELX と AMELY の f は 1 より大きい値を示した．この非同義塩基置換の高いレートはヒトの AMELY においても観察できる．同様に反芻目および奇蹄目の各祖先の系統において AMELX と AMELY が分れる前の枝に 1 より大きい f の

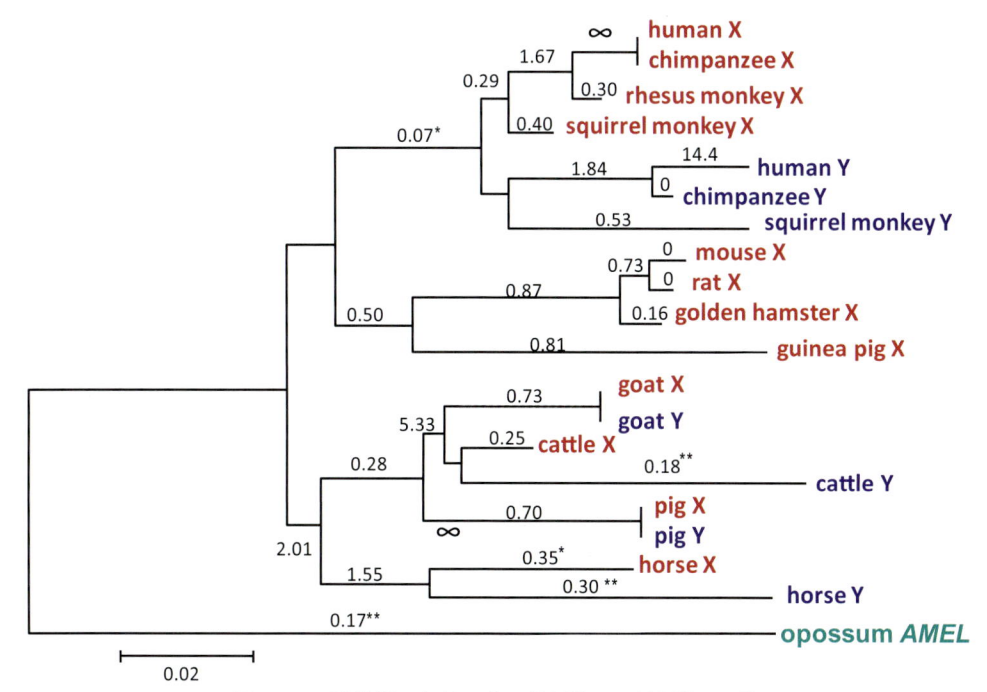

図5 NJ 系統樹の各枝の非同義置換と同義置換との比
非同義置換と同義置換との比を NJ 系統樹の各枝に乗せたもの．有意水準はアスタリスクで示す (*0.01 < p < 0.05, **p < 0.01)．

値が観察できる．fの値はサンプリングエラーの影響を受けやすいが，真獣類のAMELの特定の枝において正の選択圧が働いている可能性が高い．また，他の枝ではアミノ酸レベルにおいてAMELは保存されていることが示されている．特に，AMELYはウシとウマにおいてよく保存されている．一方，げっ歯類のAMELXは比較的高いfの値を示す．この観察結果から「機能的制約の緩み」と「いくつかの非同義塩基置換に対する正の選択」という2つの可能性が挙げられる．げっ歯類のAMELYが欠落していることから，前者より後者の方が尤もらしいと考えられる．

どんな場合においても，アミノ酸レベルでのAMELYの選択的な劣化は見られなかった．むしろ，AMELXのように，存在するAMELY遺伝子は正の選択を経験し，引き続き負の選択を受けると考えられた．

ヒトのAMELXとAMELYの多型

世界各地のヒト集団から45のAMELX（それぞれ約6.5kb）と18のAMELY（それぞれ約6.6kb）の配列を調べた（表1）．予想どおり，観察された多型あるいは分離サイトを示す単一塩基置換はイントロン1と2で起きていた．例外的に，アミノ酸をコードしている領域の2つの塩基置換が見つかった．ひとつは異なる民族集団で共有しているAMELXのエクソン6にある同義塩基置換であり，他方はアジアの男性（アミ族）のY染色体サンプルのAMELYエクソン5にあるナンセンス突然変異である．さらにドイツ民族集団の1本の染色体には唯一挿入／欠損の多型（4bp）が見出された．このようにヒトのAMELXとAMELYはかつて正の選択を経験しているにも関わらず，現在はよく保存されている．

p値は5'領域と3'領域との比較において領域による突然変異率に差がないが，AMELX (0.76%) よりAMELY (1.25%) は有意に大きいことを示している．CpGサイトにおける高いCからTへの突然変異を除外すれば，この値は予想と一致している[21)22)]．この比較的大きなAMELYのp値は分子進化におけるオス駆動進化説を支持する[23)]．

つまり，性比が1であるならば，AMELYは男性の突然変異率r_mで進化する．一方，AMELXの3分の1はr_mで進化するが，3分の2は女性

	5' region in evolutionary stratum 3		3' region in evolutionary stratum 4		both regions	
AMEL	X	Y	X	Y	X	Y
No. of nucleotide sites (bp)	2571	3229	3942	3398	6513	6627
No. of segregating sites	10	0	6	6	16	6
No. of haplotypes	12	1	9	8	18	8
π(%)[29)]	0.064	0	0.055	0.022	0.058	0.012
θ(%)[30)]	0.089	0	0.035	0.042	0.056	0.022
D[31)]	-0.83*	0	-0.49*	-1.38*	0.12*	-1.38*
p-distances (%)	0.86	1.24	0.69	1.27	0.76	1.25

表1 ヒトAMELXとAMELYの多型とチンパンジー相同遺伝子からのp-distances
ヒトAMELXとAMELYの多型とチンパンジー相同遺伝子からのp-distances. AMELXは45，AMELYは18の配列をそれぞれ用いた．1有意差がない事を示す（p>0.1）．

の突然変異率 r_f で進化する.

そこで，下記の式にあてはめると，

$$p(Y) = 2tr_m \tag{1a}$$
$$p(X) = 2t(r_m + 2r_f)/3 \tag{1b}$$

$p(Y) = 1.25\%$, $p(X) = 0.76\%$, そして，t はヒトとチンパンジーの間の時間となる．(1)の式から t を除くと，女性に対する男性の突然変異率 ($a = r_m / r_f$) の比率 (約2.6) が得られる.

ヌクレオチド多様性 π と θ で測定した多型の程度もまた 5', 3' 領域ともにほぼ均一であった. π [24] の理論的な式によって常染色体 π に対する X 染色体の比を下記のように示す事ができる.

$$(1 + a/2)/(1 + a) \tag{2}$$

式(2)は，集団サイズと常染色体連鎖と X 染色体連鎖遺伝子との突然変異率の違いをともに考慮に入れている．たとえば，$a = 2.6$ ならば，比は 0.64 になる．たとえ，a 値が他の研究[22]によって示された値と同じように大きいとしても期待される比は 0.5 以下でなければならない.

ヒト常染色体の π の典型的な値は 0.088% より低い[25]．そしてこれはヒト集団の歴史においては比較的小さい有効サイズである事を示している[26]．常染色体 π は 0.088%, ヒト X 染色体に連鎖した遺伝子に対する期待値は 0.044 から 0.056% である．これは 5' と 3' 領域で観察された値に一致している (表1).

ヒトの AMELY のサンプルにおいて，分離サイトは，5' 領域にはないが，3' 領域には 6箇所あった．しかし，領域間における多型の程度の違いが統計学的に有意でないことから，期待値 a と 2 つの領域を超えた観察値 0.012% を比較することができる．常染色体の π に対する Y 染色体の比は下記の式で与えられる．

$$a/\{2(1+a)\} \tag{3}$$

この比は $a = 2.6$ の場合は 0.36 となり，より大きな a の場合は 0.5 となる.

このように，式(3)による π の値は，0.032 から 0.044% の範囲になる．観察された 0.012% という値はこの範囲より下回っており，完全に連鎖したサイトは正もしくは負の選択によって低くなっているかもしれないが，期待値と観察値の間には有意差はない.

LD と祖先における偽常染色体境界部

AMEL 遺伝子の中で祖先の偽常染色体境界部が形成される分子機構が現在のヒトの多型のパターンに反映するのではないかと考え，ヒト集団の AMELX と AMELY を調べた.

最初に，AMEL 領域の一対の多型サイトで，LD を調べた. r^2 [27] または r を用いて一対のサイトで選択的な関連があるかどうかを測定した．検討している領域の多型性が中程度でないと，これらの値は大きくならない．実際に，AMELY の平均 r 値は，組み換えがないにもかかわらず 0.19 と小さくなる．他方，AMELX の平均値は，5' 領域において 0.15, 3' 領域において 0.37, 両方合わせた領域では 0.21 である．r 値は，5' 領域より 3' 領域がわずかにより大きい．これは 3' 領域にあるまれな頻度の分離サイトの過剰を反映している．明らかに，進化の階層の形成は広範囲の染色体で起こる事象なので，同じスケールのサンプルで LD を調べる必要がある．そこで，X 染色体にリンクした ARHGAP6 を含む HapMap データ (570kb 長) を用いて調べることにした.

アフリカ集団 (図5) を用いた LD 分析は，ARHGAP6 の大きなイントロンで，強い LD ブロックの存在を示す．ブロックは 3Mb の周囲の領域中で最も大きく，ARHGAP6 の中にコールドスポット (相同組み換え抑制点) が存在する証拠と考えられる．ほとんど同じパターンがヨーロッパとアジア集団でも得られるので，この現象はゲノム構造が原因であり，第 3 階層が形成された 1 億年前には，ARHGAP6 のコールドスポットはすでに真獣類綱性染色体の中に存在したと想定できる．そして，このコールドスポットが現在の偽常染色体と進化の第 4 階層 (図2) から成る古い偽常染色体の末端部の決定に関与したと仮定するが，この古い偽常染色体との境界は AMELX の中に位置し，必ずしもコールドスポット (図5) の末端部と一致しない．実際は，コールドスポットは，古い偽常染色体のセントロメア側に含まれる．それでもやはり，コールドスポットが古い偽常染色体境界線の決定に偶発的に関与していたと考えている.

奇妙なことに，ヒト，チンパンジーとアカゲザル

に，微細な結晶が密に沈着している層が介在しているのが認められる（図10, 11）．その領域には下地となるコラーゲン線維が殆ど認められないことから，いわゆる無線維性セメント質 afibrillar cementum（AC）に相当するものであると思われる[13, 14, 15]．また，この層は超薄切片の作製時に破折が生じ易いことなどから，結晶の沈着が亢進し，かなり硬化した状態となって

いることが推察される．また，このAC層の直下に位置するエナメル質の結晶は通常のエナメル質の領域にみられる結晶に比べて細かく，またエナメル小柱なども認められないことから，この領域のエナメル質は全般的に未発達な状態に留まっていると考えられる（図10, 11）．標本によっては，AC層内やAC層とエナメル質との境に亀裂が生じている状態もみられる（図12）．

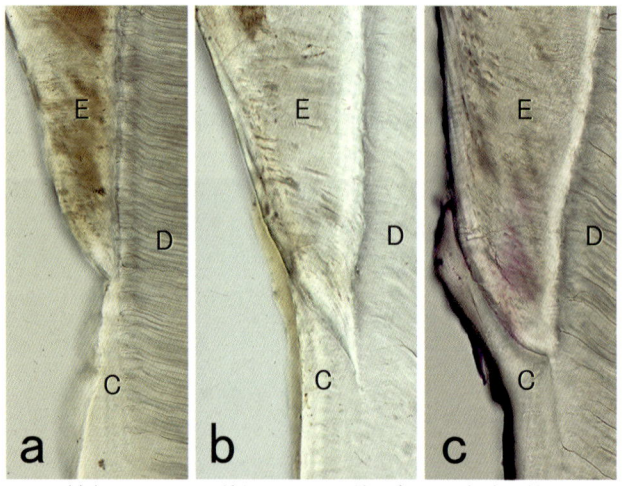

図9 未染色研磨標本．図a（左）はセメント質とエナメル質が各々の尖端で接しているタイプ，図b（中）と図c（右）はセメント質の上端部がエナメル質の下端部を覆っているタイプ，D:dentin, E:enamel, C：cementum, 光顕像

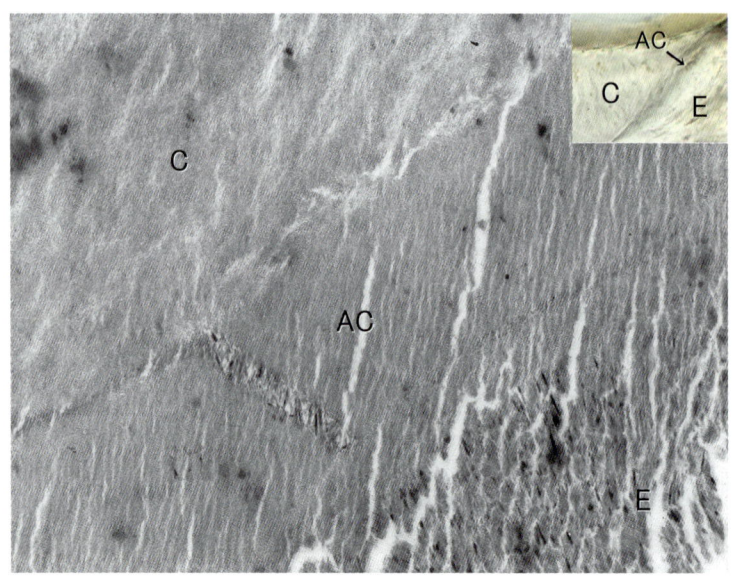

図10 非脱灰未染色超薄切片．C：cementum, E：enamel, AC：afibrillar cementum, 透過電顕像 （×25,000）＜右上図は未染色研磨標本＞

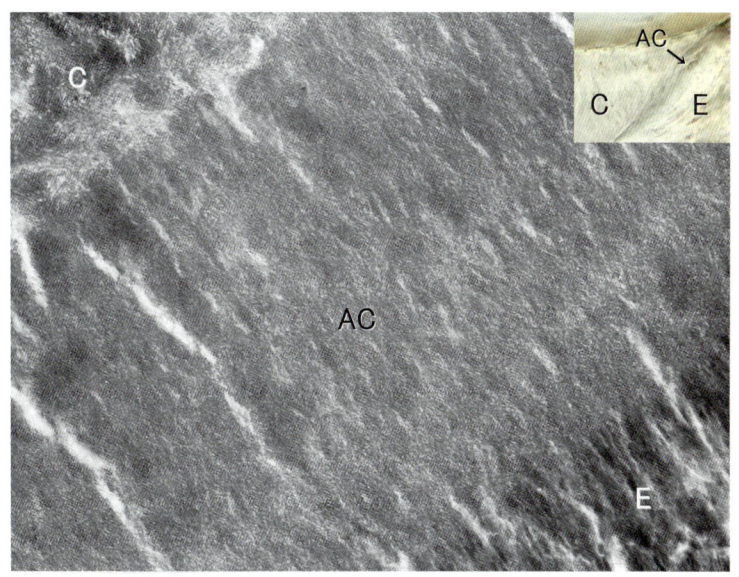

図11 非脱灰未染色超薄切片．C：cementum, E：enamel, AC：afibrillar cementum, 透過電顕像 （×45,000）＜右上図は未染色研磨標本＞

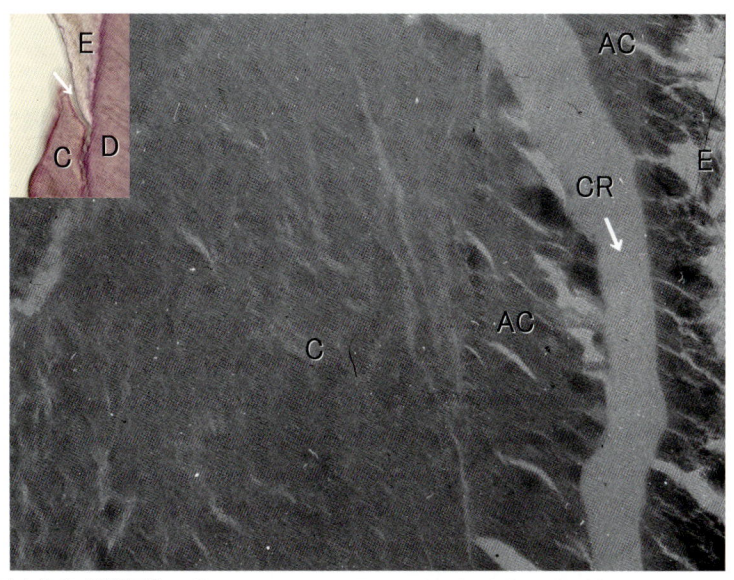

図12 非脱灰未染色超薄切片．C：cementum, E：enamel, AC：afibrillar cementum, CR：crack, 透過電顕像 （×12,000）＜左上図は酸腐ヘマトキシリン染色研磨標本＞

この亀裂はその内部に何ら構造物が確認されないものと，内部に微細な結晶様構造物や細菌様ないしは線維状の構造物などが観察される場合もある．前者は超薄切片作製時に生じた人工産物であると考えられるが，後者はその内部構造の特徴からみて，口腔内においてすでに生じていた亀裂である可能性が高い．いずれにしても，この様な構造を有するセメント・エナメル境は物理的ならびに化学的刺激に対して脆弱であり，口腔内においてそれらの刺激でこの部に亀裂等が生じた場合には，そこが歯頸部う蝕の門戸となる可能性のあることは明らかである[11]．

の顆粒は細胞膜に類似した膜によって取り囲まれており，その内部には IBL に付着している接合上皮細胞の遠位端付近の細胞質に類似した構造を呈している（図19）．さらに，これらの顆粒状構造物は，細胞膜の湾入部内で接合上皮細胞から遊離すると思われるような形態的特徴も認められる（図19）．IBL や歯小皮の領域，さらにはエナメル葉板内部にも同様な形態をした顆粒状の構造物が観察されるが，接合上皮細胞の表面から離れた位置に存在するものほどその顆粒状構造物の膜が不明瞭となり，部分的に消失しているものも認められる．また，顆粒内部の電子密度も徐々に高くなる傾向が見られ，歯小皮の電子密度と殆ど差がなくなる（図20）．以上のような形態的特徴からみて，これらの顆粒状構造物は歯小皮の構成成分の一部となる可能性のあることが推察される．そこで，さらにこれらの顆粒状構造物の形成由来につ

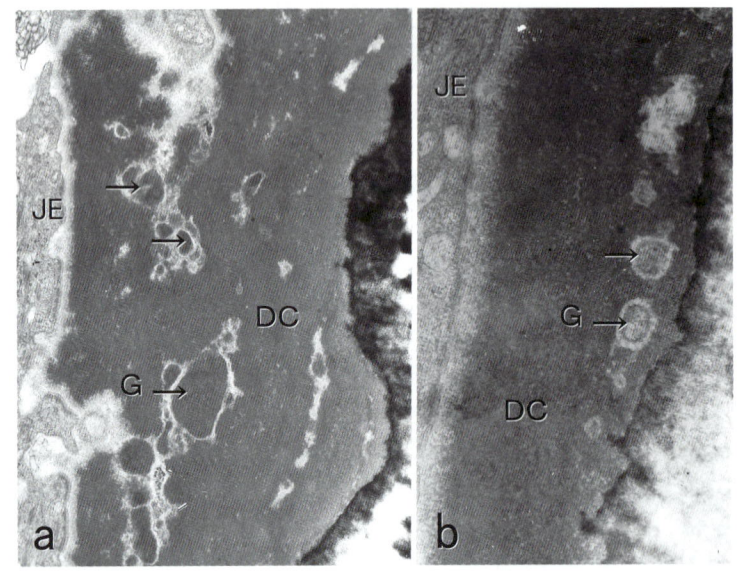

図20　脱灰染色超薄切片．JE：junctiojnal epithelium，DC：dental cuticle，G：granular structure，透過電顕像　（図 a（左）× 20,000，図 b（右）× 40,000）

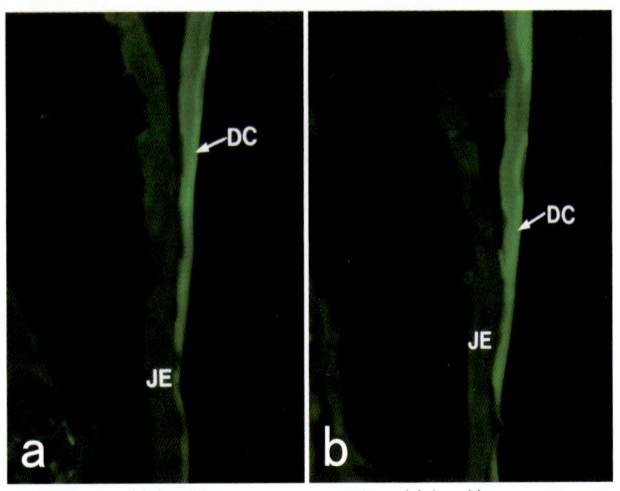

図21　脱灰凍結切片（図 a（左）：抗 integrin β_4，図 b（右）：抗 type IV collage）蛍光抗体法

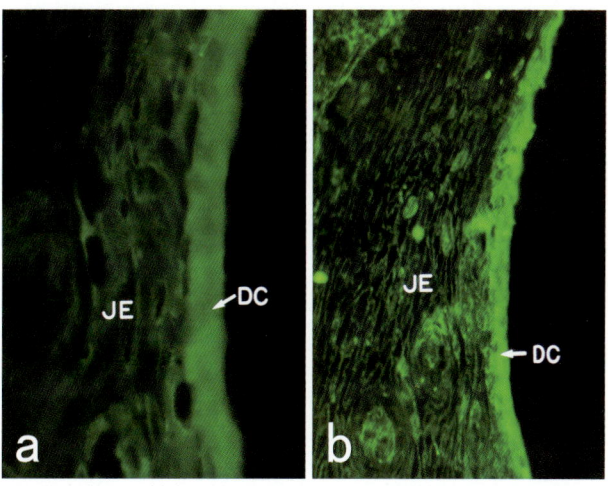

図22 脱灰凍結切片（図a（左）：抗 desmoplakin, 図b（右）：抗 laminin）蛍光抗体法

いて免疫組織化学的方法を用いて検討を行った結果[33,34,35]，歯小皮は，抗 integrin β_4，抗 type IV collagen ならびに抗 desmoplakin に対して陽性反応を示し，また抗 laminin に対しても僅かながら陽性反応を示す傾向がみられた（図21，22）．integrin β_4 は，hemidesmosome の構成成分であり，接合上皮のうち IBL に面した細胞に限局してみられることなどの報告がなされている．また，desmoplakin は hemidesmosomal plaque などの link protein の一種であり，Type IV collagen ならびに laminin は，IBL の主要な成分であり，ともに上皮細胞によって形成されることが知られている．したがって，接合上皮，特に IBL に面している上皮細胞（細胞質と細胞膜）ならびに上皮付着に関与している構造物（hemidesmosome と基底板 basal lamina）などが，歯小皮を構成する成分の一部となる可能性が高いことが確認された．

まとめ

エナメル・象牙境付近においては，結晶が未発達で未熟なエナメル質と，結晶が大型化して密に沈着している象牙質とが互いに接する結果，両者の結晶の形態や沈着度（石灰化度）に殆ど差がみられない状態で移行している．このように構造上境なく移行することは，異なる構造体が接合するエナメル質と象牙質の界面の結合にとって有利に作用しているものと考えられる．

セメント舌の発達が良く，またそのセメント舌によって覆われてる歯頚部エナメル質とセメント舌との間に afibrillar cementum が介在している部位が多くみられる．そのような部位の afibrillar cementum は構造的にみて脆弱な部分であり，しばしばそこに裂開が認められ，そこが歯頚部う蝕の初発部位となる可能性があると考えられる．

歯肉接合上皮とエ歯頚部エナメル質との接着界面には，常に基底板 inner basal lamina が認められるが，部位によってはさらに基底板とエナメル質との間に酸抵抗性を示す歯小皮 dental cuticle がみられる場合がある．歯小皮の機能については未だ不明であるが，基底板に付着している接合上皮細胞の細胞質や細胞膜の一部のほか，上皮付着に関与している構造物（hemidesmosome と基底板）などが，歯小皮を構成する成分の一部となる可能性のあることが形態学的観察ならびに免疫組織化学的検索により示された．

参考文献

1) 小野瀬英雄, 他：保存修復学. 第4版, 東京, 2000, 医歯薬出版, 57.

2) 小林茂夫, 郡司位秀：エナメル象牙境の知覚の伝達―象牙質を刺激すると, なぜ痛いのか―. The Quintessence 4：14-26, 1985.

3) 藤田恒太郎：歯の組織学. 東京, 1957, 医歯薬出版, 72-77.

4) 脇田 稔：エナメル象牙境. 脇田 稔, 前田健康, 山下靖雄, 明坂年隆：口腔組織・発生学. 東京, 2006, 医歯薬出版, 134-135.

5) Davis, W. L.：Oral Histology, Cell Structure and Function Philadelphia, 1986, Saunders, 131-132.

6) 山下靖雄：エナメル・象牙境の構造に関する透過電子顕微鏡的観察. エナメル質比較発生学懇話会記録, 9：1-3, 2005.

7) 新美寿英：エナメル・象牙境の観察－脱灰標本において象牙質表面に出現する網目状構造物について－. 口腔病学会雑誌, 75 (2)：106-119, 2008. 6. (指導：山下靖雄)

8) 山下靖雄, 黄 世英, 一條 尚：ヒト象牙質最表層部における象牙質基質の構造. 口腔病学会雑誌, 52 (2)：474, 1985.

9) 藤田恒太郎, 桐野忠大, 山下靖雄：歯の解剖学. 東京, 1995, 金原出版, 18-20.

10) 藤田恒太郎, 中山愛一：歯頸部に於ける琺瑯質境界線の形態学的研究. 口腔病学会雑誌, Vol. 14, 1970.

11) 山下靖雄：CEJとその周辺組織の成り立ちと形成. 日本歯科評論, 臨時増刊 '95 (CEJの科学と臨床)：9-20, 1995.

12) Bhaskar, S. N.：Orban's Oral Histology and Embryology. 8th, St. Louis, 1976, Mosby, 195-196.

13) Schroeder, H. E. and Listgarten, M. A.：Monographs in developmental biology. Vol. 2 Fine structure of the developing epithelial attachment of human teeth. Basel, 1977, S. Karger, 1-125.

14) Kobayashi K., Rose, G. G., and Mahan, C. J.：Ultrastructure of the dento-epithelial junction. J. Periodontal. Res. 11：313-330, 1976.

15) 山下靖雄, 寺島達夫：ヒトの歯におけるエナメル－セメント境付近の構造に関する観察. 解剖学雑誌, 70 (Suppl)：S93, 1995.

16) 山下靖雄, 寺島達夫, 鹿野俊一, 東郷やす子, 西川英次, 一條 尚：歯頸部領域における歯小皮の構造に関する電子顕微鏡的観察. 歯科基礎医学会雑誌, 22/総会号：55, 1980.

17) 山下靖雄, 一條 尚, 寺島達夫, 鹿野俊一, 東郷やす子, 西川英次：歯小皮に関する観察. 1. ヒトの機能歯における歯小皮の基本構造について. 口腔病学会雑誌, 48：152-167, 1981.

18) 檜垣麟三：琺瑯質表面薄膜ノ比較組織學的研究(三). 口腔病学会雑誌, 5：215-227, 1931.

19) 山下靖雄：歯周病 病因論―上皮付着と歯小皮―歯小皮の構造について―. Dental Diamond, 6 (2)：22-27, 1981.

20) 山下靖雄, 一條 尚：歯小皮の構造について. 口腔病学会雑誌, 51 (3)：588-603, 1984.

21) 山下靖雄, 一條 尚：歯肉の微細構造 ヒト歯肉付着上皮と歯小皮. 歯界展望, 59 (7)：1297-1302, 1982.

22) 二階宏昌, 山崎 章, 高田 隆, 伊集院直邦：歯肉の微細構造 付着上皮の微細構造. 歯界展望, 59 (7)：1309-1314, 1982.

23) 小林健一：歯周病 病因論―上皮付着と歯小皮―上皮付着をめぐって―. Dental Diamond, 6 (2)：28-32, 1981.

24) Listgarten, M. A.：Electron microscopic study of the gingivo-dental junction of man. Am. J. Anat. 119：147-178, 1966.

25) Newman, H. N.：Ultrastructural observations on the human pre-eruptive enamel cuticle. Archs. oral Biol. 25：49-57, 1980.

26) Stallard, R. E., Diab, M. A. and Zander, H. A.：The attaching substance between enamel and epithelium-a product of the epithelial cells. J. Periodontol. 36：130-132, 1965.

27) Meyer, W.：Uber strittige Fragen in der Histologie des Schmelzoberhäutchens. Vjschr. Zahnheilk. 46：42-54, 1930.

28) Hodson, J. J.：Origin and nature of the cuticula dentis. Nature, 209：990-993, 1966a.

29) Selvig, K. A.：Ultrastructural changes in cementum and adjacent connective tissue in periodontal disease. Acta Odont. Scand. 24：459-500, 1966.

30) Listgarten, M. A.：Changing concepts about the dento-epithelial junction. J. Canad. Dent. Ass. 2：70-75, 1970.

31) 佐藤 佐：歯肉上皮付着部の電子顕微鏡的研究, 特に初期病変のみられた上皮付着部について. 日本歯周病学会会誌, 15：3-28, 1973.

32) 山下靖雄, 寺島達夫, 一條 尚：ヒト歯肉付着上皮の基底膜並びに歯小皮内にみられる顆粒状構造物について. 歯科基礎医学会雑誌, 35 (抄録集)：258, 1993.

33) 山下靖雄, 寺島達夫：Dental cuticle の構造と形成由来に関する免疫組織化学的観察. 口腔病学会雑誌, 63 (1)：254-255, 1996.

34) 山下靖雄, 寺島達夫：Dental cuticle の形成由来に関する免疫組織化学的研究. 歯科基礎医学会雑誌, 37 (抄録集)：217, 1995.

35) 山下靖雄, 寺島達夫, 杵渕孝雄, 一條 尚：歯小皮の構造に関する免疫組織学的観察. 解剖学雑誌, 69 (4)：512, 1994.

Interfacial structure between the enamel and it's surrounding tissue

Yasuo Yamashita, Tatsuo Terashima, Shunichi Shikano, Tatsuhiko Abe

Maxillofacial Anatomy, Graduate School, Tokyo Medical and Dental University,

An interfacial structure of dentino-enamel junction, cemento-enamel junction and dento-gingival junction was observed with a light and an electron microscope. In the light microscopic observation, the boundary of the dentin and enamel (dentino-enamel junction) is easily recognized. But, this boundary is unclear in the electron microscopic image because of resemblance of both crystal size and distribution density. However, we are considering that it is an ideal, functional state of the combining site that a different structural body (dentin and enamel) has a mutually similar structure in the interface.

So-called afibrillar cementum might exist in the boundary of cementum and enamel (cemento-enamel junction). The crack is often observed in afibrillar cementum which exists in such a region. It seems that such a crack has the possibility to permit the invasion of bacteria to the dentin.

Inner basal lamina always exists between enamel and the junctional epithelium, and the inner basal lamina and hemidesmosome are structural elements of the epithelial attachment. Moreover, dental cuticle might often be observed between inner basal lamina and enamel. And, it seems that the dental cuticle derives from inner basal lamina, hemidesmosome, and the junctional epithelial cell components, etc.

エナメル小柱の配列に関わるエナメル芽細胞の側方移動のメカニズム：Planar Cell Polarity Signaling 関与の可能性

Movements of ameloblasts in relation to enamel rod formation: possible involvement of planar cell polarity signaling

鶴見大学　歯学部　生物学研究室

西川　純雄

はじめに

　歯牙形成において，象牙質が石灰化を始めるとまもなくエナメル質が形成を始める．エナメル質形成の進行に伴って，作られたエナメル質の厚み分だけ，エナメル芽細胞は後退をすることになる．すなわちエナメル質形成は細胞運動を伴うことになる．もしエナメル質の基本的単位であるエナメル小柱が単一のエナメル芽細胞によって作られるとすると（特に小柱エナメル質と小柱間エナメル質と分けたときの小柱エナメル質）（Warshawsky et al., 1981)，小柱の配列パターンはこのエナメル芽細胞の細胞運動の軌跡を示していることになる．したがって細胞運動の研究には大変都合の良い材料といえる．

　ヒトのエナメル小柱の配列は歯冠部では，その集団での走向の違いが Hunter-Schreger 帯として現れ，咬頭頂では gnarled enamel としてねじれた同心円状または渦巻状の走向をしていることが知られている（Osborn, 1968；Nishikawa and Kitamura, 1977）．ラットの切歯のエナメル質では内層と外層に分けられ，内層では萌出方向に向かって列ごとに内側または外側方向に傾いている．同時に萌出方向へも傾いている．しかし外層では萌出方向にはさらに傾いているが，内外側方向には傾かず，真っ直ぐに走っている．これはげっ歯類では共通した特徴のようで，古く Tomes (1850)（Boyde, 1989 による）にも記載がある．

　本稿の目的はこのエナメル質形成時のエナメル芽細胞の細胞運動について，歴史的なレビューを行い，すでに理解されていることと，理解されていないことをより明確にすることにある．さらに Planar Cell Polarity (PCP) の概念を説明し，エナメル質形成にこれが適用できるか否かについて検討を行う．

エナメル小柱配列機構とエナメル芽細胞の細胞運動

　J.W.Osborn によれば，エナメル芽細胞の細胞運動の要因は内的と外的の二つが考えられる．前者では，細胞の内部に細胞移動のための具体的な装置があり，その装置の自律的な起動と運動の維持によってエナメル芽細胞が特有のパターンで移動することになる．後者では，外界から与えられた力によってエナメル芽細胞の運動が生じることになり，特に形成されたエナメル質が溜まることにより，その外に向かった圧力が細胞を後退させたり側方への移動させたりするという考え方になる（Osborn, 1973）．Osborn は精力的に多くのヒトのエナメル質を観察し，多くの知見と小柱の走向を可能にするエナメル芽細胞の運動について考察を加えた．しかし，内的要因では，自律的運動の起源をどこの求めるかが難しく，外的要因では調和した細胞の運動を漠然とした外力にどう結びつけるか難しく，未だ説得力のある結論に達していない．

　げっ歯類の切歯はその横断面を見るとある列では左に曲がり，次の列ではいっせいに右に曲がり，

Department of Biology, Tsurumi University School of Dental Medicine, Yokohama 230-8501, Japan

次ではまた左というように1列ごとに異なった方向にエナメル小柱が走り合板のような構造を作っている。Risnes は1979年ラットの切歯のエナメル質形成についてエナメル芽細胞の移動速度を種々の文献から計算し、エナメル芽細胞は切歯の横断面では5-7個の細胞を横切るくらいの移動をすると結論している（Risnes, 1979a）。この論文はエナメル質形成におけるエナメル芽細胞側方移動説の優れた説明になっているが、今日に至るまでこのことが実証されているわけではない。同じ1979年に Risnes は同じラット切歯のエナメル小柱の配列を走査型電子顕微鏡で詳細に検討し、種々の異常な配向を調べている。この中にはある方向に走る小柱集団の1本が途中で突然走向を変え、別な列の小柱と一緒になって反対方向へ走る例を示している（Fig.18, Risnes, 1979b）。このことはこの小柱形成に関わるエナメル芽細胞が側方移動の方向を突如変えたことになる。接している小柱の走向は変化していないことから、この領域にかかっている外的な力には変りがないと考えられ、細胞は外力に動かされているわけではなく、細胞自身に移動の原動力が内在することを示唆しているように思われる。Risnes はこう結論付けているわけではないけれども、このように読み取ることもできる。

Wakita と Kobayashi（1983）はネコとイヌのエナメル芽細胞のトームス突起を SEM で観察した。トームス突起は基質を分泌する S 面と分泌をしない N 面があり円柱状をしたトームス突起が斜めに半分埋まったような状態になっていて、S 面、N 面ともに三日月状になっている。S 面からは垂直に結晶が伸びる傾向にあり、N 面からは結晶が伸びず、エナメル芽細胞が移動していくときに沿っていく面になっている。この S 面の向きを SEM で観察すると、2種類のエナメル芽細胞が S 面の向きの違う集団として区別できることを Wakita と Kobayashi（1983）は報告している。これは、イヌのようなヒトの歯に近い歯のエナメル質形成の際に、エナメル芽細胞が集団で側方移動していることを示唆した重要な報告である。エナメル質を観察し、そのエナメル小柱の走向からエナメル芽細胞の細胞運動を推測する研究方法は前述の Osborn（1973）、あるいは Boyde（1989）、さらには古くはわが国の研究者によっても質の高い研究が Kawai（1955）Shobusawa（1952）などにより報告されてきた。しかし、運動しているのは細胞であり、この観察がより直接的であることは、自明のことである。

Boyde（1989）はそのエナメル質に関する review の中でエナメル芽細胞の細胞運動について言及し、その原動力として、トームス突起の分泌面が偏心的（eccentric）であることを指摘している。実際、ラットの切歯でもトームス突起先端の分泌面は斜めになっているし、ヒトの歯でもそうである。この斜めになっていることによりエナメル基質の分泌に伴って側方にエナメル芽細胞が押し出され、10-13 の小柱幅で方向が変化しているのでこの幅で接しているエナメル芽細胞群が反対方向に押し出されるというものである。この結果、Hunter-Schreger 帯が作られることになると思われる。そうであれば、エナメル芽細胞の分泌面がなぜ偏心的であるかが問題となり、後述の平面内での物質の分布極性にも関係するかもしれない。

Warshawsky（1978）はラット切歯のエナメル質内層を形成している分泌期エナメル芽細胞を主に freeze-fracture replica を用いて調べ、エナメル芽細胞の側方移動について考察している。前述のように、エナメル芽細胞は切歯の長軸に対して直交する方向に列を作り一列ごとに内側と外側に、互い違いに傾いている。しかし、Warshawsky（1978）によればこの傾きは、トームス突起で急激に曲がるわけではなく、エナメル芽細胞全体が緩やかな曲線を描いているという。そのために、明確な側方移動は必要がなく、エナメル質から後退する方向の移動を考えればよいとしている。細胞移動から離れて、エナメル小柱の配列を説明しようとしたものである。

Smith and Nanci（1996）も詳細にエナメル小柱の形成とエナメル芽細胞の運動について記載している。また Smith and Nanci（1995）は review の中でエナメル芽細胞は象牙質から離れる方向への移動と共に、側方へ移動し、場合によっては円周上（circumferentially）に移動すると述べている。このことによって、三次元的な空間移動を可能にしている。また彼らはエナメル芽細胞が基質形成期に細胞運動を行えば、そこに接

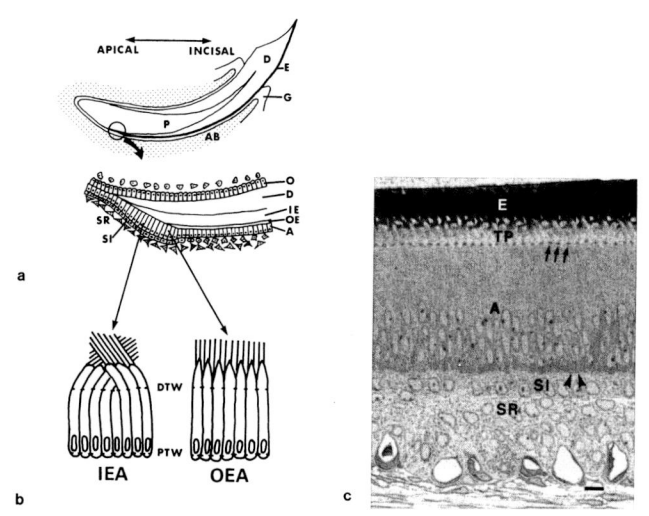

図1. ラット下顎切歯の模式図 (a, b) と形態像 (c). 基質形成期のエナメル芽細胞は内層を形成するもの (IEA) と, 外層を形成するもの (OEA) に分けられる. いずれの場合でも F-actin の線維束が遠位部 (DTW) と近位部 (PTW) に認められる. エナメル芽細胞は内層を形成するときだけ側方移動すると考えられる (b 左). 切歯に沿った縦断切片では DTW は点状に (c 矢印), PTW は線状 (c 矢じり) に見える. AB：歯槽骨, D：象牙質, E：エナメル質, G：歯肉, P：歯髄, O：象牙芽細胞, IE：エナメル質内層, OE：エナメル質外層, A：エナメル芽細胞, SI：中間層, SR：星状網, TP：トームス突起. Bar = 10μm (Nishikawa et al., Eur J Cell Biol, 47：222, 1988, Elsevier のご厚意による)

している中間層を構成する細胞も何らかの協調的な運動を行うだろうという考えを示している. 中間層の細胞運動への関与は考えなければいけないテーマと思われる.

Hanaizumi et al. (1994, 1996, 1998) はイヌの歯を用いて小柱の走向とトームス突起の形成面について, 三次元的構築を行い, エナメル小柱は歯の長軸に対して直交する方向に 8-10 小柱幅のグループを作っていて, それらがさらに側方に傾いていると報告している. また隣り合っている別なグループは反対方向に傾いている. さらに, トームス突起の分泌面 (S 面) は滑走面 (N 面) に囲まれているが, この S 面がグループごとに反対方向を向いていることを示した. これは Wakita and Kobayashi (1983) の発展した研究でもあるが, 詳細なデータに基づいた, 優れた研究である. これらの研究で重要なことは, 8-10 本のエナメル小柱すなわちこれを作っているエナメル芽細胞がグループで行動し, 隣り合ったグループ間では反対方向に側方移動していることを暗示しているからである. これはエナメル質の形成方向, すなわち歯の長軸に沿った方向に対して, 横切る方向で側方移動が起こると考えられ, ラットの切歯の仮想される側方移動と同じ向きになる. Hanaizumi et al. (1998) は, この移動の原動力については, どちらかといえば, 分泌された基質からの圧力に求めている.

小沢 (1978) や Yokota (2006) はインド象といった大動物を使ってエナメル質の詳細な構造や, エナメル芽細胞の組織を調べ, エナメル芽細胞の細胞運動がエナメル質形成に重要であることを報告している.

著者らは1980頃から1990年代初頭にかけて, この側方移動の問題についていくつかの報告をしてきた. そもそも基質形成期のエナメル芽細胞の近位部と遠位部にはそれぞれ細胞間結合装置とそれに連なる線維網があることが知られていて terminal web または cell web と呼ばれてきた (Kallenbach et al., 1965) (図1). 一方では, Butcher (1956) 等はエナメル芽細胞はエナメル基質の形成と共に後退していくが, 同時に側方にも移動していると考えてきた. Reith and Ross (1973) はこの線維が収縮性でありこの側方移動に関わると想像してきた. 実際 Kallenbach et

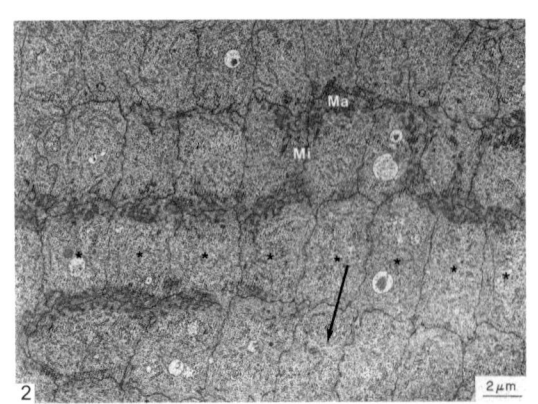

図2. ラット切歯エナメル質内層を形成している基質形成期エナメル芽細胞遠位部 terminal web の電顕像．細胞が横断されるように切ったもの．矢印は切歯の長軸を示している．この軸に直交する面ではよく発達した線維束が認められ (Ma)，軸に沿った面では発達が悪い (Mi)．asterisks は側方移動していると考えられるひとつの細胞列を示している．Bar = 2μm (Nishikawa & Kitamura, Arch Oral Biol, 30：13, 1985, Elsevier のご厚意による)

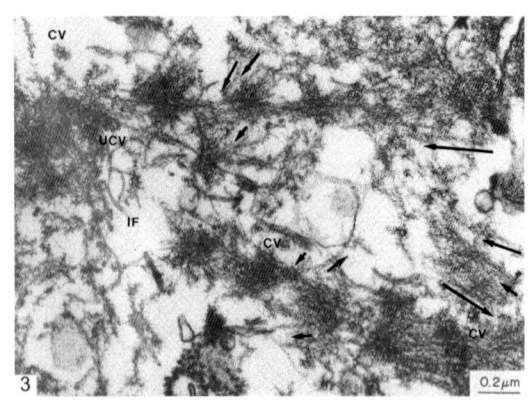

図3. ラット切歯エナメル質内層を形成している基質形成期エナメル芽細胞近位部 terminal web の電顕像．細胞に孔を開け，ヘビーメロミオシンで線維を修飾したもの．線維束にはやじり状の修飾が見られ，この線維がアクチンからなることを示している．矢印はやじりの方向を示している．中間径線維 (IF) は修飾されない．CV：被覆小胞．Bar = 0.2μm (Nishikawa & Kitamura, Arch Oral Biol, 30：13, 1985, Elsevier のご厚意による)

al.(1965) によれば仮想される細胞移動の面に沿って，遠位部では terminal web filament bundles が豊富で，直交する面では乏しいことを報告してきた（図2）．Nishikawa and Kitamura (1985) は heavy meromyosin 修飾法を用いてエナメル芽細胞の近位部と遠位部の terminal web filaments がアクチン線維であることを電子顕微鏡的に示した（図3）．さらに，Nishikawa and Kitamura (1986) は F-actin と特異的に結合する蛍光色素の NBD-phallacidin を用いてラット切歯エナメル芽細胞の F-actin のパターンを蛍光組織化学的に調べた．これらの結果はエナメル質の内層を作っているエナメル芽細胞では近位部と遠位部によく発達した F-actin が分布し，細胞の横断像では，近位部では細胞周囲が均一なリング状をしてその周囲に沿って F-actin が豊富に見られるが，遠位部では細胞の輪郭が長方形をしていて，仮想される側方移動面に沿って，すなわち切歯の長軸と直交する面で多く見られることが報告された．今日的には，rhodamine-phalloidin を用いて同様に F-actin の分布を容易に観察することができる（図4, 5）．

この研究の発展に伴い，terminal web filaments がアクチンだけではなく他の筋関連タンパク質すなわちミオシン，トロポミオシン，α-アクチニンやアクチンと細胞膜との結合に関わるタンパク質ビンキュリンや ERM ファミリーのひとつラディキシンが同様に側方移動面に局在することも，免疫組織化学的手法を用いて報告されてきた（図6）(Nishikawa et al., 1988；Nishikawa et al., 1990)．これらの結果は，エナメル芽細胞の側方移動が隣接細胞膜に結合したアクチンとミオシンに基づく細胞運動であることを示唆している．一方，遠位部 terminal web では，同じ仮想される移動面に沿ってデスモソームタンパク質である desmoplakin I/II が豊富で，直交する面では乏しいことも報告されている (Nishikawa et al., 1988)．したがってデスモソームのような細胞間結合装置がエナメル芽細胞の面によって，発達が違うことになる．同様なことは，Warshawsky (1978) によるラット切歯エナメル質内層を形成するエナメル芽細胞の freeze-fracture replica の電子顕微鏡像で示されている．すなわち遠位部の細胞間結合装置では移動面に沿って閉鎖帯がより発達

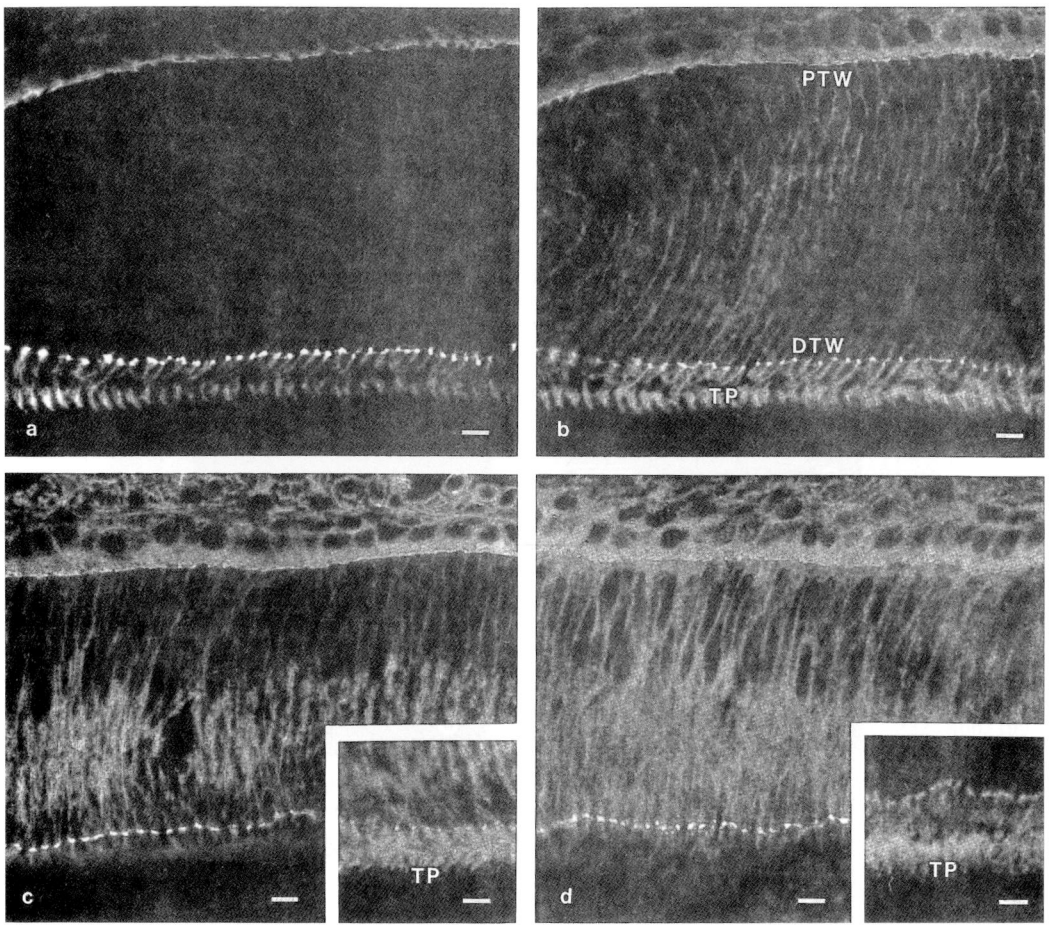

図4. ラット切歯エナメル質内層を形成している基質形成期エナメル芽細胞の縦断像．rhodamine-phalloidin による F-actin 標識（a），抗体による3種類のタンパク質ミオシン（b），α-アクチニン（c），トロポミオシン（d）標識を示す．inset はトームス突起（TP）内のそれぞれのタンパク質の局在を示す．いずれも近位部 terminal web（PTW）と遠位部 terminal web（DTW）が陽性．Bar=10μm（Nishikawa et al., Eur J Cell Biol, 47：222, 1988, Elsevier のご厚意による）

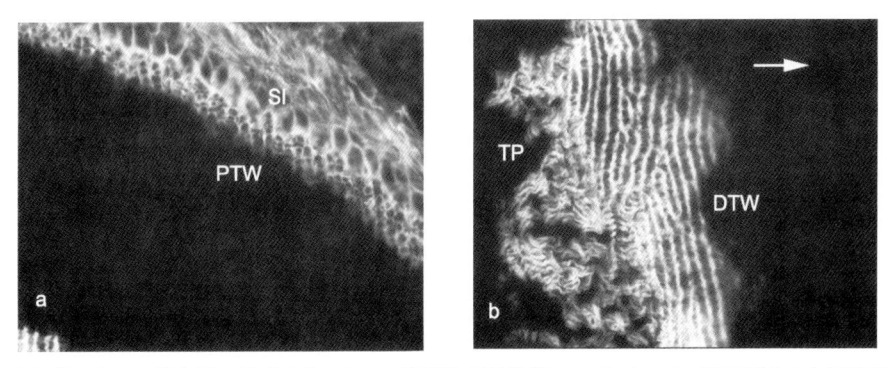

図5. ラット切歯エナメル質内層を形成するエナメル芽細胞を近位部 terminal web（PTW）(a) と遠位部 terminal web（DTW）(b) で横断した像．F-actin を rhodamine-phalloidin で標識したもの DTW では切歯の長軸（矢印）と直交する方向に F-actin が豊富であるが，長軸に沿った方向では発達が悪い．PTW ではこのような関係は認められない．SI：中間層，TP：トームス突起

man. Anat Rec 200:371-399

Yokota R (2006) On the developmental process of "ameloblast grouping and dancing" in the formation of Hunter-Schreger bands in Indian elephant molar tooth germs. J Oral Biosci 48: 42-53

Movements of ameloblasts in relation to enamel rod formation: possible involvement of planar cell polarity signaling

Sumio Nishikawa

Department of Biology, Tsurumi University School of Dental Medicine, Yokohama 230-8501, Japan

It is well known that the course of enamel rods differs in various animal and human teeth. Especially, the arrangement pattern of human enamel rods often results in alternating dark and light bands called Hunter-Schreger bands. In the past decades, many researchers have tried to explain the formation of this complex running pattern of enamel rods using animal and human teeth. Ameloblasts, which are responsible for enamel rod formation, play an important role in forming the complex rod running pattern. In this review, the author discusses previous research and introduces several propositions for clarification of the formation of this rod arrangement pattern. The author has also described the possible ameloblast movement during tooth enamel formation. The important points mentioned are (1) ameloblasts may move in three ways, that is, backwards, occlusally or incisally, and sideways, (2) the driving force for ameloblast movement could be from outside of the ameloblasts or even out of the enamel organ, alternatively, ameloblasts themselves may instruct their coordinated movements during enamel formation. Furthermore, it has been proposed that the concepts of both "planar cell polarity" and "convergent extension" are powerful candidates for explanation of ameloblast movements, enamel rod arrangement and, therefore, tooth enamel formation.

エナメル象牙境の形態について

Morphology of the dentino-enamel junction

日本大学　松戸歯学部　組織・発生・解剖学講座

新美　寿英

【始めに】

　象牙質とエナメル質の境界は,「エナメル・象牙境」と呼ばれ, 生体中で最も石灰化した「エナメル質」と次いで高度に石灰化し, 歯髄という軟組織を包んでいる「象牙質」との境界をなしている. エナメル・象牙境は物理的性質を異にする二つの硬組織の境界をなす点, そして臨床的な点から様々な問題を内包しているが, その実態はヒトに於けるエナメル・象牙境が波状構造を示すという点以外, 殆ど明らかになっていない. 本論に於いては, エナメル・象牙境の問題点を整理すると共に, エナメル・象牙境を容易に観察できる方法を工夫し, この領域の新しい知見を得た概要を紹介する.

エナメル・象牙境の臨床的問題点

　エナメル・象牙境は, 齲蝕が側方に広がる部位であり[1], 切削等の刺激により疼痛が発生しやすい部位でもある[2]. 象牙質形成不全症の歯は, エナメル・象牙境におけるエナメル質の剥離などが頻繁に起こり, 健全歯に比較してエナメル・象牙境が直線的であると共に外套象牙質領域 (象牙質表層) の低石灰化が認められる[3]. また, エナメル・象牙境は, 二つの異なる硬組織が調和して強く接合する領域であり, その接着様式は, 歯科材料の歯面への接着力の指標として解明応用されつつある[4,5]. このような臨床的な問題は未解決である.

系統発生的な問題点

　真性エナメル質は, 両生類, 爬虫類, 哺乳類において歯冠を構成する外胚葉由来の構造である. 一方, 魚類などにおいては, 歯冠は中胚葉由来の象牙質が変化したエナメロイドで形成されている. エナメロイドは分化初期には主として有機基質に膠原線維を含むが, 脱却され, 真性エナメル質のように大型の結晶へと成長したエナメル質組織である[6]. 有機基質の脱却と石灰化, 結晶の大型成長という点が, 真性エナメル質と共通で類似する点であり, この様な石灰化様式は体の中で特異的である. しかし, エナメル・象牙境の形成にこの現象が起こるかどうかについての研究は殆ど無く, 未解決の問題として残っている.

エナメル・象牙境の発生学的問題点

　エナメル・象牙境は, 歯冠形成時におけるエナメル芽細胞および象牙芽細胞の形成開始の領域であり, それ故歯冠形態やエナメル質および象牙質の組織構造を左右する重要な要因の一つであると考えられる. 歯冠表面に位置するエナメル質と内部に歯髄を入れている象牙質とではそれらが果たす機能的役割も異なっている. しかし, エナメル・象牙境と, 歯冠形態, エナメル質や象牙質の構造, 歯髄との関係および発生における問題の検討はこれまでになされていない.

エナメル・象牙境の形態的特徴と分化

　エナメル・象牙境の形態の報告は殆どがヒトにおけるものである. ヒトのエナメル・象牙境の形態は直線および象牙質側に陥凹する多数の円弧の連鎖で構成された大小不同の波状線を示す (図1). エナメル質を脱灰して溶解消失させ,

---

Department of Histology Cytology and Developmental Anatomy Nihon University School of Dentistory, Matsudo, Japan

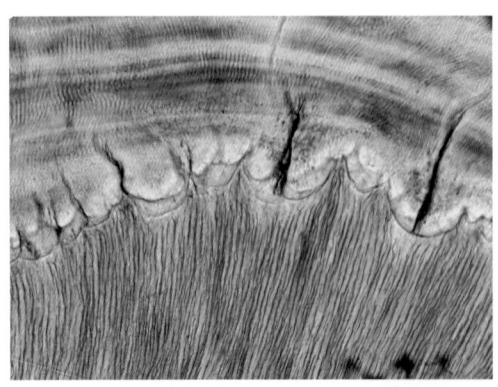

図1. 研磨切片　ヘマトキシリン染色
波状線を示すエナメル・象牙境

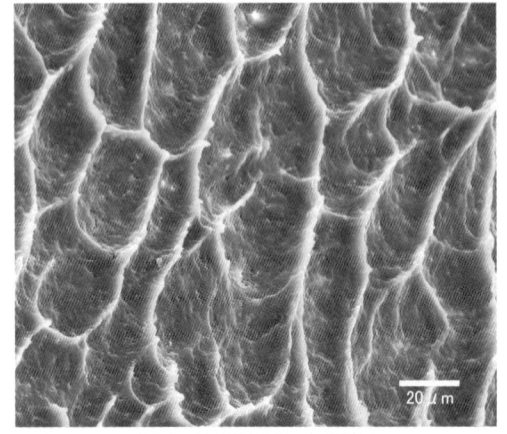

図2. 下顎切歯　唇側面
象牙質表面（エナメル象牙境）の大小多数の小窩

象牙質表面を走査電顕で立体的に観察すると、大小無数の小窩が存在し（図2）、これらが切片では波状形態を示すことが理解される。この象牙質表面、即ちエナメル・象牙境の構造について、Miyauti[7]が初めて報告し、小窩を「象牙小窩（*foveola ebrunea*）」、象牙小窩が横に並び融合して形成される溝を「象牙小溝（*surcus eburneus*）」と名付けた。

その後の藤田[8]や三枝ら[9]の報告をまとめると次の如くなる。1）小窩の形態や分布状態は同一歯でも部位により差があり、唇・舌側の豊隆部では大型の小窩が集まり、歯頸部などでは小窩はほとんどみられない。2）歯種による差が認められ、切歯、犬歯では比較的明瞭な小窩を持つが臼歯では不明瞭な小窩を持つ傾向があ

る。乳歯では永久歯に比較し小窩は不明瞭である。その後は他の研究者により走査電子顕微鏡を用いた観察が行われたが、継続的な研究はない。そして、動物等も含めた多種にわたる歯を比較解剖学的にまとめた研究も殆どなく、エナメル・象牙境の研究は進展していないのが現状である。

このように特殊な形態を示すエナメル・象牙境の成因について、波状形態は象牙質が吸収されるために形成されるという吸収説[10,11]、象牙芽細胞とエナメル芽細胞との境界線はすでに波状を呈するという発生説[12～14]が挙げられる。エナメル・象牙境の機能については一般的に接着面積を広げ、エナメル質と象牙質を強固に結び付けているとされるが、強力な咬合力を必要とする動物のエナメル・象牙境は比較的単純な形態を示すとする報告[15,16]もあり、波状の形態と機能を直接と結びつくとは考えていない研究者もいる。従って機能に関しても不明な点が多い。

【方　法】
エナメル・象牙境の新たな観察法

これまでに走査電顕を用いた小窩の形態や分布の報告はいくつかあるが、全体的な観察としてまとめられていない。それは、走査電顕のための試料作製の手順から考えて、局所的な観察に留まりやすく、これとは別の要因として乾燥等のアーチファクトを考慮しなければならない。そこでより多くの歯、また広範囲にわたる歯種の観察が可能になるような観察法を検討したものを次に紹介する。エナメル質を溶解消失させた脱灰標本に染色を施し、実体顕微鏡で観察すると、濃く染色される象牙小窩（小窩）の縁が連続して網目模様を呈するのが認められる（図3a）。実体顕微鏡で観察される小窩（図3a）は、走査電顕像で観察される小窩（図3b）と一致している。したがって走査電顕で認められる象牙小窩と同様のものがこの方法でも観察されることが確認できる。

この染色法による観察は、観察への手順が比較的簡便であり、象牙小窩の全体的な形態や分布の把握が可能で、歯のすべての面を観察することができる。また必要に応じて観察後に

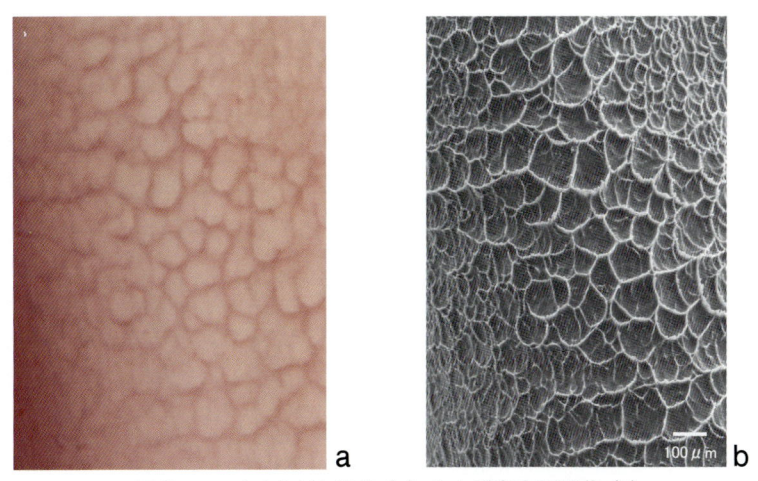

図3. ヘマトキシリン染色（a）および走査電顕像（b）
象牙質表面の小窩の縁がヘマトキシリンに濃く染色される（a）．同一部位を走査電顕で観察すると（b），ヘマトキシリンで染色される小窩の縁と走査電顕像における小窩の縁が一致する．

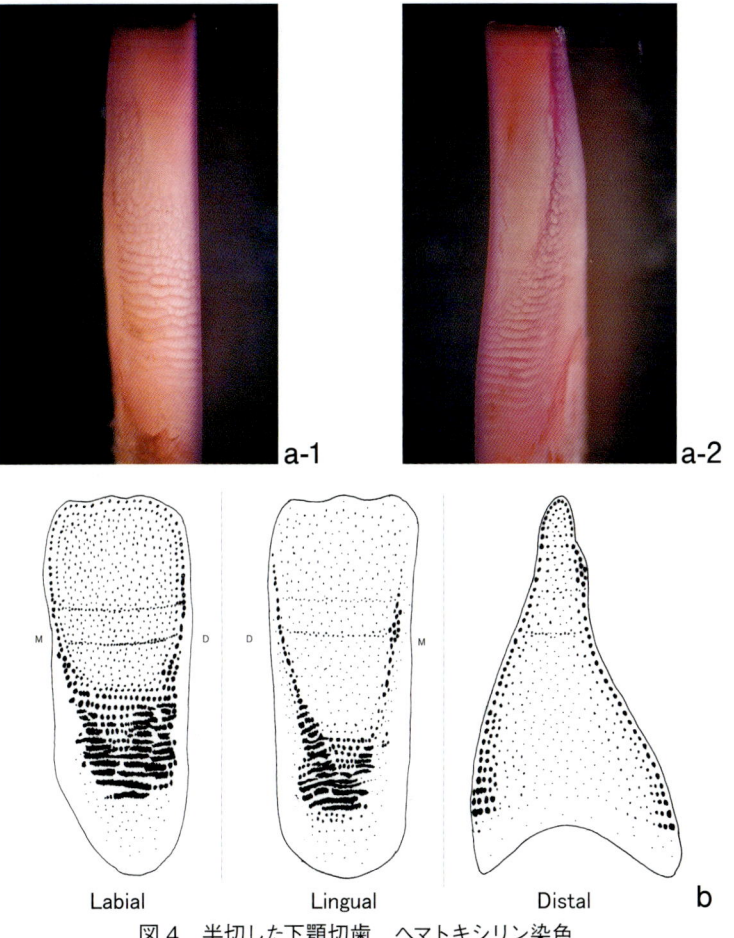

図4. 半切した下顎切歯，ヘマトキシリン染色
小窩は唇側（a-1）の歯帯付近の豊隆，舌側（a-2）の基底結節，唇側面ならびに舌側面と隣接面との移行部（特に舌側の辺縁隆線部）で比較的大型となる．唇側，舌側ともに象牙小溝が認められるが，歯頸部付近では小窩がほとんど観察されなくなる．象牙小窩および象牙小溝の模式図（b）．

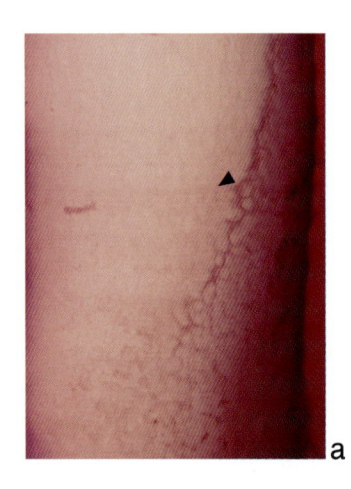

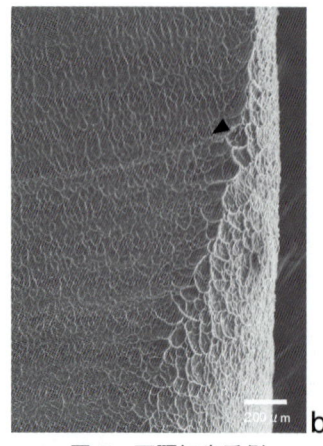

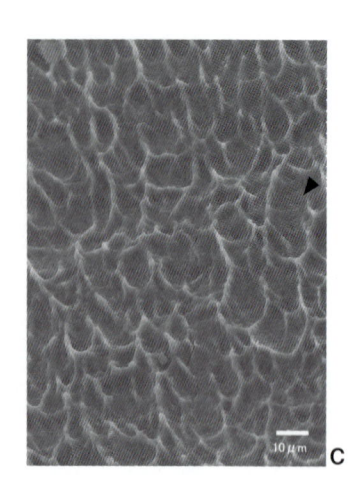

図5. 下顎切歯舌側
ヘマトキシリンで染色され，歯冠を取り囲む方向に走行する縞模様が認められる（a：矢頭）．同一部位を走査電顕で観察すると同じ縞模様が認められる（b：矢頭）．小窩を拡大すると縞模様は類円形で小型の小窩の連続により形成されている（c：矢頭）．

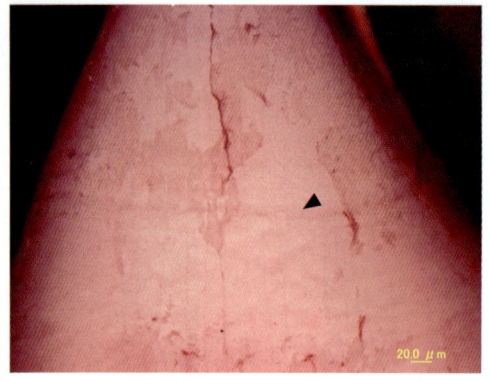

図6. 下顎切歯の近心面，ヘマトキシリン染色
ヘマトキシリンに濃染する発達した縞模様（矢頭）は唇側および舌側から続いている．

パラフィン包埋し，光顕での観察や走査電顕および透過電顕での詳細な観察も可能である．この方法を用いて，ヒトの全歯種，ならびに動物の種々の形態の歯に応用し，小窩やその他の構造物の出現状態と形態的特徴を詳細に検討することによりエナメル・象牙境の発生や機能の解明が可能となろう．

【結　果】
　象牙小窩の分布
　上記の方法で観察した下顎切歯の小窩の分布が図4a-1, a-2である．下顎切歯の小窩は，基本的にMiyauti[7]の示す上顎切歯と同様の分布状態を示す．歯冠の比較的豊隆の強い部分では大型で染色の明瞭な小窩が分布する傾向にあり，これは上・下顎切歯に共通する特徴となっている．下顎切歯は，上顎切歯に比較して唇側，舌側ともに象牙小溝が全体的に明瞭に分布して認められる．Miyauti[7]の報告でも下顎切歯は最も頻繁に象牙小溝が現れるとしており，今回の所見とも一致している．下顎切歯の小窩の分布傾向をまとめたものが図4bである．基底結節領域，辺縁隆線領域に大型の小窩が多く象牙小溝を形成することもあることは，歯胚の内エナメル上皮-エナメル芽細胞が彎曲して分化する部位であることと関係する可能性がある．今後は全歯種の象牙小窩をまとめ，この点を明らかにしたい．

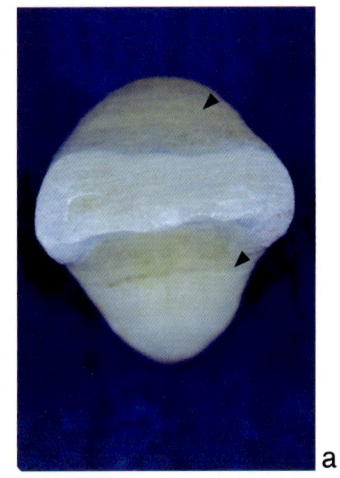

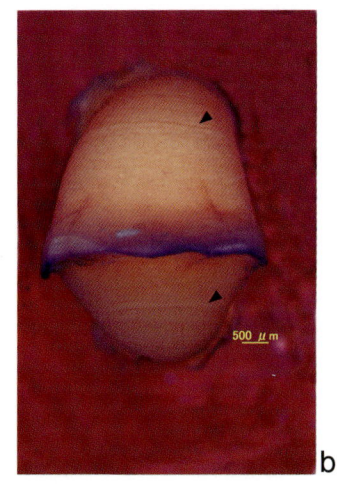

図7. 下顎切歯
エナメル質表面の明瞭な周波条（a：矢頭）に対応する象牙質表面の縞模様（b：矢頭）がヘマトキシリンに染色されて認められる．

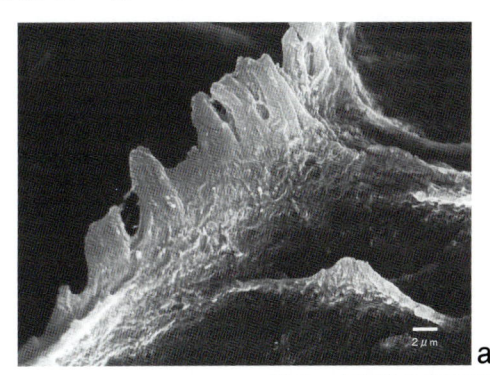

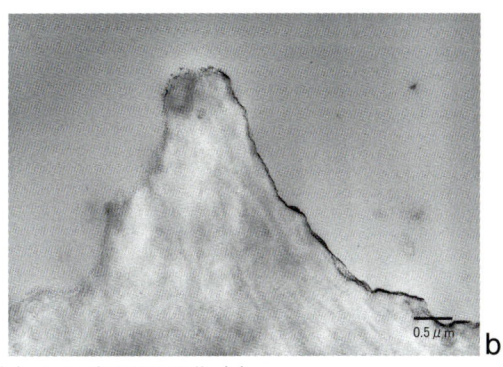

図8. 小窩壁の走査電顕像（a）および透過電顕像（b）
脱灰後の象牙質表面を走査電顕で観察（a）した後，同標本をエポキシ樹脂に包埋し電子染色超薄切片によって，透過電顕で観察（b）すると，小窩の辺縁部は象牙質のコラーゲン線維がその頂部に向かい走行している．

象牙質表面の縞模様

歯冠部中腹には，ヘマトキシリンに染色され，歯軸と直交方向に走行する縞模様（図5a:矢頭）が認められる．この縞模様は走査電顕でも確認される（図5b：矢頭）．拡大して観察すると，縞模様は小型で類円形の小窩が横方向に連続して形成されている（図5c:矢頭）．この縞模様は主に唇・舌側に存在するが，発達したものでは歯冠中腹を取り巻くこともある（図6）．

また縞模様（図7b：矢頭）の一部は，エナメル質表面の周波条（図7a:矢頭）と一致することもある．よって，これらのエナメル・象牙境の構造は，エナメル質の成長線，エナメル芽細胞の周期的活動との関連が示唆される．今後は，エナメル質を含めた他の成長線，周期性との関連や形成過程についても詳細な検討が必要になるであろう．

象牙小窩表面の微細構造

象牙小窩を走査電顕で詳細に観察すると，小窩同士を区分する隔壁の頂部付近にその頂部に向かい走行する線維状構造物が確認される（図8a）．走査電顕で観察した同部位をエポンに包埋し透過電顕で観察すると，走査電顕で観察される線維状構造物とほぼ一致するコラーゲン線維が認められる（図8b）．したがって走査電顕で認められる線維状構造物は，象牙質の下地をなすコラーゲン線維を直接観察していることが理解される．

膜状構造物，エナメル質深層の有機基質

　本観察法によると，エナメル・象牙境には象牙小窩と同時にその表面を覆う膜状構造物が認められる（図9）．膜状構造物は，試料や歯の部位によって染色性に違いが認められるものの，歯冠部象牙質の表面全域を覆っている（図9a）．膜状構造物を剥離して観察すると染色性の良い部分は厚く1枚のシート状を呈している（図9b：矢印）．剥離した膜状構造物の下層には，象牙小窩が認められる（図10：★）．よって膜状構造物はエナメル質深層に存在し，エナメル・象牙境の上を覆う構造物であることが分かる．

　膜状構造物は，歯冠頂付近では濃く染色され（図9a：＊），その表面に歯軸と平行に走行する畝状構造を認めることがある．畝状構造物は，形態的特徴からエナメル叢あるいはエナメル葉板と推定される．膜状構造物は，エナメル質表層を除去した領域でも，除去してない領域と同様に認められる（図11）．したがって，膜状構造物は一部エナメル叢やエナメル葉板を含む，エナメル質深層の有機物が一層の膜状を呈する構造と推定できる．膜状構造物がどの様な形態で結晶と関連するのかは不明であるが，おそらくは高野豆腐あるいはスポンジ状となったアメロゲニンの膜であろうと推定している．(図12)

　膜状構造物を除去せずに走査電顕で象牙質表面を観察すると，輪郭が不明瞭な象牙小窩が認められる．これは，エナメル・象牙境の上

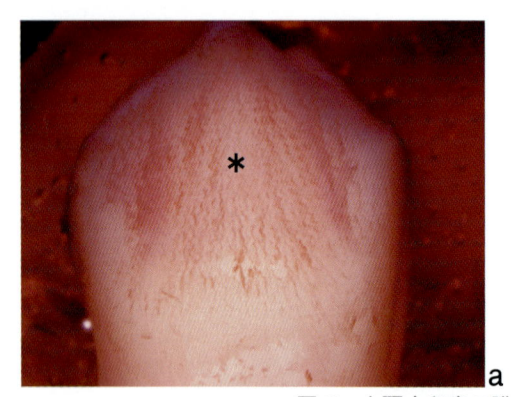

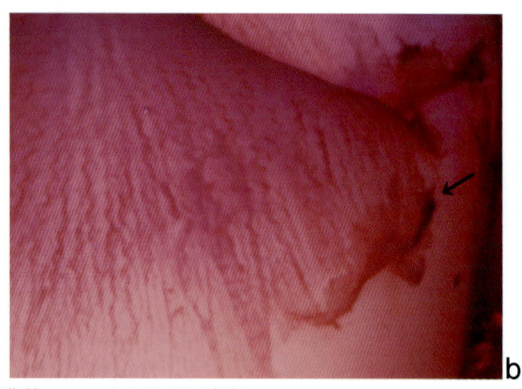

図9．上顎小臼歯の膜状構造物，ヘマトキシリン染色
膜状構造物は象牙質表面の全域を覆い（a），歯冠頂付近では畝状の構造を呈する（a：＊）．膜状構造物を剥離すると染色性の良い部分は厚い1枚のシート状を呈している（b：矢印）．

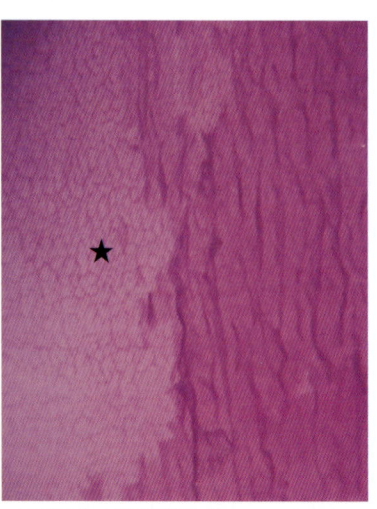

図10．上顎切歯の膜状構造物，ヘマトキシリン染色
剥離した膜状構造物の下層には，網目状の象牙小窩が認められる（★）．

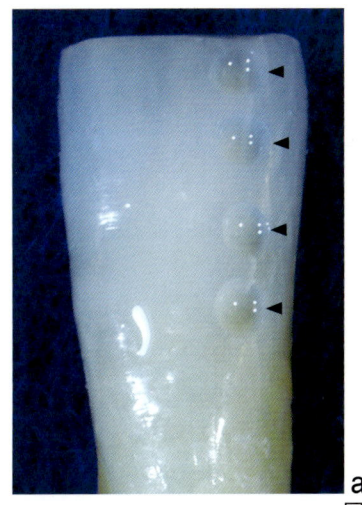

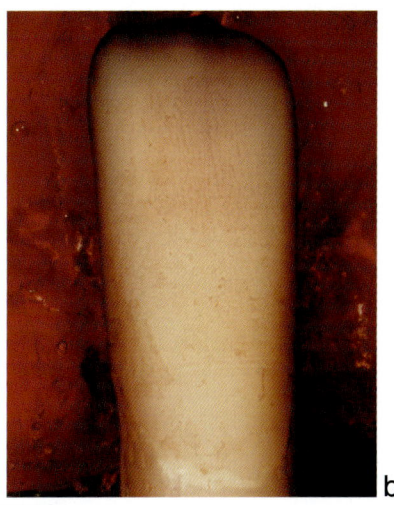

図 11. 下顎切歯
エナメル質を表層から一部を除去し（a：矢頭），同じ標本を脱灰してヘマトキシリン染色を施しても，膜状構造物は象牙質表面にほぼ均一な状態で認められる（b）．

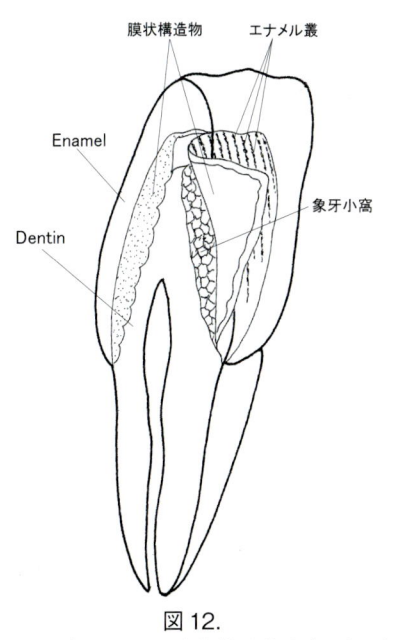

図 12.
エナメル質内における膜状構造物と象牙小窩との位置関係を示す．

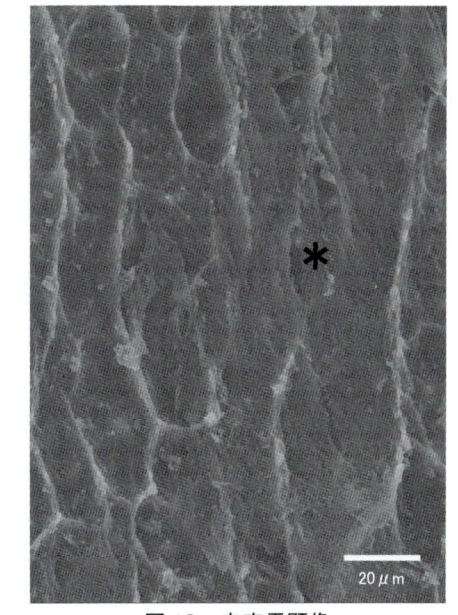

図 13. 走査電顕像
膜状構造物（＊）は象牙質表面に存在し，その下層の象牙小窩は不明瞭に観察される．

に膜状構造物が残留したためであろう（図 13）．したがって，正確な象牙小窩の形態の観察のためには，今回行ったように染色を施して膜状構造物を認識し，必要に応じて除去する必要がある．

【文　献】
1) 小野瀬英雄, 他：保存修復学. 第4版, 東京, 2000, 医歯薬出版, 57.
2) 小林茂夫, 郡司位秀：エナメル・象牙境の知覚の伝達－象牙質を刺激すると, なぜ痛いのか－. The Quintessence. 4：14-26, 1985.
3) 森川重嗣, 山崎 章, 斎藤武郎, 三田 明, 久保田玲子, 田辺俊昭：象牙質形成不全症の乳歯の微細構造に関

する研究 外套象牙質を中心として. 小児歯科学雑誌 28：305-312, 1990.
4) Pioch, T.and Staehle, H.J.：Experimental investigation of the shear strengths of teeth in the region of the dentinoenamel junction.Quintessence Int. 27：711-714, 1996.
5) 浦部 功, 佐野英彦, 猪越重久, 田上順次：エナメル・象牙境におけるエナメル質と象牙質の生物学的接着強さ エナメル・象牙境の引張り破壊強さ. 接着歯学 16：1-6, 1998.
6) 笹川一郎, 石山巳喜夫：魚類のエナメル質とエナメロイド, 化石研究会会誌, 40, 6-14, 2007.
7) Tunezo Miyauti：Zur Morphologie der Schmelz-Dentingrenze bei menschlichen und tierischen Zähnen.Jap.J.Med. Sc., Ⅸ .Odontol：29-56, 1942.
8) 藤田恒太郎：歯の組織学. 東京, 1957, 医歯薬出版, 72-77.
9) 三枝 博, 河野敬明, 酒井正人：人の歯冠象牙質表面構造について. 九州歯会誌 24：325-331, 1970.
10) Ebner, V.v.：Strittige Fragen über den Bau des Zahnschmelzes. Sitz.-ber.Akad.Wiss.Wien, Abt. Ⅲ, 99：57-105, 1890.
11) Meyer, W.：Strittige Frangen in der Histologie des Zahnschmelzes.Vierteljahrsschrift für Zahnheilkunde.3, 1925.
12) Orban, B.：Schmelz-und Zahnoberhäutchen. Schmelzlamellen und Büschel. Z. Stomatol. 24：137-167, 1926.
13) Tylman, S.D.：The dentino-enamel junction. J. Dent.Res., 8：615-622, 1928.
14) Faber, F. Zur Kenntnis der Kolbenformigen Fortsatze im menschlichen Zahnschmelz. 2：p47-55, 1930.
15) Oliveira, C.A., Bergqvist, L. P. and Line, S. R. ：A comparative analysis of the structure of the dentinoenamel junction in mammals. J. Oral.Sci. 43：277-281, 2001.
16) 宮崎道雄, 日高秀子, 龍田清子：動物歯牙の象牙質表面の構造について. 福岡歯科大学学会雑誌 4：35-39, 1977.

Morphology of the dentino-enamel junction

Niimi Toshihide

Department of Histology, Cytology and Developmental Anatomy, Nihon University School of Dentistory at Matsudo

The aim of this study is to retrieve the researching method and to clarify for the feature, development, and the function of the human Dentino-Enamel Junction (DEJ).

The DEJ is very important structure not only for clinical dentistry but also basic dental science. However the structure, generation, and function are unclear.

The human DEJ was reported at first by Ebner (1890) as the wave line, looks like howship's groove. The structure was named by Miyauti (1941) *'foveola eburnea'* under the stereoscopic microscopy. He also wrote rows of them *'surcus eburneus'*. After it, there is a few researchers to report the form and distribution of fossa.

The results were follows : 1) Almost whole area of the dentine surface was covered with the membrane which was stained by hematoxylin. They often showed ridge structures which run to vertical direction. It seemed that these structures corresponded to the enamel tuft. 2) There were fossae under these membranes. 3) The margin of each fossa was stained by hematoxylin. These fossae corresponded to *'foveola eburnea'* reported by Miyauti (1941) . 4) Striped patterns ran transversely to the tooth axis. They were consisted of many small *'foveola eburnea'*. It seems that these patterns were growth line of dentin. 5) The Collagenous fibers in the surface layer of *'foveola eburnea'* ran toward the top of the wall.

The formation mechanism and function of the DEJ seem to be elucidated in morphology, by observing distribution and a structural feature of *'foveola eburunea'* in detail by applying this dye method to human and animal teeth.

エナメル小柱の三次元的走行，配列とシュレーゲル条の分化

Three-dimensional curse and arrangement of enamel prisms in relation to the formation of Hunter-Schreger bands

日本大学　松戸歯学部　組織・発生・解剖学講座

花泉　好訓

はじめに

歯のエナメル質縦断面には，縦断されたエナメル小柱からなる縦断帯と横断された小柱とからなる横断帯とが交互に配列する周期的パターン，即ちハンター・シュレーゲルの条紋（シュレーゲル条）が観察される．現在まで多くの研究者たちが，シュレーゲル条の形成とエナメル小柱の走行との関係について，エナメル質切削面や割断面を光学顕微鏡，走査型電子顕微鏡ならびにX線回折法を用いて観察されてきた[1-17, 19, 20, 24-27, 30, 35]．これらの研究において，シュレーゲル条の発現は，エナメル小柱がエナメル象牙境から三次元的に湾曲しながら走行し，しかも異なる走行を示す小柱群同士がある規則性をもって並んでいることによると考えられている．しかしながら，従来の報告では，歯牙の研磨片あるいは歯牙割断標本の一断面を光学顕微鏡や走査型電子顕微鏡で観察しているため，一本のエナメル小柱をエナメル象牙境からエナメル質表層まで追うことは困難である．したがって，エナメル小柱の走行および配列とシュレーゲル条の形成との三次元的関係を完全な説明は未だ得られていない．また，上記の報告の多くはヒト歯牙を用いて行われている．しかし，完全に成熟したエナメル質では，ほとんどがハイドロキシアパタイトから成る無機質で形成されているため，その試料作製法並びに観察法が限られ限界があった．

一方，歯冠エナメル質をエナメル象牙境に対して平行に作成した切片において，多くの帯状の領域が観察されることが報告されている[7-10, 36, 40]．エナメル象牙境に平行な切片上に観察される帯状領域は，歯冠縦断面に観察されるシュレーゲル条の縦断帯および横断帯と関係するものと思われるが，その実態は未だ不明のままである．

我々は，比較的ヒトと類似したシュレーゲル条を示すことが知られているイヌのエナメル質形成途中における永久歯胚を用い，歯冠の縦断および接線方向のから切片を作成し，光学的連続切片による立体復構法を用いて，シュレーゲル条を構成するエナメル小柱の縦断帯，横断帯と帯状領域との三次元的関係について，さらに水酸化ナトリウム細胞消化法[23, 38]を用いた走査型電子顕微鏡による観察より，エナメル小柱とこれに対応するエナメル芽細胞におけるトームスの突起の形態との関係について検索してきた．

エナメル小柱の二次元的な観察

イヌの永久犬歯の縦断研磨切片を観察すると，エナメル質にはヘマトキシリンに濃染する暗帯と淡染する明帯とが交互に配列するシュレーゲル条が観察される．このようなシュレーゲル条を構成する暗帯と明帯はそれぞれ小柱の横断像と縦断像から成り，交互に配列していた（図1）．

イヌ下顎犬歯脱灰歯胚の歯冠縦断方向の準超薄切片を光学顕微鏡にて観察すると，エナメル質基質が脱灰後も良好に保存されるために，切片上にはエナメル芽細胞と象牙質との間に未成熟エナメル質が見られ，小柱の縦断像並びに横断像がほぼ$50\mu m$間隔で交互に配列するシュ

Department of Histology Cytology and Developmental Anatomy Nihon University School of Dentistory, Matsudo, Japan

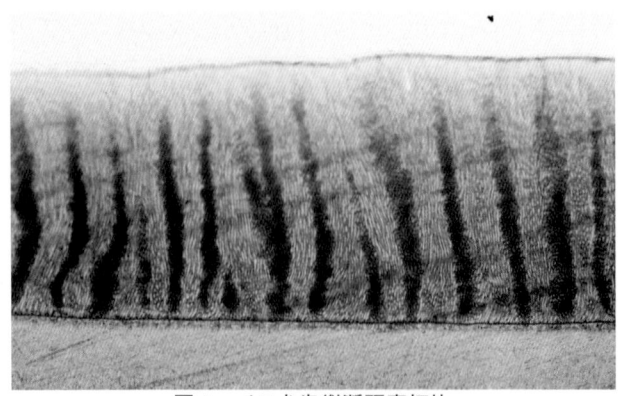

図1 イヌ犬歯縦断研磨切片
ヘマトキシレンに濃染するシュレーゲル条の横断帯と淡染する縦断帯とが50μm間隔で配列している.

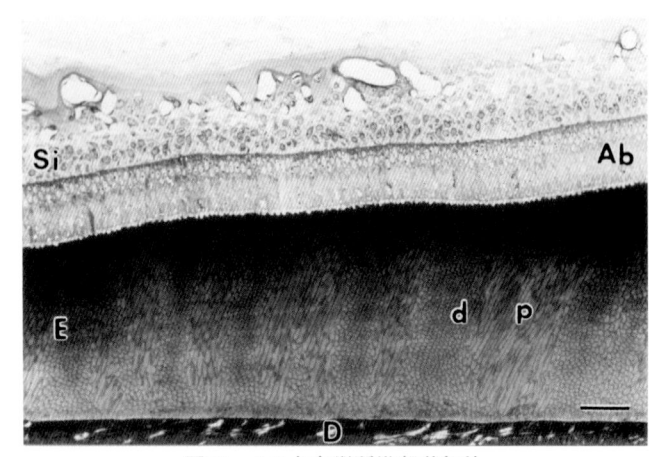

図2 イヌ犬歯縦断準超薄切片
上部より中間層細胞，エナメル芽細胞，エナメル質，象牙質が観察される．小柱鞘の境界が明瞭で，シュレーゲル条の横断帯と縦断帯とが明瞭に観察される．

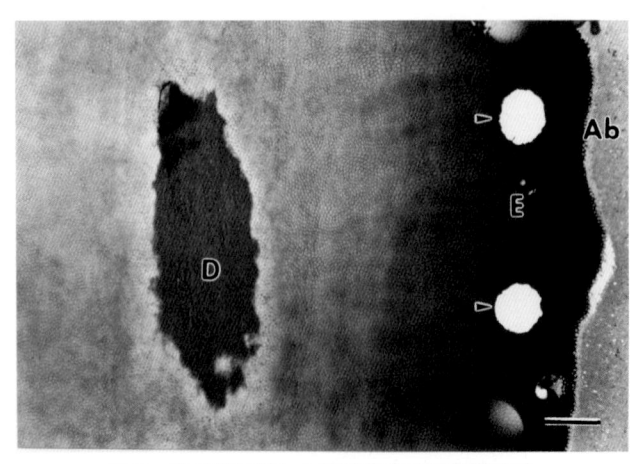

図3 象牙質に達した接線方向の準超薄切片
切片上に見られる象牙質領域がエナメル象牙境に対して平行と思われるため，この領域にあらわれる小柱を立体構築するものとして選択した．さらに，右側の二つの穴は立体構築する基準溝として用いた．

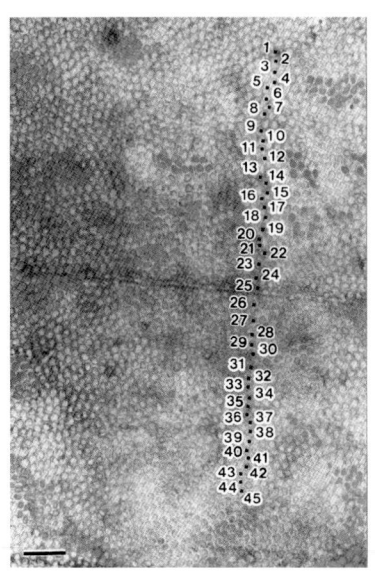

図4 エナメル象牙境から5μmの位置での接線方向の準超薄切片
子午線に沿って配列する小柱列を選択して，上部のものより順に番号をつけていった．さらに，周辺のエナメル質形成が少し進んだ部位において，同じ方向に傾く小柱群は島状のグループとして散在していた．

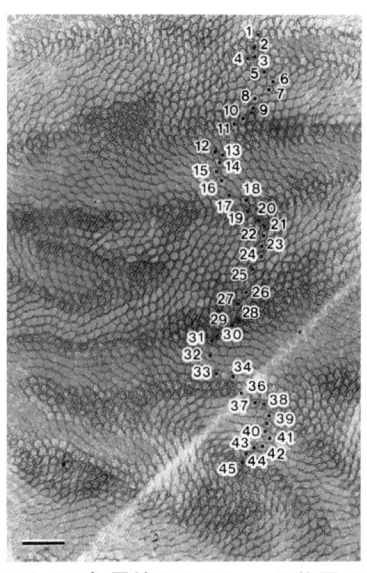

図5 エナメル象牙境から45μmの位置での接線方向の準超薄切片
直線上に配列していた小柱列は波状曲線に沿って配列するようになる．同じ方向に傾く島状として観察された小柱列は，歯冠を取り巻くように分布する多くの帯状領域として観察されるようになる．

レーゲル条が観察された（図2）．連続切片は，この縦断切片に垂直な方向でエナメル象牙境に平行な方向で表層から作成した．エナメル象牙境を越えて象牙質に達した接線方向の切片上には，エナメル芽細胞，基準溝，エナメル質，象牙質が同時に観察される．一連の切片上で象牙質が最初に出現する領域は，エナメル象牙境にほぼ平行になっていると考えられるため，この領域に現れる小柱を立体構築する小柱として選択した（図3）．この切片より5μm表層に向かった位置での切片では，小柱は半径が小さく比較的広い間隔で並んでいた．この切片を立体構築する最初の断面データーとして用い，歯冠の子午線に沿って配列する小柱列を選択し，上部のものより番号を付けていった．さらに，周辺のエナメル質形成が少し進んだ部位において，小柱鞘の弧門型が右に傾く小柱群並びに，左に傾く小柱群は，島状のグループとして散在していた（図4）．この位置より40μm表層に近づいた切片では，直線上に並んでいた小柱列は波状曲線に沿って配列するようになる．また，同じ方向に傾く島状グループとして観察された小柱群は，歯冠を取り巻くように分布する多くの帯状の領域として観察されるようになった（図5）．このように選択されたエナメル小柱および小柱群の境界を三次元的に理解するために，接線方向の切片上に特定した小柱の断面像と小柱群の境界をコスモゾーン2SA（NIKON）に入力して，立体復構を行った．

エナメル芽細胞の外側運動

一本のエナメル小柱は，一つのエナメル芽細胞により形成されることから，エナメル小柱の走行を三次元的に検索することにより，エナメル芽細胞の外側運動をより立体的に理解することができる．エナメル芽細胞の外側運動にともなう軌跡を三次元的に識別するために，エナメル芽細胞の外側運動をエナメル象牙境に対して垂直な接線方向の移動成分とエナメル象牙境に平行な側方方向の移動成分とに分けることができる．側方移動成分はさらに，歯冠の緯線に平行な水平方向と歯冠の子午線に平行な垂直方向とに分けられる（図6）．また，エナメル質形成に伴うエナ

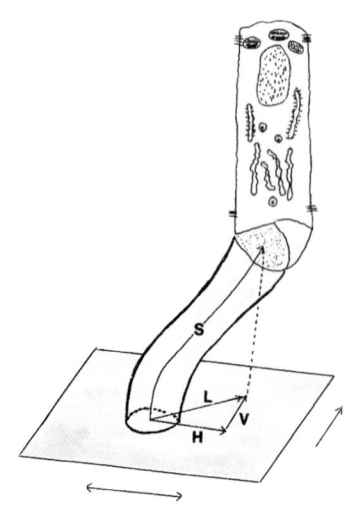

図6 エナメル芽細胞の外側運動にともなう側方移動成分を示すシェーマ
S：エナメル芽細胞の外側運動が描く軌跡
L：エナメル象牙境に描かれる側方移動
H：側方移動の垂直方向の移動成分
V：側方移動の水平方向の移動成分

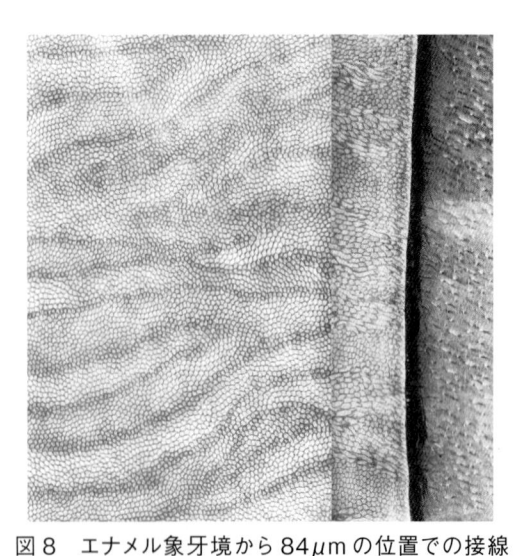

図8 エナメル象牙境から84μmの位置での接線方向の準超薄切片とこの切片に垂直に作成した歯冠縦断準超薄切片を重ね合わせたもの
帯状領域の境界と歯冠縦断切片に見られる横断帯と縦断帯の境界が一致することが確認できる．

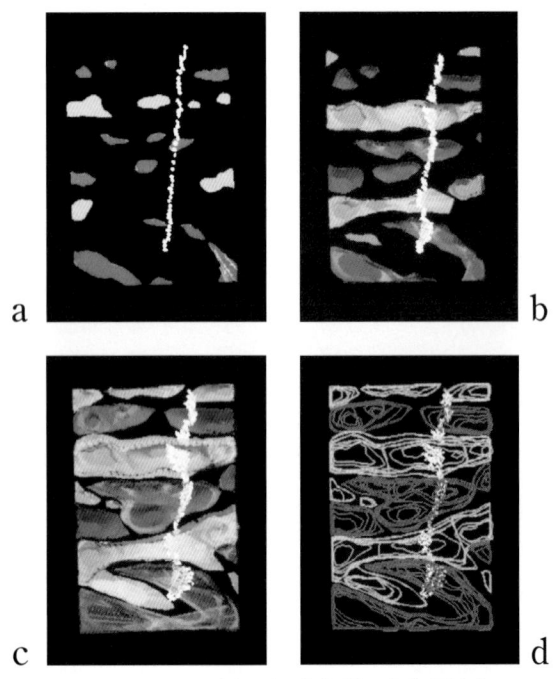

図7 エナメル小柱列と小柱群の立体構築像
a：スタートから5μmまで　b：スタートから20μmまで　c，d：スタートから45μmまで　子午線上に配列していた小柱列は当初，エナメル象牙境に対して垂直に走行していたが，しだいに左右に傾くようになる．一方，右に傾く小柱群，左に傾く小柱群は，エナメル象牙境付近では小さな島状として分布していたが，15μm表層に近づくと拡大と癒合により帯状領域として観察されるようになる．直線上に配列していた小柱列は，波状曲線に沿って配列するようになる．一つの小柱群では中心部の側方移動成分が最大で，境界に近づくに従い小さくなる傾向を示した．ワイヤーフレーム表示すると，小柱群が拡大，癒合していく状況が明瞭となる．

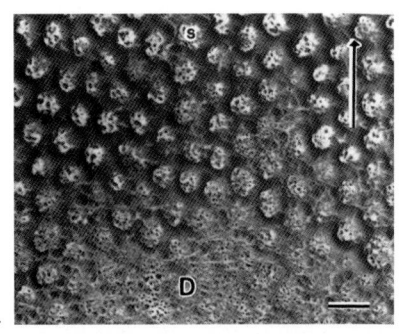

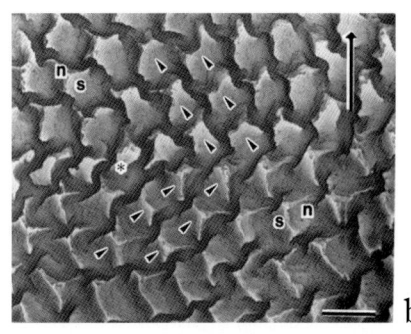

図9 水酸化ナトリウム細胞消化法により細胞成分を除去した後のエナメル質表面を観察した走査型電子顕微鏡像（写真上で白黒を反転している） a：エナメル象牙境付近 b：少しエナメル質形成が進んだところ エナメル質形成直後におけるトームスの突起の形態はシリンダー型で，分泌面の向きはエナメル象牙境に対して垂直な方向を向いており，比較的ランダムに配列していたが(a)，エナメル質形成にともないトームスの突起は平坦な分泌面とこれを取り囲む滑走面とに構成されるようになる(b)．

	0-10 μm	10-70 μm	-70 μm
Horizontal Displacement	−	+ ↔	+ ↔
Vertical Displacement	−	−	+ ↑↓
Morphology of Tomes' process			
Arrangement pattern of enamel prisms			

図10 エナメル芽細胞の側方移動成分とトームスの突起および小柱の配列との関係をまとめた模式図
エナメル象牙境から10μmまではトームスの突起はシリンダー型で側方移動成分は有しておらず，エナメル象牙境に対して垂直に走行している．10μmを越えると，トームスの突起は平坦な分泌面とこれを取り囲む滑走面とに構成されるようになり，水平方向の移動成分が生じる．さらに70μmを越えると，垂直方向の移動成分が生じるようになり，小柱列が乱れるようになる．

メル芽細胞の遠位端にあるトームスの突起の形態変化にも注目した．そこで，接線方向に作成した切片からトームスの突起の断面を光学顕微鏡にて，また水酸化ナトリウム細胞消化法[23,38]を用いて，エナメル器の細胞成分を除去した後のエナメル質表面を走査型電子顕微鏡にて観察を行った．

このような観察に基づいて，トームスの突起の形態とエナメル芽細胞に働く水平方向および垂直方向の側方移動成分の変化，さらにエナメル芽細胞の配列との関係を，エナメル象牙境から10μmの位置まで，エナメル象牙境から10μmの位置から70μmの位置まで，さらに，エナメル象牙境から70μmの位置から表層まで，三つの領域に分けて分析してみた．

エナメル象牙境から10μmまで

エナメル象牙境から10μmの位置までの立体構築像から，エナメル小柱は断面が丸く小さく，エナメル象牙境に対して垂直に走行していた（図7a）．一方，走査型電子顕微鏡による観察から，エナメル質形成直後におけるトームスの突起の形態はシリンダー型で，分泌面の向きはエナメル象牙境に対して垂直な方向を向いており，比較的ランダムに配列していた（図9a）．このことからエナメル小柱を分泌しながら外側運動するエナメル芽細胞には，側方方向の移動成分を有していないことがわかる（図10）．

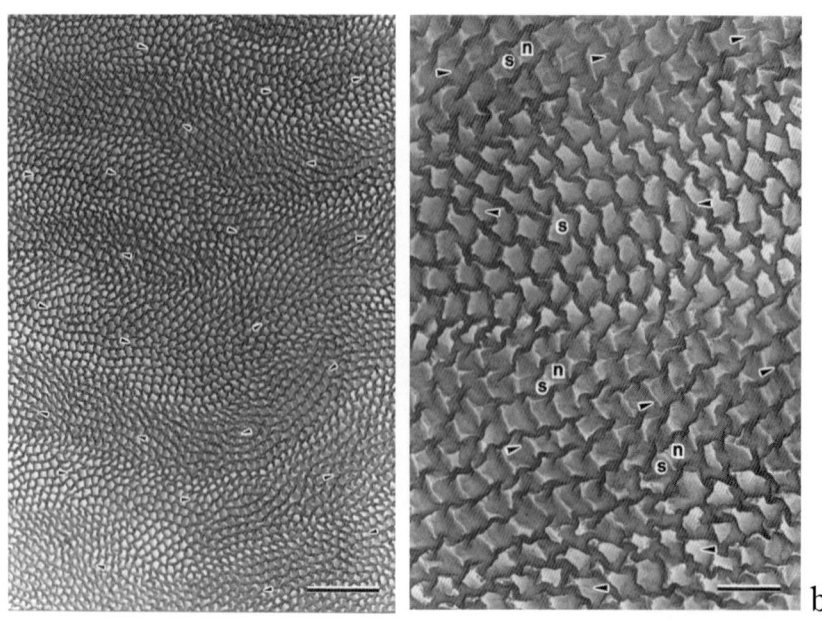

図11 水酸化ナトリウム細胞消化法により細胞成分を除去した後のエナメル質表面を観察した走査型電子顕微鏡像（写真上で白黒を反転している）図9aよりエナメル質形成が進んだところ　a：弱拡大像　b：拡大像　同じ方向に傾く分泌面を有するトームスの突起の集団が，帯状のグループとして観察されるようになる．

エナメル象牙境から10μmの位置から70μmの位置まで

　エナメル象牙境から10μmの位置を越えると，しだいに子午線に対して左右に傾くエナメル小柱が，小さな島状のグループとしてまばらに出現してくるようになる（図4, 7a, b）．このような同じ方向に傾くエナメル小柱から成る島状グループは，同じ方向に傾く小柱グループと癒合しながら，しだいにその面積を拡大していき，エナメル象牙境から50μmの位置では，エナメル小柱群は歯冠を取り巻くように分布する帯状領域として明瞭に観察されるようになる（図5, 7c, 8）．各帯状領域内の小柱の方向は，隣接する帯状領域の小柱のそれとは逆であった．この接線方向の切片と歯冠縦断切片を重ね合わせて観察すると，帯状領域の境界と歯冠縦断切片に見られる縦断帯と横断帯の境界が一致することが確認できる（図8）．一つの帯状領域は，小柱列が描く波状曲線の半周期に相当していた．小柱列は，帯状領域が規則的に水平方向に並んでいる領域では，エナメル小柱16本を一周期とする形の整った波状曲線上に位置していた（図7c, d）．

　さらに，走査型電子顕微鏡による観察から，トームスの突起の形態はエナメル質形成が進むと，平坦な分泌面とこれを取り囲む滑走面とによって構成されるようになるとともに分泌面の向きが左右に傾くようになり，波状曲線に沿って配列するように観察される（図9b）．さらに表層に近づくと，同じ方向に傾く分泌面を有するトームスの突起の集団が，帯状のグループとして観察されるようになる（図11a）．このトームスの突起が有する分泌面の向きは，隣接する帯状グループ内におけるトームスの突起の分泌面のそれとは逆であった（図11b）．Hanaizumiら[8]は，イヌ歯胚を用いてエナメル小柱とこれに連続するトームスの突起並びに帯状領域境界の立体構築を行い，トームスの突起の分泌面の向きが同じ方向であるエナメル芽細胞が，小集団を形成しながら分泌面の向きと反対方向に側方移動しており，同じ方向に傾く帯状領域として観察されるエナメル小柱群を形成し，これがエナメル質上に帯状領域として観察されると報告している（図12）．

　以上の結果から，エナメル芽細胞はエナメル象牙境から10μm離れて，トームスの突起が分

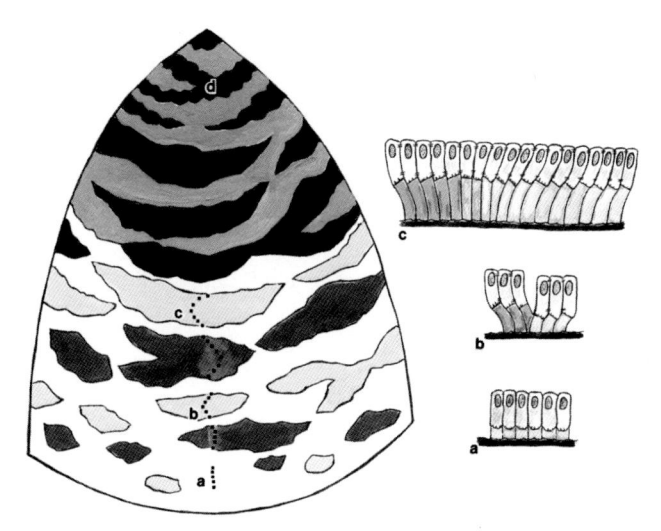

図13 エナメル芽細胞の集団化をまとめた模式図

エナメル芽細胞はエナメル質形成にともないトームスの突起は発達させ，分泌面と反対方向に側方移動しながら同じ方向に側方移動するエナメル芽細胞どうしが集まって島状のグループを形成していく(a)．これらの島状グループは拡大と癒合を繰り返しながら大きくなり，歯冠を取り巻くように分布する多くの帯状グループとなる(b)．さらに表層に近づくと，エナメル芽細胞が垂直方向の移動成分を有するようになるため，境界がジグザグになる(c)．

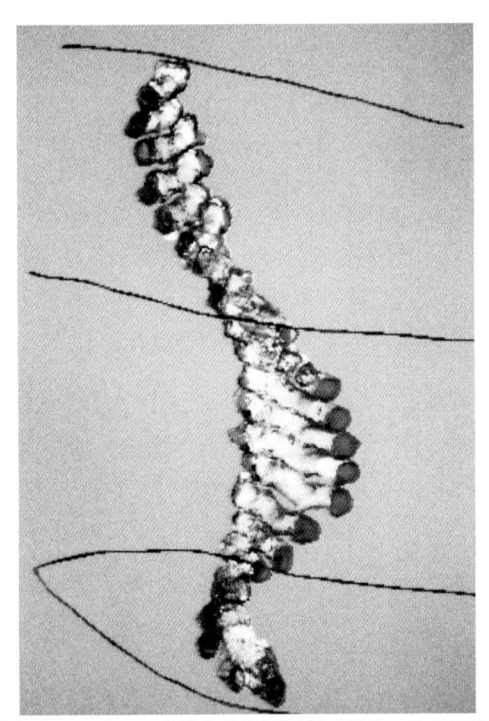

図12 エナメル小柱とこれに連続するトームスの突起の立体構築像

トームスの突起の分泌面の向きが同じ方向であるエナメル芽細胞が，分泌面の向きと反対方向に側方移動しており，同じ方向に傾く帯状領域として観察されるエナメル小柱群を形成している．

泌面とこれを取り囲む滑走面とに構成されるようになるとともに，エナメル芽細胞には水平方向の移動成分が生じ，左右に傾くようになる(図10)．また同時に，同じ方向に傾く分泌面を有するエナメル芽細胞グループが島状に広がっていき，エナメル象牙境から$50\mu m$の位置では帯状のエナメル芽細胞群として観察されるようになる．一つのエナメル芽細胞群では中心部分ほど側方移動成分が大きく，境界に近づくに従い小さくなる傾向を示していた．即ち，同じ方向に傾くトームスの突起の分泌面を有するエナメル芽細胞群が同じ方向に傾くエナメル小柱群を形成し，しかも互いに反対方向に傾く小柱群が交互に配列するために接線方向の切片においては帯状領域として，また歯冠縦断切片においてはシュレーゲル条の横断帯と縦断帯として観察されることが明らかになった(図13)．

エナメル小柱の配列の規則性

互いに反対方向に傾くエナメル小柱群が交互に等しい間隔で配列している領域では，エナメル小柱の走行と配列には規則性があった．エナメル象牙境上において子午線に沿って配列していた小柱列は，表層に近づくに従い，小柱

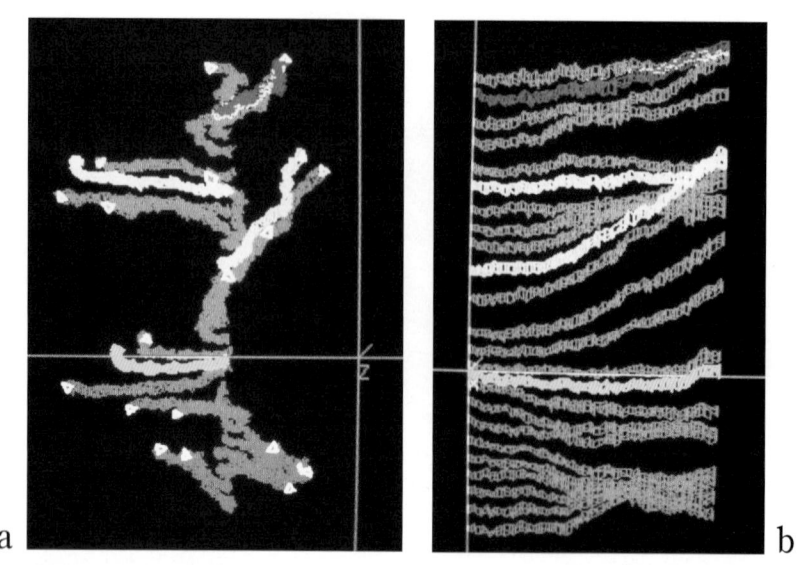

図14 エナメル象牙境から140μmの位置までのエナメル小柱の立体構築像
a:接線方向から観察したもの　b:側方方向から観察したもの　エナメル象牙境から70μmの位置を越えると,咬頭側方向に傾くエナメル小柱が出現するようになり,しだいに小柱の配列の規則性が乱れるようになる.

16本を一周期となるように変化し,最終的に小柱の列は波状曲線に沿って並ぶようになった.Osborn[26,27,29]はヒトエナメル質の表面に平行に作成した研磨切片からThrough-focus法により連続写真を作成することによって,走行に伴う小柱の位置の変化を詳細に検索し,小柱20本を一周期として変化することを報告している.彼の結果と我々の結果とでは,エナメル象牙境に対してある傾きで増減を繰り返すという点では一致していたが,増減する小柱の数が異なっていた.この差は動物の種差によるものと考えられる.しかしながら,エナメル象牙境付近にて島状グループとして出現する小柱群は,表層に近づくに従い拡大しながらも,比較的ランダムに癒合するため,等しい間隔で交互に配列する領域は少なく,また分岐や合流するグループとなる領域もあった(図7c, d).

エナメル象牙境から70μmの位置から表層まで

以前,我々が行ったエナメル象牙境から表層までのエナメル小柱の立体構築像から,エナメル象牙境から70μmの位置を越えると,咬頭側方向に傾くエナメル小柱が出現するようになり,し

だいに小柱の配列の規則性が乱れるようになった(図14).同じ方向に傾く分泌面を有するトームスの突起の集団が,帯状のグループとして観察される図11の走査型電子顕微鏡像よりさらに表層に進んだ位置では,同じ方向に傾くトームスの突起の帯状領域集団の境界は,ジグザグ状として観察されるようになった(図15).これはエナメル象牙境から70μmの位置を越えると,エナメル芽細胞には水平方向とともに垂直方向の移動成分が加わるためと考えられる(図10, 13).
STEFEN[31-33]とSTEFENとRENSBERGER[34]は,食肉類(carnivora)に特有なジグザグ様のシュレーゲル条を接線方向から走査型電子顕微鏡を用いて詳細に検索しており,エナメル小柱群のジグザグ化はエナメル質の強度を高め,このようなジグザグ構造の出現は食生と大きく関係しているのではないかと報告している.エナメル芽細胞に垂直方向の移動成分が加わることにより生じるエナメル小柱の乱れは,歯軸方向に加わる荷重に対して抵抗する構造になっていることは明かである.

エナメル小柱の三次元的な走行と配列

これまでのエナメル象牙境からエナメル芽細

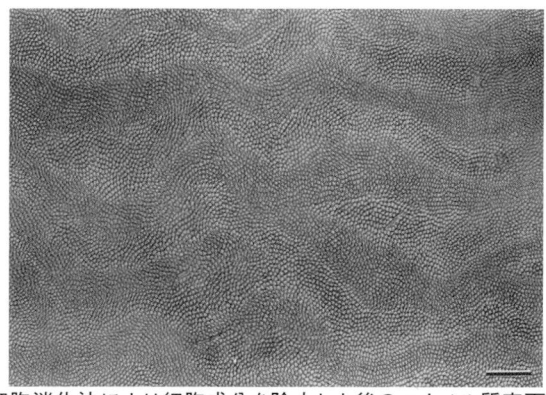

図15 水酸化ナトリウム細胞消化法により細胞成分を除去した後のエナメル質表面を観察した走査型電子顕微鏡像
（写真上で白黒を反転している）図10よりエナメル質形成が進んだところ　同じ方向に傾くトームスの突起の帯状領域集団の境界は，ジグザグ状として観察されるようになる．

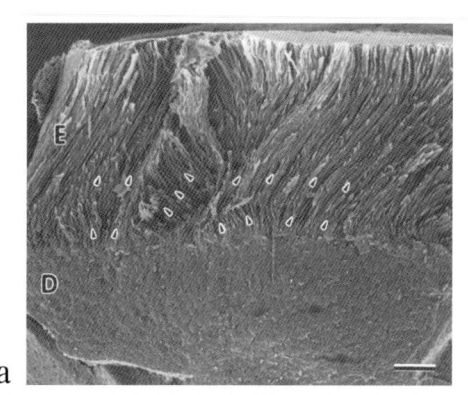

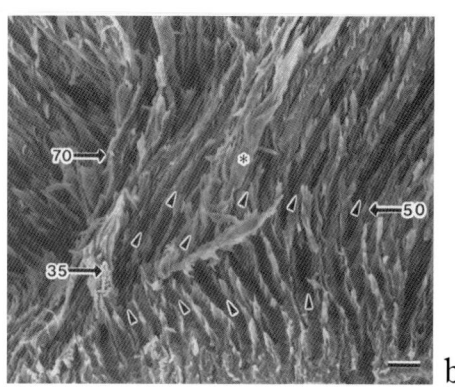

図16 イヌ臼歯歯胚を脱有機した後，水平方向で割断したエナメル質を観察した走査型電子顕微鏡像
a：弱拡大像　b：拡大像

胞に働く側方移動の説明から，エナメル質断面に見られるエナメル小柱の複雑な走行を理解することができる．図16はイヌ臼歯歯胚の有機成分を除去した後，水平方向で割断したものを走査型電子顕微鏡にて観察したものであるが，弱拡大像では，エナメル象牙境に対して右に傾く小柱列の下部に左に傾く小柱列が観察される（図16a）．中央部分の拡大像から，エナメル象牙境に対して左に傾く小柱は当初，左に傾く小柱群に属していたが，エナメル象牙境から35μm付近で反対方向の右に傾く小柱群に吸収されるために右に傾くようになる．小柱群が互いに平行に帯状の領域として配列するようになる50μmの位置では，水平方向に並んでいる小柱も互いに平行に走行するようになる．またエナメル小柱が垂直方向の移動成分を有するようになる70μmの位置では上方に傾くものが出現する（図16b）．

エナメル芽細胞の側方移動力とグループ化

エナメル芽細胞の側方移動に関して，NISHIKAWAら[21,22]はラットエナメル芽細胞の遠位閉鎖堤に存在するアクチン，ミオシン，トロポミオシン，アルファアクチンといった収縮性タンパクを免疫組織学的および電子顕微鏡学的に検索し，これらの収縮性タンパクの分布がラットエナメル小柱の配列と一致していることから，エナメル芽細胞の側方移動と関係している可能性があると報告している．

一方，Osborn[28,29]はエナメル芽細胞からエナメル質基質を分泌する力が側方移動力と関係していると推測していた．しかしながら，この時代にはトームスの突起の立体構造に関する報告も

少なく，側方移動力とトームスの突起との関係については言及されていない．今回の結果から，エナメル芽細胞はトームスの突起の形態変化とともに水平方向の移動成分が生じ，また同時にエナメル芽細胞のグループ化がおこること，さらに表層に近づくに従い，グループ内のエナメル芽細胞には垂直方向の移動成分が加わることにより，隣接するグループへの乗り換えも起こることから，トームスの突起の分泌面からの分泌力が側方移動力と関係しているのではないかと考えている．

エナメル芽細胞のグループ化に関しては，横田ら[39]はアクチンのイヌエナメル器全体の反応はシュレーゲル条と類似した集合配列を示すことから，アクチンがエナメル芽細胞のグループ化と関係しているのではないかと考えている．さらに，Kozawaら[18]，横田ら[39]はエナメル小柱の形成に伴うエナメル芽細胞の水平方向および垂直方向の側方方向の動きをダンシングと呼び，エナメル質の構造はエナメル器全体のエナメル芽細胞の協調した動きによって形成されると想像している．

系統発生学的にエナメル芽細胞の側方移動力とグループ化について考えてみると，Toriiら[37]の報告によると，ワニの無小柱エナメル質の一部に小柱鞘としての結晶配列を示すエナメル小柱が観察されるため，エナメル質形成途中でトームスの突起が形成されたことを示していた．ただ，シュレーゲル条は存在せず，エナメル象牙境から表層に向かってほぼカーブを描きながら直線的に走行していた．エナメル質にシュレーゲル条が出現するのは哺乳類になってようやくであり，比較解剖学的にはトームスの突起が形成され，エナメル芽細胞の側方移動成分が加わり，次にグループ化のファクターが加わったものと考えられる．エナメル芽細胞のグループ化のメカニズムについては今後の検討が望まれる．

文 献

1) APPLEBAUM, E.: The arrangement of the enamel rods. New York State Dent. J. 26 : 185-188 (1960).

2) BOYDE, A.: The structure and development of mammalian enamel. Ph D Thesis, University of London, 1964.

3) ———— : The development of enamel structure. Proc. Royal Soc. Med. 60: 923-928 (1967).

4) ———— : Correction of ameloblast size with enamel prism pattern; Use of scanning electron microscopy to make surface area measurements. Z. Zellforsch 93: 583-593 (1969).

5) ERAUSQUIN, J.: The aspect of bands of Schreger in horizontal sections of the enamel. J. Dent. Res. 28: 195-200 (1949).

6) GUSTAFSON, G.: The structure of human dental enamel. A histological study by means of incident light, polarized light, phase contrast microscopy, fluorescence microscopy and microhardness tests. Odontol Tidskift 53, suppl.: 1-150 (1945).

7) HANAIZUMI, Y.: Three-dimensional change in direction and interrelationships among enamel prisms in dog tooth. Arch. Histol. Cytol. 55: 539-550 (1992).

8) HANAIZUMI, Y., H. SHIMOKOBE and M. WAKITA: The three-dimensional structure of Tomes' processes and their relationship to arrangement of enamel prism in dog teeth. Arch. Histol. Cytol. 57: 129-138 (1994).

9) HANAIZUMI, Y., T. MAEDA and Y. TAKANO: Three-dimensional arrangement of enamel prisms and their relation to the formation of Hunter-Schreger bands in dog tooth. Cell Tissue Res. 286: 103-114 (1996).

10) HANAIZUMI, Y., Y. KAWANO, H. OHSIMA, M. HOSHINO, K. TAKEUCHI and T. MAEDA: Three-dimensional direction and interrelationship of prisms in cuspal and cervical enamel of dog tooth. Anat. Rec. 252: 355-368 (1998).

11) HEUSER, H.: Die struktur des mensschlichen Zahnschmelzes im oberflachenhistologishen Bild (Replica-Technik). Arch. Oral Biol. 4: 50-58 (1961).

12) HIROTA, F.: Prism arrangement in human cusp enamel deduced by X-ray diffraction. Arch. Oral Biol. 27: 931-937 (1982).

13) KAWAI, N.: The bands of Schreger observed through the enamel surface. Okajimas Fol. Anat. Jap. 26:25-28 (1951).

14) KAWAI, N.: Comparative anatomy of the bands of Schreger. Okajimas Fol. Anat. Jap. 27: 115-131 (1955).

15) KOENIGSWALD, W.V., RENSBERGER, J.M. and H.U. PRETZSCHNER: Changes in the tooth enamel of early Paleocene mammals allowing increased diet diversity. Nature 328:150-152 (1987).

16) KOZAWA, Y.: Comparative Histology of Proboscidean molar Enamel. J. Stomatol Soc. Jap. 45: 585-606 (1978).

17) KOZAWA, Y.: The development and the evolution of mammalian enamel structure. In : (ed.by) R.W. Fearnhead and S. Suga: Tooth enamel IV. Elsevier, Amsterdam, pp432-436 (1984).

18) KOZAWA, Y., TORII, S., MISHIMA, H., IWASA, Y., SUZUKI, K., SASAGAWA, I. and W.J.FERGUSON : The origin of dancing and grouping of ameloblasts to form enamel prisms and Hunter-Schreger bands in reptiles and primitive mammalia. In : (ed.by) J.T. Mayhall and T. Heikkinen : Dental Morphology 1998 (Oulu University Press p.273-280).

19) LESTER, K.S.: The bands of Schreger, the role of reflexion. Arch. Oral Biol. 10: 361-377 (1965).

20) MORTELL, J.W.: Observation of Hunter-Schreger bands. J. Dent. Res. 35: 804-813 (1956).

21) NISHIKAWA, S., K.FUJIWAKA and H. KITA MURA: Formation of the tooth enamel rod pattern and the cytoskeletal organization in secretory ameloblasts of the rat incisor. Europ. J.Cell.Biol.47: 222-232 (1988).

22) NISHIKAWA, S., S. TSUKITA, S. TSUKITA and S. SASA: Localization of adherens junction protein along the possible sliding interface between secretory ameloblasts of the rat incisor. Cell Str. Funct. 15: 245-249 (1990).

23) OHTANI, O., USHIKI, T. and A. KITAMURA : Collagen fibrillar networks as skeletal frameworks: A demonstration by cell-maceration/scanning electron microscope method.Arch. Histol. Cytol. 51: 249-261 (1988).

24) OSBORN, J.W.: The nature of the Hunter-Schreger bands in enamel. Arch. Oral. Biol. 10: 929-993 (1965).

25) ─── : Evaluation of previous assessments of prism directions in human enamel. J. Dent. Res. 47: 217-223 (1968a).

26) ─── : Directions and interrelationships of enamel prisms from the sides of human teeth. J. Dent. Res. 47: 223-232 (1968b).

27) ─── : Directions and interrelationships of prisms in cuspal and cervical enamel of human teeth. J. Dent. Res. 47: 395-402 (1968c).

28) ─── : The mechanism of ameloblasts movement: A hypothesis. Calc. Tiss. Res.5: 344-359 (1970).

29) ─── :Variations in the structure and development of enamel. In: (ed.by) A.H.MELCHER and G.A. ZARD: Dental Enamel (Oral Sci. Rev., Vol. 3) Munksgard, Copenhagen, 1973 (p. 3-83).

30) SKOBE, Z.: The pathway of enamel rods at the base of human teeth. J. Dent. Res. 59:1026-1032 (1980).

31) STEFEN, C.: Differentiations in Hunter-Schreger bands of carnivores. In: (ed. by) W.V. KOENIGSWALD and P.M. SANDER: Tooth enamel microstructure 1997 (p.123-136).

32) ─── : Enamel microstructure of recent and fossil canidae (Carnivora, Mammalia). Journal of Vertebrate Paleontology 19 (3) : 576-588 (1999a).

33) ─── : Evolution of enamel microstructure of archaic ungulate ("Condylarthra") and comments on some other early Tertiary mammals. Paleo. Biol. 19 (3) : 15-36 (1999b).

34) STEFEN, C. and J.M. RENSBERGER : The specialized enamel structure of hyaenids (Mammalia, Hyaenidae) : description and development within the lineage-including percrocutids. Zool Abh. 52: 127-147 (2002).

35) SUNDSTROM, B.: Schreger bands and their appearance in microradiographs of human dental enamel. Acta. Odont. Scand. 24: 179-194 (1966).

36) Suss,W.: Uber die Architekture des Schmelzes. Z.Zell-forsch. 30 171-193 1940

37) TORII, S.: Origin of enamel prisms and Hunter-Schreger bands in reptilian enamel. Conn. Tiss. Res. 38: 45-51 (1998).

38) USHIKI, T. and C. IDE : Three-dimensional organization of the collagen fibrils in the rat sciatic nerve as revealed by transmission- and scanning electron microscopy. Cell Tissue Res. 260; 175-184 (1990).

39) 横田ルミ, 花泉好訓, 鈴木久仁博, 千坂英輝, 山本仁, 寒河江登志郎, 平賀努, 小澤幸重：エナメル質構造を形成するエナメル芽細胞の集合と動きに関する免疫組織学的研究, 日大口腔科学, 31：77-94, 2005.

40) Wolf,J.:The comparative study on enamel:part 5. The prism orientation. J.Stomatol Soc. 12 1-11 1938

Three-dimensional curse and arrangement of enamel prisms in relation to the formation of Hunter-Schreger bands

Yoshinori Hanaizumi

Department of Histology, Cytology and Developmental Anatomy, Nihon University School of Dentistory at Matsudo

Summary. Three-dimensional architecture of enamel prisms and arrangement of ameloblasts in the initial enamel layer were examined in the developing enamel of several dog teeth by light and electron microscopy, and computer-assisted reconstruction.

Enamel prisms started to run in parallel perpendicular to the enamel-dentin junction. At 10 μm from the enamel-dentin junction, small specks of grouping enamel prisms tilting to the same sideward direction occurred sparsely like small islands. Each specks of grouping enamel prisms expanded its boundaries and merged with neighboring ones inclined towards the same sideward direction. Consequently, groups of enamel prisms were arranged perpendicular to the meridian of the tooth as numerous parallel belt-like zones with occasional confluences and divergences at 50 μm from the start.

Each group of enamel prisms oriented in the same sideward direction was composed of a group of ameloblasts whose secretory faces were similarly inclined. In a single group, the horizontal tilt angles of the enamel prisms toward the enamel-dentin junction tended to be largest at the center and smaller near the boundaries.

エナメル質構造と組織発生

Enamel structure and amelogenesis

日本大学　松戸歯学部　組織・発生・解剖学講座

小澤　幸重

目　次
はじめに
1）エナメル質の石灰化機構
　（1）エナメルタンパクの機能と周期性
　（2）種結晶形成と配向の決定
　（3）アモルファス結晶
　（4）結晶成長と成熟
2）エナメル質組織の比較解剖と仮説
　（1）原始的エナメル質
　　無小柱エナメル質と Grouping and Dancing の起源
　　エナメル紡錘, エナメル叢, エナメル葉板
　（2）エナメル小柱の起源とシュレーゲル条の分化, エナメル細管
　（3）エナメル小柱とシュレーゲル条の発達
　（4）エナメル質組織の分類と系統発生
　（5）シュレーゲル条を中心とする層的変化と系統発生, 新形質
　（6）エナメル質組織進化からの仮説
3）エナメル質組織発生
　（1）Grouping and Dancing, エナメル叢, エナメル葉板の質組織発生と起源
　（2）Grouping and Dancing とシュレーゲル条との直接的な関係
　（3）免疫組織化学的な Grouping and Dancing Tosional motion の立証
　（4）周波条と成長線の形成
　（5）結論
4）歯の組織, 組織発生と体制（Body Design）との関係

Department of Histology, Embryology and Anatomy, Nihon University School of Dentistry at Matudo,

始めに

　エナメル質（外葉性真性エナメル質）は, 脊椎動物の両生類以上においてほぼ普遍的に歯の先端に位置し歯冠を形成する. エナメル質は生体中で最も硬く, ハイドロキシアパタイトで出来ているだけではなく, 非常に複雑な組織構造を示している. この組織の複雑性は歯の進化と比例して哺乳類において量質共に最も特殊化したものの一つである. しかし, エナメル質がどのような転機において形成されたのかと言う問題は本質的に未解決である. 即ち, エナメル質形成機構は明らかになっていない. ヒトのエナメル質を例にとれば, その構造はエナメル小柱, シュレーゲル条, エナメル叢, エナメル葉板, 単純突起, そして各種の成長線および周波条などなどがある. しかし, エナメル小柱がほぼ一つのエナメル芽細胞に依存して形成されることは判明しているが, シュレーゲル条の形成機構に始まりその他の構造の分化機構は不明のままである, と言わざる得ない状況にある. わずかにエナメル紡錘の成立, 形成機序がある程度分かったと言うことくらいであろうか（藤田1971, 岩佐1997, kozawa1983）.

　エナメル質組織を構成するアパタイト結晶の形成はともかく, 配向の成立機構は依然として明らかになっていない. たとえば, 結晶形成には種結晶（結晶核）形成が重要であることは論を待たない. しかし, 電子顕微鏡的観察をもとにこの視点から仮説を出した Holing (1989) の成果は現在殆ど忘れられようとしている. エナメル小柱の集団による彎曲走行の詳細な観察から導き出したエナメル芽細胞の Dancing の仮説 (Osborn 1968) は, 思考上の問題（観念 ideal）

であるとして振り返られていない，否，むしろ否定する傾向が強い．エナメル芽細胞が動くと言う形態学的報告（Nishikawa 1988）に対しても否定的見解が強く（Warshawsky 1992），研究対象としても殆ど問題にされていない．わずかにエナメル小柱の走行の三次元的復元が行われているのみにある（花泉 1994, 1998）．以上の問題は生物学の原則，法則にもとづいた現象として受け止めるなら，ごく自然な仮説であり研究成果であるのに・・・・・である．

これ等の原因を反省するならば，一つにはエナメル質の特殊性に目を奪われ，エナメル質が生体の一部であることを観ていない点．第二に結晶形成などに代表されるように，結晶学や結晶成長学の説を借りるだけではなく，生体のエナメル質の研究者が自ら形成理論を打ち立てなければならない，という事．第三にはエナメル質形成機序を含めて比較解剖的に反省し直さなければならない，などの点が挙げられよう．今日のエナメル質研究は，古生物学的，比較解剖学的な研究と分子生物学的な研究とが乖離しつつある．共通の検討の場が失われつつあることが，これらに反映しているとも考えられる．

筆者はこれまで，歯，歯系（Dentition）の形成機構を，おもに1）石灰化機構，2）組織とその形成機構，3）歯の形態形成機構，4）歯式（歯数と歯種）の成立機構に大きく分けて歯の発生分化機構と進化過程について検討を加えてきた（小澤，2003）．その結果，歯・歯系は歯胚全体の協調的周期性（Rhythm）を持った細胞の集団化と動き（Grouping and Dancing）によって形成される．これは体の形成要因（体制）とも深く繋がり，「生物学の原則」が制御している．故に当然ながらエナメル質の石灰化と組織形成も当然「生物学の原則」が反映している，という結論に達した．

一方，エナメル質研究上の最大の弱点は，エナメル質組織と細胞・組織の直接的関係の立証という点を克服しなければならないことである．エナメル質が高度に石灰化した組織であるために，細胞・組織とが別々に研究され，両者の結論が結びつけられている．つまり，両者の直接的関係は推定の域を出ないことになる．この傾向は技術的な問題もあり，細胞レベルよりも組織レベルにおいて顕著である．このためにエナメル質の有機基質のみを残す桐野式脱灰法（桐野，1958）などが考案されてはいるが，依然として解決されていない．本論もこの問題点を十分に克服しているとは言えない．しかし幸運にも，組織構造が複雑で細胞，組織の動きが捉えやすく，さらに比較的有機基質に富む現生ゾウのエナメル質組織発生を研究する機会に恵まれ，エナメル質組織と細胞・組織の直接的な関連とGrouping and Dancing の分化の一端を明らかにすることが出来た，と考えている．その副次的なものとしてエナメル索や中間叢というエナメル器の構造の意味の一側面も明らかにすることが出来た．

須賀版「エナメル質，その形成，構造，組成と進化」（1987）においては，エナメル小柱とシュレーゲル条の比較解剖を報告した．今回は前著の点をふまえて，真性エナメル質（両生類以上）組織を比較解剖学的，発生学的，そして体制（Body Design）との関係を検討する．なお構成としてはこのような組み合わせによる検討の試みは少ないため，廻りくどく，読みづらいが，比較解剖学的な事実（仮説導入）と組織発生的な事実（立証）を区分した．ご批判いただければ幸甚である．

1）エナメル質の石灰化機構

エナメル質の結晶形成過程は，基質タンパクの分泌と吸収，種結晶（結晶核）の形成，結晶の成長と成熟，結晶の配向の決定，結晶集合の形成とに大きく区分できる．（このうち結晶の集合形態はエナメル質の組織で検討する．）この過程における最大の問題は，有機基質から結晶形成へ移行する最初の結晶が出現する契機である．形態学的には初期結晶は非常に捉えにくくようやく2-3本の原子配列像を捉え得た，と言うのが現状であろう（Tohda 等 1997 小澤等 2004）．これは骨や象牙質などでも同様であり，共通の課題である．エナメル質における骨や象牙質などと異なる石灰化の特徴は有機基質が脱却され失われること，他の組織に比べし非常に大型の結晶が形成される，と言う点に集約される．有機基質の脱却と結晶の大型化は深

(1) エナメルタンパクの機能と周期性

エナメル芽細胞がエナメル質形成に直接的に関与する点は①種結晶形成のための有機基質の分泌と脱却, ②結晶形成のイオンの輸送, ③トームスの突起の形態（分泌面と吸収面）によるエナメル質形成の効率化, ④トームスの突起の分泌面の形態によるエナメル小柱の断面形（結晶の集合形態）と結晶の配列配向の制御, などである.

ただし分化期エナメル芽細胞はトームス突起が未分化であり分泌面の形態が不規則であるために初期結晶は配向が不規則となる. また分泌面とアメロゲニンなどの関係（細胞膜とC端末との親和性）が未発達なため, エナメル質深層の結晶は不規則な配向を示すと推定される.

主要なエナメルタンパクは, 大部分を占めるアメロゲニン（20-50kD）, 巨大分子だがわずかなエナメリン（156kD）, 小柱鞘や小柱の横紋（一日に一本形成されるという）に局在するシースプロテイン（アメロブラスチン）（13-17kD）, これらを分解するプロテイナーゼの4つである（Uchida et al., 2003）. ゆえに, アメロゲニンは大量に分泌されエナメル質の嵩（容積）をつくると指摘されている. アメロゲニンは, 単に容積のみではなく, 有機基質の多い未成熟な形成中エナメル質においてすでにエナメル小柱などの構造が認められるため, エナメル小柱や小柱間質, 成長線などの基本構造形成に関与する, と推定される. そして, シースプロテインなどの局在は小柱鞘のみではなく横紋などにも認められる. これは結晶形成のみ成らず有機基質の分泌と脱却に周期性があることを示唆する.

(2) 種結晶形成と配向の決定

1. 先駆的結晶形成 象牙質表面の初期エナメル質形成やエナメル芽細胞の分泌面を観察すると, 分泌面の細胞質に垂直に配列する芯をもつ約50-10nm幅のいわゆる初期結晶が観察される（図1 堀籠1997）. いわゆる初期結晶は固定し染色しても溶失せず, タンニン酸固定をした場合は中空の微細管と芯構造として明瞭に観察される（図2）. よってこれらの初期結晶は完成した結晶ではなく有機基質に覆われた物

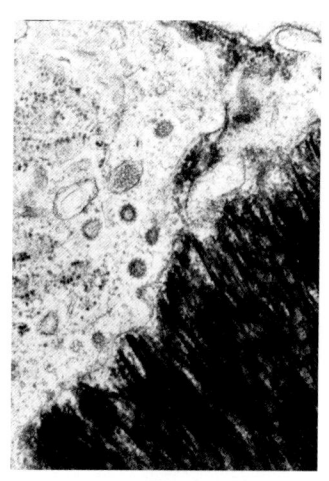

図1
エナメル芽細胞のトームスの突起の分泌面 細胞膜にほぼ垂直に初期結晶が配列する. 結晶は芯のある綿飴状の構造である.（ブタ Sus, グルタールアルデヒド固定, 酢酸ウラン・鉛二重染色）

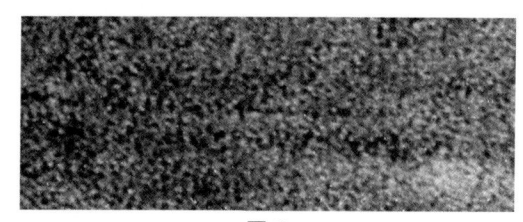

図2
先駆的結晶. 芯は撚糸状構造, 周囲は約50nmの細管状である（タンニン酸固定）.

質（先駆的結晶）であると推定される. これはNakaharaら（1984）が, 中空性の構造を持つと報告した初期結晶と同様とも考えられる. エナメル-象牙境の近くに形成される初期結晶も同様であり, Uchida等（2003）によって報告されたエナメリンが周囲を取り囲む初期結晶も同様である. 即ち有機基質が細管状となりその中に先駆的結晶を入れて配列していると推定される. 細管は串団子状ないし綿飴状の形態を示す. 芯も高分解能電子顕微鏡で観察すると撚糸状である（堀籠 1997）. このことは分泌されたアメロゲニンが溶解脱却された空隙に, エナメリンが細い直径約10-50nmの細管（ナノチューブ）を形成し, その疎水部がイオンを捕捉し濃縮する. これが綿飴とその芯のような形態をなす先駆的結晶と推定される（小澤, 2004）. 結晶形

成には種結晶形成が最大の課題であるが，有機基質のナノチューブはプロトンの影響から結晶形成を保護することになり，イオンの濃縮を容易にするものと考えられる.

2. 結晶核（種結晶）形成　エナメリンに捕捉されたイオン（先駆的結晶）はナノチューブの中で濃縮される．イオンは最小のエネルギーで平衡状態となり安定状態化する傾向があるため，濃縮によって急速に結晶化し種結晶（結晶核）を形成する．種結晶は，エナメリンのナノチューブの中で凝集されたいわゆるヨレヨレの撚り糸状の構造であり Höling (1989) によって電子顕微鏡的に報告されたものと一致する．これは有機基質のなかに形成されたアモルファス結晶形態をとる，と推定される．この種結晶形成（初期石灰化）において炭酸塩，Mg などが重要な働きをすると指摘されている (Kakei et al., 2004).

以上の結果は，象牙質の結晶形成に於いて桂 (1999) が提唱したナノスペース説と同様であり，生体結晶形成における重要な1つの現象と推定できる．これをより一般的な意味に於いてナノスペース説と呼ぶ (Höling, 1989；桂，1999；小澤ほか，2004)．以上のことは，貝類における compartment theory (中原，1988) と同様の原理とも推定される．

3. 結晶の C 軸の決定　エナメリンは C 端が細胞膜に親和性があり，N 端はシースプロテインに親和性がある (Uchida 2003)．エナメリンは一端（C 端末）をエナメル芽細胞の細胞膜に付着し（親和性がある），他端は体液の流れに乗って伸びてゆきシースプロテイン方向に向かう．よってエナメリンの（ナノスペースを持つ）ナノチューブが分泌面の細胞膜にほぼ垂直方向に配列する，そのなかで結晶核から結晶が成長するため結晶のおおまかな C 軸が細胞膜にほぼ垂直な方向に決定する，と推定できる．エナメル質の先駆的結晶，種結晶形成がトームス突起の分泌面にほぼ直角方向に配列する現象は，以上の事を示すものであろう（図1）.

(3) アモルファス結晶

1. 最初の結晶　上記の如く種結晶形成は有機基質のなかで進行する．そして有機基質は分解・溶解されてアメロゲニン中の空隙は大きくなり，エナメリンも急速に分解され成長空隙が広がる．よって結晶の成長空隙が確保され結晶成長が進むと推定される．しかし初期結晶は殆ど捉えることは出来ない．2-3本の原子配列の初期結晶を捉えることが出来たがそれも容易ではない（図3　Thoda 等 1997 Kozawa 等 2004）．これは種結晶から（アモルファスの）結晶への変化，原子配列の形成が急速に起こるためと推定される．

2. リボン状結晶　撚糸状の構造（種結晶）はイオンが濃縮し有機基質のあちこちに原子が整然と配列する小さな結晶の状態を経て，ヨレヨレのリボン状結晶となる．リボン状の結晶は癒合や分離を示し，原子配列が彎曲を示し（図4），有機基質の中にアパタイトの原子配列が部分的にある状態と推定できる．つまり種結晶からリボン状の結晶は有機基質のなかで保護された成長過程を辿るアモルファスの結晶と考えられる．そして，リボン状結晶に癒合や分離が処々に観察されるのは，結晶核の癒合を示すものと考えられる（小澤ほか，2004）.

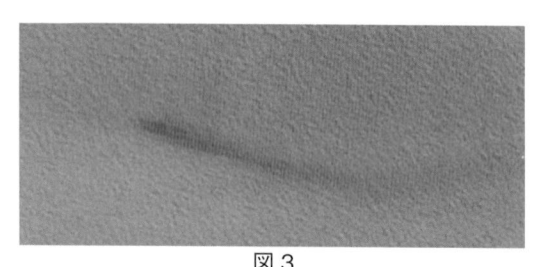

図3
結晶格子が3本確認された初期結晶（ウシ Bos）.

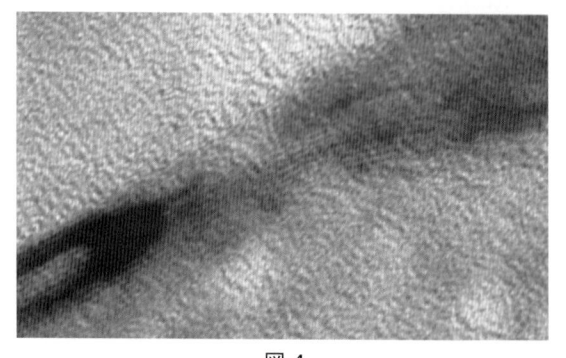

図4
リボン状結晶の彎曲した部位の彎曲した結晶格子（ウシ）.

(4) 結晶成長と成熟

1. 板状結晶 有機基質が溶解され脱却され結晶成長のスペースが拡大すると，リボン状結晶は相互に癒合するとともに表面にエナメリンによって捕捉されたイオンが吸着して，原子配列がより厚くなり板状結晶へと成長する．板状結晶の間に有機基質のアモルファス物質が認められることは，結晶表面や端でも新しい結晶核が付け加わるとともに結晶相互に癒合して結晶成長する事を示す．これは有機基質を用いたひげ結晶成長やエピタキシー成長と同様のものと推定される（今井 2005）．

2. 成熟結晶 成熟前のエナメル質の結晶はほぼ大小の六角形として捉えられ六角柱状であろうと推定できる．成熟したエナメル質の結晶は大小の六角形が癒合した多角形状をなしており，六角形を捉えるのは困難である．これは，板状結晶がヒゲ結晶成長やエピタキシー成長によって六角形に，つまり六角柱状結晶へと成長した後，更に大型の結晶となるとともに結晶相互に癒合して多角柱状の結晶となり成熟結晶となる事を示している（図5）．原子間力顕微鏡で捉えた結晶はかなり小型であり（渡邊他 1999），結晶の形態の変位性は高いと推定できる．

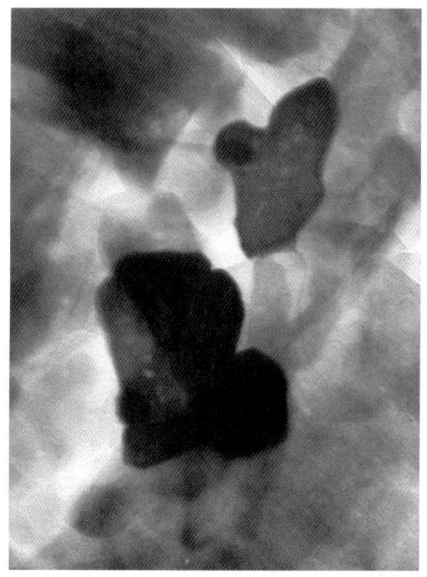

図5
六角形の組み合った多角形状を示す成熟結晶（デスモスチルス Desmostylus）．

3. 結晶形態の制御 結晶の形は，第一にエナメリンやアメロゲニンの脱却による空間の広さに依存すると考えられる．ヒトのエナメル質結晶は六角柱状と言われているが電子顕微鏡による観察では不規則な多角形であり（一條，1995；小澤ほか，2004），実際は多くの動物の成熟した結晶は多角柱状を示すと考えられる．

一方，ラットなどのエナメル質結晶はエナメル質の表層を除き六角柱状，ウシなどでは平板状であると報告されている（Travis, 1968）．これらの動物の結晶形態は，以上の結晶成長過程やヒトの結晶に比較すると成長過程（未成熟）にあるためと考えられる．ヒトのエナメル質は，動物の中では非常に硬く（超薄切片作成によってヒトのエナメル質が他の動物より困難であること，有機基質が他の動物より非常に少ないこと），有機基質の脱却による結晶成長が進み不規則多角形（成熟結晶）となったと考えることができる（図5）．

4. 他の硬組織の種結晶形成 以上の如く考えると象牙質や骨の膠原繊維間の空隙に結晶ができる，という桂（Katsura and Ono, 1998；桂，1999）やHöling（1989）の説（ナノスペース説）がより納得できるものである．トロポコラーゲンの配列がずれるために生ずる間隙（ギャップ）は存在が立証されていないし，もし存在しても狭く，結晶核が形成する空間ではない（桂，1999）．この結果は，生体中はどこでも石灰化が起こり得るが，形態形成に関する正常な石灰化はナノスペースによるものが基本となることを示している．むろん問題は山積しているが，これによって結晶形成，結晶の配向，組織形成（エナメル小柱の形態など）が以上により大まかではあるが矛盾なく説明できる（図6-1, 6-2 老沼 2007）．

2) エナメル質組織の比較解剖と仮説

エナメル質の組織は，結晶の走行と集団によって形作られるエナメル小柱，さらにエナメル小柱の集団相互によって形成されるシュレーゲル条，エナメル質の中で石灰化度の低いエナメル叢，エナメル葉板，そして石灰化の周期による成長線の横紋，平行条，新産線，周波条，そしてエナメ

しシュレーゲル条を形成する．いわゆる島状のシュレーゲル条となる．エナメル小柱は約5μmの幅で弧門形をすることから，エナメル芽細胞の幅が原始的哺乳類から変化していないことを窺わせる．（図21, 22）

哺乳類の進化とともにエナメル小柱の形態（断面）形，配列走行は多様となる．一般的には複雑に走行するエナメル小柱は小型化するという大まかな傾向がある．しかし，エナメル小柱形態の発達と，集団化は動物の種類によって多種多様である．そして，エナメル小柱は集合（Grouping）し，集合内のエナメル小柱の走行がほぼ同様の走行（Dancing）を示すため，集団間の走行の違いによってシュレーゲル条を形成する．エナメル小柱の太さや断面の形，走行や彎曲がエナメル質の層によって変化するため，シュレーゲル条の形も層によって異なる（Stefen et al, 1995；Stefen, 1997；小澤，2006），これは組織発生が常に変化してエナメル質を形成することを示す．

シュレーゲル条の形は，どのような動物でもエナメル質の深層ではほぼ不規則な島状であるが，中層ないし表層では種によって特徴的な型となる．このことから，エナメル質初期形成過程は一般的に不安定であると言う共通点を見いだすことが出来，同時に，原始的な哺乳類の形質が反映していると考えることが出来る．即ち組織レベルの系統発生と組織発生の関係において，現在の動物の初期エナメル質形成過程に原始的動物のエナメル質形成過程を確かめうると考えることができる．

（4）エナメル質組織の分類と系統発生

エナメル質の組織・構造は様々な変化はあるがほぼ次のように分類し，同時に細胞組織の働きを推定できる．（括弧内は細胞学的な仮説をしめす）

1. シュレーゲル条の型（エナメル芽細胞の集団の型 Grouping）（図23）

無小柱エナメル質と，細管エナメル質を持つ原始的哺乳類は，エナメル質に模様の現れにくい全体的彎曲型ないしエナメル小柱が交互に彎曲する型（Kozawa et al 1988）を示す．エナメル小柱が集団化する最も原始的で単純なシュレーゲル条は，バリテリウム Barythelium に認められ（図21, 22），エナメル質のあちこちに条紋の分散する島状型（Island type）である．この集団は，歯冠の横方向あるいは縦方向の集団へと発達する．前者を水平型（Horizontal type），後者を垂直型（Vertical type）と呼ぶ．長鼻類のダイノテリウム Dinothelium は，島が小型となり複雑に交錯した配列を示すと共に，放散型のエナメル小柱を持つ．即ち，島状の特殊化

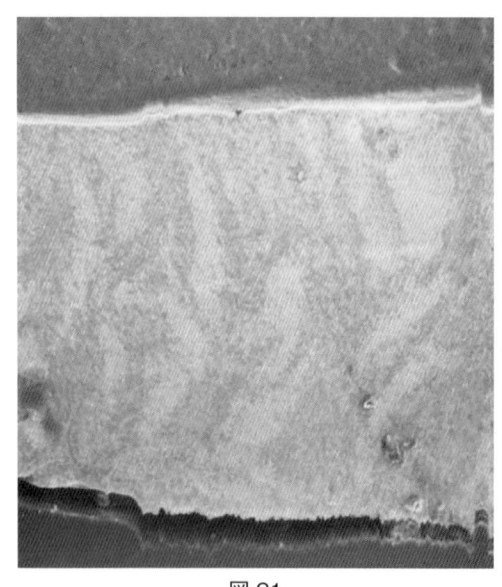

図21
Barytherium のエナメル質．縦断面．あちこちに島状のシュレーゲル条が認められる．上が象牙質．

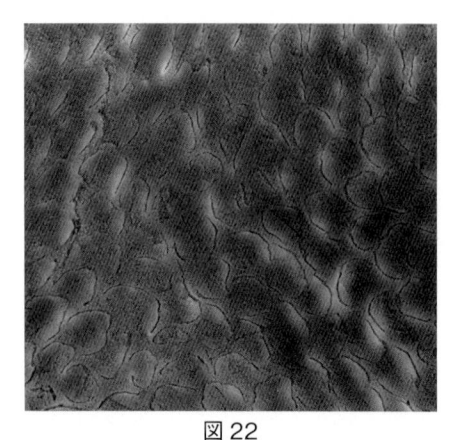

図22
Barytherium のシュレーゲル条の境界．エナメル小柱はシュレーゲル条から出入りするため放散型を示す．

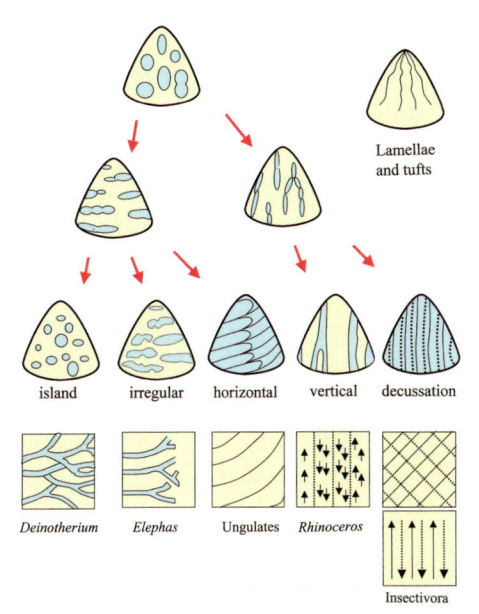

図 23
シュレーゲル条の型と進化．当初は歯冠エナメル質のあちこちにエナメル小柱の集団が生ずる島状であるが，横方向へ癒合あるいは分化して水平型，縦方向へ分裂して垂直型，より複雑な縞となる島型，現生ラットなどの交叉型へと進化する．爬虫類などの結晶単位の境界（裂溝）はエナメル叢などへと変わる（右上）．

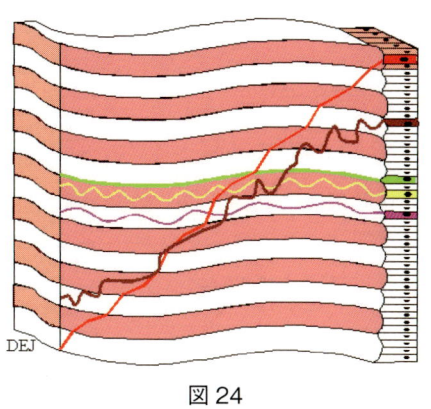

図 24
エナメル小柱の走行の型．個々のエナメル小柱の走行（線）及びシュレーゲル条（横の帯）との関係．右端はエナメル芽細胞層．

したものである．しかし，他の長鼻類は水平型へと進化しつつ，不規則放散型となる特徴を持つ．サイの仲間は垂直型であるが，垂直の各帯の中では水平方向型のシュレーゲル条を有する特殊な動物である．ラットなど齧歯類の一部はエナメル小柱が交叉しつつ一列となって配列する交叉型 (Decussation type) を示すが，多くは基本形のない複雑な型である (Koenigswald 1992, 山川 1959)．

2. エナメル小柱の走行型，（エナメル芽細胞の移動の型 Dancing）（図24）

シュレーゲル条は彎曲が激しい横断帯と少ない縦断帯から構成され，種によってこの一般的なエナメル小柱（エナメル芽細胞）の走行原則は，様相が様々に変化する（小澤 2006）．次のような型となる．

① **収斂型 (Convergence type)** イヌなど（食肉類の多く）では，各帯はエナメル質全層に渡り同じエナメル小柱の集団によって構成され，エナメル小柱は入れ替わらない．各帯の境界には，動きの少ない一列のエナメル小柱が配列する（菊池等 2002 金丸等 2003）．

② **放散型 (Divergence type)** 植物食の有蹄類などでは，エナメル小柱（エナメル芽細胞）は縦断帯と横断帯を横切るような走行を示す．これには次の二型がある．

規則型 (Regular type) ゴチ：デスモスチルス類 Desmostylus に代表される有蹄類特有の型であり，厚いエナメル質内を美しくS字状を描くもので，エナメル小柱（エナメル芽細胞）がシュレーゲル条の両帯を横切って移動する．ひとつのエナメル小柱（エナメル芽細胞）は動きの緩やかな時に縦断帯を形成し，波動状の動きが激しい時に横断帯を形成する．即ちシュレーゲル条はエナメル芽細胞の周期的な動きによって形成される．

不規則型 (Irregular type)：ゾウ（長鼻類）など，シュレー条が不規則な場合に多い．エナメル小柱（エナメル芽細胞）は動きが激しい時と，ゆるやかな時をくり返してシュレーゲル条を形成するが，両時期の周期，間隔が不規則な場合である．

3. エナメル小柱の形態変化（断面形，大きさ，配列，走行）（図25）

エナメル小柱の種類を大まかにまとめると次の様な傾向が認められる．エナメル質が厚く発達する哺乳類では，比較的エナメル小柱

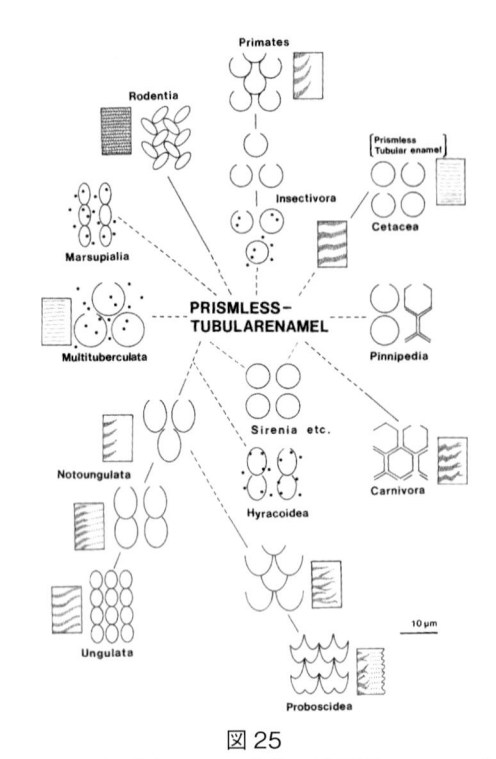

図 25
シュレーゲル条とエナメル小柱の系統図．シュレーゲル条とエナメル小柱の関係．それぞれの種のエナメル質は層によってエナメル小柱の形態変化を示すが、中層エナメル質のエナメル小柱は種の特徴を示すため配列、太さ、断面形などが比較できる．

の走行、配列は複雑になる．しかし例外も多い．マナティーなどでは厚いエナメル質 (2-3mm) を持ち円形のエナメル小柱が緩く彎曲して走行するがシュレーゲル条が認められない．エナメル小柱の太さも、大きいもので 7-8 μm (現生のゾウ、セイウチなど)、小さなもので 1-2 μm (爬虫類 や原始的哺乳類、デスモスチルス、有蹄類の大半など) である．一般的なエナメル小柱の径は約 5 μm であり、エナメル芽細胞の太さにほぼ一致する (小澤, 2006)．ただし、以下に示す傾向を含めてこのエナメル小柱の特徴は主に中層領域のものであり、エナメル質の層によって変化する．

エナメル小柱の層的変化はエナメル芽細胞の分化時期による変化を示すが、エナメル芽細胞の比較解剖学的な資料はすくなく、必ずしも以下に記述することとエナメル芽細胞の

形態が直接関連を結ばないことが多い．

① **エナメル小柱の配列 (図 25)**
a. 斜めの配列 (階段状配列) はアーチ型ないし弧門形 (オタマジャクシ形、シャモジ形、イチョウの葉型など)、角張った (一部六角形) で直径約 5 μm が多い、霊長類や長鼻類など植物食のバクなどにも認められる．オタマジャクシの尾に当たるところが小柱間質となる．
b. 平行配列するのは主に楕円形ないし楕円形のエナメル小柱で、直径 2-3 μm で植物食の有蹄類に動物に多い．小柱間エナメル質は平行なエナメル小柱の裂を挟むシート状を呈する．
c. 交叉配列は直径約 2-4 μm で現生のラット、マウスに特有である．小柱間エナメル質はエナメル小柱の間を埋める．
d. 不規則配列は円形や様々な形で直径 1 μm から 7 ないし 8 μm になることもある．円形のエナメル小柱の間を埋めるのが小柱間エナメル質である．細管エナメル質やシュレーゲル条が無い動物、齧歯類など (山川 1959 Koenigswald 1992) に多い．

円形のエナメル小柱も斜めの配列や平衡配列をすることがある．歯冠の部位やエナメル小柱の彎曲によるものである．

② **エナメル小柱とシュレーゲル条の形態との関連、結晶配列**
a. 楕円形で小型円形 2-3 μm 以下の平行配列するエナメル小柱は、わずかに S 字状を描く明瞭なシュレーゲル条の植物食の有蹄類に多い型であり、サイなどの垂直型にも認められる．
b. 角張ったエナメル小柱は食肉類や先祖型の鯨類に多く認められるもので、角張って曲走するシュレーゲル条に多い．
c. 半円形、弧門形 (オタマジャクシ形、しゃもじ形) のエナメル小柱は一般的なものである．高等霊長類などでは咬頭頂に凹彎する独特のシュレーゲル条でこのタイプのエナメル小柱をもつ．
d. 結晶配列はエナメル小柱がその長軸方向、小柱間エナメル質はエナメル小柱に対して

ほぼ斜めから垂直方向となる．また同じ方向となることもある．それ故結晶配列は，オタマジャクシ形の尾（小柱間エナメル質）とエナメル小柱体の間は徐々に移行するが，平行配列の場合は両者で明瞭に別れる．

③ **エナメル小柱の層的な変化（小澤2006）**

一般的な傾向：一般的には深層では円形か楕円形ないし半円形の小型で不規則，中層で種の特徴を示し，表層ではまた円形か半円形となり全ての結晶がエナメル質表面に向かって走行する．エナメル質の表面近くになるとエナメル小柱はどの種類もほぼ円形，大型（6-7μm）又は極端な小型（1-2μm）となり，エナメル質の表面にほぼ垂直に配列し，エナメル小柱も小柱間エナメル質も結晶配列がエナメル質の表面に対してほぼ垂直方向に配列する．エナメル質の表面近くやエナメル象牙境の一層は光学顕微鏡的にエナメル小柱が認められないことがあり，無小柱エナメル質と呼ばれることがある．

動物による特徴：長鼻類は，先祖型のマストドンでは孤門型のエナメル小柱が一般的であるが，ステゴドンになると深層ないし中層にイチョウの葉型，中層ないし表層は孤門形となる．現代型のゾウ（マンモス，インドゾウ，アフリカゾウなど）では中層が主にイチョウの葉型，表層側になると孤門形となる．いずれも互い違い走行を示す．

ウマ類では，Phenacodus では孤門型であるが，Mesohippus になると中層に平行配列，楕円形（約3-4μm）のエナメル小柱が，やや水平型のシュレーゲル条の中を走行する．Merichippus より進化型のウマでは，より小型となり深層側が平行配列，シュレーゲルは深層側で不規則型となる．Hipparion や現生のウマでは，深層から中層にかけて，小型（2-3μm）のエナメル小柱で平行配列，この領域では不規則型シュレーゲル条，それより表層になるとエナメル小柱は徐々に大型となり，水平型のシュレーゲル条となる．

デスモスティルス類 Desmostylus では，先祖型の Behemotops では，楕円形のエナメル小柱（3-4μm）が互い違いないし平行配列，咬頭に凸の水平型のシュレーゲル条である．Palaeoparadoxia になると，平行配列，楕円形（3μm）のエナメル小柱が主流となり，深層に咬頭に凹のシュレーゲル条が現れ，全体としてS字状で水平型シュレーゲル条となる．Desmostylus では厚いエナメル質（約8mm）の中を美しいS字状のシュレーゲル条が走行する．水平型である．エナメル小柱は非常に小型（2μm）の楕円形で平行配列する．

これらのエナメル小柱に共通する特徴は全て放散型であること，いずれも深層や表層では円形ないし楕円形，表層側では孤門型なども認められより大型となること等が挙げられる．長鼻類を除くウマ類やデスモスティルス類ではエナメル小柱が小型になるにつれて小柱間エナメル質の領域が広くなり，エナメル芽細胞の幅は他の動物とほぼ同様であると推定される．長鼻類の場合はイチョウの葉型に対応してトームス突起の尖端が二またに分かれている可能性もある．この場合はエナメル芽細胞の幅は広いと推定される（kozawa 1978）．

いずれも，深層領域に出現した新しい形質が徐々にエナメル質の中層領域まで広がるという，シュレーゲル条と同様の傾向を示す．

④ **エナメル小柱の大きさと配列，エナメル芽細胞の形態**

エナメル芽細胞の大きさを比較した論文は少ない（Skobe et al., 1981）が，ほぼどのような動物に於いてもエナメル芽細胞は基質形成期から成熟期には太さが約5μmであり，上記のエナメル小柱の形態と矛盾しない．つまり，半円形，オタマジャクシ形のエナメル小柱のエナメル芽細胞は約5μm 長さが40-50μmである．小型のエナメル小柱で規則的配列を示す有蹄類や齧歯類では太さは変わらないが60-70μmになる．現生の長鼻類のエナメル芽細胞の太さは7-8μmで約50μmの長さをもつ．

エナメル芽細胞の細胞小器官は，ラットやブタ，ウサギ，ウマなどでは核の中間層側にミ

トコンドリアが集合し，反対側にゴルジ装置を囲んでRERが細胞の長軸に規則正しく配列する．一方，ヒトやイヌ，ネコなどではミトコンドリアは細胞全体に散在し，RERの分布もラットより規則性が少ない．ラットは細長いトームス突起を持ちその中には細胞小器官がほとんど無いが，他の動物ではRER，フリーのリボゾームなどが周期的に認められる．一般的には，小型のエナメル小柱では細長いエナメル芽細胞でミトコンドリアやRERの局在がハッキリしていることが挙げられる．今のところこの様な動物は植物食性の動物だけである．

エナメル芽細胞ではエナメル小柱と直接接するトームス突起の形態がエナメル小柱の形態と密に関連するのは明らかだが，その形態もイヌやラット以外は不明であるため，今後の課題となろう．

このようなエナメル小柱の配列とシュレーゲル条の型を系統的にまとめると図18の如くなる．

以上のことからデスモスチィルスは植物食で細長いエナメル芽細胞をもつという姿が浮かび上がる．2μm弱のエナメル小柱が平衡配列しS字状のシュレーゲル条と厚いエナメル質，複雑な咬頭に発達するのは植物食以外無いからである．植物食の動物ではこれ以外の形態を持つ動物もいるが，この形態を持つ動物で植物食以外の例外はない．この特徴は植物食の動物（有蹄類の一部）の種特異性というべき特徴である．歯学的ないし組織学的にはこの事実が覆る時改めてデスモスチルスの食性が問題となるであろう．

(5) シュレーゲル条を中心とする層的変化と系統発生，新形質（図26）

前項の分類は種の特徴がよく現れるエナメル質の中層から表層にかけての領域である．シュレーゲル条はエナメル質の層により変化する，これは発生過程を反映しているため，層的変化を系統発生によって検討し，組織学的に系統発生と個体発生（組織発生）を結びつける必要があることを示す．しかし，化石の点から系統発生を追うのは種類が限定され，しかもそれぞれの種

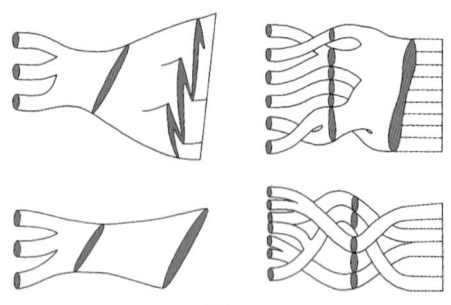

図26
シュレーゲル状の層的な変化．左がエナメル象牙境，右がエナメル質表面．a 食肉類．b 有蹄類．c インドゾウ．d Dinotherium.

による分類上の違い（目か科かなどなど）があり同じレベル（カテゴリー）で検討に値するのかと言う問題を含んでいる．しかも歯の組織が明らかになっていない種類も多い．本論において比較的詳細に系統を検討したのは霊長類，長鼻類，ウマ類，これに鯨類，イノブタ類，デスモスチルス類，そのほか若干の種類である．(Kozawa 1993)

1. 長鼻類はその先祖に近いBarytheriumは島型であり，これがDainotheriumu系ではより島が小型化してより複雑な特殊化した型となる．一方，長鼻類の主流である上顎に象牙のあるMastodon系統（現在のゾウへの系統）では比較的水平型であるが深層に不規則型が現れ，徐々に中層まで達し，水平型は表層側に局限する．

2. ウマ類では有蹄類の先祖と言われるPhyenacodusはごく単純なシュレーゲル条（島型ないし水平型）であるが，Mesohippusでは水平型となる（この種類はまだ鈍頭歯型の臼歯を持つが，象牙質では管周象牙質が厚く発達する．即ち，歯冠形態の進化に先行して歯の組織が変化している）．それより進化した種類では，深層に不規則型のシュレーゲル条が現れ，水平型は徐々に表面側に局限するようになる．

3. 鯨類の先祖はエナメル小柱もシュレーゲル条も持つ．Eosirenは横断帯と縦断帯が明瞭に区別される食肉型をもつが，やがて消失する，と共にエナメル小柱は角形から円ないし半円形となる．

4. 食肉類のシュレーゲル条は，深層は不規則な島型から中層で角張った曲走をする水平型となり，表層エナメル質では縦の要素が加わったジグザグ型となる．ハイエナの先祖ではエナメル質が厚くこれが明瞭であるが，イヌなどではその傾向が認められるのみである
5. ブタとカバの先祖と言われる Hexaprotodon では，やや咬頭に凸がたの水平型シュレーゲル条であるが，カバやブタでは深層に凹型が現れ全体として美しいS字状の走行を示す．
6. デスモスチルス類の先祖の Behemotops ではエナメル質深層ではやや咬頭に凹，中小から表層までは凸の水平型であるが，Palaeoparadoxia や Desmostylus では深層から中層が凹，中層から表層が凸の水平型をもつ．
7. 霊長類の原始的な種類からヒトまではシュレーゲル条は水平型で変化しないが，咬頭側に凹であり哺乳類では特徴的である．(Lavelle te al 1977, Nogami 1981)
8. 齧歯類は現生のラット，マウスでは交叉型だが先祖を含んだ他の種類では非常に複雑な多様性を示す．複雑型ないし齧歯類型とも言えよう．

以上の結果，次のような結論に達する．
①エナメル質の深層（初期形成領域）はどの動物も不規則な島型を示す．これは原始的な状態の反映とみることが出来，Grouping の起源を示すものと仮定できる．
②種の特徴は，系統発生的にエナメル質深層に出現し，エナメル質全体に及ぶ．そしてつまり新形質は形成初期に現れることを示している．組織に於けるネオテニー説とも言える．
③エナメル小柱は，深層では不規則，小型の円形ないし半円形であるが，中層では種によって安定的な形態となる．しかし，全体として太さ，断面の形，ねじれがあり，エナメル芽細胞の周期性のある細動 (Torsional motion) が推定される．

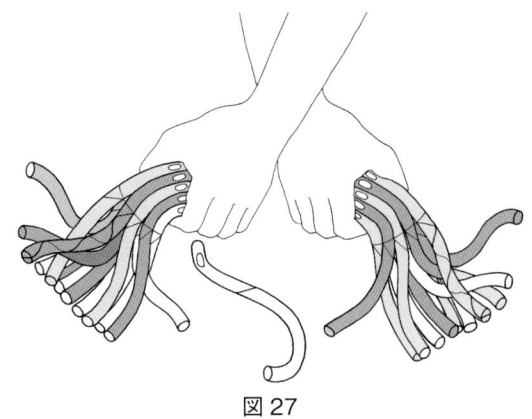

図 27 Grouping and Dancing の仮説．エナメル芽細胞はまとまりうねる動きによってシュレーゲル条を形成する．個々のエナメル芽細胞も細動 Torsional motion してエナメル小柱の拗れや太さ，など形の変化をもたらす．

(6) エナメル質組織進化からの仮説（図27）

(1)〜(5) の各項に記したが組織進化からから次のような仮説を導き出せる．
① エナメル芽細胞は周期的に機能と形態を変える (Rhythm)．
② エナメル芽細胞は撚れ，彎曲し太さを変えるなどの運動をしつつエナメル質を形成する (Torsional motion)．
③ エナメル芽細胞は集合を作る (Grouping)．
④ エナメル芽細胞はグループで運動をする (Dancing)．
⑤ 種の特徴となる新形質はエナメル質組織発生の初期（エナメル質の深層）に現れ，エナメル質全体に波及する．

エナメル芽細胞が集団となってうねるような動きを仮説として提案したのは Osborn (1968; 1970) である．彼はわずかずつエナメル質を研磨してエナメル小柱の走向配列の三次元復元図をつくりあげ，この仮説を提案したのである．本論もほぼ同様の結論に達している．つまりエナメル芽細胞は個別にも集合状態でもそれぞれの動きを示しつつエナメル質を形成する．これを証明するためには一つにはエナメル芽細胞の集合とエナメル質のシュレーゲル条が一致すること，エナメル質組織発生において細胞が集合し運動することの2点を明らかにする必要がある．筆者は以上の Rhythm, Torsional motion, Grouping と Dancing をまとめて 'Grouping and Dancing' と呼ぶ (Kozawa et al., 1999).

3) エナメル質組織発生
(1) Grouping and Dancing, エナメル叢, エナメル葉板の質組織発生と起源

エナメル芽細胞の Grouping and Dancing とシュレーゲル条は関連付けられ易いが, エナメル叢, エナメル葉板は構造自体の報告が少なく (Amizuka 1989, 小林, 1952など), 組織発生はこれまで殆ど議論がない (中川等 2004). 本論においてエナメル質の比較解剖学的検討から両生類や爬虫類にその先駆的構造が有るという結論に達した.

アフリカツメガエル (Xenopus) には, すでに結晶単位, 裂溝, エナメル細管等々が認められ, 裂溝には有機基質が存在する. これらのことから現時点において裂溝にはエナメル蛋白は認められていないが (千坂 2004), 低石灰化領域でありエナメル叢やエナメル葉板の先駆的兆候と仮定した. それにはエナメル芽細胞などの退縮や細胞死が当然予想されるが, エナメル器ーエナメル芽細胞には Grouping and Dancing や低石灰化領域を作り出すような構造は見出されなかった.

ミシシッピーワニ (Alligator mississippiensis), メガネカイマン (Caiman crocodilus) では, エナメル質組織発生初期の結晶形成はヨレヨレのリボン状結晶が象牙質の表面のあちこち所々に沈着することから始まる (Kozawa et al., 1999, 2007) (図28). 島状に沈着成長したエナメル質塊がさらに大きくなる. エナメル質の表面がある程度平坦になるまで形成されると, 結晶は形成面つまりエナメル芽細胞の分泌面に向かって全体的にはほぼ垂直配列する. しかし, 個々の結晶は不規則な配列を示す. エナメル質がある程度厚くなると, エナメル質形成面は成長線と一致する緩いカーブを描く. 成長線から, 成長速度の同じエナメル芽細胞が結晶集団を形成することが判る. つまり, 結晶が一定程度まとまりのある集団 (結晶単位) となり集団の境界においては結晶の配向が急激に変化する裂溝とな

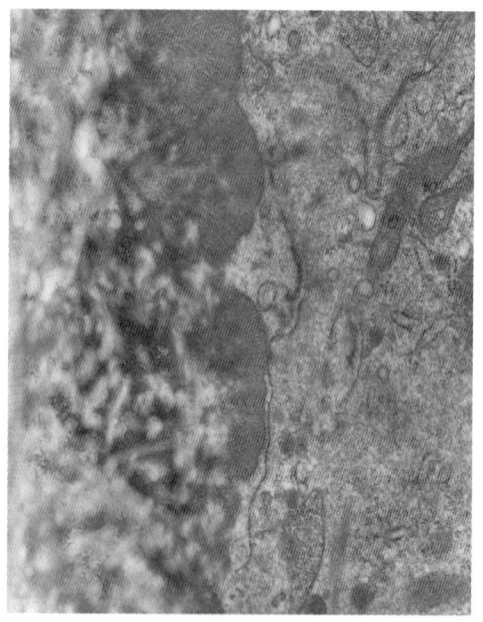

図28
メガネカイマン Caiman crocodylus のエナメル質初期発生. 左が象牙質, 右がエナメル芽細胞. 象牙質の表面にヨレヨレのエナメル質結晶が島状に沈着し (下), 塊となり癒合して大型の島状となる (上). 島の境界は裂溝となり結晶単位の境界となる.

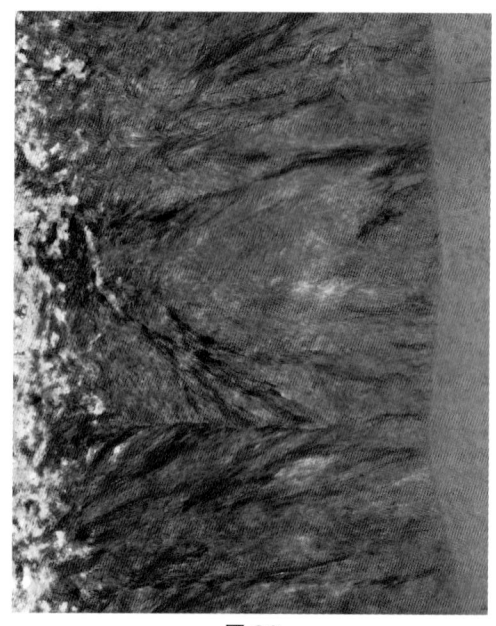

図29
メガネカイマンの形成中エナメル質. 右がエナメル芽細胞, 左が象牙質. 結晶単位の境界は結晶の配向が急変するため裂溝となる. 写真の場合, 裂溝と細胞の境界は対応していない.

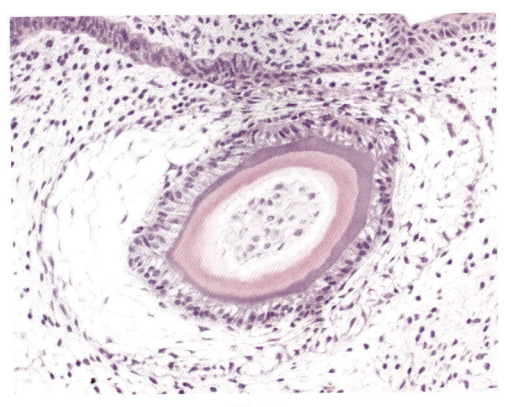

図 30
ミシシッピーワニの歯胚横断面．エナメル芽細胞のあちこちに配列の乱れや退縮が認められ，エナメル叢やエナメル葉板の先駆的な構造と推定される．紫色の輪がエナメル質．

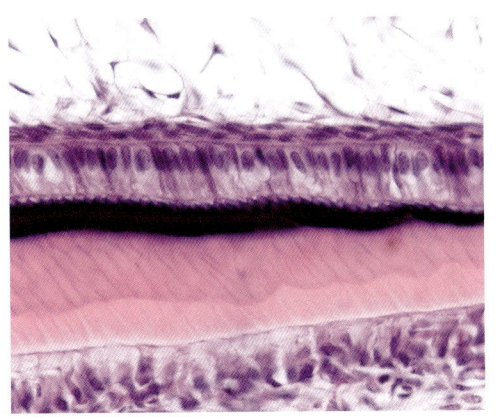

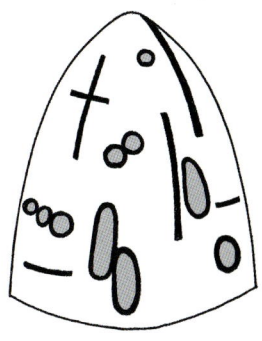

図 32
エナメル叢とエナメル葉板の形成模式図．結晶単位は多様な形態をするが，哺乳類の歯となり多様な形態へと発展すると共に，結晶単位の境界の裂溝がエナメル叢やエナメル葉板になる．エナメル叢やエナメル葉板はエナメル芽細胞の退縮機構と関連があるためこれ以外の原因も当然考えられる．

図 31
ヒトの歯胚．エナメル芽細胞は全て同じでなくあちこちに膨化や退縮が認められる．これは図30と同様の形態であり，エナメル叢やエナメル葉板との関連性があると推定される．濃い紫がエナメル質．

る．エナメル芽細胞の集団と結晶単位はほぼ対応しているが，必ずしも裂溝の位置で細胞が境界となるわけではなく裂溝を跨ぐ細胞もある（図29）．

　これは結晶単位がある程度の集合（Grouping）のエナメル芽細胞によって形成されること，エナメル芽細胞が比較的自由に動くこと，つまり仮説で示したエナメル芽細胞の3タイプの動きの可能性を示しているものと推定できる．裂溝には有機基質があり，そこに相当する部位ではエナメル芽細胞が退縮像を示す（図30　中川 2004）．このエナメル芽細胞の退縮はヒトの歯胚においても頻繁に認められるものであり（図31），かつて Dark cell などと呼ばれたエナメル芽細胞と一致するかもしれない．即ち，一定のエナメル芽細胞が縦あるいは横方向に退縮しエナメル叢，ないしエナメル葉板を形成するものと考えられる．このエナメル芽細胞がエナメル質表面まで回復しない場合にはエナメル葉板となる，と推定される．ヒトでは歯の縦方向に密なエナメル叢が観察され，結晶単位の分化と一致する（図32）．

(2) Grouping and Dancing とシュレーゲル条との直接的な関係

　シュレーゲル条がエナメル芽細胞の集団化によって形成されることは，比較解剖学的なエナメル質組織の検索によって想像に難くない．しかし，そのような仮説はこれまで無かったし，エナメル芽細胞が彎曲走行することについても Osborn (1968) による仮説以外提唱されなかったと言うのが現状である．エナメル質と組織あるいは細胞の対応関係は，エナメル芽細胞とエナメル小柱の対応関係としてでほぼ確立されてきているといえるが（Wakita et al. 1983)，シュレーゲ

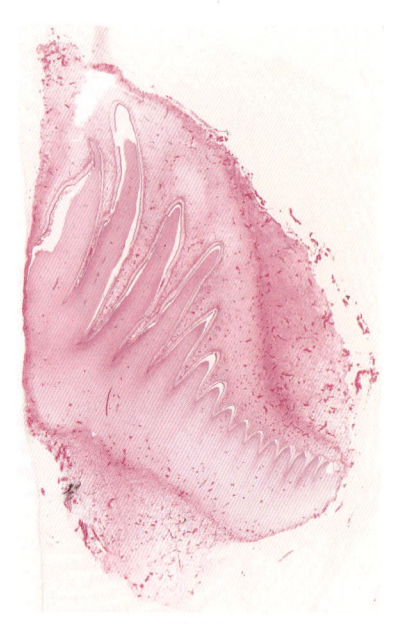

第四章　エナメル質の組織，分化と進化　　　　　　　　　　　エナメル質構造と組織発生

図 33
インドゾウ（Elephas maximus）の未石灰化歯胚（左右径約 2.5cm）．左が近心．エナメル器が波状となり完成歯冠の咬板状の構造をしている．

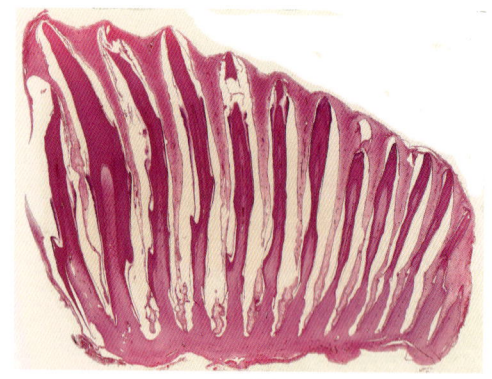

図 34
インドゾウの石灰化しつつある歯胚（左右径約 8cm）．近心（左）の咬板状構造は石灰化し，象牙質も形成されている．

ル条とエナメル芽細胞集団を同時に直接的に観察した報告はほとんど無い．即ち組織学レベルのシュレーゲル条とそれを形成する細胞集団の直接的対応の立証がなされていない．この原因の一つにはシュレーゲル条が明瞭な動物を用いた研究が少ないことがある．筆者は，幸運にも，先達の残した素晴らしい厚切り切片標本によって，エナメル質と歯胚組織を同時に観察することが出来た．それは，インドゾウの臼歯の2種類の歯胚のセロイジン切片による約数十μmの厚さの切片である（小澤 2007）．さらに，チェンマイ大学との共同研究で新生子象の未石灰化歯胚をも観察することが出来た．

インドゾウ歯胚の試料は次のとおりである．

歯胚試料1（図33）は石灰化前の2個の臼歯歯胚である（小澤, 1978）．この歯胚は長さ約 2.5cm で内外エナメル上皮の褶曲による16枚の咬板状構造を有し，三次元復元による咬板状構造の数から第3臼歯と推定される（Kozawa 2001　Yokota, 2006）．

歯胚試料2（図34）は臼歯歯胚の矢状断切片で，歯冠の長さ8cm，高さ5cm, 13 の石灰化お

よび未石灰化の咬板を持ち，近心側11枚の咬板でエナメル質，象牙質が形成されつつある．12番目の咬板は象牙質のみ石灰化し，13番目は石灰化前である．咬板数から第2大臼歯と推定される（Ijiri et al, 1949　Tasumi, 1964）．

長鼻類の歯胚の観察の機会を得たことが幸運であることは，シュレーゲル条が明瞭な上，エナメル小柱の走行も複雑で追いやすいこと．歯胚は近遠心的に咬板（咬頭）が十数列つづき，近心から遠心に向かって咬板形成が進むため，近心で石灰化が起きても遠心は未分化，咬板の高さが高いため咬合面近くで石灰化が進んでも歯頸側では未分化な様相を示すこと，さらに適切な時期では全てのエナメル質形成時期が観察可能でること等である（Yokota 2006）．

1. Grouping and Dancing の分化

中間層，エナメル索，エナメル髄，外エナメル上皮の機能

Grouping の開始　未分化な領域の歯乳頭細胞は，一列となって配列する内エナメル上皮下において部分的に集積し塊を形成する（図35）．これは，未石灰化歯胚（試料1）の未分化な領域や石灰化歯胚（試料2）の遠位の咬板（咬板は完成歯の構造であるが，ここでは未石灰化の内エナメル上皮における同様の構造をも便宜上咬板と呼んでおく）の谷底近くの未分化な内エナメル上皮細胞直下の歯乳頭において観察することができる．次に，いくつかの内エナメル上皮

エナメル質構造と組織発生　　　　　　　　　　　　　　　　　第四章　エナメル質の組織，分化と進化

細胞は集合をつくり他とは違った配列を示す（図36）．この部位ではすでに歯乳頭細胞の塊は確認できない．これはエナメル質組織発生の分化がまず歯乳頭側の分化が起こり，次に内エナメル上皮の分化が誘導されることを示唆する．これが Grouping の分化の開始と考えられる．そして Grouping した内エナメル上皮のエナメル髄（星状網）側に中間層細胞が集積する．

さらに分化が進むとエナメル髄の細胞（エナメル索）が一定の配列と走行を示し，中間層の細胞集合を介して Grouping する内エナメル上皮細胞群と接すると供に外エナメル上皮とも連結する（図37）．エナメル芽細胞の Grouping は，中間層，エナメル髄（エナメル索），外エナメル上皮までの連携した集合であることが明らかである．それ故にエナメル芽細胞の Grouping and Dancing はエナメル器全体の動きのなかで捉えなければならないのである．これは，試料2の石灰化した歯胚の遠心の未石灰化領域において，内エナメル上皮（エナメル芽細胞）の集団が中間層と密

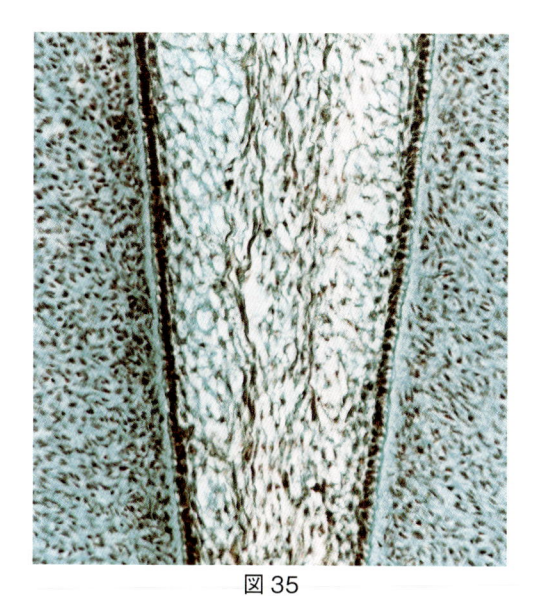

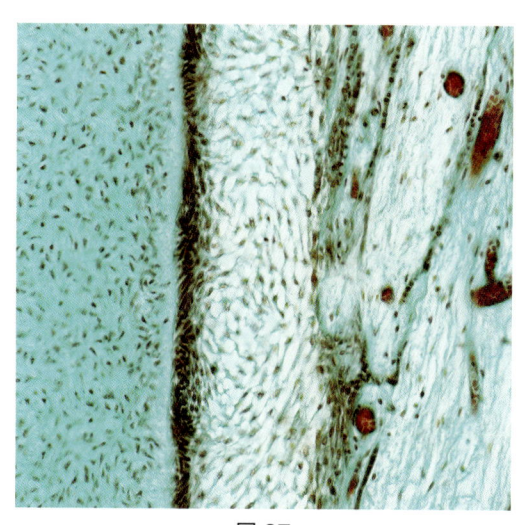

図35
インドウゾウ歯胚（試料1）の未分化な領域のエナメル器．咬板状構造の谷間のため，両側が歯乳頭，中央が歯小囊．両側でその境界をなしているのが未分化な内エナメル上皮．左側の内エナメル上皮直下の歯乳頭細胞は塊状の集団を形成している．

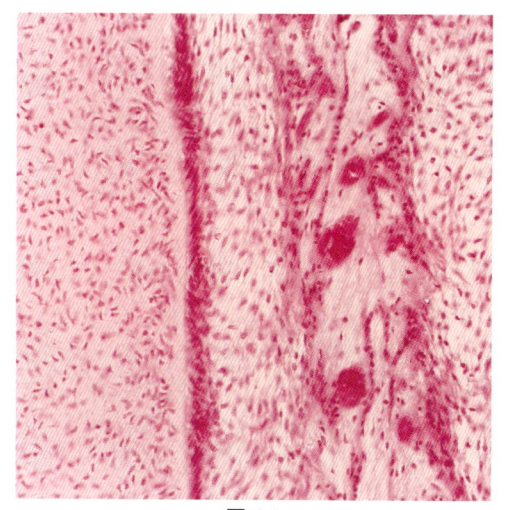

図36
図28よりやや分化が進んだ部位のエナメル器．左側が歯乳頭，中央にエナメル芽細胞層，エナメル髄を介して索状となり派生する外エナメル上皮が右側の外エナメル上皮と連絡する．その間の歯小囊には血管が認められ石灰化が始まる直前であることを示す．最も右側が隣の咬板状構造のエナメル器のエナメル髄である．
未分化なエナメル芽細胞（内エナメル上皮）はところどころ配列の異なる集団がある．そのような部位では中間層細胞が集合し始めるのが認められる．

図37
図29より分化が進んだ位置のエナメル器．左から歯乳頭，エナメル芽細胞，エナメル髄，索状の外エナメル上皮，右側が歯小囊．歯小囊には血管が豊富となり石灰化直前であることが分かる．
エナメル器は集団を形成し，そこには中間叢細胞が集積し，エナメル髄もこれに対応して集団を形成し外エナメル上皮まで連絡する．この様な時期にすでにエナメル器全体の協調的な構造が形成される．

- 207 -

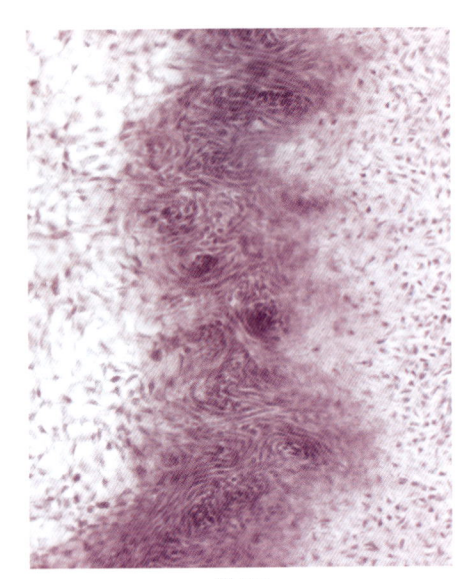

図38
エナメル芽細胞のDancing. 図34の歯胚のエナメル芽細胞が横断された部位. エナメル芽細胞は集団となってあたかもうねるってダンスをしているように渦巻き状に配列する.

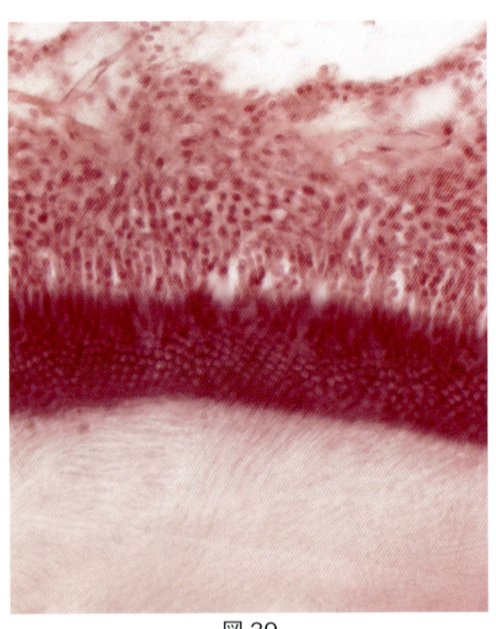

図39
図27の歯胚の形成中エナメル質に於けるシュレーゲル条とエナメル芽細胞集団の直接的観察. 形成中のエナメル質（下）とエナメル芽細胞から外エナメル上皮（上）, 中央の層がエナメル芽細胞層と形成中のエナメル質の二重層でエナメル小柱が認められる. エナメル質のシュレーゲル条に連動するエナメル芽細胞から外エナメル上皮までの集団化の様子が認められる.

に連繋し, エナメル索を介して外エナメル上皮まで結びついている, ことでも示されている. そして, 各集合の隣接領域でも集団化が起こり, やがてエナメル器全体に波及する. Grouping 同士はそれぞれ異なる方向に向かって配列するため, 隣接の Dancing は異なる方向に運動する.

同じ分化時期のエナメル芽細胞の接線断面を観察するとエナメル芽細胞が様々な大きさの渦巻状の集合となって配列する（図38）. これは石灰化したエナメル質の島状型シュレーゲル条のエナメル小柱の配列と一致しているし, Barytherium のエナメル小柱の配列も同様である（図22 Yokota 2006）. この配列と同様の状態の所見は Boyde（1969）によって形成中のエナメル質表面に形成されるトームス突起の小窩の向きから推定されている.

以上は Grouping のみではなく Dancing も未石灰化の内エナメル上皮ないしエナメル芽細胞で始まることを示すと供に, 中間層細胞, エナメル索, 外エナメル上皮がこの動きに関与していることをも同時示唆するものである.

ここにエナメル索の働きを窺うことが出来, ヒトの咬頭直下の Gnarled enamel の形成にかんして, エナメル索, エナメル臍を中心にした Grouping and Dancing を推定することができる.

以上は, 細胞の集団化が歯乳頭の細胞に出現し, 次に内エナメル上皮が集団化して, 中間層, エナメル索と連携が拡大し, 最終的には外エナメル上皮〜内エナメル上皮の集団化となる分化過程を示している. 様々な大きさのエナメル芽細胞のグループはエナメル索によって外エナメル上皮と連携し, エナメル器としての集団となっている. この集団化現象は未分化な時期に, しかも歯乳頭領域に萌芽するものと推定される. この分化によって中間層とエナメル索, エナメル髄そして外エナメル上皮までのエナメル器全体が Grouping and Dancing に関与するのである.

2. エナメル質構造と細胞組織の直接的な関係
石灰化を開始した試料2の標本は約50μm

近い厚切りの切片であるため，エナメル質基質が斜断されている領域では，細胞層とエナメル質基質の二層が重なって両者を同時に観察することができる．長鼻類では特にエナメル質の有機基質が多く，基質形成期以降の歯胚は脱灰しても有機基質によるエナメル質の構造が残りエナメル小柱とその集合であるシュレーゲル条の形態が認められる（図39）．

エナメル質形成面の上で，エナメル芽細胞は様々な集合をつくる．分化が進み石灰化が開始したためエナメル髄の細胞間隙が失われ，集合は外エナメル上皮から中間層，エナメル芽細胞まで細胞同士が密着する．外エナメル上皮は索状となり，歯小嚢へ派生する，咬板の間では相互の索状となった外エナメル上皮が連絡し，網目（立体的にはスポンジ状）の形態を示す．これは歯冠が高くなる歯の特徴であり長鼻類の臼歯歯胚で典型的に現れる．この外エナメル上皮から中間層，エナメル芽細胞，つまりエナメル器を形成する細胞は様々な大きさの集合をなす．そこではエナメル芽細胞集団，つまりエナメル器の各細胞集団がシュレーゲル条の各帯と一致する．これは，シュレーゲル条がエナメル芽細胞のみの動きによって形成されるものではなく，エナメル器全体の動態によってエナメル芽細胞の Grouping and Dancing が生ずることを示すものである．

（3）免疫組織化学的な Grouping and Dancing, Tosional motion の立証

エナメル芽細胞あるいはエナメル器の集団化と動きを捉える仮説を立証するために次の抗体を選定した．集団を形成するための接着因子，エナメル小柱の形に関与する，即ち細胞全体の形やトームスの突起の形態を維持する因子，エナメル芽細胞の分泌，吸収機構に関与する因子，エナメル小柱の変化に富む配列や走向，細動を生み出すエナメル芽細胞の要因を考慮してアクチン，ケラチン，チュブリン，デスモプラキン等に対する抗体を用いて検討した．結果は仮説をある程度立証したものと考えている．付加的な結果として，Grouping and Dancing がエナメル器全体のものである点，それらの周期性および個々の細胞の周期性まで示唆する結果が得られた．

材料としてはシュレーゲル条，とエナメル小柱の走行配列，エナメル芽細胞とトームス突起，トームス突起とエナメル小柱の関係が研究されているイヌを用いた（脇田等 1987 花泉 1992，1998，金丸等 2002 菊池等 2003）．イヌのエナメル質はシュレーゲル条の帯が明瞭に区分され，内層ないし中層は水平型，外層に向かうにつれてジグザグ型へ変化する．各帯の間には一列の小型のエナメル小柱が配列し，角張ったエナメル小柱の走行は帯の中を走行する収斂型を示す（小澤 2006）．

約一ヶ月の子犬を用いて，免疫組織学的染色は，作製した切片を脱パラし，水洗後，抗原賦活処理として，クエン酸緩衝液（pH6.0）にてマイクロウェーブ処理（95℃，10分）を施した．水洗，PBS 洗浄後，3％過酸化水素水にて内因性パーオキシダーゼのブロッキングを10分行い，PBS 洗浄後，10％ヤギ血清で非特異反応のブロッキングを10分行った．一次抗体は mouse monoclonal antibody Keratin 14 Ab-1 (Clone LL002)（1:100 希釈，Neo Markers Inc., CA, USA），rabbit polyclonal antibody P・E・N-Cadherin（1:500 希釈，TaKaRa BIOMEDICALS, Tokyo）をそれぞれ 60 分反応させた．PBS 洗浄後，二次抗体に ENVISION+ポリマー試薬／パーオキシダーゼ標識（マウス一次抗体用，ウサギ一次抗体用）（ダコ・サイトメーション株式会社，東京）をそれぞれ 60 分反応させた．PBS 洗浄後，DAB にて発色，核染色を施し，封入後観察した．

蛍光抗体法による免疫組織学的染色は試料を凍結し，クリオスタットで厚さ 20μm の臼歯歯冠の縦断切片及び接線断面の切片を作製した．切片を乾燥・水洗後，PBS で洗浄し，0.1％ triton X-100 処理を10分間，PBS で洗浄後，1％ウシ血清アルブミン（BSA）処理を10分施した．抗体は mouse monoclonal antibody Keratin 14 Ab-1 (Clone LL002)（1:200 希釈，Neo Markers Inc., CA, USA），mouse monoclonal antibody tubulin ab-4 (Clones DM1A + DM1B)（1:100 希釈，Neo Markers Inc., CA, USA），mouse monoclonal antibody Desmoplakin 1&2 (ready to use, PROGEN Biotechnik GmbH, Heidelberg, Germany）を用い，二次抗体は FITC 標識抗マウスイムノグロブリン・ウサギポリクローナル抗体（ダコ・サイトメーション株式会社，東京）を用いた．また，抗 keratin 抗体との二重染色および抗 actin 抗体による単染色には F-actin に特異的に結合する rodamine-labeled phalloidin（1:200希釈，Molecular Probes Inc., OR, USA）を用い，暗所にて 60 分反応後，PBS で洗浄，封入した．

陽性コントロールには，上皮から筋組織までを含む舌組織，陰性コントロールには各一次抗体のかわりに抗体希釈液を用いた．その後，蛍光顕微鏡（PROVIS AX80, OLYMPUS 社，東京）で観察，顕微鏡用デジタル CCD カメラシステム（ORCA-ER-SET，浜松ホトニクス株式会社，浜松）を用いて撮影した．

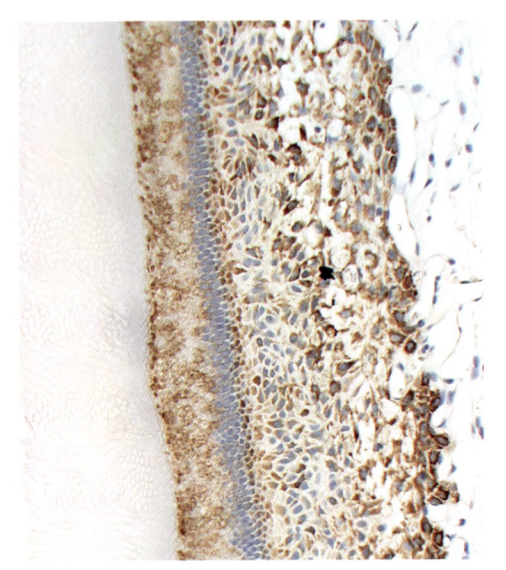

第四章　エナメル質の組織，分化と進化　　　　　　　　　　　　　　　　　エナメル質構造と組織発生

図40
イヌ歯胚によるアクチンの反応．左がエナメル質，中央がエナメル芽細胞，その右が中間層，エナメル髄と外エナメル上皮，右端が歯小嚢．エナメル芽細胞は斜断されているが，シュレーゲル条と同様のやや帯状の角走した集団の反応を示す．この標本は遮断であるため左のシュレーゲル条とエナメル芽細胞は直接関係がない．アクチンの反応はエナメル芽細胞から外エナメル上皮にかけての集団を示している．

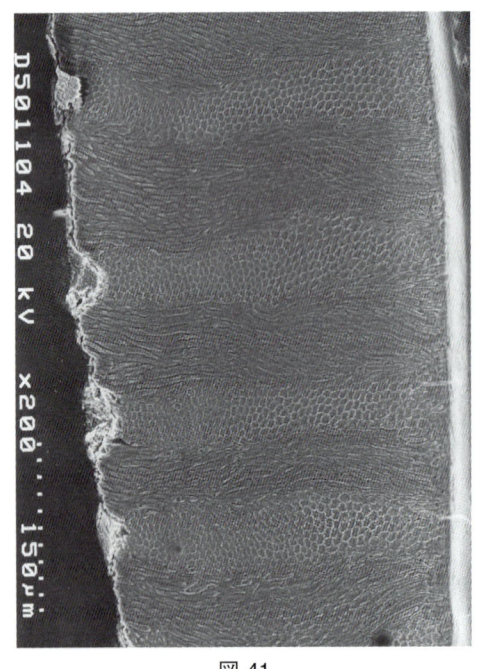

図41
イヌの角走するシュレーゲル条．左が象牙質．

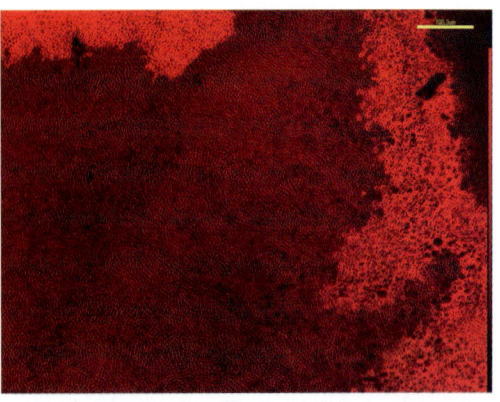

図42
イヌのエナメル芽細胞層の横断面のアクチン反応はエナメル質の層によるシュレーゲル条の型の違いと一致する．下が象牙質上方左が中間層，右がトームス突起．下方の象牙質の近くは島状の集団を示し，中央あたりは角走する水平型，上方になるとジグザグ走行を示す．

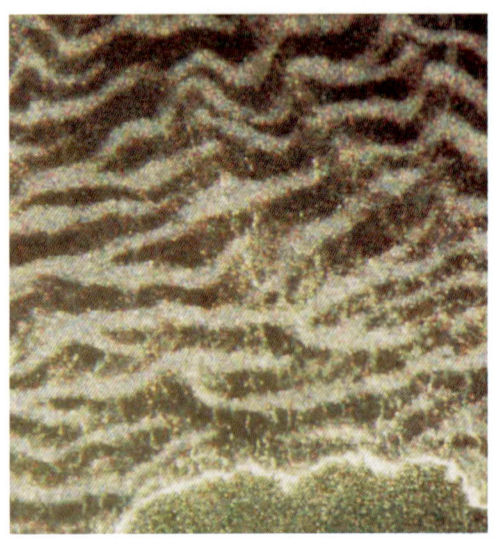

図43
イヌのシュレーゲル条の横断面．下方が象牙質，上方がエナメル質表面．下方では島状であるが，中央で水平型，上方のエナメル質表面に近くなるとジグザグ型となる．

1. アクチンの局在とGrouping and Dancing
　アクチンはエナメル芽細胞の細胞質周辺部に局在するため厚い標本では細胞の方向がある程度示される．エナメル器が斜断された断面において，エナメル芽細胞のアクチンの局在を観察すると水平方向の集団が認められる（図40）．イ

- 210 -

ヌの臼歯エナメル質の典型的なシュレーゲル条（図41）に比較してやや規則性は少ないが，それでも明らかにシュレーゲル条の集団的配列形態を示す．アクチンの免疫反応は，エナメル芽細胞の接線断面において，エナメル質の深層から表層近くに相当する層を一括して観察することができる（図42）．エナメル芽細胞は，深層領域ではある程度島状の集団となり，中層になるとやや水平の集団となり，表層近くに至るとジグザグな形態が現れる．この形態は完成したエナメル質のシュレーゲル条の深層から表層への変化とよく一致する（図43）．即ち，エナメル質組織発生過程におけるエナメル芽細胞の集団化 Grouping and Dancing とシュレーゲル条の関係が示されたのである．シュレーゲル条の層的変化，集団の形態が島状から水平方向の集団へさらにジグザグへと変化する様相は，Stephan 等（1995，1997）によってハイエナのエナメル質によって明らかにされておりイヌ科の特徴とも考えられる．

長鼻類の島状シュレーゲル条の層的変化と系統発生の関係にも認められるように，シュレーゲル条の比較解剖学は層的変化を視野に入れて検討する必要がある．

2. エナメル器全体としての Grouping and Dancing, 周期性，トームス突起

歯胚の縦断切片でアクチンの反応を確認すると，エナメル芽細胞から中間層，外エナメル上皮が一体となって反応する集合と，しない集団がある．これは，外エナメル上皮，エナメル髄，中間層，エナメル芽細胞全体の一体となった Grouping and Dancing を示唆するものである，と同時にエナメル器全体の周期性を示すものである．

反応する集団の中にも反応しないエナメル芽細胞があり，細胞自体またはトームス突起のみが反応しないものもある（図40, 42）．このような領域を通常使われるヘマトキシリン・エオシン二重染色で観察すると，固定が不十分で脱落壊死を起こした細胞は殆ど認められないため（図39, 44），アクチンの反応は細胞集団によって変化することを示すと同時に，周期性や Torsional motion をも示すと考えられる．

トームス突起のアクチン反応の局在は，細胞膜の周囲に反応するもの，中心部のみに反応が現れるもの，全体が反応のないものがある（図44）．これはアクチンが運動と共に細胞接着，分泌，周期的分泌や運動に関与していることを示唆している．そして，極性を示す細胞群と示さない細胞群はいずれもエナメル質を形成する．故にこれはアクチンの細胞周期性をも示していると考えられる．トームス突起の細胞小器官は，電子顕微鏡的に RER の豊富な時期，何もない時期，分泌顆粒が豊富な時期があることが分かっている（小澤 1996）．これはアクチンの反応による周期性と連動し，分泌，休止，合成の各期を示していると考えられる．そしてこの周期性はエナメル器全体の周期性と連動するのである．

エナメル器全体の周期的な運動を示すことは，エナメル器が他種類の細胞が重層構造をなす立体構造であることから困難であるが，ここにその証拠となりうる現象を捉えたのがコネキシンによる咬頭領域のエナメル芽細胞層である．咬頭頂直下のエナメル小柱はしばしば不規則複雑な走

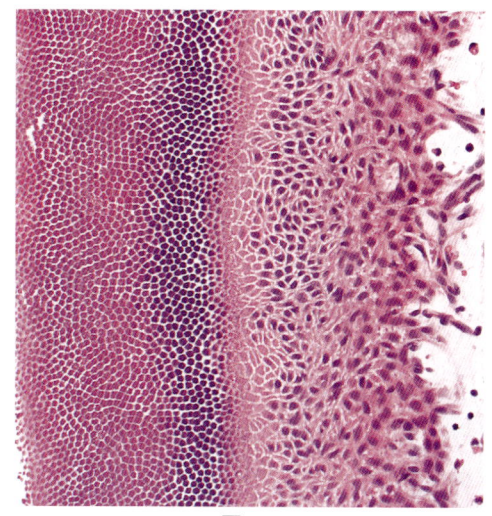

図44
イヌの歯胚．左がエナメル芽細胞層で横断面に近く遮断されている．右が歯小囊．エナメル器は中間層，エナメル髄，外エナメル上皮の細胞が密着している．エナメル芽細胞から外エナメル上皮まで一定の集団になっていることが細胞の配列で分かる．これらの細胞には退縮像はなく，図35でアクチンの反応が認められない細胞も退縮していないことが理解される．

行配列を示すため，Gnarled enamel と呼ばれる．咬頭頂領域のエナメル質は，シュレーゲル条の交わる領域であるため複雑なエナメル小柱の構造ができるのであろう，というのが一般的な推論であろう．しかし，このエナメル質の構造を形成するエナメル芽細胞，エナメル器については全く報告がない．

食肉類の歯はシュレーゲル条の横断帯と縦断帯が明瞭に分かれているために，両帯のエナメル小柱の集合が別々に咬頭頂を中心に渦巻き状に走行配列する（図45）．そこで，イヌの犬歯の咬頭領域を接線方向の（横断）断面においてコネキシン免疫組織化学で観察すると，咬頭領域を中心にエナメル芽細胞の集合が螺旋状に取り巻いているのが認められる．即ちエナメル芽細胞のグループが咬頭を中心に渦巻き移動する事を示している（図46）．これはエナメル芽細胞のグループがシュレーゲル条と同様な帯を形成し，咬頭を中心として回転するような運動のあることを明らかにする構造である．つまり，エナメル芽細胞グループのダンシングはエナメル器全体の動きと連動することを示す証拠の一つと言えよう．

このことから，エナメル芽細胞はトームスの突起の変化（形の変化や分泌面が移動するなど），細胞自体の細かな変化細動（Torsional motion 交叉，太さの変化等々）によってエナメル小柱の太さや交叉が起こり，集団化によってシュレーゲル条が形成されることが明らかである．繰り返すが，このようなダンシングはエナメル器ひいては歯胚全体の律動的な動きと関連するのである．

3. ケラチンの局在－トームス突起の形態，細胞の配列，細胞運動，周期性－

ケラチンの極性は，まずエナメル器の歯頸彎曲部，エナメル髄がある領域での外エナメル上皮に局在する（図47）．エナメル質形成が始まり外エナメル上皮とエナメル芽細胞が中間層を介して密に接する時期になると，ケラチンはエナメル芽細胞から外エナメル上皮まで比較的エナメル器全体（全層）に認められるようになる．しかし，外エナメル上皮からエナメル芽細胞にかけての集団には発現が認められるものと認められない集団がある．トームス突起の形態は角張ったやや六角形をなして平衡に配列する（図48）．これはエナメル小柱の断面形態と配列にほぼ一致する．つまり，ケラチンの作用は，エナメル器の外形維持に，エナメル髄にある Perlecan（依田等 2004）ともども働くと共に，トームス突起の形を含む細胞の外形維持に働くものと考えられる．そして，アクチンの反応と同様，ケラチンの

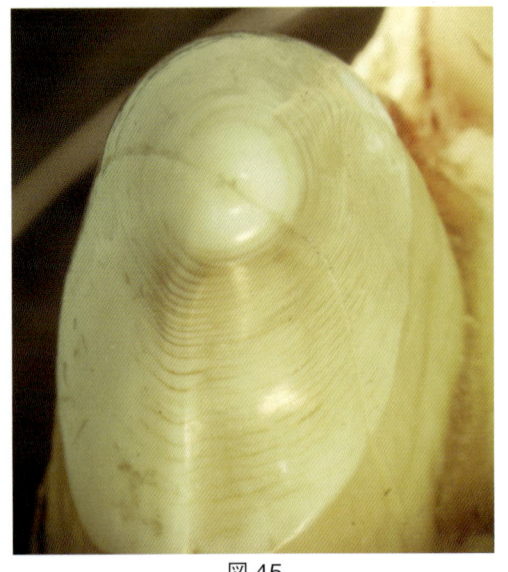

図45
クマの犬歯の尖頭から観察したシュレーゲル条

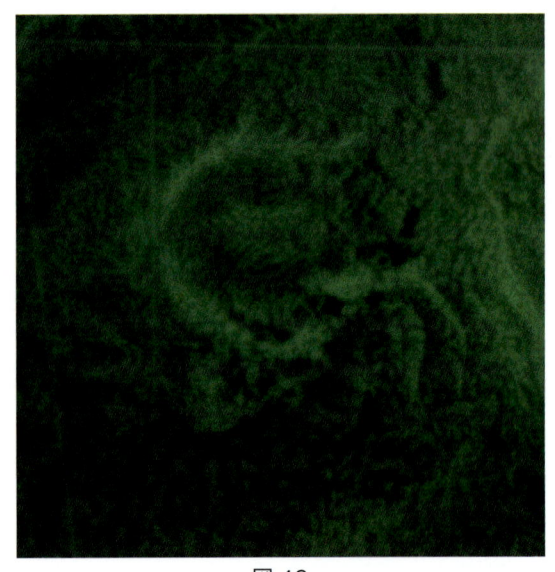

図46
イヌの犬歯尖頭のエナメル芽細胞層のコネキシン反応

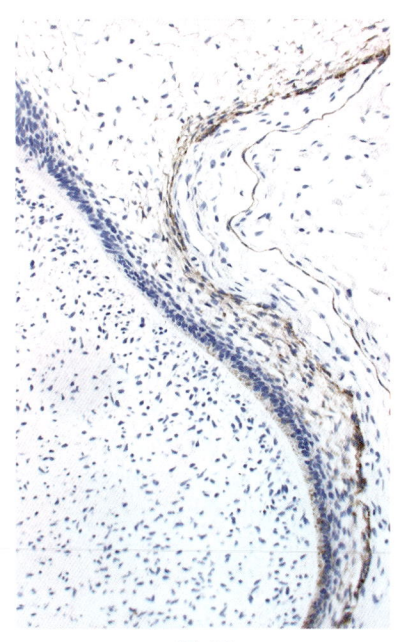

局在にも周期性のあることを示している.

ここに用いたケラチン14は表皮の基底層など比較的分化の進んでいない領域に反応するものである.エナメル器のケラチンは分化の低い細胞の状態のまま,つまりこのケラチンは,ある程度柔らかな可動性のある組織を形作る働きをなすものであろう.分化途中のエナメル器は柔らかくある程度の可動性の必要な組織である.だからこそ大きく発育分化出来るのである.

4. アクチンとケラチンの局在の違いと周期性

基質形成期歯胚(エナメル器)を通常の染色によってエナメル器の接線断面を観察すると,中間層細胞が集団をなして各集団ごとに水平方向へ互い違いの配列をし,ある集団は外エナメル上皮の突出部位と一致し,また一致しない集団もある(図44).これはエナメル器が外エナメル上皮からエナメル芽細胞まで一体となって集団を形成し集団毎に異なる方向へ運動することを示唆する(図39 Wakita et al., 1990).ほぼ同様の歯胚をケラチンとアクチンを二重染色すると,アクチンが主に陽性な細胞集団とケラチンが主に陽性な細胞集団,両者が混在する領域に区分される(図49).外エナメル上皮が突出した部分は主にケラチンに反応を示す細胞群であ

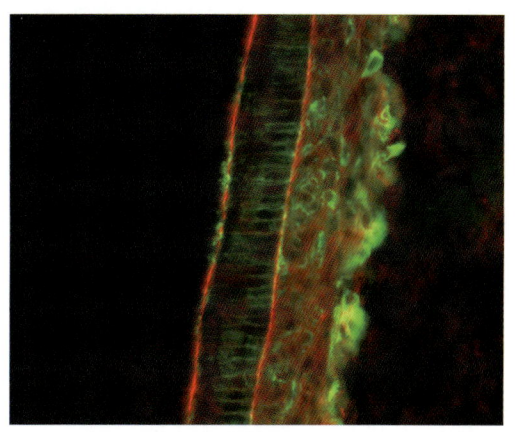

図47
イヌの歯胚歯頸彎曲付近のケラチン反応.左が歯乳頭,内エナメル上皮,中間層,エナメル髄,ケラチン反応(茶色)のある外エナメル上皮を介して右が歯小嚢.歯頸部よりの内エナメル上皮(下方)の細胞質と外エナメル上皮に反応が認められる.

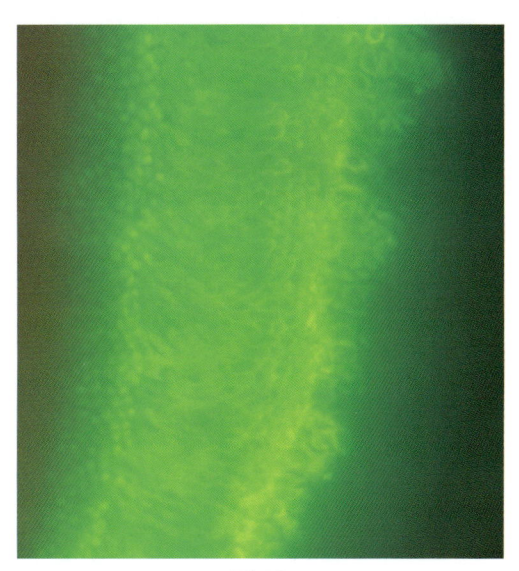

図48
イヌの歯胚のケラチンの局在.左がエナメル質,ケラチン反応のあるエナメル芽細胞層の左端が角張った形のトームス突起,細胞質の反応はエナメル芽細胞の集合,配列を示す.反応の認められない集団もある.右の波状を示す部位が外エナメル上皮.

図49
アクチン(赤)とケラチン(緑)の抗体の二重染色.左がエナメル質,中央がエナメル芽細胞層,右の凹凸部が外エナメル上皮.アクチンとケラチンは局在が異なり,さらにケラチンは外エナメル上皮の突起部に反応する.

る．これはアクチンが細胞の運動を示すものであるならば，動きが少ない細胞集団（ケラチン陽性細胞）とよく動く細胞集団（アクチン陽性細胞）とが識別されたものと考えられる．両者が混在することはアクチンとケラチンが，この動きが周期的に変化することを示す．論を進めるなら運動に周期性があること，通常の染色や免疫二重染色の結果は運動の基点として外エナメル上皮，エナメル索が関わることを連想させる．

5. デスモプラキンによる中間層から外エナメル上皮までの細胞接着

デスモプラキンはエナメル芽細胞をのぞき中間層細胞から外エナメル上皮にまんべんなく反応が現れる（図50）．これはエナメル芽細胞の中間層側の細胞膜から中間層，外エナメル上皮にかけてのデスモゾームの発達が電子顕微鏡的に確認されたる結果とよく一致する（大見謝・岩佐，2002）．つまり，この領域の細胞間の結合が強いことを示す．別の見方をすればエナメル芽細胞は中間層側とは結合が強く，そこから分泌側のエナメル芽細胞領域は比較的自由に動くことを示す．中間層側の細胞膜を基点として細胞体同士は離れたりまた接触したりとの動き，Torsional motionの可能性を示す．

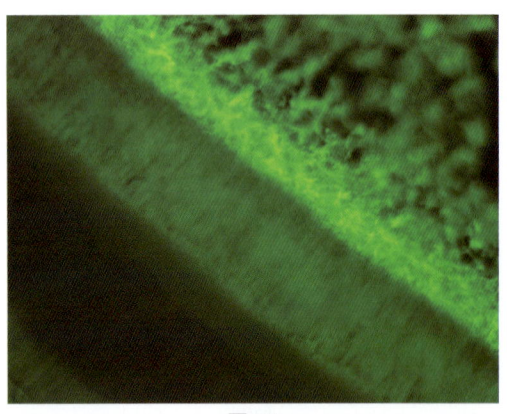

6. チュブリンの反応と分泌の周期性

チュブリンの反応は，エナメル芽細胞の微細管の局在と一致し，分泌側と中間層側の閉鎖堤の領域は反応しない（図51　大見謝等2002）．トームス突起も反応するものとしないものが認められる．つまり，チュブリンは分泌に関与すること，また分泌に周期があることをも示す．これはアクチンの分布と同様，細胞学的に周期的にトームス突起内の細胞小器官が変化する結果とも一致し，トームスの突起の周期性 Torsional motion を示すものである（小澤，1996）．

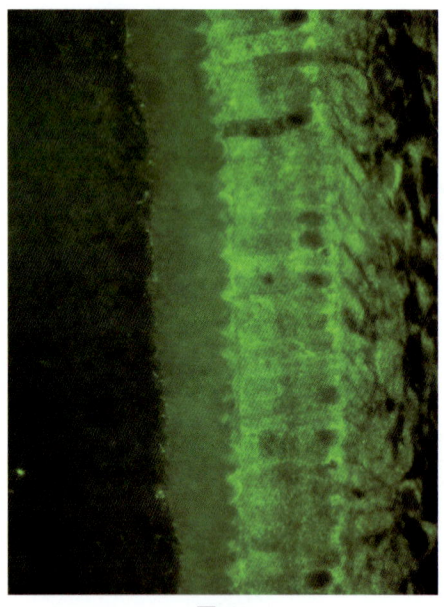

図51
イヌの歯胚のチェブリンの局在．左端が象牙質，次がエナメル質，その右が失ったトームス突起を持つエナメル芽細胞層，そして中間層，外エナメル上皮へと続く．チュブリンの反応は閉鎖堤やゴルジ領域，核領域などに認められないが，一部のトームス突起やエナメル芽細胞にも反応が認められない．このことは分泌に周期性があることを示す．

図50
イヌの歯胚．左下が象牙質，右上が歯小嚢．細胞接着因子であるデスモプラキンの反応は，エナメル芽細胞の中間層から外エナメル上皮にかけて満遍なく認められ，この領域の接着の強固さを示す．つまり，エナメル芽細胞の遠位側は可動性があることを示す．

7. エナメル芽細胞の細動 Torsional motion

エナメル芽細胞，あるいはトームスの突起が細動し，エナメル小柱の走行，太さ，形，彎曲などが変わることは直接的に証明するには将来培養などの研究によらねばならないが，現時点では細胞の形態である程度推定する以外無い．形

態的特徴によると，隣接のエナメル芽細胞の形態が細部にわたって同じものはほとんど無い．これは，隣接エナメル芽細胞の細胞活性の違いを示している．即ち，この違いは隣接エナメル小柱が同じ形態を示さないことと同様の原因を示すものであろう．ケラチンの反応はトームス突起が角張った六角形を維持する機能を示すが，隣接細胞との違いが認められる．アクチンとケラチンの二重染色，コネキシン染色を詳細に観察すると，エナメル芽細胞同士が交叉している（図52）．これは，エナメル小柱が太さを変え，捻れ，交差し，周期性を持つことと連動する．そしてエナメル芽細胞の細動 Torsinal motion の状況証拠となりうるものと考えられる．

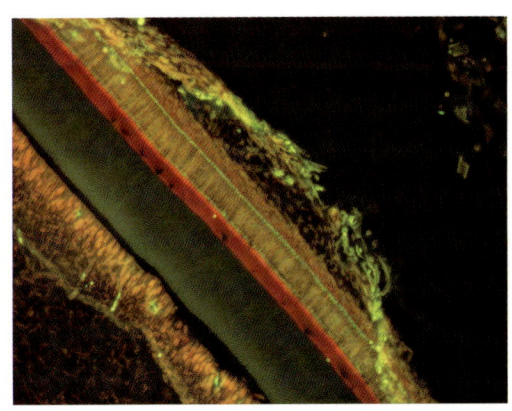

図 52
イヌの歯胚．アクチンとケラチンの二重染色．左下が象牙芽細胞，象牙質，エナメル質を挟んで右上はエナメル芽細胞層，そして中間層と外エナメル上皮．エナメル芽細胞が相互に交叉している．すなわちエナメル芽細胞の遠位側は動きやすく Torsional motion をしめしている．この動きがエナメル小柱の交叉や太さ，断面形の変化を生ずる．

Grouping and dancing,Torsional motion は次のようにまとめることができる．
① 外エナメル上皮からエナメル芽細胞まで一体となった細胞集団（Grouping）が集団毎に違った彎曲走行（Dancing）をしてシュレーゲル条を形成する．その細胞集団はエナメル質組織発生過程で変化する．Grouping and dancing は周期性がある．
② 細胞集団の組織発生過程に於ける変化は，系統発生をある程度反映している．
③ エナメル芽細胞は周期的な細動（Torsional motion）をする．
④ ケラチンは細胞骨格の一つとしてエナメル器やエナメル芽細胞，トームス突起の形態維持に働く．

(4) 周波条と成長線の形成

歯の組織における成長線などの構造的組織的とその要因についてはかなりの検討がなされている（篠田 2004）．にもかかわらずエナメル質に関しては，歯の組織発生的な現象における周期性の指摘が成熟期エナメル芽細胞のRAとSA以外なく，構造と結びつけられていない．しかし，エナメル芽細胞の周期性は，内エナメル上皮から始まるエナメル芽細胞の life cycle に認められ，基質形成期から細胞小器官の構成にも認められる（山本等 1992, 小澤 1996）．分泌顆粒の豊富な細胞とRERの充満している細胞である．またラットなどには認められないが，ブタのトームス突起の細胞小器官には分泌顆粒が多い時期と，リボゾームに富む時期，細胞小器官が乏しい時期のあることが報告されている．本論におけるアクチンやケラチンの周期的変化は新たな細胞周期とエナメル質の構造の関係の提案である．しかし，成長線とエナメル器ないしエナメル芽細胞との関係は残念ながら未だ明らかでないが，いずれ細胞周期の研究が進めば解明されると考えている．

周波条はエナメル質表面の成長線であり，歯冠の横方向のエナメル芽細胞のグループがエナメル質形成を停止するために形成されるものである．これは系統発生的には両生類から認められるものであり（千坂 2004），細胞の生活史の終了も細胞集団が反映する，と考えることが出来る．問題はエナメル芽細胞のグループの由来と何故一斉にエナメル質形成を停止するかの問題である．エナメル質形成完了期のエナメル芽細胞に周波条に相当する形成面の陥凹が認められる（図53）．しかし,このエナメル芽細胞のグループは他と染色性等に区別が認められない．周波条はシュレーゲル条に一致すること（メゾヒップ

スやデスモスチルス）もあれば一致しないこともある（図54）．周波条がレッチウス状と一致することはこの集団が周期性に依存していることをある程度示している．しかし，なぜエナメル芽細胞のターミナルの時期に歯冠に水平方向に細胞の活動を終了する集合が形成されるかは，今後の課題といえる．

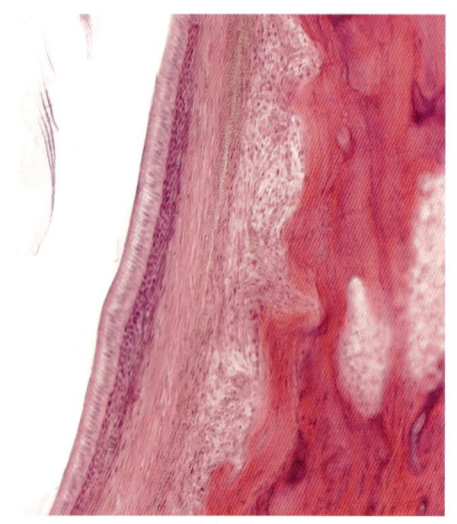

（5）結論
以上の点から次の点が結論される．
1) 外エナメル上皮を支点とするエナメル器全体の律動的で周期的な動き（図55）の基に，エナメル芽細胞の集合と集団的動き即ちGroupingとDancingが行なわれシュレーゲル条を形成する（図56）．

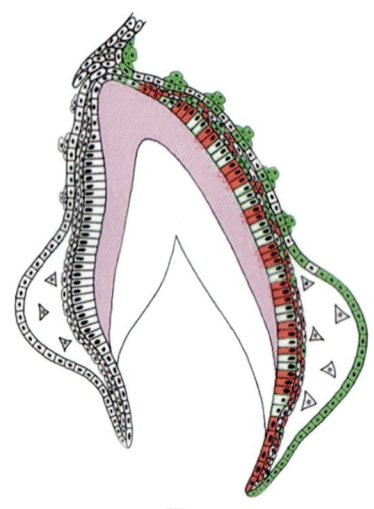

図53
エナメル質完成近くのヒトの歯胚．左の空間が溶失したエナメル質，その表面をエナメル芽細胞が周波条と一致して波状の形態を示す．

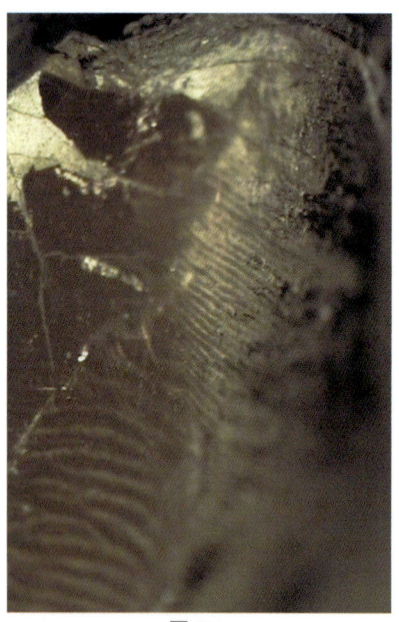

図55
Grouping and Dancing の模式図．歯胚右の縞模様が集合を示す．色の違いはアクチンとケラチンの局在を示す．ケラチンは外エナメル上皮に局在する．

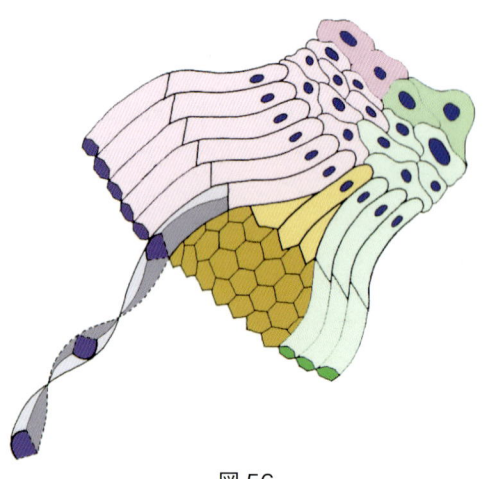

図54
イヌのエナメル質表面を研磨して周波条（右上）とシュレーゲル条（左下）の関係を示が，幅が一致しない．

図56
エナメル小柱と Grouping and Dancing, Torsional motion の関係の模式図．同色は同じグループで，左下に異施状に形成されたエナメル小柱を示した．

2) 同様にエナメル芽細胞とトームスの突起の周期的な細動(Torsional motion)とによってエナメル小柱の彎曲やねじれる走向, 配列が形成される.
3) 基質形成期初期にはエナメル髄が広く, GroupingとDancingの周期性も不規則であり, 島状のシュレーゲル条を形成するが, 基質形成期にはエナメル髄の細胞間隙が少なくなり, 規則的な周期性が明確となって帯状のシュレーゲル条を形成する.
4) これらのGrouping, Dancing, Torsional motionは, わずか十数μmの未分化な歯胚がcm単位の歯へ, 100倍から10000倍へと成長する, という視野に立って理解されるものである.

4) 歯の組織, 組織発生と体制(Body Design)との関係

　エナメル質の結晶形成, 組織形成の検討結果は, それらが歯胚全体と協調したリズムを持って行われる事を示している. 遡上すれば体全体との連携を示すものである. このリズム, そして細胞の集団化と動き(Grouping and Dancing)を理解する, 即ちエナメル質組織を解明するためには, 細胞学的, 組織学的な理解だけでは不十分である. 体の成り立ちの観点からエナメル質組織を反省しなければならない. 例えば, 石灰化には結晶学の力を借りながらも生物学(体)独特の法則を見出すことによって理解できる. エナメル質組織は単に石灰化するだけではなく結晶が一定の法則に基づいて配向し, 組織を形成し歯冠を形成する. 歯冠の形態は結晶の組織に基づいているのである. これら一連の現象を相互に関連づけて理解されなければエナメル質の解明はあり得ない. エナメル質があり初めて歯冠があるのであり, 歯冠があり初めてエナメル質なのである. 論を進めれば歯冠は歯の一部であり, 飛躍するが歯は体の一部なのである. 即ち, 体—歯系—歯—歯冠—エナメル質—結晶という一連の系にそれによって初めてエナメル質の特質が明らかになるのである. エナメル質の研究が進めば進むほど, 体・顎・歯・エナメル質, そして結晶に共通の法則の存在が姿を現し, その由来を解明する必要が出て来た. たとえばリズムの由来が其れである. これを遡上すると生物一般の原則(Biogenetic law)に遭遇し, さらに自然界の法則まで遡ることになる. この点を概略する.

　細胞・組織の分化の法則　細胞, 組織は動物種それぞれ特有であっても, いずれもより安定な存在形態を示している. つまり進化や発生においては平衡(バランス)を求める傾向がある. これは, 最小体積, 最小のエネルギーで維持できる方向性を示すものであり, 自然界の結晶形成と共通の原理と見なすことが出来る. エナメル質結晶がナノチューブの中で種結晶から結晶に変化するのはこの平衡と安定の結晶化の法則による. つまり自然界の法則に沿った生体現象が反映しているのである. エナメル小柱の形, 集合形態は動物それぞれ固有のものであっても, エナメル芽細胞—エナメル器の運動は歯(歯冠)の形態と連動してそれぞれ安定な走行を示し種独特の形態として納まる. それ故に各種のシュレーゲル条はそれぞれの種の咀嚼—咬合圧に適応して安定的で美しい, と理解することが出来る.

　体制との関係　エナメル質組織は哺乳類になると爬虫類と比較べ圧倒的に多様化する. これは, 歯系として考えるなら哺乳類の歯数は爬虫類に比べて極端に減少するが, 各々の歯は顕著に多様な形態を示す. 頭蓋骨も歯と同様の傾向を持ち, 数は減少するが個々の形態は多様化する. 骨や歯の数の減少と相応じた一つ一つの形態の多様化によってより安定で効率的な機能を具現化することになる. これが哺乳類の一般的な進化法則であり, その延長にエナメル質組織もある, と解釈することによってエナメル質組織の多様さが理解でき, 同時に細胞分化と組織発生に於いても生物学の法則が反映しているのが分かる.

　体は頭側と尾側(正確には殿側), 背側と腹側, 右側と左側に対称な分節構造を示す(図57). これは体節, 上肢下肢の分節(上腕と前腕, 大腿と下腿, 指), 筋の分節などによって分かる. 臓器は腎臓や性腺などが分節の例である. 体の分節構造が癒合から由来するのか, 分化か

— 217 —

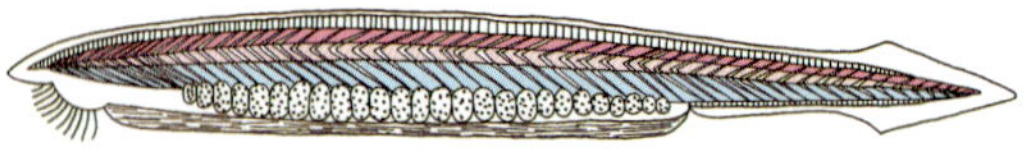

第四章　エナメル質の組織, 分化と進化　　　　　　　　　　　エナメル質構造と組織発生

図 57
ナメクジウオの体の分節構造 (Romer 改変). 筋肉は頭尾, 背腹の分節構造を示す. この Body design は消化管にも反映し, 歯の分化に反映する.

ら由来するのかについては議論が分かれるところであるが, 共に細胞の機能に依存する集団つまり集団化 (Grouping) によるものである. 機能はそれぞれの細胞の働き・動き (Dancing) と密接に連動すると解釈することが出来る. ここに歯の細胞の Grouping and Dancing との共通性, 体制 (Body Design) の歯への反映を見いだすことが出来る.

　もう少し詳細に検討を加えるならば, 消化管にも頭ー尾, 背ー腹, 左ー右の対称的な分節構造を見いだすことが出来る. 分節構造は, 小腸なら輪状襞, 結腸ならアウエルバッハの神経叢が比較的正方形の網目を形成し, それに沿ってカハール介在細胞が分布している, などである (三浦 1996　Ozaki 等 2004). 結腸の平滑筋, 腸陰窩も分節構造を示す (図 58). 結腸の腸間膜動脈の分布は分節構造の発生と分化そのものを示している (Standring et al : Gray's Anatomy の Fig. 74. 3). 小腸は長く発達し彎曲走行するため不明瞭となっているが輪状ヒダ, 腸絨毛などに分節構造が認められる.

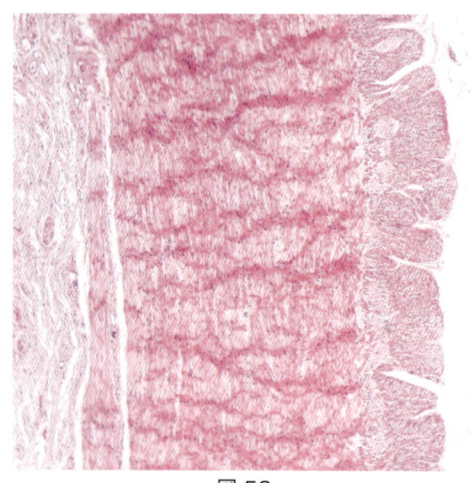

　口腔は消化管の先端であり腸の分節の反映の一つとして鰓耙や神経, 血管, 筋の分布などが鰓弓構造となる. その一つとして第一鰓弓 (顎骨弓を意味する) の縁に形成される左右, 背腹方向の対称的分節の上皮集団による構造が我々の歯である (図 59　小澤等 2006), と理解できる. この分節 (歯種) は機能集団とも言え, 肝臓などの実質製造器の小葉, 脳の回などなどと相同であると考えることが出来る.

　歯の起源　歯は上皮としての性格上, 交換の機能 (脱皮, 分泌) が, 毛や皮膚の腺と同様に備わっている. そこにはケラチンなどとエナメルタンパクの先祖が反映している可能性があり, 同時に歯の起源における, 円口類の角質歯と脊椎動物の歯の関連性が内包されている. 主に皮膚 (ケラチン産生細胞) としての角質化の特徴をもつ角質歯は, 歯の先祖としての一面 (上皮の膨隆と角質化) を示していると推定でき, エナメルタンパクの起源の問題はこの点からも分析されねばならない (Kozawa 2005　比嘉 2007).

　角質歯の形成のためには第一鰓弓の上皮の集団化 (Grouping) が起こる. これが歯の起源と推定される. 次に上皮の膨隆に対する対称的現象として上皮の陥入が起こり上皮直下に象牙質が形成される. つまり上皮の角質化の対称と

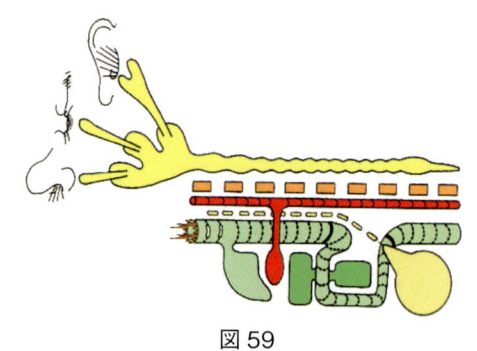

図 58
ラット結腸横断の一部. 輪状筋の平滑筋細胞が規則的に分節状の配列を示し全体として左右, 背腹に対称的配列をする.

図 59
体と消化管, 歯との関係を示す模式図. 神経系, 腎節, 消化管は対称的な分節として発生する. 鰓弓の分節の一部として鰓弓上の歯の分節が分化する.

しての象牙質と捉えることが出来る．魚類では上皮の多様な陥入分化により様々な象牙質が発達した歯となる．両生類より進化した動物では，歯の先端には，上皮がエナメル芽細胞（基底側分泌）へ変化することよってエナメル質が分化して歯冠が形成される．よってエナメル質の一つの特徴は，上皮組織による体表への脱皮や分泌から，角化による細胞内貯留，そして基底側分泌への方向の変化によると考えることが出来，基底側分泌とエナメルタンパクの起源は密接な関係にあると推定できるのである．

歯の形態分化 哺乳類の歯は咬頭や歯根が多様に分化する，即ち歯の形態が多様に分化する．これは，歯を造る細胞の集団の中にもさらに細胞のグループ（Grouping）が生じ，この集団が成長し大形になるにつれてそのなかに更に幾つもの小さなグループが生ずる．その結果が多咬頭，多根になり，歯が多様化する．この一連の分化様式は，（論が飛躍するが）多細胞生物への進化過程において，種々の器官が分化することと基本的には同じ現象とみなすことが出来る．

歯の多様化に於いて，咬頭や歯根は頰舌（唇舌），近遠心方向に対称的位置に次々と形成され増加する（図60）．切歯，犬歯では中心の切縁結節から左右（近遠心）そして唇舌方向へ分化する．唇舌方向は，顎の成長との関係において十分なスペースが形成されず歯帯や基底結節，棘突起となる．これに対応して歯根も分化傾向を示すが，顎の成長と連動して分岐が抑制されて単根化の傾向が認められる．臼歯は近心頰側咬頭から分化が始まり，頰舌側，近遠心側へ分化が進む．咬頭はさらに対称的な位置への分化が行われるが，顎の成長方向と反対側の空間に余裕のない部位では結節，副咬頭，辺縁隆線になる．その一例が長鼻類の臼歯であり，臼歯の近心移動に伴って遠心の空間に次々と咬板（咬頭）が形成され増加し，インドゾウでは二十数個の咬板が出来る（図33，34）．これらの結節や副咬頭などの様々な膨隆に対して歯根も形成され増加傾向を示す．これらの現象を，体の分節構造や上皮の集団化（Grouping），膨隆と陥入という一連の対称的現象の分化と関連させて理解できる．

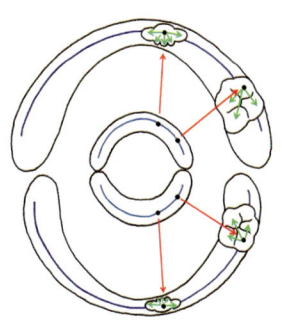

図60
顎と歯の発育の様式．歯は基点から近遠心，頰舌側に対称的に分化する．しかし，分化は顎の成長に伴うスペースにも制限され，歯と顎の要因が相関して歯の形態が決まる．

エナメル質組織 体制の一環としてエナメル質が形成される．哺乳類のエナメル質は爬虫類に比較にならないほど厚く，多様な構造に発達する．エナメル器のなかにも細胞の集団化Groupingが起こる．厚くエナメル質を形成するために種それぞれ特有の複雑なDancingが起こるのである．その結果が種特有のシュレーゲル条，エナメル小柱の分化である．この過程は様々な律動的動きを伴う．エナメル芽細胞はその様々なリズムを伴ったTorsional motionによって動きつつエナメル小柱を形成する．故に，いろいろな成長線やエナメル小柱の幅や横断面の変化が現れる．

エナメル芽細胞は，エナメル器全体，歯胚全体，さらには体全体のリズムと調和しつつ動き組織発生して歯冠を形成するのである．このリズムは生命の起源に遡る太陽と月の関係，波動の関係という体の奥深く記憶されたものの一つとして理解されるものである．

謝辞
本論は2006年度エナメル質懇話会と化石研究会（2006年度例会）によって議論を頂いた．さらに著者が指導した学位論文および小澤（2007）に，新たなデータを加えてまとめたものである．本研究の一部は平成10，13，15年度文部科学省学術フロンティア推進事業，平成20年度文部科学省戦略的研究基盤形成支援事業

（日本大学松戸歯学部）によって行われた．本論のエナメル質の研究は，紙幅の関係で個々の名を挙げられないが，国内外5大陸の多くの先輩や友人，教室のスタッフのご支援で行うことが出来た．ご指導いただいた先輩の多くは既に鬼籍にある．ここに深謝する次第である．

文　献

1) Amizuka N, Ozawa H: Ultrastructural Observation of Enamel Tufts in Human Permanent Teeth; in Tooth Enamel V (Fearnhead RW ed), 410-416, Florence Publishers, Tokyo, 1989.
2) Amizuka N, Uchida T, Fukae M et al.: Ultrastructural and Immunocytochemical Studies of Enamel Tufts in Human Permanent Teeth, Arch Histol Cytol, 55: 179-90, 1992.
3) Boyde A.: Electron Microscopic Observations Relating to the Nature and Development of Prism Decussation in Mammalian Dental Enamel. Bull Group Int Rech Sci Stomatol Odontol, 12: 151-207, 1969.
4) 千坂英輝：両生類アフリカツメガエルにおけるエナメル質の形成と構造に関する研究－歯冠エナメル質形成の比較研究－，日大口腔科学，30：45-75，2004．
5) 藤田恒太郎：歯の組織学，医歯薬出版，東京，1971．
6) Haeckel E: Natürliche Schöpfungs-Geschichte, vol. I, II, Druck und Verlag von Georg Reiner, Berlin, 1902.
7) Hanaizumi Y, Kawano Y, Ohshima H et al.: Three-Dimensional Direction and Interrelationship of Prisms in Cuspal and Cervical Enamel of Dog Tooth, Anat Rec, 252: 355-368, 1998.
8) 花泉好訓，下河辺宏功，脇田　稔：イヌエナメル小柱の三次元的走行および相互関係，歯基礎医会誌，34：1-14，1992．
9) 比嘉正則，横田ルミ：歯胚規制前に一過性に出現する上皮隆起と歯状突起－ミシシッピーワニを用いた研究－，日大口腔科学，32：58-71，2007．
10) Höling HJ: Special Aspects of Biomineralization of Dental Tissues, Teeth; in Handbook of Microscopic Anatomy (Berkovitz BSK, Boyde A, Frank RM, Höhling HJ, Moxham BJ, Nalbandian J, Tonge CH eds), vol. 6, 495-524, Springer Verlag, London, 1989.
11) 堀篭公彦，岩佐由香：エナメル質結晶の形成開始に関する形態学的研究，日大口腔科学，23：365-370，1997．
12) 一條　尚：歯と骨の結晶構造，医歯薬出版，東京，1995．
13) 依田浩子，朔　敬：基底膜型ヘパラン硫酸プロテオグリカン・パールカンの上皮内配置：上皮内間質という新しい概念，新潟歯学会誌，34：247-249，2004．
14) 今井宏明：生物のように複雑で美しい結晶をデザインする―自己組織化と結晶成長―，現代化学，410：32-44，2005．

15) Ijiri S, Suganuma O, Kawai N: Anatomical Illustration of the Elephant's Head-Especially, on the Anatomy of Os sacculi dentis-, Bull Tokyo Sci Mus, 24: 1-7, 1949.
16) Ishiyama M, Inage T, Shimokawa H et al.: Immunocytochemical Detection of Enamel Proteins in Dental Matrix of Certain Fishes, Bulletin de l'Institut ocenographique, 14: 175-182, 1994.
17) 岩佐由香：オポッサムの歯の発生様式ならびに細管エナメル質の構造と機能に関する研究，歯基礎医会誌，39：1-24，1997．
18) Kakei M, Nakahara H, Kumegawa M et al.: Ultrastructural Study on the Lattice Images of Calcium Phosphate Minerals in Fossil Tooth; in Biomeneralization (BIOM2001): Formation, Diversity Evolution and Application Proceedings of 8th International Symposium on Biomineralization (Kobayashi I, Ozawa H eds), 364-368, Todai Univ. Press, Kanazawa, 2004.
19) 桂　暢彦：コラーゲン性石灰化初期機構の新しい視点，歯基礎医会誌，41：1-10，1999．
20) 金丸卓史，鈴木久仁博，横田ルミ：ハンター・シュレーゲルの条紋を形成するイヌのエナメル芽細胞層の免疫組織学的研究，日大口腔科学，29：207-213，2003．
21) 菊地　亮，鈴木久仁博：イヌ臼歯歯胚におけるエナメル芽細胞とハンター・シュレーゲルの条紋，日大口腔科学，28，236-246，2002．
22) 桐野忠大：エナメル質の脱灰法，口腔病会誌，25：97-259，1958．
23) 小林治彦：哺乳類の歯のエナメル叢の比較解剖学的研究，解剖誌，27：102-110，1952．
24) Koenigswald WV, Clements WA: Levels of Complexity in the Microstructure of Mammalian Enamel and Their Application in Studies of Systematics, Scanning Microscopy, 6: 195-218, 1992.
25) 小澤幸重：長鼻類の歯の比較組織学，口腔病会誌，45：585-606，1978．
26) Kozawa Y: Appearance of New Characteristic Features on the Tooth Structure along with the Evolution of Equoidea and Proboscidea, Structure, Formation and Evolution of Fossil Hard Tissues: 173-175, 1993.
27) 小澤幸重：系統発生から見た歯の成長線，細胞，28：88-92，1996．
28) 小澤幸重：エナメル質比較組織ノート，わかば出版，東京，2006．
29) 小澤幸重：エナメル質組織進化と細胞学的背景，化石研究会誌，40：15-36，2007．
30) Kozawa Y, Tateishi M: The role of Enamel Tubule and the Evolution of Mammalian Enamel, Biomineralization and Biological Metal Accumulation(Westbroeck P. & de Jong W. eds), 335-339, D.Reidel Pub., Neterland, 1983.
31) 小澤幸重，三島弘幸，寒河江登志朗，奥田綾子：トガリネズミ（Sorex）の歯の着色と組織構造，歯基礎医会誌，30：31-40，1988．
32) Kozawa Y, Mishima H: Development and Function

of Enamel Tubule in Mammalian Teeth; in Tooth Enamel V (Fearnhead RW ed), 123-128, Florence Pub., Tokyo, 1989.
33) Kozawa Y, Torii S, Mishima H et al.: The Origin of Dancing and Grouping of Ameloblasts to Form Enamel Prisms and Hunter-Schreger Bands in Reptiles and Primitive Mammalia; in Dental Morphology 98 (Mayhall JT, Heikkinen T eds), 273-280, Oulu University Press, Oulu, 1999.
34) Kozawa Y, Mishima H, Suzuki K et al.: Dental Formula of Elephant by the Development of Tooth Germ; in The World of Elephants (Cavarretta G, Gioia P, Mussi M eds), 639-642, Consiglio Nazionale Delle Ricerche, Roma, 2001.
35) 小澤幸重, 大久保厚之, 老沼博一ほか：エナメル質結晶形成に関する研究, 日再生歯医会誌, 2：138-158, 2004.
36) Kozawa Y, Yokota R, Chisaka H et al.: Evagination and Invagination of the Oral Epithelium during Tooth Development in Alligator Mississippiensis, J. Hard Tissue Biol., 14: 170-171, 2005.
37) 小澤幸重, 千坂英輝, 横田ルミほか：歯の形態形成のまとめと問題ノート, エナメル質比較発生懇話会記録, 10：23-45, 2006.
38) Lavelle CLB, Sheliss RP, Poole DFG: Evolutionary Changes to the Primate skull and Dentition, Charles C Thomas Pub., Springfield, 1977.
39) Lester KS, Glikeson CF: Ameloblast-Related Inclusions in Fossil Marsupial Enamel, in Tooth Enamel V (Fearnhead RW ed), 116-122, Florence Pub, Tokyo, 1989.
40) 三浦博光, 大井竜司, 曽木尚文：ヒルシュプルング病類縁疾患, 特に Hypoganglionosis の Auerbach 神経叢の三次元構造, 小児外科, 28：40-43, 1996.
41) Miura H, Ohi R, Shang WT et al.: The Structure of the Transitional and Agangllionic Zones of Auerbach's Plexus in Patients With Hirschsprung's Disease: A Computer-Assisted Three- Dimensional Reconstruction Study, J Pediatric Surgery, 31: 420-426, 1996.
42) Moss ML: Evolution of Mammalian Dental Enamel, Am. Mus. Novit., 23600, 1-39, 1969.
43) 中川真人, 千坂英輝：エナメル葉, エナメル叢の系統発生学的な起源についての組織発生学的研究, 日大口腔科学, 30：149-160, 2004.
44) 中原 晧：軟体動物の殻体形成と石灰化：海洋生物の石灰化と系統進化（大森昌衛, 須賀昭一, 後藤仁敏 編）, 87-112, 東海大学出版会, 東京, 1988.
45) Nakahara H, Kakei M:Central Dark line and Carbonic anhydrase: Problems Relating to Crystal Nucleation in Enamel, in Tooth Enamel IV (Fearnhead RW S. Suga eds), 457-461, Elsevier Science Pub, Amsterdam, 1984.
46) Nishikawa S, Fujiwara k, Kitamura H: Formation of the Tooth Enamel Rod Pattern and the Cytoskeletal Organization in Secretory Ameloblasts of the Rat Incisor, Eur J Cell Biol, 47: 222-232, 1988.
47) Nogami Y: Enamel Prism of mammalian tooth, Mem. Fac. Sci. Kyoto Univ. Ser Geol and Min, XLVII: 159-164, 1981.
48) 老沼博一, 千坂英輝：象牙質結晶の形態－化石ナウマンゾウの象牙を用いた研究－, 日大口腔科学, 32：49-57, 2007.
49) 大見謝 健, 岩佐由香：エナメル芽細胞の接着形態, 日大口腔科学, 28, 206-212, 2002.
50) Osborn JW: Directions and Interrelationships of Enamel Prisms from the Sides of Human Teeth, J Dent Res, 47: 223-232, 1968.
51) Ozaki H, Kawai T, Shuttleworth CW et al.: Isolation and Characterization of Resident Macrophages from the Smooth Muscle Layers of Murine Small Intestine, Neurogastroenterol Motil, 16: 39-51, 2004.
52) Sahni A: The Evolution of Mammalian Enamels: Evidence from Multituberculata (Allotheria, ectinct); Primitive Whales (Archaeocete cetacea) and Early Rodents, in Tooth Enamel IV (Fearnhead RW S. Suga eds), 457-461, Elsevier Science Pub, Amsterdam, 1984.
53) 篠田壽：サーカディアンリズムと時計遺伝子―硬組織研究を中心として―, 田畑泰彦編, 遺伝子医学 Mook,1,68-74, 2004.
54) Standring S. ed: Gray's Anatomy The Anatomical Basis of Clinical Practice, 39th ed, 1167-1172, Elsevier Churchill Livingstone, London, 2005.
55) Skobe Z, Prostak K, Stern D: Ultrastructure of Secretory Ameloblast in a Monky Macaca mulatta, Archs oral Biol., 26, 1075-1090,1981.
56) Tohda H, Yamada M, Yamaguchi Y et al.: High-Resolution Electron Microscopical Observations of Initial Enamel Crystals, J Electron Microscopy, 1: 97-101, 1997.
57) Travis DF: Comparative and Organization of Inorganic Crystals and Organic Matrices of Mineralized Tissues, in Biology of Mouth (Philip P ed), 237-297, Publication No 89 of the American Association for the Advancement of Science , Washington D.C., 1968.
58) Uchida T, Murakami C, Wakida K et al.: Sheath Proteins: Synthesis Secretion, Degradation and Fate in Forming Enamel, Eur J Oral Sci, 106: 308-314, 1998.
59) Uchida T, Karukaya E, Hiyama S et al.: Expression and Functional Significance of Enamel Proteins in Amelogenesis, Archives of Comparative Biology of Tooth Enamel, 8: 13-15, 2003.
60) Vogt W: Gestaltungsanalyse am Amphibienkeim Vitalfa (ä) rbung . II. Tail: Gastrulation und Mesodermbildung bei Urodelen und Anuren (Mit 95 Textabbildungen), Roux' Archiv, 120: 384-706, 1929.（波磨忠雄 訳：両生類胚における造形運動と器官形成, 学会出版センター, 東京, 1992.）
61) 脇田 稔, 塩井 孝, 小林茂夫：エナメル質の微細構造とトームス突起―エナメル質形成における三次元的相関―；エナメル質, その形成, 構造, 組成と進化（須賀昭一 編）, 76-91, クインテッセンス出版, 東京, 1987.
62) Warshawsky H: Reviewer's Comments on the Paper Entitled: "Correlation of the Arrangement

Pattern of Enamel Rods and Secretory Ameloblasts in Pig and Monkey Teeth: A Possible Role of the Terminal Webs in Ameloblast Movement during Secretion," by Nishikawa S, Anat Rec, 232: 479-481, 1992.
63) 山本正昭, 小澤幸重：ウサギ切歯におけるエナメル芽細胞の周期的形態変化, 日大口腔科学, 18：419-430, 1992.
64) 山川一雄：齧歯類の歯におけるエナメル質の比較組織学的研究, 解剖誌, 34：852-866, 1959.
65) 横田ルミ, 花泉好訓, 鈴木久仁博ほか：エナメル質構造を形成するエナメル芽細胞の集合と動きに関する免疫組織学的研究, 日大口腔科学, 31：77-94, 2005.
66) Yokota R: On the Developmental Process of "Ameloblast Grouping and Dancing" in the Formation of Hunter-Schreger Bands in Indian Elephant Molar Tooth Germs, J Oral Biosci, 48:42-53, 2006.

Enamel structure and amelogenesis

Yukishige Kozawa

Department of Histology, Cytology and Developmental Anatomy, Nihon University School of Dentistory at Matsudo

The aim of this work is to clarify the developmental mechanisms of the enamel structures (histogenesis) on the phylogeny, which is realized by the cytological and the histological background. On the animal evolution, the tooth developmental mechanism is essentially to analyze for to clarify the calcification and its evolution, because the tooth enamel composed of about 95% over inorganic matrix, and the tooth morphology is based on the classification.

On the enamel evolution, Hunter-Schreger band develops from simple island patter to complex pattern with every species has own individuality. The enamel prism arrangement and course also evolves from simple to complex type along the phylogeny. These prism courses in Schreger band are classified into 5 types (two of convergence and three of divergence) by 150 species of fossil and recent animal enamels. This phenomenon suggests the enamel structures are formed by the grouping ameloblast and cell mobility. The author proposes the mobility, as the hypothesis of ameloblast 'Grouping and Dancing'. These mobility are proves by the tooth development and the immunohistochemistry on next points; 1) The correlation between the ameloblast and enamel crystals (calcification), 2) The direct relationship between the ameloblast and enamel structure, 3)The origin and development of Ameloblast 'Grouping and Dancing', 4) Is there Ameloblast 'Dancing and Grouping'.

1) Calcification. The enamel crystal seeds and develops in enamelin, which forms the nano-tube (Nano-space theory). The tube arranges almost perpendicular against the cell membrane of Tomes process with the affinity. Thus the crystal orientation is decided. The organic matrix of enamel is dissolved and the growing space increase, which regulates the crystal form.

2) Relationship between ameloblast and enamel structure. It is possible to observe neither enamel nor the ameloblast of as double layer in the thick (about 50 or more) and almost tangential section against the enamel and the ameloblast. Each ameloblast group corresponds to a zone of Schreger bands on the developing enamel. The grouped ameloblasts is a part of the cluster from the outer enamel epithelium

to the ameloblast in the enamel organ. It suggests the whole enamel organ moves 'Grouping and Dancing'.

3) The development of 'Grouping and Dancing'. The initial group arises in early developing inner enamel epithelium. The stratum intermedium cells develop on these mass of the inner enamel epithelium cell (ameloblasts) and connects to the outer enamel epithelium cell groups through newly developed enamel cord. These shows the group is associated by other cells of whole enamel organ, which has the mobility of 'Grouping and Dancing'.

4) 'Grouping and Dancing' the anti-actin reaction is clearly provides the ameloblast groups which corresponds to zone of Schreger bands. Some cell masses have no-reaction against the anti-actin. The anti-actin reaction cell groups different from anti-Keratin reacted cell groups on the enamel organ. There are also no reacted cell groups against the keratin. These suggest the keratin and the actin alternately and rhythmically changes the reaction in the enamel organ. Tubulin reacts all ameloblast layer avoid of some ameloblast and Tomes processes. This also suggests the ameloblast plays the periodical and rhythmical secretion. Desmoplakin reaction shows from the stratum intermedium side of the ameloblast layer to the outer enamel epithelium. It shows these areas softly fixes from the enamel organ mobility.

It is concludes that the ameloblast have 'Grouping and Dancing', forming enamel structure, under rhythmical moves and functions of whole enamel organ along with the development of tooth germ. 'Grouping and Dancing' is associates with the grouping to form cell masses and its swelling moving of dancing to form the Hunter-Schreger bands, and the torsional movement of the ameloblast and Tomes process to form the spiral enamel prisms. The torsional movement means always changes the size, direction and form to develop the changeable enamel prisms.

This phenomenon shows the whole enamel organ moves rhythmically along with the tooth development. Under the mobility of enamel organ, which separates many groups associating with from the outer enamel epithelium to the ameloblast, the 'Group' forms the band of Hunter-Schreger by the swelling movement of 'Dancing'. The distal part of ameloblast and its Tomes process shows the 'Torsion' movement changing the size and form, which results the spiral course and various form of the enamel prism, because the area from outer enamel epithelium to the basal side of ameloblast is softly fixed by the desmosome. The author proposes these mobility calls ameloblast 'Grouping and Dancing'.

遺伝子変異とエナメル質形成不全症

The relationship between gene mutation and amelogenesis imperfecta

新潟大学　大学院医歯学総合研究科　硬組織形態学分野

大島　勇人

1. はじめに

エナメル質は生体で唯一の外胚葉に由来する硬組織であり，エナメル質形成は，象牙質や骨などの他の硬組織とは異なり，特徴的な基質形成期と成熟期の二段階で進行する．エナメル質の石灰化の進行は緩やかで，最初の段階の基質形成期では，エナメル質基質は分泌後直ちに軽度に石灰化するが（約30％），エナメル質基質形成はエナメル質の厚さがある幅に達すると停止する．第二の段階である成熟期では，有機質（エナメル質基質タンパク）・水の脱却と大量のミネラル（カルシウム，リン）の沈着が起こり，最終的には96％の石灰化度を示すようになる[1]．他のエナメル器の細胞と協調してエナメル質基質の形成と石灰化を担うエナメル芽細胞[2]は，高度に極性をもつ細胞で，エナメル質形成過程で機能的にも形態的にもダイナミックな変化を示す（図1）．エナメル質形成では，細胞に起こる基本的なイベントの多く，すなわち，増殖と分化，タンパク質合成と分泌，エンドサイトーシス，ライソゾームにおけるタンパク質の分解，イオンの輸送，石灰化過程をみることができる[3-5]．従って，エナメル質形成において，これらのイベントの一つでも異常を呈すると，エナメル質形成不全が起こりうることが理解できる．本稿では，遺伝子変異により起こるエナメル質形成不全症について概説すると共に，我々の研究で明らかになった最新の所見[6,7]を紹介する．

2. 遺伝性エナメル質形成不全症の特徴とエナメルタンパクの役割

遺伝性エナメル質形成不全症 amelogenesis imperfecta は，全身的には異常がないものの，エナメル質に量的および（または）質的な発達異常を呈する遺伝性疾患である[8]．遺伝性エナメル質形成不全症の特徴は，X染色体性，常染色体優性，常染色体劣性遺伝によって伝搬する[9]．遺伝性エナメル質形成不全症の候補遺伝子は，エナメル芽細胞から分泌される構造タンパク質やタンパク分解酵素に関係すると考えられている．家族性の遺伝子変異解析により，アメロゲニンやエナメリンなどのエナメルタンパク遺伝子変異がX染色体性や常染色体性のエナメル質形成不全症を引き起こすことが示されている．一方で，カリクレイン4（*KLK4*）やエナメリシン（*MMP-20*）遺伝子のようなタンパク分解酵素遺伝子やショウジョウバエのディスタルレスに相同なホメオボックス遺伝子（*DLX3*）がエナメル質形成不全症の病因に関係することが報告されている[10,11]．

エナメル基質タンパクの主要な構成要素はアメロゲニン，アメロブラスチン（アメリンまたはシースリンとしても知られる），エナメリンである[1,12-14]．ヒトでは，アメロゲニン遺伝子はX染色体（*AMELX*）とY染色体（*AMELY*）に局在する．表現型として多様な遺伝性エナメル質形成不全を呈するX染色体性エナメル質形成不全症（AIH1）は，変異解析により，ヒトの*AMELX*遺伝子の欠失か変異で起こることが示されている[15-19]．アメロゲニン欠損マウスは白墨様の明らかに異常な歯を呈することから，アメロゲニンは結晶の配列やエナメル質の厚みの調整に重要であ

Niigata University

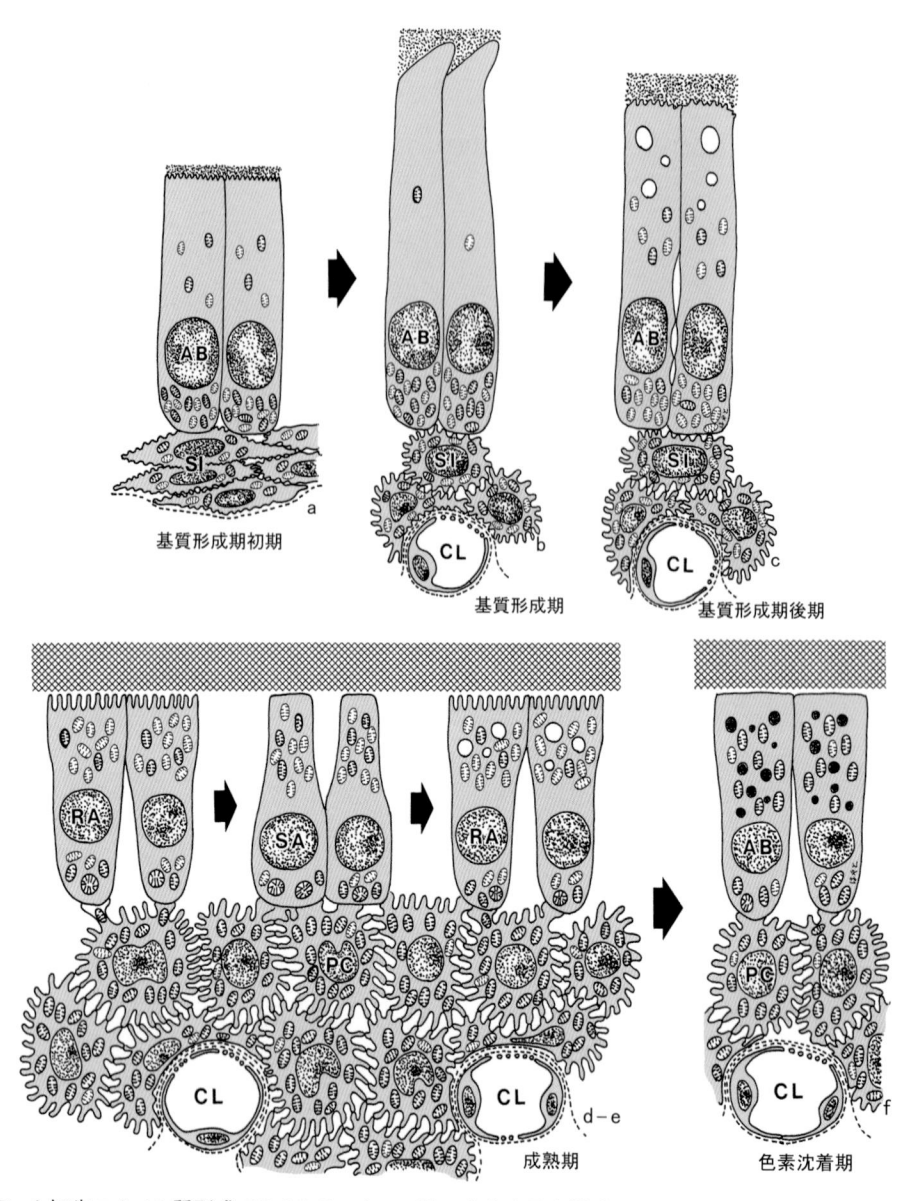

図1 ラット切歯エナメル質形成でみられるエナメル器の変化を示す模式図
(Ohshima, H., Maeda, T. and Takano, Y.: Cytochrome oxidase activity in the enamel organ during amelogenesis in rat incisors. Anat. Rec., 252 : 519-531, 1998. より引用)
エナメル質形成過程で，エナメル芽細胞（AB）は機能的にも形態的にもダイナミックな変化を示す．濃いミトコンドリアは酸化的リン酸化に関係する酵素チトクロームオキシダーゼ活性陽性のミトコンドリアで，機能的活性が高いことを示している．（CL：毛細血管，PC：乳頭層細胞，SI：中間層細胞）

ることが示されている[20, 21]．

アメロブラスチンは，もっとも豊富な非アメロゲニンエナメル質基質タンパクである歯特異的な糖タンパク質であり[22-24]，ヒト第4染色体である4q21染色体に局在するアメロブラスチン遺伝子（$AMBN$）は，常染色体性エナメル質形成不全症（AIH2）の局所低形成型の候補遺伝子と考えられている[25, 26]．最近，Fukumotoら[27]は，アメ

ロブラスチン遺伝子欠損マウスで重篤なエナメル質減形成が起こることを示した．遺伝子欠損マウスのエナメル器の上皮は，エナメル芽細胞に分化するが，エナメル質基質から剥離，その後細胞極性を失い，細胞増殖を再開し多細胞層を形成する．従って，アメロブラスチンは，エナメル質形成に必須の細胞接着分子であり，エナメル芽細胞に結合し増殖を抑制することにより，形成期エナメル芽細胞の分化の維持にある役割を担っていると考えられている．

エナメリンは4q21染色体に遺伝子が位置する分子量の大きなエナメル質基質タンパクである．エナメリンは有力なエナメル質形成不全症の候補遺伝子であり[28]，Huら[29]はマウスのエナメリン遺伝子（Enam）とヒトのエナメリン遺伝子（ENAM）をクローニングした．過去に報告された薄く平滑な低形成型エナメル質形成不全症を呈する家族性の常染色体優性遺伝の研究[30-36]やクラスⅡの開咬を伴う低形成型エナメル質形成不全を呈する常染色体劣性遺伝の研究[37]により，ENAMの変異がエナメル質形成不全症を引き起こすことが明らかになっている．最近，化学的突然変異誘発剤N-エチル-N-ニトロソ尿素（ENU）による突然変異を起こしたマウスの大規模表現型スクリーニングにより，マウスのエナメリン遺伝子の3つの新しい変異が得られた[38]．これらのマウスは，エナメル質と象牙質基質間の異常な間隙や臼歯や萌出前の切歯にエナメル質が完全に欠損するような異常を伴ったエナメル質形成不全症の歯を示した．従って，エナメリンは，エナメル質形成だけでなく，結晶形成の開始や歯の発生の初期に鍵となる分子であると言える．

3. wct 遺伝子変異と切歯にみられるエナメル質形成不全

最近，我々は，Sprague-Dawley（Crj：CD(SD)IGS）ラットのコロニーに白墨様の異常な切歯をもつ whitish chalk-like teeth（wct）遺伝子変異ラットを報告した[39]．遺伝子変異ホモ接合体ラットはヒト遺伝性エナメル質形成不全症と同様なエナメル質の欠陥を呈し，wct 遺伝子変異が形成期から成熟期へのエナメル芽細胞の形態形成の移行を阻害し，鉄のエナメル質表面への輸送の阻害に加え，嚢胞形成を惹起することが明らかになった．また，他の研究者も遺伝性エナメル質形成不全症を呈するラット突然変異を報告し，切歯の唇側の結合組織に歯原性嚢胞が惹起されることを明らかにしている[40]．wct 遺伝子ミュータントにおける遺伝子解析の結果，wct 遺伝子座はラット第14染色体のD14Got13とD14Wox2の間に存在することが示されている．ラット第14染色体はまた，エナメリン（Enam）とアメロブラスチン（Ambn）遺伝子を含み，これらの遺伝子の変異や欠失がエナメル質形成不全症を示すことは上述の通りである．しかしながら，エナメル質基質合成や石灰化への wct 遺伝子変異の影響は明らかになっていない．そこで我々は，アメロゲニン，アメロブラスチン，エナメリンなどのエナメル質基質タンパクに対する免疫組織化学とX線マイクロアナライザー（EPMA）により，wct 遺伝子がエナメル質基質合成やその石灰化に与える影響を明らかにした[6]．

抗アメロゲニン，抗アメロブラスチン，抗エナメリン抗体などの抗エナメルタンパク抗体を用いた免疫組織化学的研究により，wct 遺伝子変異とエナメル基質タンパクの関係が明らかになった．アメロブラスチンの免疫反応は，ヘテロ接合体とホモ接合体の動物におけるエナメル質形成のすべての時期のエナメル芽細胞に観察された．一方，アメロゲニンの免疫反応は，ヘテロとホモ接合体共にエナメル質形成の進行に伴い強度が減少し，最終的には色素沈着期で陰性になった．それに対し，エナメリンの弱い免疫反応は，ヘテロとホモ接合体共に基質形成期エナメル芽細胞に観察されるが，その後移行期から成熟期にかけて，エナメル芽細胞でほとんど陰性になった．ヘテロとホモ接合体ミュータントの歯の間の唯一の違いは，移行期から成熟期にかけてのアメロブラスチンとアメロゲニンの細胞内分布である．ホモ接合体の歯における基質形成期エナメル芽細胞の形態は，ヘテロ接合体の歯の形態とほぼ同じであるが，ホモ接合体の標本の移行期には，エナメル芽細胞が突然エナメル質基質から剥離し，エナメル上皮とエナメル質基質の間に歯原性嚢胞形成が惹起される．この時期

のエナメル芽細胞のエナメル質基質への固定は，ラミニンγ2かアメロブラスチンのどちらかで維持されていると考えられている[27, 41]．アメロブラスチン遺伝子欠損マウスでは，歯胚上皮は形成期エナメル芽細胞へ分化するが，細胞はエナメル質基質から剥離し，細胞極性を失い，結果として囊胞形成が惹起される[27]．本研究においては，アメロブラスチン陽性物質は，ホモ接合体の成熟期エナメル芽細胞の細胞質内で限界膜によって囲まれており，エナメルタンパクの分泌阻害が起こっていると推測される．アメロブラスチンはエナメル質形成に必須の細胞接着分子であると考えられているので[27]，wct ホモ接合体ラットでは，アメロブラスチンを含むエナメルタンパクの分泌が移行期から成熟期にかけて抑制されているのかもしれない（図2）．さらに，形態形成に重要な働きをすると考えられているホメオボックス遺伝子 Msx2 遺伝子欠損や基質形成期初期のエナメル芽細胞における活性化 Transforming growth factor (Tgf)-β1 遺伝子の一過性の発現は，エナメル芽細胞のエナメル質基質からの剥離を引き起こすことが知られている[42, 43]．従って，これらのシグナル分子は，エナメル質基質への細胞接着や細胞分化の維持の調節因子として関与しているのかもしれない．以上の所見は，エナメル芽細胞が，移行期から成熟期へ移行す

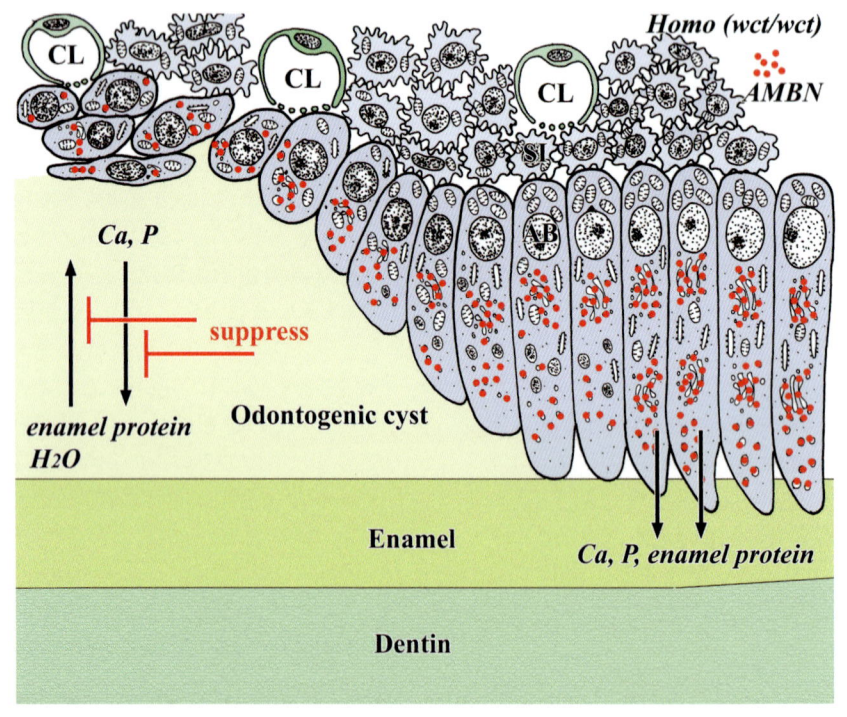

図2　wct 遺伝子ホモ接合体ミュータントにおけるエナメル芽細胞にみられる変化と細胞質内アメロブラスチン（AMBN）免疫反応を示す模式図
　　　(Osawa, M., Kenmotsu, S., Masuyama, T., Taniguchi, K., Uchida, T., Saito, C. and Ohshima, H.: Rat wct mutation prevents differentiation of maturation-stage ameloblasts resulting in hypomineralization in incisor teeth. Histochem. Cell Biol., 128: 183-193, 2007. より引用)
ホモ接合体の歯の基質形成期エナメル芽細胞の形態とアメロブラスチンの免疫反応はヘテロ接合体の歯とほぼ同じだが，ホモ接合体では成熟期エナメル芽細胞分化の阻害が引き起こされ，結果として，歯原性囊胞を裏打ちする扁平なエナメル芽細胞が惹起される．エナメル質形成成熟期における RA と SA の欠如が，エナメル質からのエナメルタンパクと水の脱却とエナメル質へのミネラルの輸送が阻害され，wct 遺伝子ホモ接合体の歯に低石灰化型エナメル質形成不全症が惹起されると考えられる．（AB：エナメル芽細胞，CL：毛細血管，SI：中間層細胞）

る際に必要な鍵となる維持因子の欠如で素早く脱分化を受けることを示している．wct 表現型を引き起こす正確な遺伝子変異を特定することは，成熟期におけるエナメル質基質へのエナメル芽細胞の接着に関する重要な知見を提供することになるので，更なる研究が必要である．

遺伝性エナメル質形成不全症の顕著な臨床症状は，エナメル質基質の形成不全，ミネラルやタンパク質の含量の欠陥，または両者の混合の表現型である[8]．本研究における EPMA 解析により，エナメル質基質の量についてはヘテロ接合体とホモ接合体で大きな違いがないのに対し，エナメル質形成成熟期においてエナメル質基質のカルシウムとリンの濃度が減少することが示された．従って，wct ホモ接合体の表現型は低石灰化型遺伝性エナメル質形成不全の範疇に入る．エナメル質の成熟は，ミネラルの増加と共に，エナメル質からのエナメルタンパクと水の脱却により進行する．二型の成熟期エナメル芽細胞，すなわち ruffled-ended ameloblasts（RA）と smooth-ended ameloblasts（SA）が，哺乳類の歯胚のエナメル質形成成熟期を通してエナメル芽細胞層に交互に出現し，多様な幅をもった帯として配列する[4]（図3）．本研究における wct ホモ接合体変異は成熟期エナメル芽細胞の分化阻害を引き起こし，結果として，歯原性嚢胞

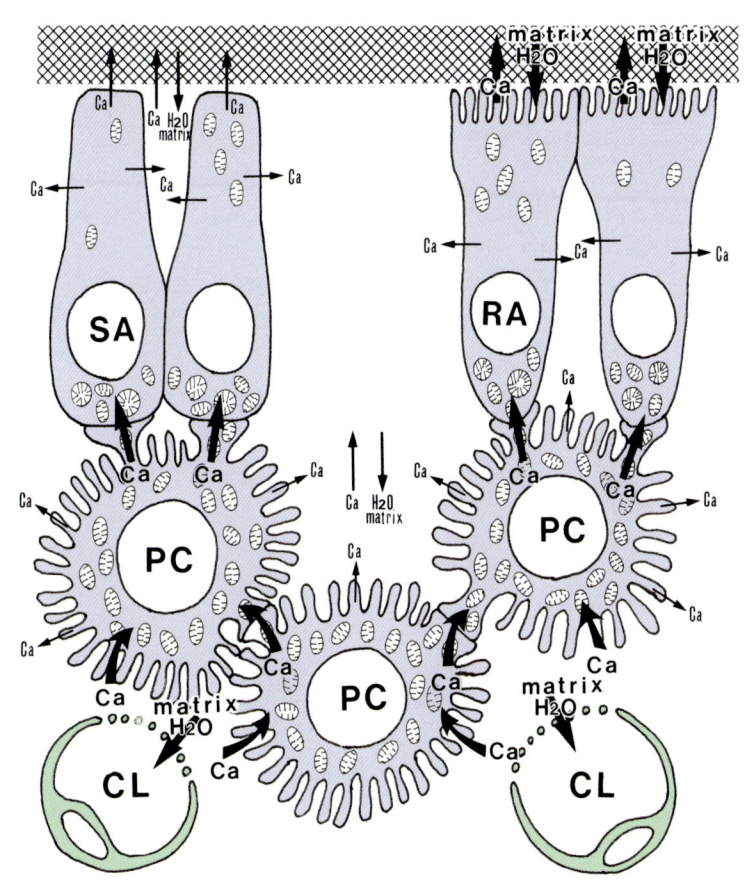

図3 成熟期エナメル器の仮想模式図

成熟期エナメル芽細胞の RA と SA は乳頭層細胞（PC）と単一ユニットを形成し，有機質と水の脱却，ミネラルの輸送に働く．RA と SA と乳頭層細胞同士はギャップ結合で連結すると共に，エナメル芽細胞近位部の大型のミトコンドリアと乳頭層細胞のミトコンドリアは常にチトクロームオキシダーゼ活性を有しており，ミネラルの輸送と水の脱却の細胞内経路が想定される．

に接触する平坦なエナメル細胞が形成される．エナメル質成熟期における RA と SA の欠如が wct ホモ接合体ミュータントに低石灰化型遺伝性エナメル質形成不全症を惹起すると考えるのは理にかなっている．また，ホモ接合体の歯は，低石灰化のために咬耗を受けやすいと考えられる．

ネズミの切歯は，エナメル質成熟期の終わりに特別な過程がある．すなわち，エナメル芽細胞からエナメル質基質へのフェリチン果粒の輸送である[44,45]．この過程の異常が，wct ホモ接合体に白墨様の異常な切歯を惹起する原因であると考えられる[39]．エナメル芽細胞は色素沈着期に細胞質にフェリチンを含むので，エナメルタンパク同様フェリチンの分泌経路が，エナメル質形成の成熟期を通してエナメル芽細胞で阻害されているのかもしれない．最近，新しいエナメル芽細胞特異遺伝子であるアメロチン（Amtn）がマウス第5番染色体とラット第14番染色体で同定された[46,47]．これらの染色体は，多様な遺伝性エナメル質形成不全症と関係することが報告されているヒト第4番染色体と相同である．興味深いことに，アメロチン mRNA の発現が成熟期エナメル芽細胞に限局しており，アメロチンタンパクが切歯や未萌出の臼歯の成熟期エナメル芽細胞の基底膜様構造に限局する．ラットのアメロチン遺伝子（Amtn）はエナメリン（Enam）やアメロブラスチン（Ambn）遺伝子を含む歯や骨に特異的な遺伝子が豊富に存在する染色体領域である[47]が，これらの遺伝子は wct 遺伝子座には含まれていない．wct 遺伝子変異がアメロチンの分泌に影響を与えるかどうかを明らかにするために，さらなる研究が必要である．

結論として，ラット wct 遺伝子変異は，アメロゲニン，アメロブラスチン，エナメリンなどのエナメル質基質タンパクの合成は阻害しないものの，基質形成期から成熟期へのエナメル芽細胞の形態的な変移を阻害し，結果として，切歯エナメル質の低石灰化とエナメル器とエナメル基質の間に歯原性嚢胞形成を惹起することが明らかになった．この変異はまた，エナメル質へのフェリチン（鉄）の輸送も阻害し，wct ホモ接合体は白墨様切歯を惹起する（図2）．

4. wct 遺伝子変異と臼歯にみられるエナメル質形成不全

齧歯類切歯は，唇側をエナメル質で舌側をセメント質で覆われる特異な特徴を示し[48]，形成端に歯の幹細胞ニッチが存在するために一生涯持続的に萌出する常生歯である[49]．さらに，ネズミの切歯のエナメル質形成では，フェリチン果粒がエナメル質基質に輸送される特徴的な色素沈着期が存在する[44,45]ことは先に述べた．そこで我々は，マイクロCT, EPMA, アメロゲニン，アメロブラスチン，エナメリン免疫組織化学を用いて，4～30日齢の wct 遺伝子変異のホモ接合体と野生型の動物（切歯の場合は，白墨様切歯の有無によりホモ接合体とヘテロ接合体の遺伝子変異を特定できるのに対し，臼歯の場合は，切歯萌出前には遺伝子変異を特定できないので，ホモ接合体と野生型を比較した）の有根歯であるラット臼歯の形態形成と石灰化への wct 遺伝子変異の効果を明らかにした[7]．

本研究により，ラット臼歯の形態形成と石灰化への wct 遺伝子変異の影響を明らかにすることができた．wct 遺伝子ホモ接合体（以下ミュータント）の歯における基質形成期エナメル芽細胞の組織学的構造は野生型の歯とほぼ同じであったが，ミュータントの移行期では，エナメル芽細胞が突然エナメル質基質表面から剥がれ，エナメル上皮と基質の間に歯原性嚢胞が形成された．本研究における臼歯の所見は，先に述べた wct ミュータントラットの切歯の所見とほぼ同じものである．ラット切歯は常生歯であり，形成端から切縁まで歯の切片を作製すると，エナメル質形成と象牙質形成を含むすべての歯の発生過程を概観することができる[48,50,51]．成体のネズミでは，常生歯は既に口腔内に萌出しており，すべての成熟期エナメル芽細胞が既にエナメル質表面から剥離しており，嚢胞形成の実際の経時的な変化を検索するのには限界がある．本研究のミュータントの臼歯においては，生後7日までにエナメル器とエナメル質基質の間に歯原性嚢胞が形成され，引き続き嚢胞は拡大し，生後15日には歯冠のすべてを囲むようになった．しかしながら，30日齢のミュータント周囲には歯原性嚢胞はみられなかった．これは，この日齢の

臼歯は既に萌出を完了しており，エナメル芽細胞と共にエナメル器を完全に失っているからである．ミュータントの歯のエナメル質は，野生型に比べ石灰化度が低く，従ってより柔らかくなるという観察は，エナメル器の細胞とエナメル質表面との間の囊胞の存在がエナメル質の低石灰化に関係していることを示している（図4）．

臼歯の場合においても，切歯と同様，エナメ

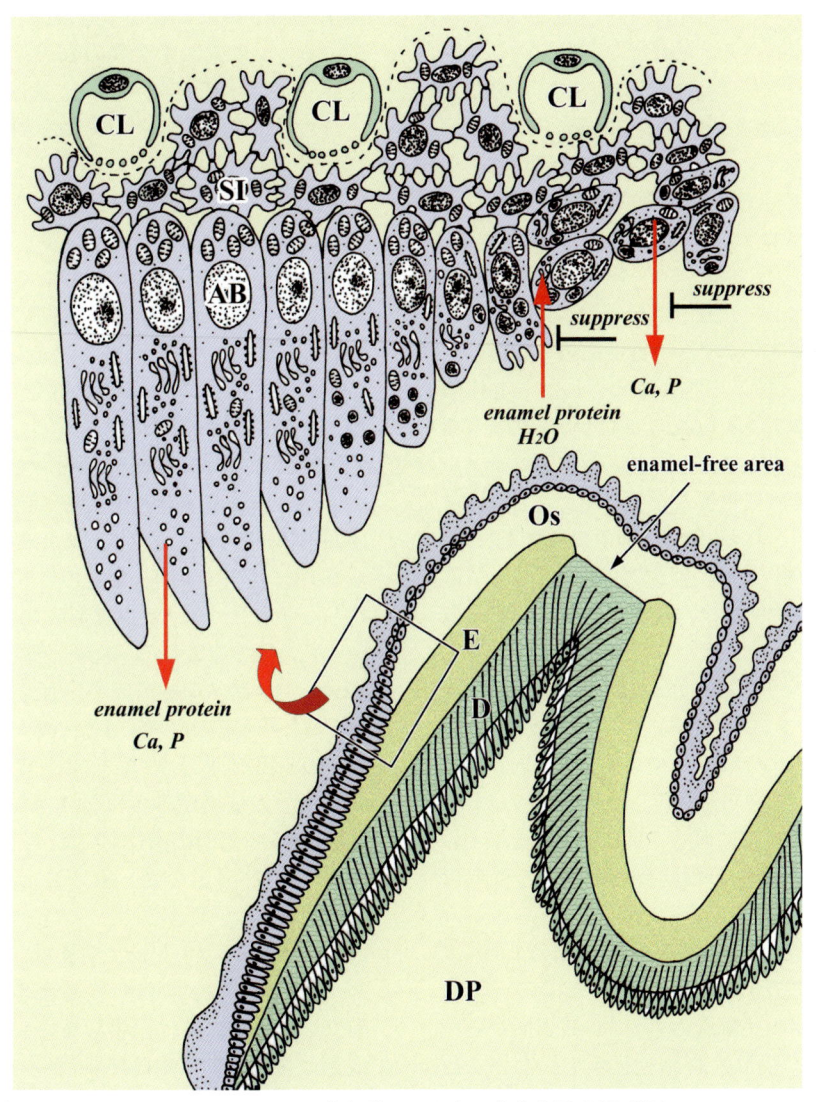

図4 *wct* 遺伝子ミュータントにおけるエナメル芽細胞にみられる変化を示す模式図
(Osawa, M., Kenmotsu, S., Masuyama, T., Taniguchi, K., Uchida, T., Saito, C. and Ohshima, H.: Rat *wct* mutation induces a hypo-mineralization form of amelogenesis imperfecta and cyst formation in molar teeth. Cell Tissue Res., 330: 97-109, 2007. より引用)

萌出前期には，ミュータントの歯の基質形成期エナメル芽細胞の形態は野生型の歯とほぼ同じだが，*wct* 遺伝子変異は，成熟期エナメル芽細胞分化の阻害を引き起こし，結果として，歯原性囊胞（Os）を裏打ちする扁平なエナメル芽細胞を惹起する．エナメル質形成成熟期におけるRAとSAの欠如が，エナメル質からのエナメルタンパクと水の脱却とエナメル質へのミネラルの輸送が阻害され，ミュータントの歯に低石灰化型エナメル質形成不全症が惹起されると考えられる．（AB：エナメル芽細胞，CL：毛細血管，D：象牙質，DP：歯髄，E：エナメル質，SI：中間層細胞）

芽細胞のエナメル質表面からの剥離が囊胞形成と密接な関係にあるので，歯原性囊胞の存在は，ミュータントのエナメル質形成移行期におけるエナメル芽細胞のエナメル質表面への固定の欠陥が原因していると考えられる．この時期のエナメル芽細胞のエナメル質表面への固定はラミニンγ2やアメロブラスチンのどちらかを通して維持されている[27, 41]ことは先に述べた．一方，アメロゲニンも細胞接着に関係する分子の一つであると考えられている[52]．wct 遺伝子変異とエナメルタンパクの合成との関係に関して，アメロブラスチンやアメロゲニンのような二つのエナメルタンパクの免疫反応は，ミュータントの免疫活性が野生型に比べてかなり弱いものの，野生型とミュータント双方のエナメル質形成のすべてのステージのエナメル芽細胞に認められた．上述のように，アメロブラスチンとアメロゲニンのようなエナメルタンパクは，エナメル芽細胞のエナメル質表面への接着に重要な役割を果たすと考えられているので，これらのエナメルタンパクはミュータントの成熟期で分泌されているのか否かが重要になる．本研究では，成熟期エナメル芽細胞は細胞質にアメロブラスチンとアメロゲニンをもつものの，ミュータントの成熟期のエナメル質基質にエナメルタンパクを同定することができなかった．アメロブラスチンやアメロゲニンを含むエナメルタンパクの分泌がミュータントラットの移行期から成熟期に渡って抑制され，結果としてエナメル質表面への細胞接着を阻害し囊胞形成を惹起していると考えられる．

Msx2 遺伝子欠損や基質形成期初期のエナメル芽細胞における活性化 Tgf-β1 遺伝子の一時的発現が，エナメル芽細胞のエナメル質表面からの剥離を起こし，歯原性囊胞を惹起する[42, 43]ことは切歯の項で述べた．しかしながら，これらのミュータントにおける詳細な表現型は wct ミュータントの表現型とは異なる．Msx2 欠損マウスでは，歯原性囊胞形成に加え，臼歯は不規則な歯冠と歯根形態などの歯の形態異常，骨様象牙質の存在，囊胞形成を含む炎症反応，成熟期エナメル芽細胞層の角化を示した[42, 53, 54]．エナメル芽細胞における活性化 Tgf-β1 の過剰発現は，減少した Dspp 発現により骨様象牙質形成を惹起した[55]．従って，歯原性囊胞形成や成熟期エナメル芽細胞分化の抑制を引き起こす分子機構は異なるシグナル伝達経路を通して確立されるのかもしれない．これらの所見は，移行期から成熟期にかけて，エナメル芽細胞がある鍵となる維持因子の欠如により脱分化することを示している．wct 遺伝子変異の表現型を引き起こす正確な遺伝子の知識が，wct 遺伝子ミュータントにおける原因と結果の関係を明らかにするのに必要であると言える．

本研究における EPMA による解析は，野生型とミュータント間でエナメル質基質の量については大きな変化がないのに対して，ミュータントにおいてエナメル質形成成熟期のエナメル質基質のカルシウムとリンがかなり減少することが明らかになった．エナメル質の成熟は，ミネラルの増加と共にエナメル質からのエナメルタンパクと水の脱却を伴う．本研究において，野生型の歯のエナメル質基質は生後 11 ～ 15 日でミネラル濃度が増加したのに対し，ミュータントの歯は成熟期に相当する同じ期間でミネラル濃度が増加しなかった．エナメル質形成成熟期に RA と SA が欠損することが，ミュータントに低石灰化型遺伝性エナメル質形成不全症を惹起する原因となると考えるのは理にかなっている．ミュータントの萌出前期では，第三象牙質形成やエナメル質基質の破壊がみられない．このことにより，ミュータントの萌出歯において，咬合力と低石灰化のために，多量な第三象牙質形成が惹起すると考えることができる．

結論として，ラット wct 変異は，アメロゲニン，アメロブラスチン，エナメリンなどのエナメル質基質タンパクの合成は阻害しないものの，基質形成期から成熟期にかけてエナメル芽細胞の形態的変移を阻害し，結果としてエナメル質の低石灰化とエナメル器とエナメル質基質の間に歯原性囊胞形成を惹起した（図 4）．

5．おわりに

本稿では，我々の研究で明らかになった wct 遺伝子変異を中心に遺伝子変異により起こるエナメル質形成不全症について概説した．興味深いことは，wct 遺伝子変異や Msx2 遺伝子欠損

の表現型が移行期から成熟期にかけてのエナメル芽細胞分化の維持異常を示す点である．これらの事実は，エナメル質形成の基質形成期と成熟期が全く異なる発生学的制御を受けていることと共に，たった一つの遺伝子の欠失や変異が重篤なエナメル質形成不全を引き起こすことを示している．遺伝子の欠失や変異により起こる細胞内シグナル伝達経路の異常の解析や星状網や中間層細胞，乳頭層細胞の役割の解明など，エナメル質形成機構解明のためには，さらなる研究の進展が待たれる．

尚，この仕事の一部は，平成20年度文部科学省による日本大学松戸歯学部に対する私立大学戦略的研究的基盤支援事業の補助を受けた．

参考文献

1) Nanci, A.: Enamel: composition, formation, and structure. In: Nanci, A. (ed.) Ten Cate's Oral Histology: development, structure, and formation, 7th ed. pp. 141-190, Mosby, St Louis, 2008.
2) Ohshima, H., Maeda, T. and Takano, Y.: Cytochrome oxidase activity in the enamel organ during amelogenesis in rat incisors. Anat. Rec., 252: 519-531, 1998.
3) Sasaki, T.: Cell biology of tooth enamel formation. In: Myers, H. M. (ed.) Monographs in Oral Science, Vol 14. S Karger, Basel, Switzerland, 1990.
4) Nanci, A. and Smith, C. E.: Development and calcification of enamel. In: Bonucci, E. (ed.) Mineralization in Biological Systems, Chapter 13. pp. 313-343, CRC Press, Boca Raton, FL, 1992.
5) Takano, Y.: Histochemical aspects of calcium regulation by the enamel forming cells during matrix formation and maturation. Acta. Anat. Nippon., 69: 106-122, 1994.
6) Osawa, M., Kenmotsu, S., Masuyama, T., Taniguchi, K., Uchida, T., Saito, C. and Ohshima, H.: Rat wct mutation prevents differentiation of maturation-stage ameloblasts resulting in hypomineralization in incisor teeth. Histochem. Cell Biol., 128: 183-193, 2007.
7) Osawa, M., Kenmotsu, S., Masuyama, T., Taniguchi, K., Uchida, T., Saito, C. and Ohshima, H.: Rat wct mutation induces a hypomineralization form of amelogenesis imperfecta and cyst formation in molar teeth. Cell Tissue Res., 330: 97-109, 2007.
8) Witkop, C. J.: Amelogenesis imperfecta, dentinogenesis imperfecta and dentin dysplasia revisited: problems in classification. J. Oral Pathol., 17: 547-553, 1988.
9) Aldred, M. J., Savarirayan, R. and Crawford, P. M. J.: Amelogenesis imperfecta: a classification and catalogue for the 21st century. Oral Dis., 9: 19-23, 2003.
10) Stephanopoulos, G., Garefalaki, M. E. and Lyroudia, K.: Genes and related proteins involved in amelogenesis imperfecta. J. Dent. Res., 84: 1117-1126, 2005.
11) Kim, J. W., Simmer, J. P., Lin, B. P. L., Seymen, F., Bartlett, J. D. and Hu, J. C. C.: Mutational analysis of candidate genes in 24 amelogenesis imperfecta families. Eur. J. Oral Sci., 114(Suppl 1): 3-12, 2006.
12) Uchida, T., Tanabe, T., Fukae, M., Shimizu, M., Yamada, M., Miake, K. and Kobayashi, S.: Immunochemical and immunohistochemical studies, using antisera against porcine 25 kDa amelogenin, 89 kDa enamelin and the 13-17 kDa nonamelogenins, on immature enamel of the pig and rat. Histochemistry, 96: 129-138, 1991.
13) Uchida, T., Tanabe, T., Fukae, M., Shimizu, M.: Immunocytochemical and immunochemical detection of a 32 kDa nonamelogenin and related proteins in porcine tooth germs. Arch. Histol. Cytol., 54: 527-538, 1991.
14) Simmer, J. P. and Hu, J. C. C.: Dental enamel formation and its impact on clinical dentistry. J. Dent. Educ., 65: 896-905, 2001.
15) Hart, S., Hart, T., Gibson, C. and Wright, J. T.: Mutational analysis of X-linked amelogenesis imperfecta in multiple families. Arch. Oral Biol., 45: 79-86, 2000.
16) Kindelan, S. A., Brook, A. H., Gangemi, L., Lench, N., Wong, F. S., Fearne, J., Jackson, Z., Foster, G. and Stringer, B. M. J.: Detection of a novel mutation in X-linked amelogenesis imperfecta. J. Dent. Res., 79: 1978-1982, 2000.
17) Ravassipour, D. B., Hart, P. S., Hart, T. C., Ritter, A. V., Yamauchi, M., Gibson, C. and Wright, J. T.: Unique enamel phenotype associated with amelogenin gene (AMELX) codon 41 point mutation. J. Dent. Res., 79: 1476-1481, 2000.
18) Hart, P. S., Hart, T. C., Simmer, J. P. and Wright, J. T.: A nomenclature for X-linked amelogenesis imperfecta. Arch. Oral Biol., 47: 255-260, 2002.
19) Kim, J. W., Simmer, J. P., Hu, Y. Y., Lin, B. P. L., Boyd, C., Wright, J. T., Yamada, C. J. M., Rayes, S. K., Feigal, R. J. and Hu, J. C. C.: Amelogenin p.M1T and p.W4S mutations underlying hypoplastic X-linked amelogenesis imperfecta. J. Dent. Res., 83: 378-383, 2004.
20) Gibson, C. W., Yuan, Z. A., Hall, B., Longenecker, G., Chen, E., Thyagarajan, T., Sreenath, T., Wright, J. T., Decker, S., Piddington, R., Harrison, G. and Kulkarni, A. B.: Amelogenin-deficient mice display an amelogenesis imperfecta phenotype. J. Biol. Chem., 276: 31871-31875, 2001.
21) Bartlett, J. D., Skobe, Z., Lee, D. H., Wright, J. T., Li, Y., Kulkarni, A. B., Gibson, C. W.: A developmental comparison of matrix metalloproteinase-20 and amelogenin null mouse enamel. Eur. J. Oral Sci., 114(Suppl 1): 18-23, 2006.

22) Černý, R., Slaby, I., Hammarström, L. and Wurtz, T.: A novel gene expressed in rat ameloblasts codes for proteins with cell binding domains. J. Bone Miner. Res., 11: 883-891, 1996.

23) Fong, C. D., Slaby, I. and Hammarström, L.: Amelin: an enamel-related protein, transcribed in the cells of epithelial root sheath. J. Bone Miner. Res., 11: 892-898, 1996.

24) Krebsbach, P. H., Lee, S. K., Matsuki, Y., Kozak, C. A., Yamada, K. M. and Yamada Y.: Full-length sequence, localization, and chromosomal mapping of ameloblastin. A novel tooth-specific gene. J. Biol. Chem., 271: 4431-4435, 1996.

25) MacDougall, M., DuPont, B. R., Simmons, D., Reus, B., Krebsbach, P., Kärrman, C., Holmgren, G., Leach, R. J. and Forsman, K.: Ameloblastin gene (AMBN) maps within the critical region for autosomal dominant amelogenesis imperfecta at chromosome 4q21. Genomics, 41: 115-118, 1997.

26) Mårdh, C. K., Bäckman, B., Simmons, D., Golovleva, I., Gu, T. T., Holmgren, G., MacDougall, M. and Forsman-Semb, K.: Human ameloblastin gene: genomic organization and mutation analysis in amelogenesis imperfecta patients. Eur. J. Oral Sci., 109: 8-13, 2001.

27) Fukumoto, S., Kiba, T., Hall, B., Iehara, N., Nakamura, T., Longenecker, G., Krebsbach, P. H., Nanci, A., Kulkarni, A. B. and Yamada, Y.: Ameloblastin is a cell adhesion molecule required for maintaining the differentiation state of ameloblasts. J. Cell Biol., 167: 973-983, 2004.

28) Dong, J., Gu, T. T., Simmons, D. and MacDougall, M.: Enamelin maps to human chromosome 4q21 within the autosomal dominant amelogenesis imperfecta locus. Eur. J. Oral Sci., 108: 353-358, 2000.

29) Hu, J. C. C., Zhang, C. H., Yang, Y., Kärrman-Mårdh, C., Forsman-Semb, K. and Simmer, J. P.: Cloning and characterization of the mouse and human enamelin genes. J. Dent. Res., 80: 898-902, 2001.

30) Rajpar, M. H., Harley, K., Laing, C., Davies, R. M. and Dixon, M. J.: Mutation of the gene encoding the enamel-specific protein, enamelin, causes autosomal-dominant amelogenesis imperfecta. Hum. Mol. Genet., 10: 1673-1677, 2001.

31) Kida, M., Ariga, T., Shirakawa, T., Oguchi, H. and Sakiyama, Y.: Autosomal-dominant hypoplastic form of amelogenesis imperfecta caused by an enamelin gene mutation at the exon-intron boundary. J. Dent. Res., 81: 738-742, 2002.

32) Mårdh, C. K., Bäckman, B., Holmgren, G., Hu, J. C. C., Simmer, J. P. and Forsman-Semb, K.: A nonsense mutation in the enamelin gene causes local hypoplastic autosomal dominant amelogenesis imperfecta (AIH2). Hum. Mol. Genet., 11: 1069-1174, 2002.

33) Hart, P. S., Michalec, M. D., Seow, W. K., Hart, T. C. and Wright, J. T.: Identification of the enamelin (g.8344delG) mutation in a new kindred and presentation of a standardized ENAM nomenclature. Arch. Oral Biol., 48: 589-596, 2003.

34) Hu, J. C. C. and Yamakoshi, Y.: Enamelin and autosomal-dominant amelogenesis imperfecta. Crit. Rev. Oral Biol. Med., 14: 387-398, 2003.

35) Kim, J. W., Seymen, F., Lin, B. P. J., Kiziltan, B., Gencay, K., Simmer, J. P. and Hu, J. C. C.: ENAM mutations in autosomal-dominant amelogenesis imperfecta. J. Dent. Res., 84: 278-282, 2005.

36) Ozdemir, D., Hart, P. S., Firatli, E., Aren, G., Ryu, O. H. and Hart, T. C.: (2005) Phenotype of ENAM mutations is dosage-dependent. J. Dent. Res., 84: 1036-1041, 2005.

37) Hart, T. C., Hart, P. S., Gorry, M. C., Michalec, M. D., Ryu, O. H., Uygur, C., Ozdemir, D., Firatli, S., Aren, G. and Firatli, E.: Novel ENAM mutation responsible for autosomal recessive amelogenesis imperfecta and localised enamel defects. J. Med. Genet., 40: 900-906, 2003.

38) Masuya, H., Shimizu, K., Sezutsu, H., Sakuraba, Y., Nagano, J., Shimizu, A., Fujimoto, N., Kawai, A., Miura, I., Kaneda, H., Kobayashi, K., Ishijima, J., Maeda, T., Gondo, Y., Noda, T., Wakana, S. and Shiroishi, T.: Enamelin (Enam) is essential for amelogenesis: ENU-induced mouse mutants as models for different clinical subtypes of human amelogenesis imperfecta (AI). Hum. Mol. Genet., 14: 575-583, 2005.

39) Masuyama, T., Miyajima, K., Ohshima, H., Osawa, M., Yokoi, N., Oikawa, T. and Taniguchi, K.: A novel autosomal-recessive mutation, *whitish chalk-like teeth*, resembling amelogenesis imperfecta, maps to rat chromosome 14 corresponding to human 4q21. Eur. J. Oral Sci., 113: 451-456, 2005.

40) Katsuta, O., Hoshino, N., Takeda, M., Ono, A. and Tsuchitani, M.: A spontaneous mutation: amelogenesis imperfecta with cysts in rats. Toxicol. Pathol., 31: 411–416, 2003.

41) Sahlberg, C., Hormia, M., Airenne, T. and Thesleff, I.: Laminin gamma2 expression is developmentally regulated during murine tooth morphogenesis and is intense in ameloblasts. J. Dent. Res., 77: 1589-1596, 1998.

42) Satokata, I., Ma, L., Ohshima, H., Bei, M., Woo, I., Nishizawa, K., Maeda, T., Takano, Y., Uchiyama, M., Heaney, S., Peters, H., Tang, Z., Maxson, R. and Maas, R.: *Msx2* deficiency in mice causes pleiotropic defects in bone growth and ectodermal organ formation. Nat. Genet., 24: 391-395, 2000.

43) Haruyama, N., Thyagarajan, T., Skobe, Z., Wright, J. T., Septier, D., Sreenath, T. L., Goldberg, M. and Kulkarni, A. B.: Overexpression of transforming growth factor-beta1 in teeth results in detachment of ameloblasts and enamel defects. Eur. J. Oral Sci., 114(Suppl 1): 30-34, 2006.

44) Takano, Y. and Ozawa, H.: Cytochemical studies on the ferritin-containing vesicles of the rat incisor ameloblasts with special reference to the acid phosphatase activity. Calcif. Tissue Int., 33: 51-55, 1981.

45) Karim, A. and Warshawsky, H.: A radioautographic study of the incorporation of iron 55 by the ameloblasts in the zone of maturation of rat incisors. Am. J. Anat., 169: 327-335, 1984.
46) Iwasaki, K., Bajenova, E., Somogyi-Ganss, E., Miller, M., Nguyen, V., Nourkeyhani, H., Gao, Y., Wendel, M. and Ganss, B.: Amelotin—a novel secreted, ameloblast-specific protein. J. Dent. Res., 84: 1127-1132, 2005.
47) Moffatt, P., Smith, C. E., St-Arnaud, R., Simmons, D., Wright, J. T. and Nanci, A.: Cloning of rat amelotin and localization of the protein to the basal lamina of maturation stage ameloblasts and junctional epithelium. Biochem. J., 399: 37-46, 2006.
48) Ohshima, H. and Yoshida, S.: The relationship between odontoblasts and pulp capillaries in the process of enamel- and cementum-related dentin formation in rat incisors. Cell Tissue Res., 268: 51-63, 1992.
49) Harada, H. and Ohshima, H.: New perspectives on tooth development and the dental stem cell niche. Arch. Histol. Cytol., 67: 1-11, 2004.
50) Smith, C. E. and Warshawsky, H.: Cellular renewal in the enamel organ and the odontoblast layer of the rat incisor as followed by radioautography using ^{3}H-thymidine. Anat. Rec., 183: 523-561, 1975.
51) Smith, C. E. and Warshawsky, H.: Movement of entire cell populations during renewal of the rat incisor as shown by radioautography after labelling with ^{3}H-thymidine. The concept of a continuously differentiating cross-sectional segment. (With an appendix on the development of the periodontal ligament). Am. J. Anat., 145: 225-259, 1976.
52) Hoang, A. M., Klebe, R. J., Steffensen, B., Ryu, O. H., Simmer, J. P. and Cochran, D. L.: Amelogenin is a cell adhesion protein. J. Dent. Res., 81: 497-500, 2002.
53) Ohshima, H., Maeda, T., Maas, R. and Satokata, I.: Functional significance of *Msx2* gene during tooth development. Dentin/Pulp Complex, Proceeding of the International Conference on Dentin/Pulp Complex 2001. pp. 11-14, Quintessence Publishing, Tokyo, 2002.
54) Bei, M., Stowell, S. and Maas, R.: *Msx2* controls ameloblast terminal differentiation. Dev. Dyn., 231: 758-765, 2004.
55) Thyagarajan, T., Sreenath, T., Cho, A., Wright, J. T. and Kulkarni, A. B.: Reduced expression of dentin sialophosphoprotein is associated with dysplastic dentin in mice overexpressing transforming growth factor-beta 1 in teeth. J. Biol. Chem., 276: 11016-11020, 2001.

移植歯胚の構造

Structure of transplanted tooth germs

日本大学　松戸歯学部　組織・発生・解剖学講座

山本　仁

【はじめに】

近年の歯科再生療法への社会的な期待から，臨床的・基礎的な歯の発生や再生の研究が広く行われている．これらの研究に用いられる代表的な実験方法として歯胚培養法と歯胚移植法がある[19]．このうち歯胚培養法は実験過程で各種の薬剤や成長因子などを歯胚のみに複数回添加することが可能であり，同一歯胚の成長過程を経時的に観察できるという利点をもつものの，培養条件の調整（酸素濃度，炭酸ガス濃度，培養液の組成，培養温度や培養液の交換など）を必要とする．しかし別の視点で考えると，培養条件を統一すれば歯胚の経時的成長過程は同じである．つまり，誰が，どこの研究機関で実験を行っても，特定の培養条件下での培養日数と歯胚の成長程度の関係は一定である．歯胚培養法はこの大きな利点により歯の発生や再生に関して多くの情報を与えてきた．しかし歯胚培養過程で培養歯胚に象牙質やエナメル質といった硬組織が形成されると，培養液がこれら硬組織に浸入を阻まれ培養歯胚の歯髄組織は栄養不良から壊死を起こす．従って歯胚培養法では長期間に渡る歯胚の形態形成観察は困難である．これに対して歯胚移植法は移植後，歯胚のみに薬剤などを添加することや同一歯胚の経時的な観察を行うことができないが，移植した歯胚は特別な管理を必要とせずに成長することができる．つまり移植歯胚は周囲の組織から歯胚内に侵入した血管により栄養補給が行われるので，培養歯胚のように硬組織形成による歯髄組織の壊死はおこらず，形態形成は持続される．また歯根は石灰化した骨組織に囲まれた特殊な環境で成長する為に，Trowell法[4]のような通常の歯胚培養法では歯根の成長を観察するのは困難となっている[5]．従って歯胚移植法は歯根の形成・成長の観察を含めた歯胚の長期的な形態形成研究に有効な手段と言える．このように歯胚培養法と歯胚移植法はそれぞれに利点があり，歯の発生・再生研究法の両輪となっている．

歯胚移植法について考えると，これまでに移植先臓器として皮下組織[6]，前眼房[7-9]，腎臓[10-13]，脾臓[14-16]や頬袋[17,18]などが選択されている．これらの臓器は血流や免疫学的な問題などから選択されたものであるが，各臓器がもつ特有の性質が移植歯胚の形態形成や成長過程に影響を与えるものと思われる．換言すれば，移植歯胚は移植先臓器毎に特有の形態形成過程を示すと考えられる．そこで本稿では皮下組織[19]と腎臓[13]に移植した歯胚の形態と構造を示し，移植先臓器が歯胚の形態形成に与える影響について考えてみたい．

【皮下組織移植歯胚と腎臓移植歯胚の形態と構造】

移植に用いた歯胚は胎生13.5日のマウス下顎第一臼歯である．この時期の歯胚は蕾状期後期を示している（図1）．胎仔から摘出した歯胚を直ちに成獣マウスの皮下組織および腎臓被膜下に移植した．移植4週間後の移植歯胚をとりまく状態を図2（皮下組織）と図3（腎臓）で示す．両図の矢印は移植した歯胚を示している．

皮下組織に移植した歯胚の移植4週後の咬合面像（図4：図中の数字は咬頭を表す．Bar

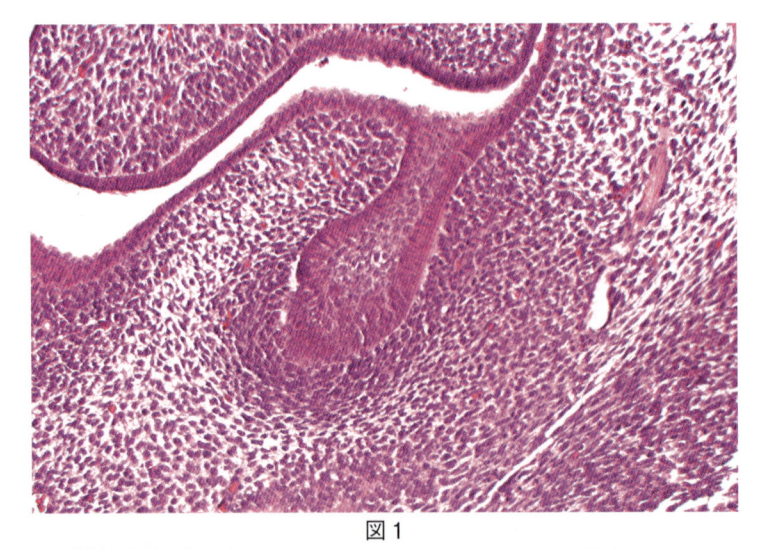

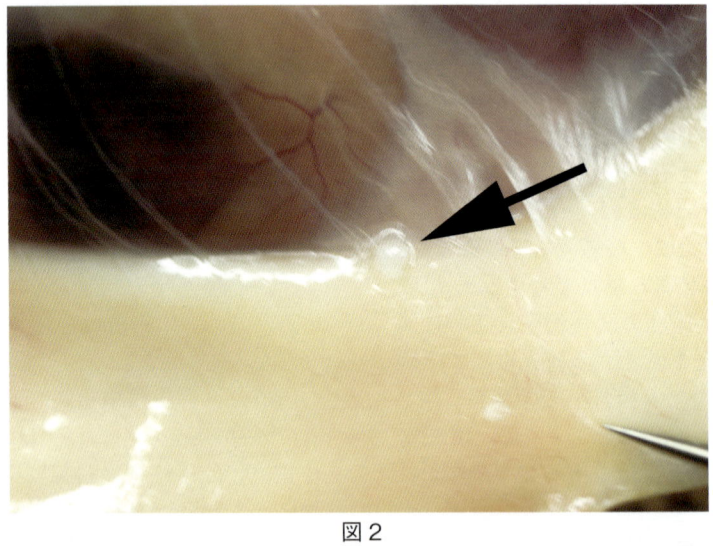

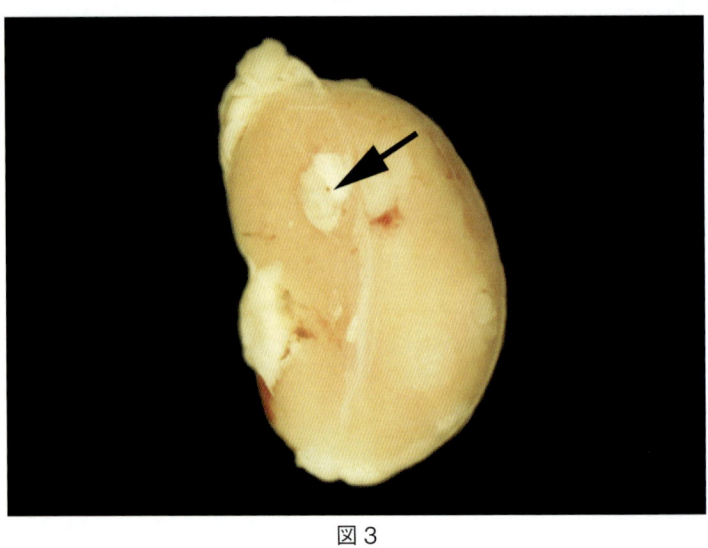

図1

図2

図3

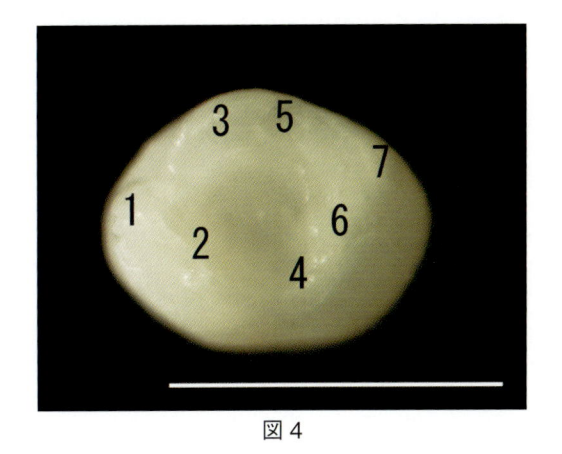

図4

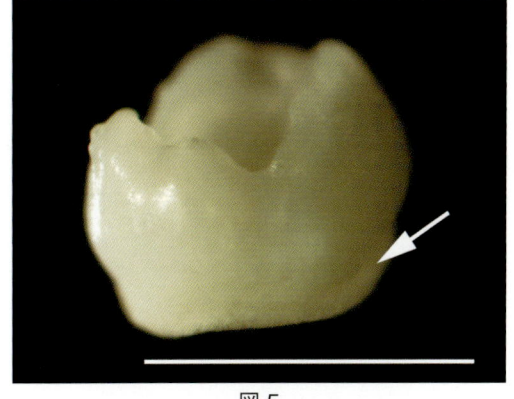

図5

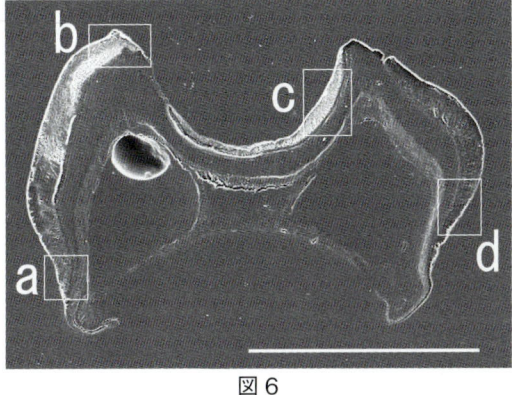

図6

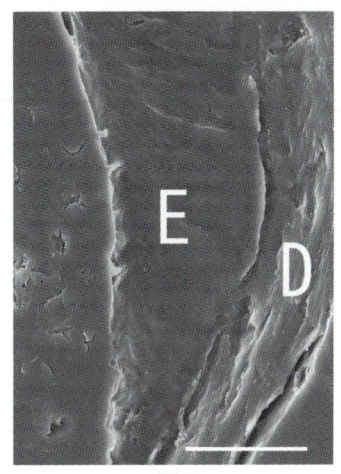

図7

は1mm）および側面像（図5：Barは1mm）を示す．移植歯胚は歯冠形成が終わり歯根の形成が開始されている（図5の矢印は形成された歯根部分）．この状態は in vivo のマウス下顎第一臼歯では生後5日に相当する．移植歯胚には in vivo と同様に7つの咬頭が観察されるが，各咬頭は低く，小さい．そのため歯冠外形は in vivo の歯とかなり異なっており，歯冠の大きさも小さくなっている（図4）．この歯の研磨標本を作製し，走査型電子顕微鏡で観察したのが図6から図10である．図7から図10は図6の白線で囲んだ部分（a：図7，b：図8，c：図9，d：図10)をそれぞれ示している（図中のEはエナメル質，Dは象牙質を示す．Barは図6が500μm，図7から図10は30μm)．移植歯胚の咬頭頂部分は in vivo の臼歯と同様に象牙質がエナメル質に被覆されていない enamel-free area が存在する[20-22]（図6）．咬頭頂付近のエナメル質は小柱構造をもつが（図8，9），歯頸部のエナメル質はまだ小柱構造をとらずに，均質無構造様を呈している（図7，10）．皮下組織へ移植した歯胚を周囲の組織と一緒に取り出して切片を作成し，ヘマトキシリン・エオジン重染色を施したのが図11である．図の半分を占めているたまねぎの皮状に見えるものは角化した上皮（KE）であり，移植歯胚（TG）を骨（B）が取り巻いている．エナメル質は有機質がヘマトキシリンに染色されており（矢印），エナメル質が完全に石灰化していないことが示されている．

腎臓へ移植した歯胚は皮下組織に移植した歯胚の成長過程とは大きく異なっている．移植7日後には移植歯胚は in vivo の歯冠の形態を示し（図12：Barは300μm），移植2週後にはすでに歯根の形成を開始している[13]．移植3週

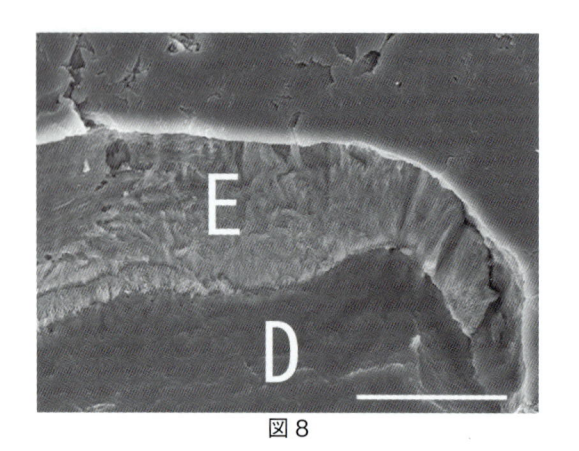

第五章　エナメル質の再生と病変　　　　　　　　　　　　　　　　　　　　　　　　　　　　移植歯胚の構造

図8

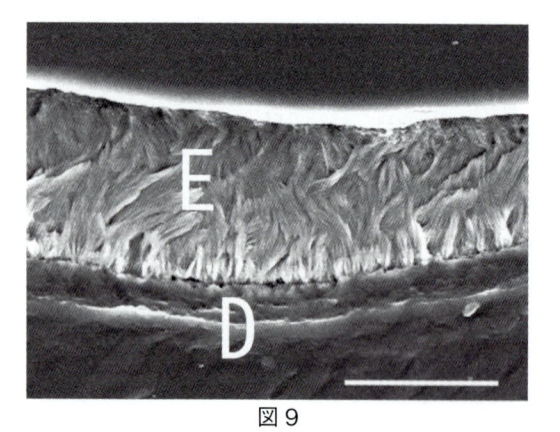

図9

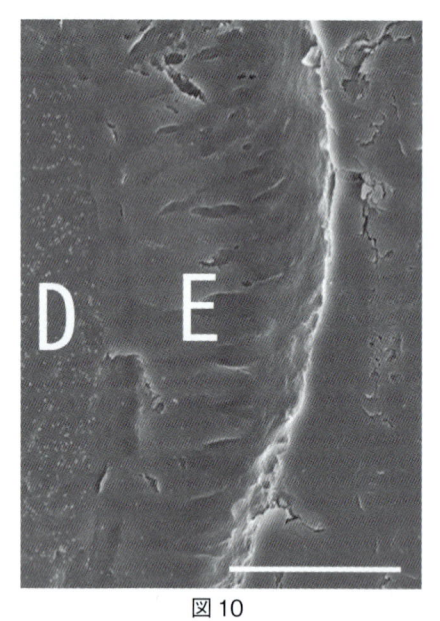

図10

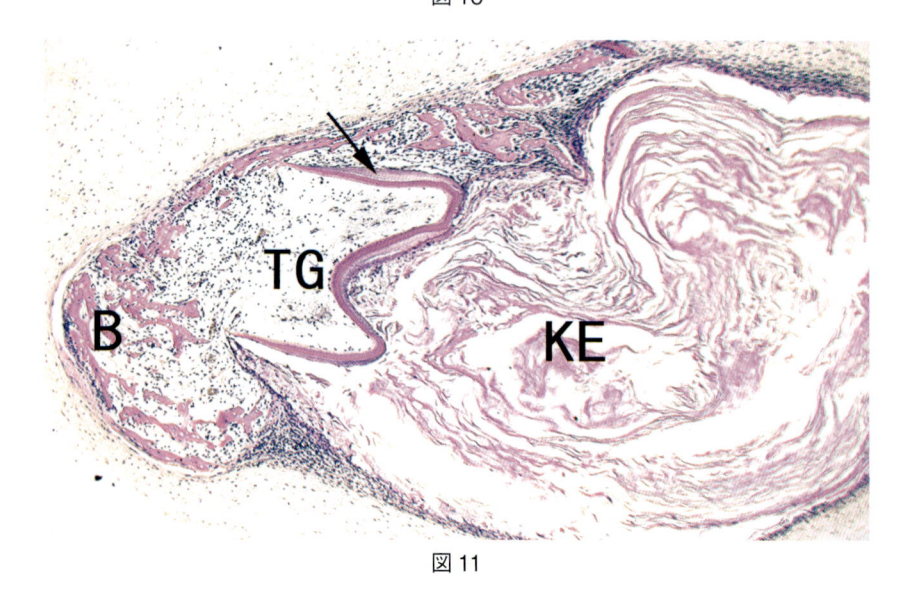

図11

- 240 -

移植歯胚の構造　　　　　　　　　　　　　　　　　　　　第五章　エナメル質の再生と病変

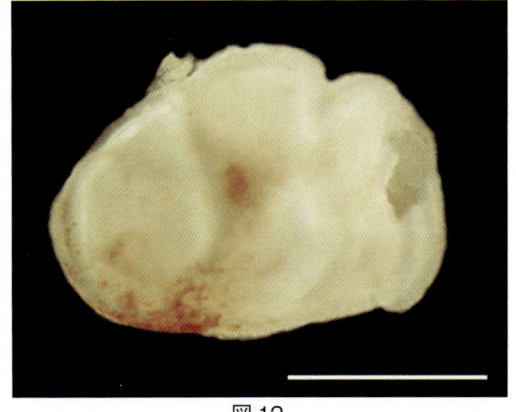

図12

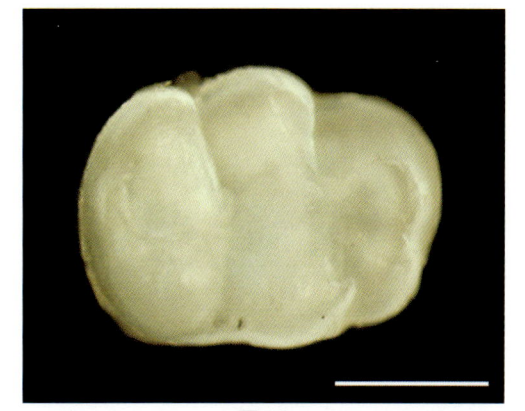

図13

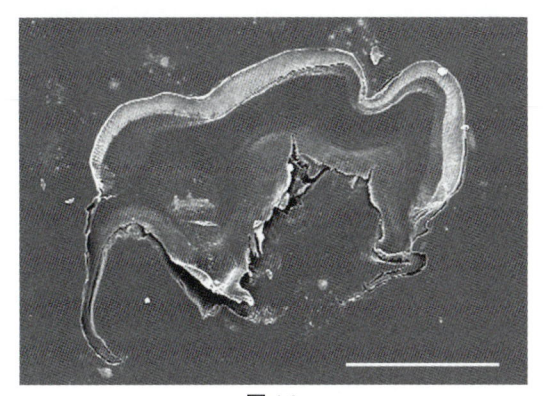

図14

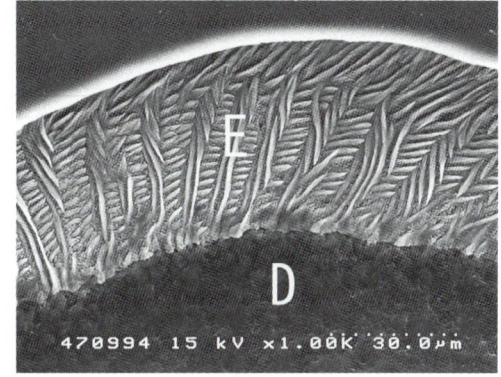

図15

間後の移植歯胚（図13：Barは600μm）では咬頭の配列が明瞭になり，in vivoの歯にみられる配列とほぼ同様である．この歯の研磨標本を走査型電子顕微鏡で観察すると，エナメル質のすべての領域で小柱構造を認め（図14：Barは600μm），エナメル小柱はマウス臼歯特有の走行[23]を示している（図15：Eはエナメル質，Dは象牙質を示す.）．図16は移植4週後の移植歯胚のヘマトキシリン・エオジン重染色像である．歯根は長く形成され，根尖部にはin vivoの歯根と同様にセメント質の肥厚が観察される（矢印）．エナメル質は石灰化しており，図16のような脱灰標本では完全に溶解してエナメルスペースとして観察される（ES）．図16では長い歯根を取り囲むように形成された骨（B）と歯根と骨の間の歯根膜様の構造が観察される（PL）．歯の表面には線維束がほぼ垂直に歯根（セメント質）に埋入する像も観察される（図17）．

これらの所見から以下の事が判断される．
・腎臓へ移植した歯胚は皮下組織へ移植した歯胚よりもin vivoに近い歯の形態をもつ．
・これら形態の違いは各咬頭の高さや大きさ，配列状態に関連している．
・腎臓への移植歯胚は石灰化を含めた形態形成が皮下組織への移植歯胚よりも早い段階から起こる．
・両組織に移植した歯胚とも歯の構成要素であるエナメル質，象牙質，セメント質，歯髄が形成されていたことから，移植歯胚における細胞分化はin vivoの歯と同様に起こっており，分化した細胞の機能も保たれている．
・両組織に移植した歯胚ともエナメル小柱の走行はin vivoの歯で見られる走行と同様である．

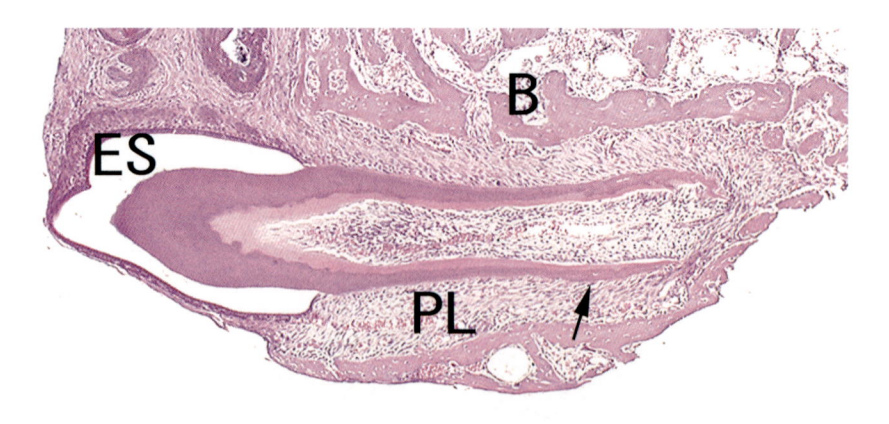

図16

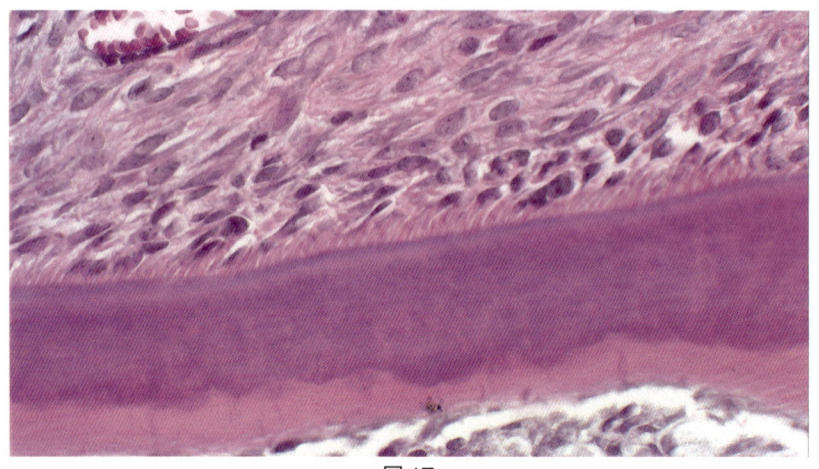

図17

【移植先臓器の特徴をどう活かすか】

　皮下組織に移植した歯胚と腎臓に移植した歯胚とで成長が異なるのはなぜか．移植組織の成長・発育には移植先臓器内での血液供給が問題となる．皮下組織は疎性結合組織であり，内部に太い血管や神経をもち，皮膚が可動性を持つ原因となっている．そのためホスト動物の動きが皮下組織に移植した歯胚にまで伝わることは想像に難くない．これに対し腎臓に移植した歯胚は腎臓被膜と実質との間で固定されるので移植した歯胚がホスト動物の動きに影響されることはほとんどないと考えられる．また腎臓が内臓として体内で保護されている臓器であるのに対し，皮下組織を保護するのは表皮と真皮のみであり，皮下組織に移植した歯胚にもホスト動物が受ける外力が及ぶものと思われる．つまり皮下組織への移植では，移植された歯胚がホスト動物の動きや外力の影響を受けることによって移植歯胚を養う血管の形成が遅れるに対し，腎臓被膜と実質の間に固定され，外力からも保護されている腎臓への移植歯胚では移植歯胚を養う血管形成が迅速に起こる．この移植した歯胚を養う血管の形成状況が移植歯胚の成長の違いをもたらす原因の一つと考えられる．

　これらの違いはあるものの，両組織に移植した歯胚は歯の構成要素であるエナメル質，象牙質，セメント質と歯髄を有する．これは歯を形作る細胞が in vivo の場合と同様に分化し，機能することを示している．特にエナメル質はその基本構成要素であるエナメル小柱の走行状況により強度を保っていると考えられているが[24,25]，両組織へ移植した歯胚のエナメル小柱の走

行は *in vivo* のエナメル小柱の走行と同じであった．この事実はエナメル質形成時に生じるエナメル芽細胞を含めた歯胚全体の動きが移植した歯胚においても *in vivo* と同様に起こっていることを示している．エナメル小柱の走行状態は reaggregation 処理をした歯胚でも *in vivo* のエナメル質と同じであったことから[12, 26]，エナメル質形成時におけるエナメル芽細胞を含む歯胚の動きはエナメル芽細胞や歯胚自体の持つ基本的な性質の一つと考えることができよう．

では皮下組織と腎臓への歯胚移植はどのような点に着目した実験が適しているのであろうか．皮下組織への移植では移植歯胚の形態を *in vivo* の歯のようにすることは難しいが，歯胚の細胞分化は *in vivo* の歯胚と同様に起こる．従って皮下組織への移植は"歯胚の細胞分化"に焦点を当てた研究に向いていると考えられる．腎臓への移植と比較して術式が簡単であるのも皮下組織への歯胚移植の大きな利点である．一方腎臓への移植は細胞分化に関する研究はもとより，歯の外形が比較的保たれることから，"歯の形の形成"に焦点を当てた研究にも有用であると思われる．

本稿では歯胚移植法のうち皮下組織と腎臓へ移植した歯胚の形態形成過程について述べた．歯胚移植法は歯胚培養法と並んで歯の発生・再生研究のための有効な手段である．移植歯胚は移植先臓器毎に特有の形態形成過程を示すと考えられることから，歯胚移植法の利点を十分に生かすには移植先臓器の特性を考慮して行う必要がある．

なお本稿で示した図のうち，図 4-11 は文献 19 から，図 12-15 は文献 13 から引用したものである．

本研究の一部は平成 19 年度日本大学学術研究助成金一般研究（個人）（個 07-096）科学研究費補助金（基盤研究(c)：No. 20592153）及び平成 20 年度「私立大学戦略的研究基盤形成支援事業」により行われた．

【文 献】

1) Thesleff I, Vaahtokari A, Vainio S, Jowett A: Molecular mechanisms of cell and tissue interactions during early tooth development. Anat Rec, 245: 151-161, 1996.
2) Jernvall J, Thesleff I: Reiterative signaling and patterning during mammalian tooth morphogenesis. Mech Dev, 92: 19-29, 2000.
3) Thesleff I, Keranen S, Jernvall J: Enamel knots as signaling centers linking tooth morphogenesis and odontoblast differentiation. Adv Dent Res, 15: 14-18, 2001.
4) Trowell OA: A modified technique for organ culture in vitro, Exp Cell Res, 6: 246-248, 1954.
5) Yamamoto H, Cho SW, Kim EJ, Kim JY, Naoki Fujiwara, Jung HS: Developmental properties of the Hertwig's epithelial root sheath in mice, J Dent Res, 83: 688-692, 2004.
6) Isogawa N, Terashima T, Nakano Y, Kindaichi J, Takagi Y, Takano Y: The induction of enamel and dentin complexes by subcutaneous implantation of reconstructed human and murine tooth germ elements. Arch Histol Cytol, 67: 65-77, 2004.
7) Howes RI: Root morphogenesis in ectopically transplanted pleurodont teeth of the iguana. Acta Anat, 103: 400-408, 1979.
8) Yoshikawa DK, Kollar EJ: Recombination experiments on the odontogenic roles of mouse dental papilla and dental sac tissues in ocular grafts. Arch Oral Biol, 26: 303-307, 1981.
9) Palmer RM, Lumsden AG: Development of periodontal ligament and alveolar bone in homografted recombinations of enamel organs and papillary, pulpal and follicular mesenchyme in the mouse. Arch Oral Biol, 32: 281-289, 1987.
10) Morio I: Recombinant study of the mouse molar cervical loop and dental papilla by renal transplantation. Arch Oral Biol, 30: 557-561, 1985.
11) Cho SW, Hwang HJ, Kim JY, Song WC, Song SJ, Yamamoto H, Jung HS: Lineage of non-cranial neural crest cell in the dental mesenchyme: using a lac Z reporter gene during early tooth development. J Electron Microsc, 52: 567-571, 2003.
12) Yamamoto H, Kim EJ, Cho SW, Jung HS: Analysis of tooth formation by reaggregated dental mesenchyme from mouse embryo. J Electron Microsc, 52: 559-566, 2003.
13) Yamamoto H, Cai J, Suzuki K, Yokota R, Chisaka H, Sakae T, Jung HS, Kozawa Y: Studies on the enamel structure of transplanted tooth germ. J Hard Tissue Biol, 14: 218-220, 2005.
14) Ishizeki K, Fujiwara N, Sakakura Y, Nawa T: The development of mandibular molar tooth germs isografted in the mouse spleen. Arch Oral Biol, 32: 694-705, 1987.
15) Ishizeki K, Fujiwara N, Nawa T: Morphogenesis of mineralized tissues induced by neonatal mouse molar pulp isografts in the spleen. Arch Oral Biol, 34: 465-473, 1989.
16) Ishizeki K, Nawa T, Sugawara M: Calcification capacity of dental papilla mesenchymal cells transplanted in the isogenic mouse spleen. Anat Rec, 226: 279-287, 1990.
17) Al-Talabani NG, Smith CJ: Continued development

培養歯胚細胞によるエナメル質再生

Enamel-tissue engineering

[1)] 日本大学　歯学部　解剖学教室 II 講座
[2)] 九州大学　大学院歯学研究院　口腔機能修復学講座　[3)] 東京大学　医科学研究所　再生基礎講座

本田　雅規 [1)], 篠原　義憲 [2)], 新村　優佳 [3)]

緒言

ヒトは一生のうちに外傷や疾病によって，組織や臓器を失うことがある．その際，失われた組織が再生するか否かは損傷を受けた組織の種類によって異なる．自然治癒による再生が望めない臓器や組織を再生させて機能回復を図る治療法が再生医療であり，その学問を再生医学とよんでいる．再生医学の最大の特徴は，細胞を利用して生体組織を再生あるいは再構築することにある．具体的に言うと，再生医学とは，「人工材料の骨組みに患者から採取した細胞を組み込んで培養することにより臓器や組織の原型を構築した後，それを本人に戻し失った臓器や組織を再生させる」という学問である．実際に再生医学の手法が臨床に応用可能となれば，他人の臓器を移植する同種移植のようにドナーを探す必要がないこと，拒絶反応のリスクを避けられることなどの利点を備えた新たな治療法として期待できる．現在までのところ，実用化がもっとも進んでいるのが皮膚であり，軟骨や骨なども臨床応用がすでに始まっている．

歯科の分野においても部分的な歯の組織の再生医療はすでに臨床応用が始まり，歯周組織再生やインプラント前治療の骨再生のために増殖因子や間葉系幹細胞などが応用されている [13, 15)]．しかし，歯冠と歯根を併せ持つ器官としての歯の再生となると，臨床応用が可能となったという報告はまだない．現在までに，われわれの研究室では，この複雑に発生する歯を再生させる試みを古典的なティッシュエンジニアリングの手法を用いて行ってきた [6, 9-11)]．ティッシュエンジニアリングとは，1993 年に M.I.T. の Langer とハーバード大学医学部の Vacanti らがその概念を「組織機能の再生，維持，修復を目的とする生物学的代替品の開発に，工学と生物学を応用する学際的な研究分野」と定義している [17)]．

今までに報告されている歯の再生研究では，胎生期の歯胚細胞 [12, 20)] や生後の歯胚細胞 [26)] から歯の組織再生に成功している．どちらの方法においても上皮細胞と間葉細胞の相互作用が必須であるが，これらの手法によって生体で最も硬い組織であるエナメル質の再生も認められる．一般的に，ティッシュエンジニアリングの手法は特定の細胞の表現を維持しながら in vitro で増殖させた後に，それらを損傷した部位に移植し組織再生を促すものであるが，現在，培養した細胞から器官である歯が再生したという報告はない．しかしながら，歯を構成する細胞の中で，間葉系細胞に起因する細胞培養の報告は多く，たとえば，歯髄細胞や [3)] 歯小嚢細胞 [19)] であるが，これらの培養細胞を移植すると象牙質やセメント質の硬組織が単独で形成される．一方で，歯胚上皮細胞の培養方法の報告も散見されるものの，その培養細胞の組織形成能について検討した研究報告は少ない．そこで，この章では歯胚上皮細胞に焦点を当てて，われわれが確立した培養方法について紹介するとともに，その培養歯胚上皮細胞の組織形成能について得られた新しい知見について紹介する．

[1)] Nihon University School of Dentistry
[2)] Kyushu University Faculty of Dental Science
[3)] The Institute of Medical Science, The University of Tokyo

歯の発生過程の歯冠形成期において歯胚上皮細胞はエナメル芽細胞に分化しエナメル質を形成する．そのエナメル芽細胞はエナメル質の形成が終了すると再び細胞の背丈が低い退縮エナメル上皮となりエナメル質を形成しなくなる．一般に，歯胚上皮細胞は歯冠形成が終了するとHertwig's の上皮鞘にその形態を変化し歯根形成に関与することから，歯根形成期に歯胚上皮細胞はエナメル芽細胞に分化しないと考えられている．したがって，歯冠形成が終了した後の歯の発生過程においてエナメル質は形成されないので，再生能力を持っていないといえる．一般的には，カリエスなどによってエナメル質を失うと人工材料による修復治療に依存している．エナメル質の理想的な修復方法の一つとしてエナメル質の再生が考えられるが，歯が完成した後にはエナメル質形成能を持つ歯胚上皮細胞は存在しないので，新たなエナメル質形成能を持つ上皮細胞の探求が必要となる．この章の後半ではその点についても述べる．

歯の再生研究

ここでは，著者がフォーサイス研究所で行った最初の歯の再生研究について説明する．歯は多種の硬組織が複合して構成されている．歯冠はエナメル芽細胞と象牙芽細胞によって形成されるエナメル質と象牙質から構成され，歯根はHertwig's の上皮鞘，象牙芽細胞および歯小囊細胞から誘導されるセメント質と象牙質から構成されている．このように歯の発生において上皮－間葉相互作用は必須であることから歯の再生においても，同じ機構が必須であると考えられる．したがって，どのようにして異種の細胞から歯を誘導する環境を与えることができるかを思案した[26]．歯を再生させる手法はいろいろと考えられるが，われわれは，古典的なティッシュエンジニアリングの手法を用いた．ティッシュエンジニアリングでは細胞と細胞の足場と成長因子などの環境の3つの要素が成功の鍵となる．ティッシュエンジニアリングが今までの人工材料の治療法と比較して有利な点は，細胞の足場として生体内で吸収される人工材料を用いていることにある．細胞から細胞外マトリックスが分泌されるとともに，その足場が吸収されつつ消失し，最終的には，移植した細胞とその細胞から分泌された細胞外マトリックスのみに置き換わるので生体内に人工材料が残存しない．

ここで，われわれのティッシュエンジニアリングによる歯の再生法について概説する．歯を造るには，1. 細胞をどこから入手するか？ 2. 細胞をどのように組み立てるか？ 3. 歯をどこで造るか？これら3つの要素を克服することが必要であると考えている．

第1の細胞源について，われわれは将来的に臨床に応用可能な手法とすることを考慮し細胞源の検討を行った．複合組織である歯の組織を再生させるためには，歯胚上皮細胞，歯髄細胞および歯小囊細胞が必要である．生体において歯胚上皮細胞は歯が萌出すると消失する．よって，発生の時期でいうと歯冠形成期にあたる生後6ヶ月のブタ下顎骨内に埋伏している第3大臼歯の歯胚組織から細胞を単離した．この歯胚は歯胚上皮細胞，歯髄細胞および歯小囊細胞によって構成されている．つまり，歯の硬組織のすべての前駆細胞が含まれている（図1）．

次に，細胞をどのように組み立てるか？われわれは単離した細胞に上皮－間葉相互作用を誘導

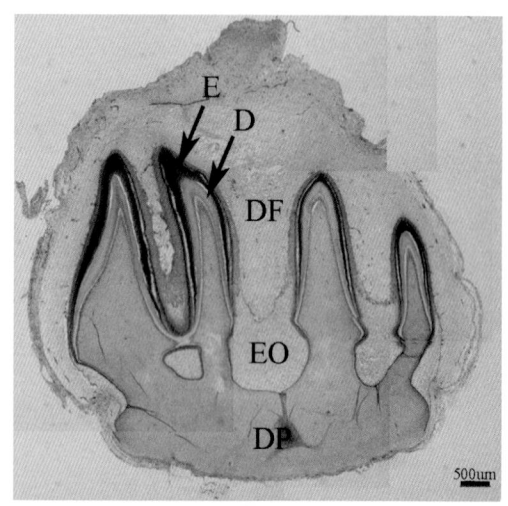

図1
ブタ歯冠形成期歯胚の組織像：エナメル質（E）および象牙質（D）がすでに形成されている．この時期の歯胚には歯胚上皮細胞（EO），歯髄細胞（DP）および歯小囊細胞（DF）が存在する．

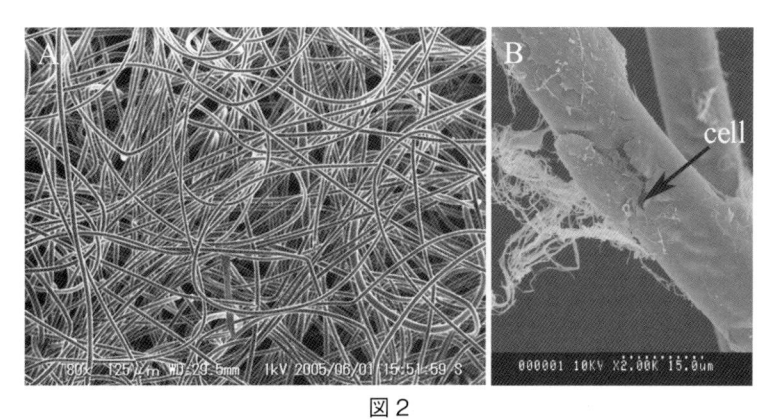

図2
A：ティッシュエンジニアリングによる歯の再生研究で使用したPGAメッシュのSEM像，B：コラーゲンでコートしたPGAの繊維上に細胞が接着している（cell）．

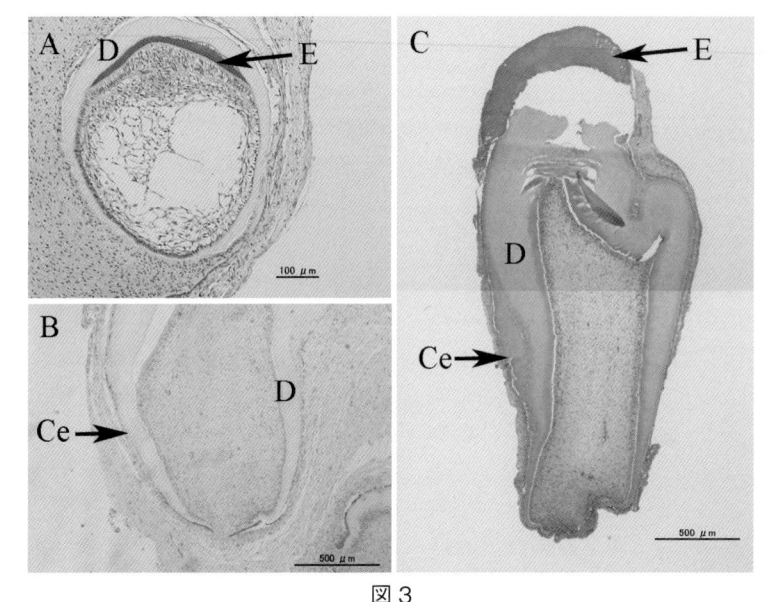

図3
A：移植25週後に担体の中で再生したエナメル質（E）—象牙質（D）複合体組織，B：移植25週後に担体の中で再生した象牙質（D）—セメント質（Ce）複合体組織，C：移植25週後にコラーゲンの担体中に再生した天然歯に類似した形態をもつ再生歯，E：エナメル質，D：象牙質，Ce：セメント質

する場として細胞の足場とよんでいる担体を使うことを選択した．では，足場となる担体にはどのような要件が求められるのであろうか．歯胚細胞の担体を選択する条件としては，担体の吸収速度，担体の強度などが挙げられる．従来，ティッシュエンジニアリングの研究で最も汎用されてきた材料がポリグリコール酸（PGA）のメッシュであるため，今回はこれを担体として用いた（図2-A）．このPGAは生体内にて約3週間で吸収される．細胞はPGAに接着しないため通常，ゲル状のコラーゲンをPGA表面にコートする．コラーゲンをコートすることにより細胞が担体に接着し細胞外マトリックスを分泌する（図2-B）．

最後に，どこで細胞から歯を造るか？である．今まで行われてきた研究において培養皿上で骨やエナメル質が再生したという報告はない．そこで，われわれは細胞を播種した担体を生体に戻すことで歯を再生させることを検討し，その部位を大網とした．大網は，血管が多く血流が豊

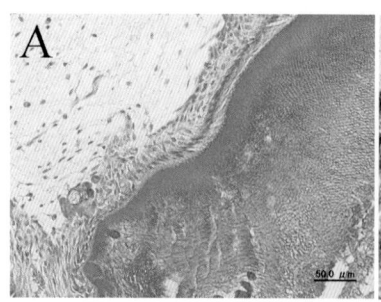

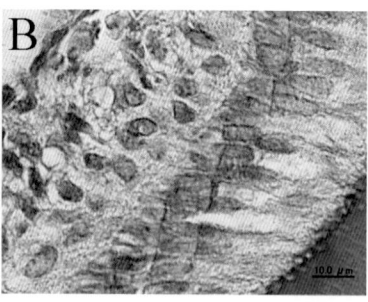

図4
組織学的手法で再生したエナメル質　A:表層は無小柱構造であり,中央にはエナメル小柱様構造が観察できる. B:トームスの突起がエナメル芽細胞の近位とエナメル質との境界に観察できる.

富であることから,この部位は臓器の細胞を用いた再生研究で汎用されている.では次に,ブタの歯胚細胞からどれぐらいの期間を経てエナメル質は再生するのだろうか？これは,事前に検討のつかない点であったため,移植後に軟エックス線を用いて硬組織の形成を確認しながら組織学的に観察する時期を決めることとした.その結果は20週と25週であった.20-25週で取り出すと象牙質とエナメル質の複合体や(図3-A)象牙質とセメント質の複合体が別々に観察され(図3-B),頻度は低いが天然歯に類似した歯の構造物も構築されていた(図3-C).再生したエナメル質を観察すると,表層のエナメル質は無小柱構造が観察され,中央部では小柱様構造(図4-A)が観察された.さらには,エナメル芽細胞とエナメル質の境界にトームスの突起様構造(図4-B)も認められた.

今までに,発生途中の歯胚中に歯を再生させる能力を持つ前駆／幹細胞が存在することは知られていなかったが,今回の結果から歯の発生過程が分化期になった歯冠形成期においても,歯を再構築できる細胞が存在していることが示唆された.

前述したように,ティッシュエンジニアリングの大きな利点の一つは,培養技術を用いて細胞を増殖させることにより,均一した細胞群を大量に得られることである.われわれはこの利点を活かし,以下のような歯の再生手法を考えている.まず歯を構成する組織の前駆細胞もしくは幹細胞,つまり,歯胚上皮幹細胞,歯髄幹細胞および歯小嚢幹細胞をそれぞれ単離し,適切な条件下で未分化な状態を維持させながら増殖させる.次に,増殖した前駆／幹細胞を組み合わせて擬似の歯胚を作製した後,歯の欠損部位に移植し歯を再生させる.現在,われわれはこの手法を確立するために,歯を構成する各組織を造る細胞を個々に分離し,それらの細胞を培養・増殖させて,歯を再生させる実験を試みている.次の章では培養歯胚上皮細胞の研究について説明する.

エナメル芽細胞の培養方法

エナメル芽細胞の培養方法については,すでにこれまで幾つか報告がなされている.1992年にKukitaらは,ラットのエナメル芽細胞の培養方法について報告している.彼らはエナメル芽細胞の採取方法として象牙質形成が終了した発生時期を選んだ.象牙質が未形成の時期には象牙芽細胞と歯胚上皮細胞が接触しているため,歯胚上皮細胞のみを単離することは困難であると考えたからである.つまり,象牙質形成が完了した時期であれば象牙質形成面上に配列する歯胚上皮細胞が象牙質から容易に分離でき,象牙質内に存在する歯髄細胞の混入も避けられると考えたからである[16].上皮細胞はカルシウム濃度によって,細胞の形態が変化することが知られている[5].そこで,このようにして採取された歯胚上皮細胞はカルシウム濃度を低濃度から高濃度に変えることによりエナメル芽細胞に分化し,エナメル芽細胞に特異的に発現するアメロゲニンが発現した.しかし歯小嚢細胞と考えられる繊維芽細胞が少なからず混入す

ること，そして長期間培養できないことが課題として残った．

1999年にDenbestenらは，ブタの歯冠形成期歯胚中のエナメル器から無血清培地（LHC-9, Biofluids, Bethesda, MD, USA）を用いることによりエナメル芽細胞のみを培養することに成功した[2]．歯胚からすでに形成されている硬組織を除去し，エナメル器をディスパーゼとコラゲナーゼの酵素にて単離すると，初代培養においては歯小囊細胞と歯胚上皮細胞が混在する．これは，エナメル器と歯小囊細胞を酵素で分離しても，完全に分離することができないからである．この初代細胞を通常良く用いられている10%血清入りDMEM培地などで培養すると歯小囊細胞の細胞増殖能は歯胚上皮細胞より高いため，歯胚上皮細胞は増殖することができない．ところが，彼女らは，この無血清培地を用いると歯胚上皮細胞だけが生存し，歯小囊細胞がすべて死滅することを発見した．この培地を用い歯胚上皮細胞だけを選択的に培養した後mRNAを抽出しRT-PCR法にてエナメル関連タンパクであるアメロゲニンの発現を確認した．この結果からエナメル芽細胞様の細胞がこの無血清培地下で生存できることが示唆された．しかし，この無血清培地では，歯胚上皮細胞を選択的に培養することはできるが，細胞が増殖しないという問題が残った．

げっ歯類の切歯の歯胚上皮組織には幹細胞が存在することが知られている[4]．KawanoらはラットのT連続的に成長する切歯のサービカルループ（歯頸湾曲）の上皮組織から歯胚上皮細胞を単離した[14]．培地としてDMEMに10%の血清を添加したものを用い3ヶ月培養すると新たにコロニーを形成する上皮細胞が現れ，最終的にこの細胞群はSV40などの遺伝子を用いなくても不死化した．次に培養歯胚上皮細胞をサイトケラチン14（CK14，歯胚上皮細胞マーカー），アルカリフォスファターゼ（ALP，中間層細胞マーカー），p75NGFR（内エナメル上皮細胞マーカー），アメロゲニン（内エナメル上皮細胞，前エナメル芽細胞，エナメル芽細胞マーカー）を用いて観察した．培養初期には，CK14とp75NGFRに陽性細胞がほとんど

であったが，細胞が培養皿上に敷き詰められると（コンフルエント）アメロゲニンを発現する細胞が増えた．これらの観察から長期間培養することにより上皮細胞の分化が未分化な細胞から成熟したエナメル芽細胞に進んだと考えられる．

ラットの切歯の上皮細胞は容易に増殖するが，ブタの歯胚上皮細胞だけを増殖させることは皮膚の上皮細胞と同様に困難であった．一般に，生体組織から採取する初代細胞は初期においては増殖能力が高いが，継代するごとにその能力を失い，やがて増殖を停止して死滅する．この現象を細胞老化とよんでいる．そこで，現在，初代細胞の有する増殖能とその細胞特有の機能を維持するために，温度感受性突然変異SV40ラージT抗原遺伝子を細胞に導入することで，不死化細胞（細胞の分裂限界がなくなること）を樹立する方法が考案されている．そこで，Denbestenらは，前述したブタの歯冠形成期の歯胚上皮細胞において培養初期の表現系を維持させたまま，細胞増殖させることを目的に，SV40遺伝子をこの細胞に導入した．SV40を導入した歯胚上皮細胞は，上皮細胞の特徴である敷石状の形態を示しアメロゲニンを発現した．この結果からブタの歯胚組織からエナメル芽細胞のみを無血清培地で単離した後に遺伝子導入することにより歯胚上皮細胞を増殖させることができることがわかった．しかし，不死化させた細胞が腫瘍化する可能性も残された．

げっ歯類の臼歯の歯胚上皮細胞も不死化するのであろうか？Nakataらはマウスの臼歯歯胚から組織培養法を用いて，歯胚上皮細胞の培養することに成功した[21]．彼らは繊維芽細胞の増殖能が歯胚上皮細胞よりも高いことから濃度の異なるトリプシンを用いて培地から繊維芽細胞を排除した．面白いことに培地のカルシウム濃度を低くするとマウスの臼歯歯胚上皮細胞も不死化することがわかった．

さらに，Nakataらは培養歯胚上皮細胞をマトリゲル中に播種してマウスの背部皮下に移植する実験を行った．移植後6週間にて移植片を取り出すと，3種類の異なる組織形成が観察された．第1に結合組織内に歯胚上皮細胞の凝集が，第2に移植片中に軟骨組織形成が，第3に

は移植片中に石灰化組織が観察された[21]．この報告は培養した歯胚上皮細胞の組織形成能を検討した最初の研究である．なぜ，歯胚上皮細胞を移植すると軟骨組織が再生するのであろうか．過去の研究においてアメロゲニンが軟骨細胞のマスター遺伝子として知られるSOX9に関与することが報告されている[25]．したがって，移植した歯胚上皮細胞がアメロゲニンを分泌して，周囲に存在する間葉系の幹細胞を軟骨細胞に分化させたと推測される．

げっ歯類の歯胚上皮細胞は容易に増殖することがわかったが，ヒトの生体組織内に存在する上皮細胞の培養方法の確立には次の問題点が挙げられる．第1に上皮細胞の増殖能が低いこと，第2に培養期間が長いと細胞が肥大すること，第3に継代すると細胞が死滅するので細胞を大量に獲得することができないことなどである．これらの問題を克服することにより臓器再生に必要な組織特異的な上皮細胞が獲得可能となるであろう．

フィーダーレイヤーを用いた上皮細胞の培養方法

ハーバード大学医学部のGreenらは，細胞培養中に顕微鏡下で新しい現象を発見した[22]．表皮細胞が混在している繊維芽細胞に排除されることなく増殖しつづけていたのである．表皮細胞を培養する際，通常は皮膚を表皮と真皮にわけ，表皮細胞だけを採取して培養するのだが，完全に真皮と分離することは困難で繊維芽細胞が表皮細胞に混入してしまう．表皮細胞と繊維芽細胞を共培養すると，繊維芽細胞の増殖能が高いため，結果として上皮細胞は増殖できず繊維芽細胞だけが増殖する．このことからこれまで表皮細胞の培養は難しいと考えられていた．しかし，正常の皮膚由来のものではなく，ネズミの腫瘍から採取した3T3-J2とよばれる特殊な繊維芽細胞と表皮細胞を共培養することにより，3T3-J2細胞が表皮細胞の増殖を妨げることなく，積極的に表皮細胞を増殖させることができる事がわかった．この発見により，あらかじめシャーレの表面に3T3-J2細胞を播種して放射線又は制癌剤を加えて分裂を停止させた後に表皮細胞を播種すると，3T3-J2細胞上で表皮細胞だけが増殖し，表皮細胞のみを培養することができるという画期的な方法を考案した．一般に共培養に用いられるこのような細胞のことをフィーダーレイヤーと呼んでいる．更に実験を進めると，ヒトの表皮細胞も3T3-J2細胞を用いることで培養が可能であることがわかった．

これまで90％以上の熱傷の救命率はかなり低かったのだが，この培養方法の確立により人工的に培養表皮細胞から培養表皮シートが作製可能となり，これを用いることで熱傷患者の98％の命を救うことができるという画期的な成果につながった．現在では，培養皮膚の研究は全世界で行なわれるようになり，表皮だけのシートでなく真皮層を組み合わせたものが考案されるようになり再生医学の最先端分野となっている．現在，日本ではジャパンティッシュエンジニアリング（J-TEC）社がこのフィーダーレイヤーを用いる技術によって作られる培養表皮シートの製品化を進めている．

歯胚上皮細胞の新しい培養方法

われわれの研究室では3T3-J2細胞が歯胚上皮細胞にも有効であると考え，この細胞の供与を受け実験を計画した[7]．

歯胚上皮細胞の単離方法はDenbestenらの方法を準じて行った．歯の発生時期では歯冠形成期のエナメル器にあたる生後6ヶ月のブタ3大臼歯歯胚から歯胚細胞を単離した．第3大臼歯からすでに形成されている硬組織を除去し，歯髄組織をエナメル器から除いた．次に，エナメル器と歯小嚢を酵素処理後機械的に分離した．その後トリプシンを用いて歯胚上皮組織から歯胚上皮細胞を単離し，10％血清入りのDMEM培地で初代培養を行った．この初代培養では彼女らが報告しているように歯小嚢細胞が混入していた（図5-A）．次に，歯胚上皮細胞のみを選択するため，初代培養がコンフルエントになったところで，無血清培地（LHC-9）に交換した．無血清培地に代えると，歯小嚢細胞は細胞培養皿から剥がれて死滅し，歯胚上皮細胞だけが生存していた．しかし，DenBestenの実験における課題の通り，歯胚上皮細胞の増殖は遅くほとんど増殖しなかった．

図5

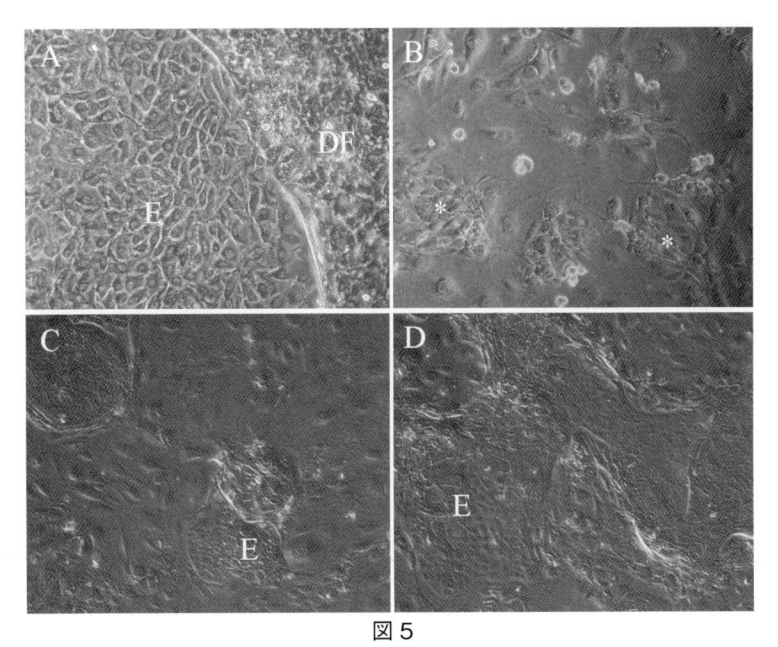

A：歯胚上皮細胞（E）と歯小嚢細胞（DF）が混在している初代培養．B：フィーダーレイヤーとして用いた3T3-J2細胞（asterisk）．C：フィーダーレイヤーの上に歯胚上皮細胞（E）のコロニーが観察できる．D：歯胚上皮細胞（E）がフィーダーレイヤー上でコンフルエントになるまで増殖する．

　歯胚上皮細胞を播種する前にフィーダーレイヤーとして用いる3T3-J2細胞が約70％コンフルエントになったところで，マイトマイシン（制癌剤）にて細胞の増殖を停止させた（図5-B）．その後，マイトマイシンを完全に除去したフィーダーレイヤーの上に無血清培地で選択培養した歯胚上皮細胞をトリプシンにて剥離して播種した．1週間後に，歯胚上皮細胞はコロニーを形成し（図5-C），2-3週間後において，歯胚上皮細胞がコンフルエントになり，3T3-J2細胞は排除された（図5-D）．歯胚上皮細胞がコンフルエントになったところでトリプシンにて剥離しフィーダーレイヤー上に播種する過程を繰り返すことにより継代を続けた．最終的に20継代まで歯胚上皮細胞の培養が可能であった．

　3T3-J2細胞をフィーダーレイヤーとする共培養により歯胚上皮細胞の増殖が可能であったことから培養歯胚上皮細胞の特性の解析を行った．はじめに，継代培養後の歯胚上皮細胞の形態を位相差顕微鏡で観察したところ，継代を続けると共に細胞の形態が少し変化していた．次に継代した歯胚上皮細胞群の細胞増殖能を比較すると，継代数によって多少の違いはあるものの10継代までに有意な差は認められなかったため，継代しても細胞の増殖能は維持しているものと示唆された．また継代した培養細胞からmRNAを抽出後，RT-PCR法を用い歯胚上皮細胞関連遺伝子群の発現を確認した．この際，対照群として歯胚上皮細胞を単離する前の歯胚組織からmRNAを抽出し，エナメル関連遺伝子の発現パターンを比較した．

　対照群の歯胚上皮組織では，アメロゲニン，アメロブラスチン，エナメライシンおよびエナメリンの発現が確認されたが，継代した培養歯胚上皮細胞ではアメロゲニン，アメロブラスチン，エナメライシンの発現は確認できたがエナメリンの発現は確認できなかった（図6-A）．培養歯胚上皮細胞で認められたアメロゲニン（図6-B），アメロブラスチン，エナメライシン発現は10継代した後の培養歯胚上皮細胞においてもその発現が維持されていた．さらに，継代培養した歯胚上皮細胞のタンパク発現を知るため免疫細胞化学的に蛍光染色でアメロゲニンとサイトケラチン14の発現について検討したところ，歯胚上皮細

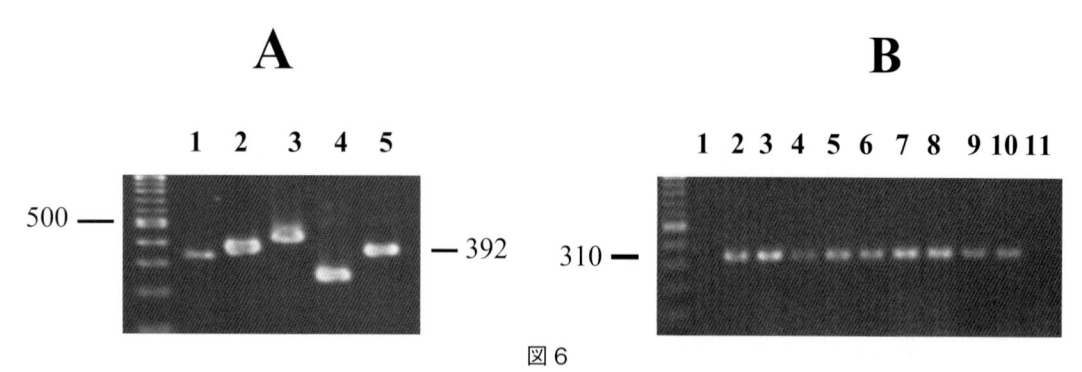

図6
A：ブタ歯冠形成期歯胚上皮組織のエナメル関連遺伝子群の発現を解析するために，mRNAを抽出してRT-PCR法を行った．アメロゲニン(lane1)，アメロブラスチン(lane2)，エナメライシン(lane3)，エナメリン(lane4)，β-actin(lane5)の発現が認められた．B：歯胚上皮細胞を継代培養した後にアメロゲニンの発現を解析した．No template(lane1)，2継代目の培養細胞から10継代目の培養細胞(lane2-10)，3T3-J2細胞(lane11)．

胞においてアメロゲニンとサイトケラチン14の発現が認められた．これらの結果からフィーダーレイヤーを用いることで歯冠形成期歯胚上皮組織から単離した歯胚上皮細胞は継代培養が可能であること，さらには，エナメル芽細胞関連遺伝子の発現とアメロゲニンタンパクの発現が維持されていたことから継代培養した歯胚上皮細胞は初代培養細胞の特性を維持していることが示唆された[7]．

培養歯胚上皮細胞によるエナメル質再生

フィーダーレイヤーと共培養した歯胚上皮細胞がアメロゲニンのmRNAとタンパクを発現していることから，培養歯胚上皮細胞がエナメル質形成能を有していることが推測できた．そこで，培養歯胚上皮細胞の組織形成能を検討するために移植実験を計画した[8]．

移植実験の方法としては，前述した組織工学的手法による歯の再生実験の際に用いた生分解吸収性材料で作られた担体を細胞の足場とし，培養歯胚上皮細胞をその担体に播種してヌードラットに移植した．歯の再生には過去の実験から上皮一間葉相互作用が必要であることが示唆されているので，実験群として培養歯胚上皮細胞と初代歯髄細胞を混合させて担体に播種して，ヌードラットの腹部大網に移植した．初代歯髄細胞とは培養していない歯髄細胞のことである．歯髄細胞は歯胚上皮細胞を獲得した時期と同じ歯冠形成期の歯胚から採取した．すでに形成されている硬組織を除去し，酵素処理によって歯髄組織から歯胚上皮組織と歯小嚢組織を除去した．さらに，歯胚上皮組織が歯髄組織内に混入しないように慎重に歯髄組織の周囲を切り離すことにより，歯髄組織のみに分離し酵素処理によって歯髄組織から歯髄細胞を単離した．単離する際に歯髄中の細胞外基質はセルストレイナーを用いて取り除いた．単離した歯髄細胞は直ぐに担体に播種し歯髄細胞が担体に接着してから培養歯胚上皮細胞を歯髄細胞の上に細胞同士が接着するように播種した．

実験群においては移植4週と8週後に試料を取り出し，組織学的および免疫組織化学的な検討を行った．移植4週後に取り出して組織学的に観察したところ，一つの担体のなかで，エナメル質の一連の形成過程が観察された．エナメル質形成の初期の段階として，歯胚上皮細胞が凝集し，その周りに間葉系細胞が存在している組織像が認められた（図7-A）．この凝集した上皮細胞はサイトケラチン14に陽性を示したがアメロゲニンには陰性の反応を示した．同じ担体の他の部位ではエナメル器様の組織像が観察された（図7-B）．このエナメル器は円柱形の内エナメル上皮様細胞群によって円形に形成され，内エナメル上皮様細胞内には星状網様細胞が存在していた．内エナメル上皮様細胞に接する周囲には象牙質様の硬組織が観察された．

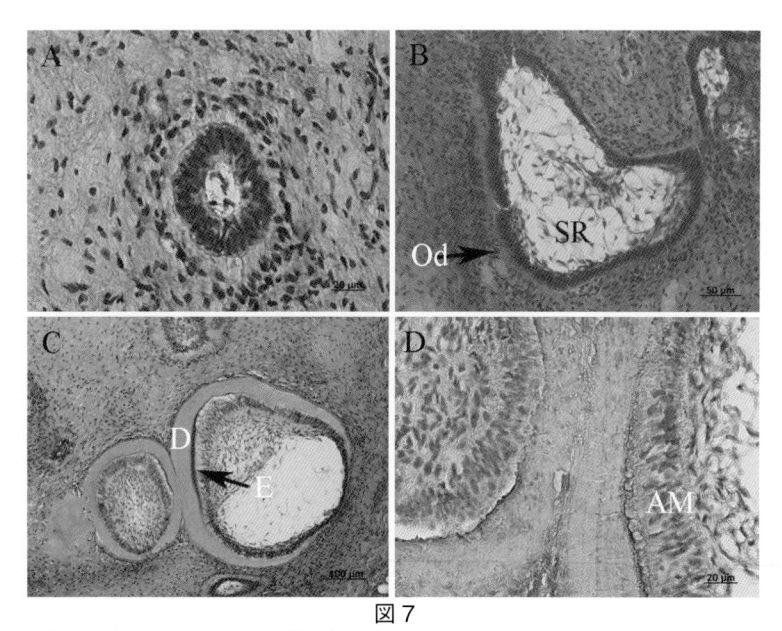

図7
A：移植4週後の担体中に歯胚上皮細胞の凝集が観察できる．その周囲の間葉系細胞には極性が認められる．B：移植4週後の担体中にエナメル器様構造を持つ組織像が観察できる．内エナメル上皮細胞の内側には星状網様細胞（SR）が観察される．内エナメル上皮細胞の外側には象牙芽細胞（Od）の配列が認める．C：移植4週後の担体中にエナメル質（E）―象牙質（D）の複合体組織が認められた．D：Cで観察した組織の高倍率像．アメロゲニン抗体によってエナメル芽細胞およびエナメル質が陽性反応を示した．

歯の発生においては通常，象牙質形成はエナメル質形成よりも先行することが知られている．この象牙質様の硬組織には垂直に配列するI型コラーゲンに陽性を示す象牙芽様細胞が認められた．星状網様細胞の個々の細胞突起は多角形および星型の外形を示し，細胞間隙は広く，細胞性網工が形成されていた．さらに，担体の他の部位においては，エナメル質様組織の形成が観察され，そのエナメル質様組織に接する象牙質様組織内に象牙細管様構造が観察された（図7-C）．生体内においてエナメル質は唯一の上皮性石灰化組織であり，内エナメル上皮から分化したエナメル芽細胞によって産生される．エナメル芽細胞はエナメルタンパク（アメロゲニン，エナメリン/タフテリン）を分泌し，これがエナメル質の有機性基質となっている．そこで，アメロゲニン抗体を用いて免疫組織化学的観察を行ったところ丈の高い円柱状のエナメル芽細胞様細胞とエナメル質様組織に陽性であった（図7-D）．しかし，エナメル質が未形成で，象牙質基質上に配列するエナメル芽細胞はアメロゲニンに対して陰性であった．移植8週後においては，担体の中に一つの塊が観察され，再生した象牙質様構造の幅がかなり厚くなっていた[8]．

本実験において培養歯胚上皮細胞と初代歯髄細胞によって移植後4週という早期にエナメル質が形成されたことは驚くべきことである．今までの組織工学的手法による歯の再生研究においても同じ歯冠形成期のブタ歯胚組織から単離した歯胚上皮細胞と歯髄細胞と歯小嚢細胞を含む歯胚間葉細胞を培養せず直ぐに担体に播種してヌードラットの大網に移植していた．しかし，その実験におけるエナメル質の形成が観察されたのは20-25週であった[10]．また，移植前の歯胚細胞に機械的刺激を加えて移植すると，エナメル質形成の時期は短縮され15週となった[9]．さらに，今回の実験でも用いたように，歯髄細胞と歯胚上皮組織を分離後に細胞を単離，担体上に歯髄細胞を播種し，その後歯胚上皮細胞を歯髄細胞に接着するように播種するとエナメル質形成がさらに短縮されて12週で観察された[11]．いずれの実験においても移植部位は以

― 255 ―

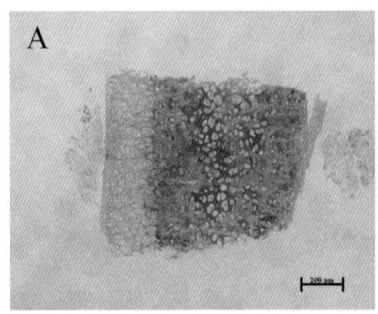

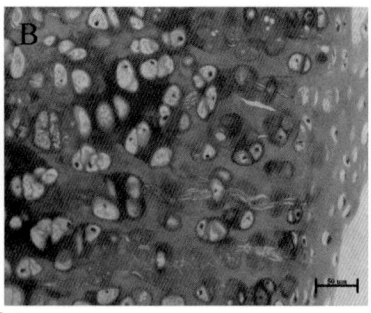

図8

A：移植6週後に取り出すと軟骨組織の形成が観察できた．B：Aの高倍率像．卵円形の軟骨細胞と小腔が容易に観察できる．

前の実験と同じであり，移植した歯髄細胞も今までと同じ時期の歯胚から取り出していることから，異なっているのは歯胚上皮細胞を培養したか，していないかという点である．これらの事項からフィーダーレイヤーと共培養することにより歯胚上皮細胞の増殖能が高まり，アメロゲニンを分泌する細胞集団が均一的に増殖されることによりエナメル質の形成時期が短縮されたと推測できる．

一方で，培養歯胚上皮細胞のみを担体に播種し，移植後6週に取り出して組織学的に観察すると，10個の担体を移植した中で3個は組織形成が認められなかった．残りの7個の試料のうち5個の試料においては上皮細胞塊が担体の中に観察されたが，硬組織形成は確認されなかった．また，残りの2個の試料にはNakataらの報告と同じように軟骨組織の形成が認められた（図8-A）．再生した軟骨組織中の細胞は円形で，軟骨基質中に散在しており，軟骨小腔が観察されることから硝子軟骨様であり，骨端軟骨に見られる硝子軟骨のように増殖軟骨細胞が成熟軟骨細胞，肥大軟骨細胞に最終分化している様子が観察された（図8-B）[7]．しかし，Nakataらがマウスの臼歯歯胚上皮細胞を移植した際に見られたような骨組織は観察されなかった[21]．

これらの研究結果から歯冠形成期の歯胚上皮細胞はフィーダーレイヤーとの共培養で表現系を維持しながら培養することが可能であり，その培養歯胚上皮細胞がエナメル質形成能を持つことを確認した．一方，エナメル質の再生には歯髄細胞が必要であること，象牙質が形成された後にエナメル質が再生することからエナメル質を単独で再生させることは困難であることも示唆された．

マラッセの上皮遺残

マラッセの上皮遺残（epithelial rests of Malassez）は歯根の完成後も歯根膜中に存在し，ほぼ一生涯にわたって残存する唯一の歯原性上皮細胞である．歯根形成はエナメル質−象牙質複合体から構成される歯冠が完成した後に開始する．歯根形成の開始を示す特徴の一つにサービカルループからHertwig'sの上皮鞘へという上皮組織の構造的変化が挙げられる．構造変化後のヘルトウィッヒの上皮鞘からはエナメル芽細胞は分化誘導されない．また，Hertwig'sの上皮鞘は歯根が形成された後に断裂し，エナメル関連タンパクを歯根象牙質上に分泌することにより，歯小嚢細胞をセメント芽細胞に分化誘導すると考えられている．その際断裂した細胞をマラッセの上皮遺残細胞とよんでいる．

マラッセの上皮遺残は，1885年にMalassezによってほぼ一生涯にわたって残存することが指摘されて以来，これまで多くの研究者が存在する意義に関して研究を行ってきたが，われわれは今回新しい存在意義について提唱したい．

歯冠形成期から歯根形成期に変わる際，歯胚上皮細胞はその形態を大きく変える．歯冠形成期ではサービカルループとして，星状網細胞，中間層，内エナメル上皮細胞と外エナメル上皮細

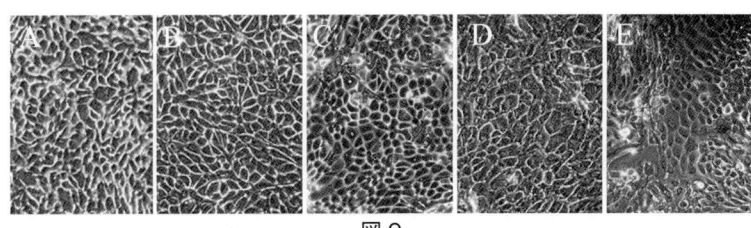

図9

3種類の上皮細胞の位相差顕微鏡象 A：初代培養中のマラッセの上皮遺残細胞の位相差顕微鏡像．B：4継代した後のマラッセの上皮遺残細胞．C：10継代した後のマラッセの上皮遺残細胞，D：4継代した歯胚上皮細胞．E：4継代した後の口腔粘膜上皮細胞．

からなるエナメル器を構成するが，歯根形成期になると星状網細胞と中間層が消失し外エナメル上皮細胞と内エナメル上皮細胞の2層の上皮細胞層に変化すると考えられている．サービカルループに位置する上皮細胞はエナメル芽細胞に分化して象牙芽細胞との相互作用によってエナメル質を形成するが，Hertwig'sの上皮鞘は歯根形成に関与することから歯根が一度形成されるとエナメル質は形成されない．

マラッセの上皮遺残細胞はセメント質表面近くに上皮細胞塊として存在し，ヘマトキシリンエオジン染色では核が濃縮して濃染する．マラッセの上皮遺残は，歯根嚢胞や歯周嚢胞などの嚢胞病変の起源となるとも考えられており，エナメル上皮腫などの歯原性腫瘍の形成にも関与していると言われている．現在，推測されている機能として，1.歯根膜細胞からセメント芽細胞への分化，2.歯根膜空隙の恒常的維持，3.神経終末の成長誘導，4.歯根表面と血管系の隔壁となり，歯根吸収の抑制などが考えられているが，未だその存在意義は明らかではないとも言える．

1976年にBrunetteらはブタの小臼歯の歯根中央部に存在する歯根膜組織を取り出し，歯根膜組織内に存在するマラッセの上皮遺残細胞の継代培養に成功した[1]．マラッセの上皮遺残細胞は生体内では静止期の細胞として考えられていたが，体外に取り出すと分裂・増殖できることが多くの培養方法によって明らかとなった[18, 23]．

マラッセの上皮遺残細胞の新しい機能

われわれは歯胚上皮細胞の培養方法の確立に用いたフィーダーレイヤーとの共培養を用いてマラッセの上皮遺残細胞の培養方法を確立した．マラッセの上皮遺残細胞はブタ乳前歯の歯根膜組織から組織培養法にて獲得した．歯根の中央部に付着している結合組織を剥離し，培養皿に静置し，血清入りの培養液で培養すると繊維芽細胞とマラッセの上皮遺残細胞（マラッセ上皮細胞）が増殖したが，歯胚上皮細胞の時と同じように繊維芽細胞の増殖のほうが早く，マラッセ上皮細胞は十分に増殖できないため，マラッセ上皮細胞のコロニーを確認した時期に培地を無血清培地に交換し繊維芽細胞を排除した．次に培養皿上に播種したフィーダーレイヤーの上に選択したマラッセ上皮細胞を播種した．フィーダーレイヤー上のマラッセ上皮細胞は増殖能が高く10継代まで細胞培養が可能であった（図9-A, B, C）．培養細胞の形態は歯胚上皮細胞（図9-D）や口腔粘膜上皮細胞（図9-E）と類似し，上皮細胞特有の敷石状の形態を示した．このマラッセ上皮細胞の増殖能を調べると，継代培養したマラッセ上皮細胞は初代培養細胞と同じ増殖能を示した．またこの増殖能は，フィーダーレイヤー上に培養した歯胚上皮細胞の増殖能と比較しても類似していた．しかし，コラーゲンコートディッシュ上にマラッセ上皮細胞だけを播種すると，細胞は肥大化し増殖は停止した．

継代培養したマラッセ上皮細胞の発現遺伝子パターンをエナメル関連蛋白に関して，フィーダーレイヤーで培養した培養歯胚上皮細胞と培養口腔粘膜細胞を対照群とし，比較・検討を行った．対照群となるブタ歯胚上皮細胞は前述した手順によりに採取・増殖させた．ブタ口腔粘膜

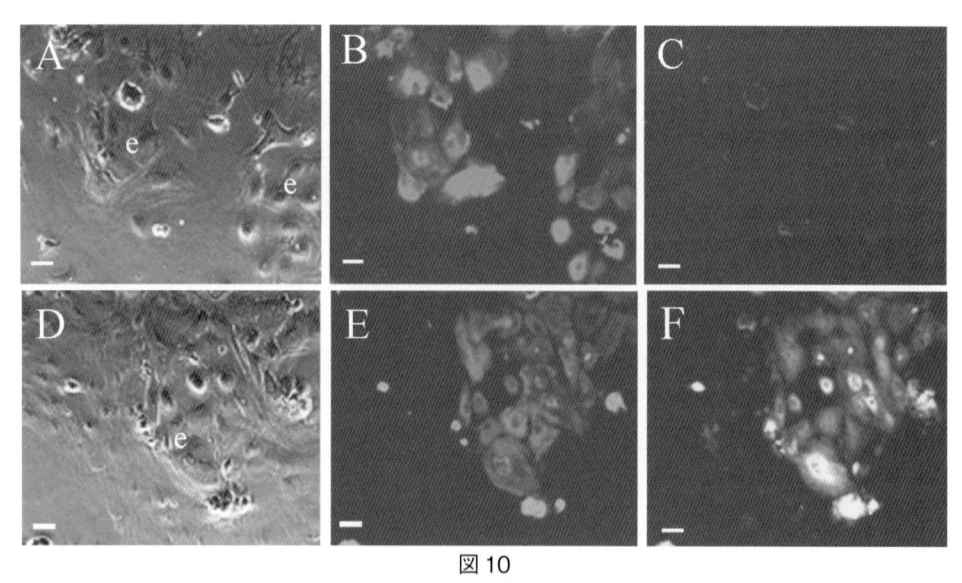

第五章　エナメル質の再生と病変　　　　　　　　　　　　　培養歯胚細胞によるエナメル質再生

図10

A：フィーダーレイヤーと共培養中のマラッセの上皮遺残細胞 (e)．B：フィーダーレイヤーとの共培養したマラッセの上皮遺残細胞はサイトケラチン 14 を発現する．C：フィーダーレイヤーと共培養したマラッセの上皮遺残細胞はアメロゲニンを発現しない．D：歯髄細胞と共培養中のマラッセの上皮遺残細胞 (e)．E：歯髄細胞と共培養したマラッセの上皮遺残細胞はサイトケラチン 14 の発現が観察できる．F：歯髄細胞と共培養したマラッセの上皮遺残細胞はアメロゲニンの発現が認められる．

上皮細胞はブタ下顎骨から口腔粘膜組織を採取し，ディスパーゼで結合組織を除去した後，組織培養法にて採取した．このように採取した口腔粘膜上皮細胞を培養・増殖させ，フィーダーレイヤー上で継代培養し実験に用いた．マラッセ上皮細胞，歯胚上皮細胞，口腔粘膜上皮細胞の遺伝子発現パターンを見ると，口腔粘膜上皮細胞においてエナメル関連タンパクの発現がまったく確認されなかった．MMP20（エナメライシン）とアメロゲニンおよび KLK4（カリクレイン4）に関しては歯胚上皮細胞のみに発現が認められた．アメロブラスチンとタフテリンはマラッセ上皮細胞と歯胚上皮細胞に発現が確認された．これらの結果から，フィーダーレイヤー上で培養したマラッセ上皮細胞は培養歯胚上皮細胞と培養口腔粘膜上皮細胞とは異なる特性を持っていることが示唆された．

歯根膜内に存在するマラッセの上皮遺残細胞においてアメロゲニンの発現は確認できなかった．また，フィーダーレイヤー上で培養したマラッセ上皮細胞（図 10-A）においても細胞免疫染色においてもアメロゲニンの発現が確認できなかったので（図 10-C），マラッセの上皮遺残細胞はアメロゲニンを分泌していないと考えられる．

歯冠形成期の歯胚上皮細胞は歯髄細胞との相互作用によってエナメル芽細胞に分化し，アメロゲニンを分泌，エナメル質を形成する．そこで，マラッセの上皮遺残細胞が歯髄細胞との相互作用によってエナメル芽細胞に分化するものと仮説をたて，マラッセの上皮遺残細胞と歯髄細胞を共培養した．歯髄細胞は歯冠形成期のブタ歯胚から前述したように取り出し単離したものを用いた．マラッセ上皮細胞を歯髄細胞と共培養後2週間目においてマラッセ上皮細胞は細胞蛍光免疫染色にてサイトケラチン 14（図 10-D）とアメロゲニンを発現した（図 10-E）．この時，共培養している歯髄細胞にはサイトケラチン 14 とアメロゲニンの発現は観察されなかった．この共培養実験の結果からマラッセ上皮細胞は歯髄細胞と共培養することにより，エナメル芽細胞に分化しアメロゲニンを分泌することが示唆される．では，アメロゲニンを分泌するマラッセ上皮細胞はエナメル質を形成できるのだろうか？そこ

― 258 ―

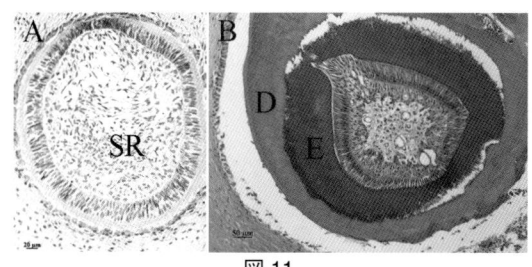

図11

移植4週後に取り出した担体中に円形を呈するエナメル器が観察された．SR：星状網組織．B：移植8週後に取り出した担体中にエナメル質（E）―象牙質（D）複合体組織が容易に観察できる．

で，前述した組織工学的手法による細胞移植実験によりマラッセ上皮細胞の組織形成能の検討を行った．

In vitro の実験で用いた歯冠形成期歯胚の歯髄細胞をコラーゲンスポンジの担体に播種した後，マラッセ上皮細胞を播種し，ヌードラットの大網に移植後2週，4週および8週にて取り出し組織学的および免疫組織化学的に観察した．移植2週後の試料には上皮細胞が凝集した組織像が観察されたが，硬組織形成は認めなかった．移植4週後には円柱状の細胞によって円形を構築するエナメル器の形成が確認された（図11-1）．この円柱状の細胞はサイトケラチン14に陽性であることから，内エナメル上皮細胞と考えられた．また，その内エナメル上皮細胞の外周には象牙質様組織が形成されていた．円柱状の細胞の内側には星状網様細胞が観察でき，以前の研究で観察された培養歯胚上皮細胞からエナメル質が形成される過程に類似していた．また，再生した象牙質様構造に接する丈の高い円柱形細胞と星状網様細胞にアメロゲニンの発現が認められたことから，丈の高い円柱形の細胞はエナメル芽様細胞と考えられる．マラッセ上皮細胞を混ぜずに歯髄細胞のみを移植した試料にはエナメル器様の構造物は観察できず，骨様の組織と結合組織のみが観察された．移植8週後の試料にはエナメル質が観察され，その厚さは約100μmであった（図11-2）．さらには，脱灰標本ではあるがエナメル小柱様構造が観察されるとともにエナメル芽細胞にはトームスの突起様構造が観察された．

これらの結果からマラッセの上皮遺残細胞はサービカルループの歯胚上皮細胞と同じように歯髄細胞との相互作用によってエナメル芽細胞に分化することができ，エナメル質を形成する能力があることが示唆された．この結果から歯胚上皮細胞は組織形成に必須な相手となる間葉系細胞の種類が異なることでその分化能が変化すると考えられた．つまり，歯胚上皮細胞は歯髄細胞との相互作用ではエナメル芽細胞に分化し，歯小嚢細胞もしくは歯髄―歯小嚢細胞との細胞間相互作用によって歯小嚢細胞をセメント芽細胞に分化させるということである．今回の研究結果からマラッセの上皮遺残細胞はサービカルループと同じ細胞系譜であることが示唆された[24]．

おわりに

この章では，培養技術を用いてエナメル器から単離した歯胚上皮細胞を増殖させて，歯髄細胞との相互作用によって生体で最も硬いエナメル質が再生できることを紹介した．従来の歯科医療において失われたエナメル質の補填には人工材料が用いられてきたが，細胞から再生したエナメル質を臨床に応用するという可能性も見えてきた．しかし，今回紹介した研究成果は直ぐに臨床に結びつくものではなく，解決すべき問題点も多く残されている．臨床に応用するにはどれぐらいの厚さのエナメル質が必要なのか，どのように既存のエナメル質に接着させるのか？再生エナメル質と既存のエナメル質の色は同じか？などが挙げられるだろう．これらの問題点を解決することにより将来，歯胚上皮細胞からのエナメル質再生療法が生まれるだろう．

一般に，エナメル芽細胞は歯冠を形成した後に2度と現れないので，萌出歯にはすでにエナメル芽細胞の前駆細胞が存在しないと考えられていた．しかし，われわれはマラッセの上皮遺残細胞がサービカルループからの同じ細胞系譜であり，エナメル芽細胞に分化しエナメル質を形成できることを発見した．この成果からマラッセの上皮遺残細胞はエナメル質再生療法の新しい細胞源となりうると考えている．再生医学の発展と成功の一つの鍵は細胞源である．つまり，どこから必要な細胞を採取するかである．マラッセの上皮遺残細胞は歯を再生させるために生体が残してくれた細胞なのかもしれない．

引用文献

1) Brunette, D. M., A. H. Melcher, and H. K. Moe. 1976. Culture and origin of epithelium-like and fibroblast-like cells from porcine periodontal ligament explants and cell suspensions. Arch Oral Biol 21:393-400.
2) Den Besten, P. K., C. H. Mathews, C. Gao, and W. Li. 1998. Primary culture and characterization of enamel organ epithelial cells. Connect Tissue Res 38:3-8; discussion 35-41.
3) Gronthos, S., J. Brahim, W. Li, L. W. Fisher, N. Cherman, A. Boyde, P. DenBesten, P. G. Robey, and S. Shi. 2002. Stem cell properties of human dental pulp stem cells. J Dent Res 81:531-5.
4) Harada, H., P. Kettunen, H. S. Jung, T. Mustonen, Y. A. Wang, and I. Thesleff. 1999. Localization of putative stem cells in dental epithelium and their association with Notch and FGF signaling. J Cell Biol 147:105-20.
5) Hennings, H., D. Michael, C. Cheng, P. Steinert, K. Holbrook, and S. H. Yuspa. 1980. Calcium regulation of growth and differentiation of mouse epidermal cells in culture. Cell 19:245-54.
6) Honda, M. J., T. Ohara, Y. Sumita, T. Ogaeri, H. Kagami, and M. Ueda. 2006. Preliminary study of tissue-engineered odontogenesis in the canine jaw. J Oral Maxillofac Surg 64:283-9.
7) Honda, M. J., T. Shimodaira, T. Ogaeri, Y. Shinohara, K. Hata, and M. Ueda. 2006. A novel culture system for porcine odontogenic epithelial cells using a feeder layer. Arch Oral Biol 51:282-90.
8) Honda, M. J., Y. Shinohara, K. I. Hata, and M. Ueda. 2007. Subcultured odontogenic epithelial cells in combination with dental mesenchymal cells produce enamel-dentin-like complex structures. Cell Transplant 16:833-47.
9) Honda, M. J., Y. Shinohara, Y. Sumita, A. Tonomura, H. Kagami, and M. Ueda. 2006. Shear stress facilitates tissue-engineered odontogenesis. Bone 39:125-33.
10) Honda, M. J., Y. Sumita, H. Kagami, and M. Ueda. 2005. Histological and immunohistochemical studies of tissue engineered odontogenesis. Arch Histol Cytol 68:89-101.
11) Honda, M. J., S. Tsuchiya, Y. Sumita, H. Sagara, and M. Ueda. 2007. The sequential seeding of epithelial and mesenchymal cells for tissue-engineered tooth regeneration. Biomaterials 28:680-9.
12) Hu, B., A. Nadiri, S. Kuchler-Bopp, F. Perrin-Schmitt, H. Peters, and H. Lesot. 2006. Tissue engineering of tooth crown, root, and periodontium. Tissue Eng 12:2069-75.
13) Kawaguchi, H., A. Hirachi, N. Hasegawa, T. Iwata, H. Hamaguchi, H. Shiba, T. Takata, Y. Kato, and H. Kurihara. 2004. Enhancement of periodontal tissue regeneration by transplantation of bone marrow mesenchymal stem cells. J Periodontol 75:1281-7.
14) Kawano, S., M. Saito, K. Handa, T. Morotomi, T. Toyono, Y. Seta, N. Nakamura, T. Uchida, K. Toyoshima, M. Ohishi, and H. Harada. 2004. Characterization of dental epithelial progenitor cells derived from cervical-loop epithelium in a rat lower incisor. J Dent Res 83:129-33.
15) Kitamura, M., K. Nakashima, Y. Kowashi, T. Fujii, H. Shimauchi, T. Sasano, T. Furuuchi, M. Fukuda, T. Noguchi, T. Shibutani, Y. Iwayama, S. Takashiba, H. Kurihara, M. Ninomiya, J. Kido, T. Nagata, T. Hamachi, K. Maeda, Y. Hara, Y. Izumi, T. Hirofuji, E. Imai, M. Omae, M. Watanuki, and S. Murakami. 2008. Periodontal tissue regeneration using fibroblast growth factor-2: randomized controlled phase II clinical trial. PLoS ONE 3:e2611.
16) Kukita, A., H. Harada, T. Kukita, T. Inai, S. Matsuhashi, and K. Kurisu. 1992. Primary and secondary culture of rat ameloblasts in serum-free medium. Calcif Tissue Int 51:393-8.
17) Langer, R., and J. P. Vacanti. 1993. Tissue engineering. Science 260:920-6.
18) Mizuno, N., H. Shiba, Y. Mouri, W. Xu, S. Kudoh, H. Kawaguchi, and H. Kurihara. 2005. Characterization of epithelial cells derived from periodontal ligament by gene expression patterns of bone-related and enamel proteins. Cell Biol Int 29:111-7.
19) Morsczeck, C., W. Gotz, J. Schierholz, F. Zeilhofer, U. Kuhn, C. Mohl, C. Sippel, and K. H. Hoffmann. 2005. Isolation of precursor cells (PCs) from human dental follicle of wisdom teeth. Matrix Biol 24:155-65.
20) Nakao, K., R. Morita, Y. Saji, K. Ishida, Y. Tomita, M. Ogawa, M. Saitoh, Y. Tomooka, and T. Tsuji. 2007. The development of a bioengineered organ germ method. Nat Methods 4:227-30.
21) Nakata, A., T. Kameda, H. Nagai, K. Ikegami, Y. Duan, K. Terada, and T. Sugiyama. 2003. Establishment and characterization of a

spontaneously immortalized mouse ameloblast-lineage cell line. Biochem Biophys Res Commun 308:834-9.
22) Rheinwald, J. G., and H. Green. 1975. Formation of a keratinizing epithelium in culture by a cloned cell line derived from a teratoma. Cell 6:317-30.
23) Shimonishi, M., J. Sato, N. Takahashi, and M. Komatsu. 2005. Expression of type IV collagen and laminin at the interface between epithelial cells and fibroblasts from human periodontal ligament. Eur J Oral Sci 113:34-40.
24) Shinmura, Y., S. Tsuchiya, K. I. Hata, and M. J. Honda. 2008. Quiescent epithelial cell rests of Malassez can differentiate into ameloblast-like cells. J Cell Physiol.
25) Veis, A., K. Tompkins, K. Alvares, K. Wei, L. Wang, X. S. Wang, A. G. Brownell, S. M. Jengh, and K. E. Healy. 2000. Specific amelogenin gene splice products have signaling effects on cells in culture and in implants in vivo. J Biol Chem 275:41263-72.
26) Young, C. S., S. Terada, J. P. Vacanti, M. Honda, J. D. Bartlett, and P. C. Yelick. 2002. Tissue engineering of complex tooth structures on biodegradable polymer scaffolds. J Dent Res 81:695-700.

器官培養歯胚におけるエナメル質形成機構

Enamel formation of mouse tooth germ in organ culture system

東京医科歯科大学　大学院医歯学総合研究科　[1)] 顎顔面解剖学分野　[2)] 硬組織構造生物学分野
[3)] 鶴見大学　歯学部　生化学講座

寺島　達夫 [1)]，馬場　麻人 [2)]，大井田　新一郎 [3)]

1. はじめに

　歯胚における硬組織形成においては，上皮組織であるエナメル器と，間葉組織由来の歯乳頭細胞との間で生じている上皮間葉相互作用が重要な役割を果たすと考えられている．未分化な内エナメル細胞がエナメル質を形成するエナメル芽細胞に分化する際に，間葉組織である歯乳頭細胞と象牙芽細胞，さらには象牙質基質と上皮組織成分との間にどのような上皮間葉相互作用が働いているかについては不明の点が残されたままで，関連する遺伝子の発現に関する研究が進展しつつある．エナメル芽細胞のエナメルタンパク質の合成分泌機序に関しても不明の点が残されており，また，エナメル質の初期石灰化およびエナメル質の成熟にともなうエナメルタンパク質の消失機構に関する組織学的な解釈も不十分である．

　われわれは歯胚の分化における上皮間葉相互作用を解明するためのモデル系として，マウス臼歯の器官培養法の開発を行ってきた．この実験モデルでは歯胚の発育にともなうエナメル質形成の全過程が生体内で発育した歯胚と同様な分化発育を示し，未分化な歯胚からエナメル質の形成を in vitro の系で行わせることが出来るようになった．さらに，培養条件を変えることで，エナメル質形成をコントロールすることにより，エナメル芽細胞のエナメル質の形成過程を詳細に検討することが初めて可能となった．

　哺乳類の歯胚の器官培養法は 1960 年代に Glasstone [1)~4)], Szobo [5)], Lefkowitz [6)], Hay [7)], Koch [8)9)], Main [10)], Wigglesworth [11)] らにより始まり，主に歯胚の初期発生の研究に応用されてきた [12)~18)]．1970～1980 年代には多数の研究者により歯胚の発育に及ぼす酸素濃度，アスコルビン酸等の培地添加物などの培養条件の検討 [19)~24)] や歯胚の器官培養の培養法の改良 [25)~28)] が行われた．歯胚の器官培養法の著しい進展がみられ，歯胚の器官培養を用いた歯胚の発育に及ぼす薬物の影響などの研究が行われてきた．1980 年代後半以降培養歯胚においては，象牙質の石灰化やエナメル質形成に関する研究 [29)~39)] が主におこなわれ，歯胚の器官培養法が歯胚の分化機構や石灰化のメカニズムの解明の有効な手段となった．2000 年代以降分子生物学の発展にともない，歯の発育における各種の遺伝子発現に関する研究に歯胚の器官培養法が適用され，歯の発育における上皮間葉相互作用に関与する遺伝子発現が明らかにされつつある [40)~43)]．

　本稿ではエナメル質形成機構を解明する目的でわれわれが開発した歯胚の培養系を用いて，未分化な歯胚からエナメル質の形成および成熟を in vitro の系で行わせ，エナメル芽細胞の分化，エナメル質基質の形成，エナメル質の成熟過程について述べ，エナメル質形成機構の解明における歯胚の器官培養法の有効性について概説する（図1）．

[1) 2)] Tokyo Medical and Dental University
[3)] Turumi University

2. 材料と方法

(1) 実験動物

 胎生16.5日齢のICR系マウス胎仔の下顎第一および第二臼歯を無菌的に摘出し, penicillin (100 unit/ml), streptomycin (100μg/ml) およびFungizone (0.25μg/ml) を添加したハンクス液に保存した.

(2) 器官培養法

 摘出した臼歯を, Trowell変法を用いてミリポアフイルター上に歯胚を置き, 気相と液相の界面で器官培養した. 培養条件は37℃, 相対湿度が100%の環境下で, マルチガスタイプのCO_2 インキュベーターを用いて, 炭酸ガス分圧を5%に, 酸素分圧が22.5%になるように炭酸ガスと酸素ガスを添加し, 最長10週間器官培養した (図2). 基本培地としてBGJ-b培地 (GIBCO BRL) を用い, 10%牛胎仔血清 (Filtron) と2mM glycine, 2mM glutamine, 0.5 mM Ascorbic acidを添加し, さらに, penicillin (100 unit/ml), streptomycin (100μg/ml) およびFungizone (0.25μg/ml) となるように抗生物質を添加した. 培養期間中は2日毎に培地を交換した.

(3) 組織学的観察

 培養歯胚は培養終了後, リン酸緩衝液 (0.1M pH7.4) で緩衝した2%パラホルムアルデヒド－2.5%グルタールアルデヒド固定液で2～4時間固定した後, 脱灰操作をおこなわずに, リン酸緩衝液 (0.1M pH7.4) で緩衝した1%四酸化オスミュウムで後固定を2時間おこなった. 通法にしたがって, アルコール系列を用いて脱水後, エポキシ樹脂に包埋した. 光学顕微鏡での観察には, 厚さ1μmの厚切り切片を作成し, トルイジンブルーで染色した後に観察した. 微細構造の観察には超薄切片を作成し, ウランと鉛の二重電子染色をおこなった後, 日立H-12型およびH-7100型透過電子顕微鏡を用いて, 微細構造の観察を行った.

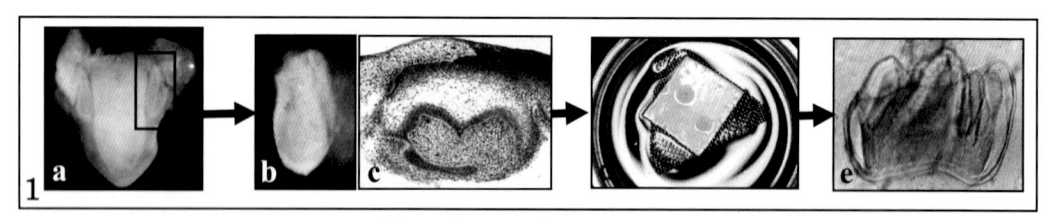

図1 歯胚の器官培養の手順.
a: 胎生16.5日齢のマウス下顎 四角部に下顎臼歯歯胚が認められる. b: 下顎より取り出した臼歯歯胚 c: 取り出した臼歯歯胚の近遠心断の組織像 d: 器官培養中の歯胚 e: 培養18日目の培養歯胚の透明標本

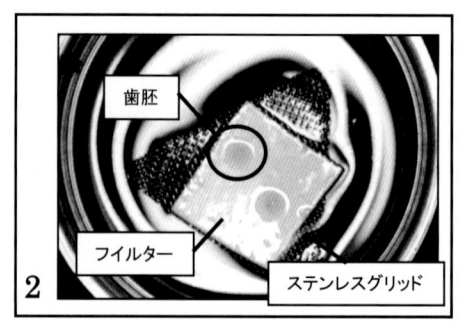

図2 器官培養法 (Trowell変法)
35mmのculture dishにステンレスグリッドを置き、その上にミリポアフィルターを乗せる. マウス下顎より取り出した臼歯歯胚はミリポアフィルターの上に静置する. 歯胚が培地の液層と気相の境界に位置するように, 培地をculture dishに添加する.

(4) 免疫組織学的観察

培養終了後,培養歯胚は燐酸緩衝液 (0.1M, pH7.4) で緩衝した 0.5%グルタールアルデヒド－4%パラホルムアルデヒド固定液で固定後,8% EDTA で脱灰後,四酸化オスミュウムによる後固定は行わずに,通法にしたがって,アルコール系列を用いて脱水し,エポン樹脂に包埋した.その後,超薄切片を作成し,切片は PBS (pH7.4) で洗浄した後,非特異的反応を除くために,5%山羊正常血清と 1%牛血清アルブミンを含む PBS (pH7.4) で室温 30 分間ブロッキングを行った.その後,抗ブタアメロゲニンウサギポリクロナール抗体を 4℃で 20 時間反応させた.反応終了後,1%牛血清アルブミンを含む PBS (pH7.4) で洗浄した後,プロテインA－コロイド金 (E-Y Lab., 直径 15nm) を室温で 2 時間反応させた.PBS (pH7.4) および蒸留水で洗浄し,乾燥した.ウランと鉛の二重電子染色をおこなった後,日立 H-12 型および H-7100 型透過電子顕微鏡を用いて,免疫電顕的にアメロゲニンの局在を検索した.

3. 観察結果と考察

(1) 胎生 16.5 日齢のマウス下顎第一臼歯の形態

胎生 16.5 日齢のマウス下顎第一臼歯では,歯胚の上皮成分であるエナメル器は高円柱形の内エナメル上皮とほぼ立方形の外エナメル上皮とあまり発育していない星状のエナメル髄からなり,間葉系の歯乳頭は多角形の細胞からなり,数層の扁平な細胞層の歯小嚢で周囲を取りまかれた典型的な帽状期歯胚の形態を示していた.歯胚の頬側と舌側には歯槽骨の外,内側板が伸びており,それらと歯胚との間には疎性な結合組織が認められた (図 3b).器官培養のため下顎より取り出された歯胚は歯小嚢周囲の疎性結合組織の領域で離断されていた.一方,エナメル器と歯乳頭はほぼ損傷なく完全な形態を保ち,歯胚は歯堤を介して口腔粘膜と連続していた (図 3c).

(2) 培養歯胚の形態学的変化

a. 培養 4 日目 (図 4)

培養 4 日目では培養歯胚は鐘状期の形態を示し,内エナメル上皮はさらに背丈を伸ばし高円柱形となり,内エナメル上皮とよく発達したエナメル髄との間に立方形の中間層細胞が認められた.エナメル器と接する歯乳頭細胞の最外層の細胞は円柱形となり,内エナメル上皮に対してほぼ垂直に配列し,さらに核は近位側に位置する明瞭な極性を示す象牙芽細胞へと分化していた.咬頭頂領域では内エナメル上皮と象牙芽細胞との間には象牙質基質の形成が認められた.歯胚と隣接していた歯堤と口腔粘膜上皮は角化上皮へと分化し,角質層を形成していた.

b. 培養 6 日目 (図 5)

培養 4 日目以後,象牙芽細胞の分化は咬頭頂部から歯頚側に向かって進み,象牙質基質の厚みが増加していた.象牙質基質と接している内エナメル上皮は高円柱形を示し,核がやや近

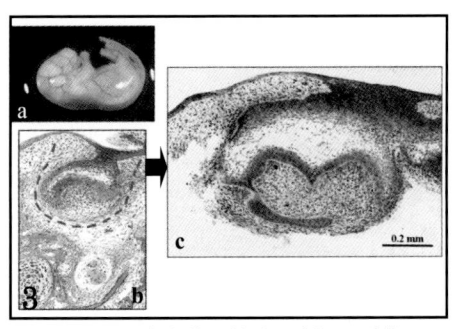

図 3 器官培養開始時の歯胚の形態
a:胎生 16.5 日齢のマウス胎仔 b:胎生 16.5 日齢のマウス胎仔下顎臼歯部の前頭断組織像 (x10) 点線の部位で歯胚が下顎より摘出される. c:取り出された臼歯歯胚の近遠心断組織像 (x30)

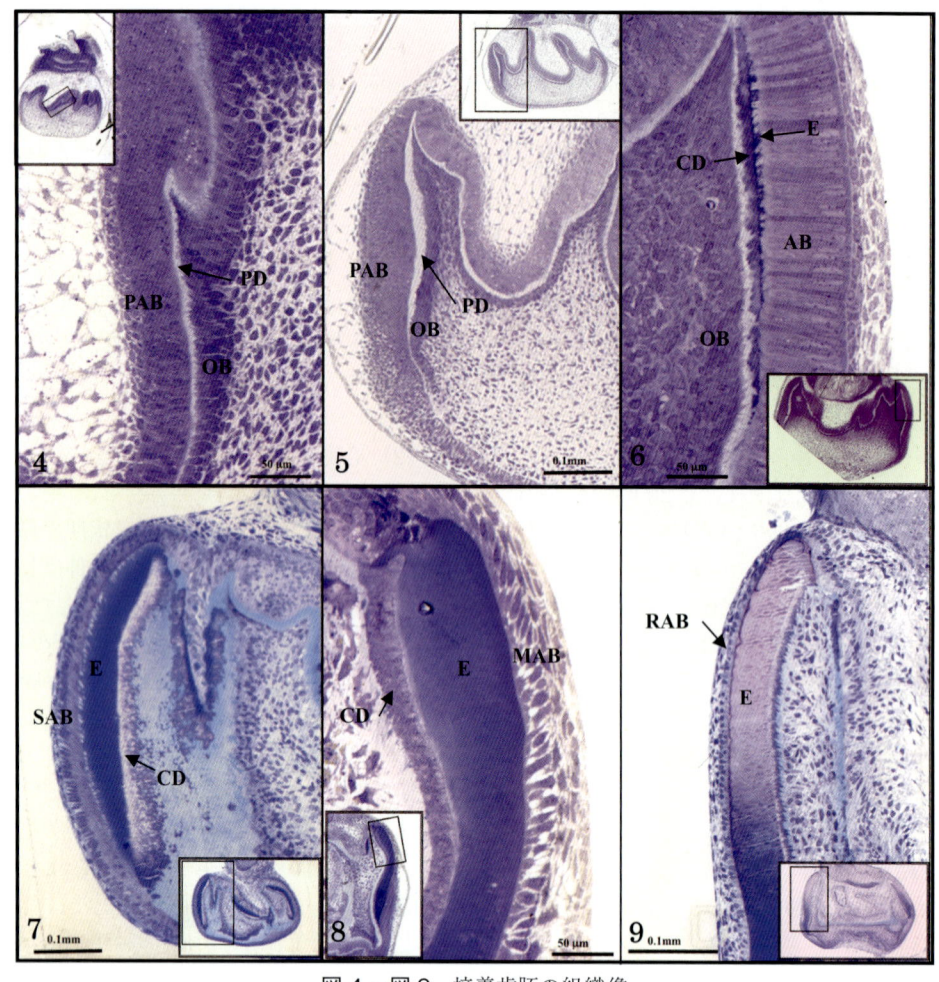

図4〜図9　培養歯胚の組織像

図4　培養4日目の培養歯胚の組織像
　　　円柱形の前エナメル芽細胞（PAB）と極性を持つ象牙芽細胞（OB）が認められ，象牙芽細胞は象牙質基質（PD）を分泌している（x140）．挿入図は培養歯胚の全体像（x30）を示し，図4は四角の部位を拡大

図5　培養6日目の培養歯胚の組織像
　　　円柱形の前エナメル芽細胞（PAB）と象牙芽細胞（OB）が認められ，厚い象牙質基質（PD）が形成されている（x70）．挿入図は培養歯胚の全体像（x30）

図6　培養8日目の培養歯胚の組織像
　　　象牙質基質に石灰化象牙質（CD）が出現し，石灰化象牙質の表層にはエナメル質（E）が観察され，高円柱形の分化したエナメル芽細胞（AB）と象牙芽細胞（OB）が認められる（x140）．挿入図は培養歯胚の全体像（x30）

図7　培養12日目の培養歯胚の組織像
　　　トームス突起を持つ典型的な基質形成期エナメル芽細胞（SAB）が認められ，厚いエナメル質（E）と石灰化象牙質（CD）が形成されている（x70）．挿入図は培養歯胚の全体像（x30）

図8　培養16日目の培養歯胚の組織像
　　　咬頭頂部のエナメル芽細胞はでは成熟期エナメル芽細胞（MAB）に分化し，エナメル質（E）の基質の染色性が低下している．石灰化象牙質（CD）の深層の象牙芽細胞に変成消失が認められる（x140）．挿入図は培養歯胚の全体像（x30）

図9　培養20日目の培養歯胚の組織像
　　　咬頭頂部のエナメル質（E）の染色性が低下し，薄切時にエナメル質の結晶の断裂が認められる．エナメル質は退縮エナメル芽細胞（RAB）で覆われている（x70）．挿入図は培養歯胚の全体像（x30）

位側に移動し始め，極性を示すようになり，前エナメル芽細胞への分化を開始していた．

c．培養 8 日目（図 6）

培養 8 日目になると咬頭頂部では象牙質基質に石灰化が生じ，石灰化象牙質の形成が観察された．石灰化象牙質に相対している内エナメル上皮は背丈が急激に高くなり，核は近位側に移動し，核下部にはゴルジ野の形成も認められる明瞭な極性を示すエナメル芽細胞へと分化していた．また，エナメル芽細胞は遠位端から象牙質基質側にエナメル質基質の分泌を開始していた．さらに，厚いエナメル質基質層が形成されている部位ではエナメル芽細胞の遠位部にトームス突起の形成が観察された．

d．培養 12 日目（図 7）

培養 12 日目では，歯頚側への歯牙硬組織形成が進み，臼歯歯冠の形態が明瞭となっていた．歯頚側付近まで象牙芽細胞の分化が進行し，活発な象牙質基質形成が観察され，厚い象牙前質層と高度に石灰化した象牙質が認められた．しかし，咬頭直下では厚い石灰化象牙質が形成され，象牙前質層はその厚さを減少し，象牙芽細胞層の細胞の配列も乱れている場合や，一部の象牙芽細胞が変性し消失している場合も観察された．一方，エナメル芽細胞によるエナメル質の形成はさらに進み，歯頚部付近までエナメル質形成が進み，象牙質層より厚いエナメル質が形成されていた．エナメル芽細胞は典型的な基質形成期のエナメル芽細胞の形態を示し，咬頭頂部から歯頚側の 1／3 までのエナメル芽細胞の遠位端にはトームス突起の形成が観察された．

e．培養 16 日目（図 8）

培養 14 日目を過ぎると，培養歯胚の象牙質の形成は歯頚部付近まで進み，ほぼ歯冠の形態が完成していた．培養 16 日目の歯胚では，トームス突起を持つ基質形成期のエナメル芽細胞は歯頚側 1／3 にのみ観察され，歯頚部から歯冠中央部のエナメル芽細胞のトームス突起が退縮し，核の位置が乱れ極性が不明瞭な移行期エナメル芽細胞が認められた．さらに，歯冠の中央部から咬頭頂にかけて，エナメル芽細胞は再びその背丈をわずかに増加させ，隣接するエナメル芽細胞との間に広い細胞間隙を示す成熟期エ

ナメル芽細胞へと分化していた．また，成熟期エナメル芽細胞と接するエナメル質はトルイジンブルーによる染色性の減少が開始していた．エナメル質の厚さが増加している部位では象牙芽細胞の配列が乱れ，また，変性消失している象牙芽細胞も増加し，さらに，エナメル質の成熟が進むにつれ象牙芽細胞層は消失し，星状の歯髄を構成する細胞が象牙質基質に接していた．

f．培養 20 日目（図 9）

培養 20 日目の培養歯胚では，トームス突起を持つエナメル芽細胞は観察されなくなり，エナメル質の歯頚側への形成は終了し，歯冠の形成が完了していた．また，歯頚側 1／3 には移行期のエナメル芽細胞が観察され，咬頭頂側には成熟期エナメル芽細胞が認められ，エナメル質のトルイジンブルーによる染色性の著しい減少が認められた．

（3）培養歯胚におけるエナメル芽細胞の分化に関する微細構造学的観察

a．培養 4 日目

培養 4 日目の培養歯胚の象牙芽細胞は核が近位側に位置し，核下部に非常によく発達したゴルジ層板と多数のゴルジ小胞や空胞からなるゴルジ野が認められた．内エナメル上皮の遠位側には連続した基底板が認められ，象牙芽細胞と内エナメル上皮との境界部には膠原線維を主体とした象牙質基質が観察された（図 10）．

培養 4 日目以降，内エナメル上皮の遠位端には小突起が形成され，基底板が断裂し，内エナメル上皮の細胞膜が象牙質基質と直接に接するようになる．象牙質基質内には膠原線維の複雑な網目に種々の大きさと異なる電子密度をもつ基質小胞が散在していた（図 10）．培養 8 日目までに象牙芽細胞は典型的な基質形成期の形態を示し，象牙質基質の形成も進み，基質小胞の一部には内部に微少な結晶構造物が認められ，象牙質の石灰化が認められた（図 11）．

b．培養 8 日目

培養 8 日目の培養歯胚では象牙質基質の深層部に石灰化が広がり，その厚みも増加していた．石灰化象牙質と接するエナメル芽細胞はその遠位端や遠位側の細胞間隙に分泌されたエナ

メル質基質が認められ（図12a），石灰化象牙質と隣接するエナメル芽細胞の遠位端および遠位側閉鎖堤より遠位側には微細顆粒状のスティプル様物質が認められ，石灰化象牙質基質と接しているエナメル質基質には象牙質にみられる結晶と比べて，大きなエナメル質結晶が出現していた（図12b）．エナメル質の形成がさらに進むと，エナメル芽細胞の遠位側閉鎖堤が著しく発達し，その領域より遠位部に細胞小器官が少ない細胞質領域が出現して，トームス突起の形成が観察された（図12c）．その後しだいにエナメル質基質層の増加が認められた．

c．培養12日目（図13）

培養12日目の歯胚ではマウスに特有な形態を示すエナメル芽細胞のトームス突起がエナメル質基質内に伸びており，突起内には多数の分泌顆粒が認められ，典型的な基質形成期のエナメル芽細胞が観察された．

d．培養16日目以降

培養16日目以後の培養歯胚では，咬頭頂部から歯頸側に向かい，トームス突起が退縮・消失してエナメル質の基質形成期が終了し（図14a），エナメル芽細胞は背丈が急激に減少して低円柱形の外形を示した．細胞の核の位置や

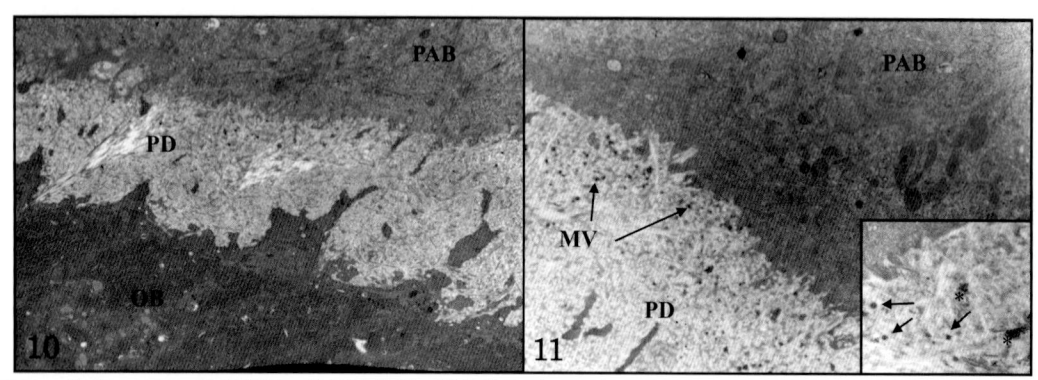

図10 培養4日目の培養歯胚の象牙質基質の微細構造（x2000）
象牙細胞（OB）は発達した粗面小胞体とゴルジ野を持ち，象牙質基質（PD）内に突起を伸ばしている．前エナメル芽細胞（PAB）は象牙質基質に接している．

図11 前エナメル芽細胞（PAB）の遠位端部の拡大像（x2000）.
前エナメル芽細胞（PAB）の遠位端には多数の指状小突起が認められ、象牙質基質には多数の基質小胞（MV）が観察される．挿入図には基質小胞（矢印）と基質小胞性の象牙質基質の石灰化像（＊）が認められる（x10000）．

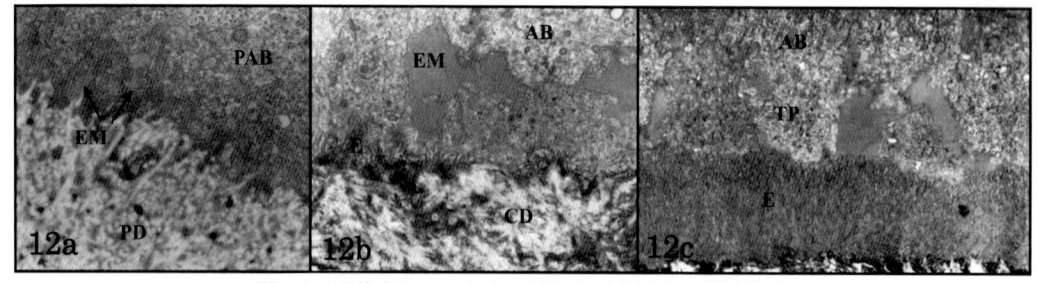

図12 培養歯胚のエナメル質初期形成部位の微細構造
a：培養6日目の培養歯胚の前エナメル芽細胞（PAB）の遠位端部の細胞間および遠位端小突起間に分泌されたエナメル質基質（EM）が認められる（x10000）．b：培養8日目以降の培養歯胚では，象牙質基質の石灰化が表層にまで達する部位のエナメル芽細胞（AB）の遠位端部では，石灰化象牙質（CD）の表面と接するエナメル質基質（EM）にエナメル質結晶を持つエナメル質が形成される（x10000）．c：エナメル質（E）層が厚くなると，エナメル芽細胞（AB）の遠位端ではトームス突起（TP）の形成が開始している（x5000）．

細胞小器官の配列が乱れ，細胞質内に多数の水解小体が観察され，細胞質の電子密度が高まり，細胞質内に空胞や変性した細胞小器官が多数認められる移行期のエナメル芽細胞が観察された（図14b）．また，培養16日目以降の培養歯胚には，咬頭頂部に成熟期エナメル芽細胞が出現した（図15a）．成熟期エナメル芽細胞は細胞間隙が広く，エナメル質に接したエナメル芽細胞の遠位端には明瞭な刷子縁を持つエナメル芽細胞（ruffle-ended AB）（図15b）や，刷子縁形成されず空胞が多数認められるエナメル芽細胞（smooth-ended AB）（図15c）が観察された．

これらの異なる遠位端部の構造を持つエナメル芽細胞はモザイク状に混在して存在しており，マウス切歯に認められるエナメル芽細胞の遠位端構造の周期的な変化は観察されなかった．また，エナメル芽細胞の近位側には中間層細胞が存在するが，培養歯胚には毛細血管が見られないため生体内発育歯胚に認められる乳頭層の形成は認められなかった．

形成された培養歯胚のエナメル質には，生体内で発育したマウスと同様なエナメル小柱構造が観察された（図16）．培養歯胚に形成されたエナメル質の結晶の発育を観察すると，培養8日

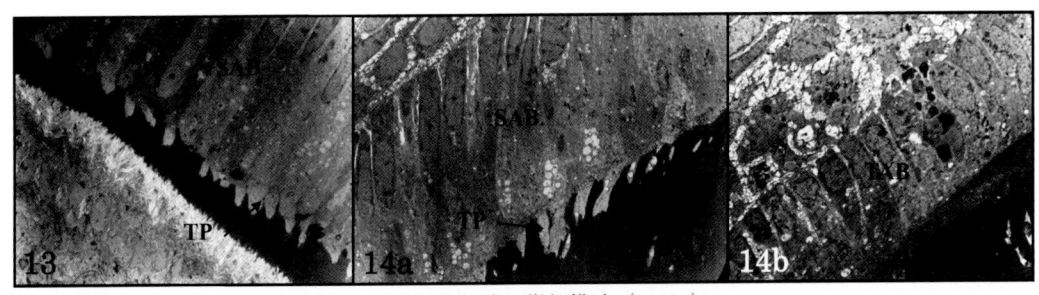

図13　培養8日目以降の培養歯胚のエナメル芽細胞の微細構造（x1000）
　　　基質形成期エナメル芽細胞（SAB）は高円柱形で，遠位端部には齧歯類に特有な形態を示すトームス突起（TP）が認められる．
図14　培養16日目の培養歯胚のエナメル芽細胞の微細構造
　　　a：咬頭頂部位では，基質形成期エナメル芽細胞（SAB）のトームス突起（TP）が退縮し始める（x1000）．
　　　b：トームス突起が消失し，エナメル芽細胞の背丈が低い，細胞極性も不明瞭な移行期エナメル芽細胞（TAB）が出現する（x1000）．

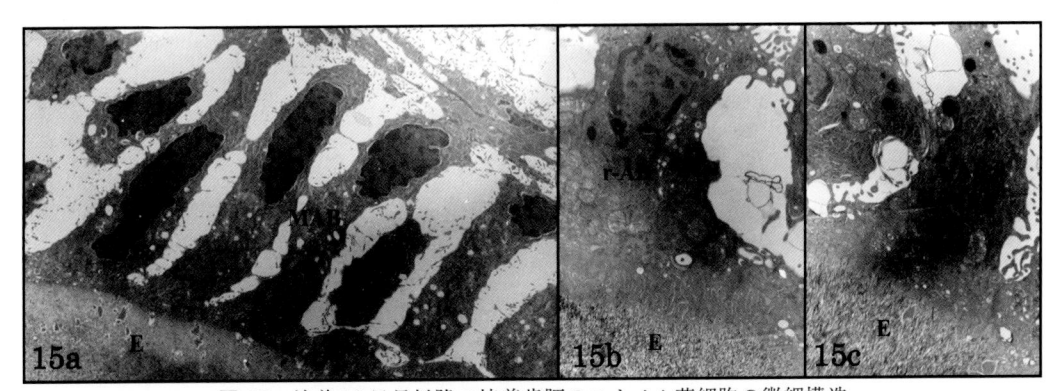

図15　培養16日目以降の培養歯胚のエナメル芽細胞の微細構造
a：エナメル質（E）に接するエナメル芽細胞は再び高円柱形となり，細胞間隙が拡大した成熟期エナメル芽細胞（MAB）が認められるようになる（x2000）．b：エナメル芽細胞の遠位端には刷子縁様構造が認められるruffle-endedエナメル芽細胞（r-AB）が観察される（x7000）．c：エナメル芽細胞の遠位端は平滑で，多数の小胞が認められるsmooth-endedエナメル芽細胞（s-AB）が観察さる（x7000）．

目に初めて形成されたエナメル質に結晶は薄い板状であるが（図17a），培養20日目に形成されたエナメル質の結晶は大きな6角柱状の典型的なエナメル質結晶の形態を示し（図17b），エナメル質の成熟にともなうエナメル質結晶の成長が確認された．

(4) 培養歯胚におけるエナメルタンパク質であるアメロゲニンの局在に関する免疫電顕

石灰化象牙質基質と相対しているエナメル芽細胞には細胞質内にスティプル様物質を含む分泌顆粒が観察され，さらにエナメル芽細胞の遠位端およびエナメル芽細胞の遠位端部の細胞間隙にスティプル様物質の蓄積が認められた．これらのスティプル様物質にはアメロゲニンの局在をしめす金粒子のラベルが免疫電顕的に観察された（図18）．その後エナメル芽細胞によるエナメル質の形成が進み，エナメル芽細胞の遠位側にはスティプル様物質が集積し，そこにはアメロゲニンの局在をしめす多数の金粒子のラベルが認められた（図19）．基質形成期のエナメル芽細胞では，アメロゲニンの局在をしめす金粒子のラベルは遠位側の細胞質やトームス突起内の分泌顆粒や，トームス突起とエナメル質の境界に認められるスティプル様物質に観察される他，エ

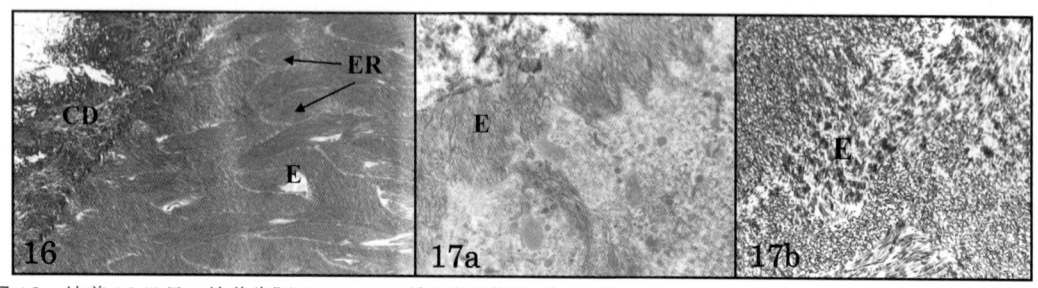

図16 培養16日目の培養歯胚のエナメル質の微細構造（x2000）
石灰化象牙質（CD）の表面を覆うエナメル質（E）には齧歯類特有のエナメル小柱（ER）が認められる．
図17 エナメル質結晶の成長
a：培養8日目の培養歯胚のエナメル質（E）の初期形成部位のエナメル質結晶は薄い板状の結晶から成り，石灰化象牙質の表面に垂直に配列している（x10000）．b：培養20日目の培養歯胚のエナメル質（E）のエナメル質結晶は厚い六角柱状の結晶から成り，エナメル小柱体部ではエナメル質結晶の横断が観察され，エナメル小柱鞘部ではエナメル質結晶の斜断が観察される（x10000）．

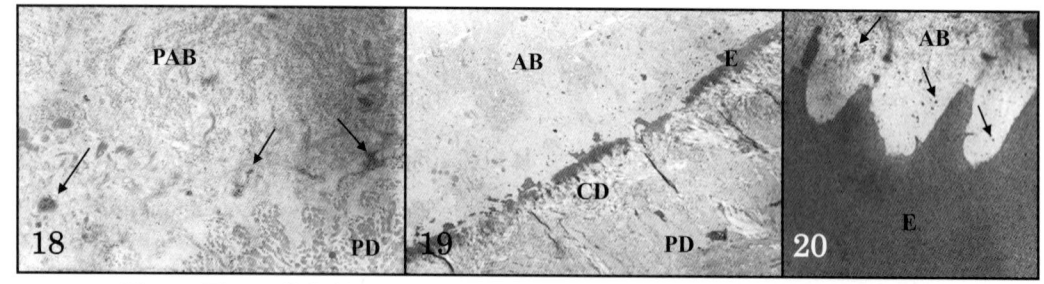

図18〜図20 培養歯胚のエナメル質形成期の免疫電顕によるアメロゲニンの局在
図18 培養6日目の培養歯胚では，象牙質基質（PD）に接する前エナメル芽細胞（PAB）の遠位端部の細胞間および遠位端小突起間に分泌されたエナメル質基質にアメロゲニンの局在を示す金粒子（矢印）が認められる（x10000）．
図19 培養8日目以降の培養歯胚のエナメル芽細胞（AB）の遠位端部で，石灰化象牙質（CD）の表面と接するエナメル質（E）にアメロゲニンの局在を示す金粒子が認められる（x2000）．
図20 培養13日目以降の培養歯胚では，エナメル芽細胞（AB）の遠位端のトームス突起内の分泌顆粒（矢印）と形成されたエナメル質に（E）にアメロゲニンの局在を示す金粒子が認められる（x5000）．

ナメル質全層に多数の金粒子が認められた（図20）．一方，象牙質には金粒子のラベルは観察されなかった．

（5）生体内発育歯胚と培養歯胚におけるエナメルタンパク質の形成量の変化（図21）

エナメルタンパク質の出現時期は免疫電顕による観察から，生体内発育の下顎第一臼歯歯胚では生後直後に，下顎第一臼歯の培養歯胚では培養6日目に，前エナメル芽細胞直下の基底板が断裂し，不連続となる時期に一致してエナメルタンパク質の分泌が観察された．生体内発育歯胚および培養歯胚におけるエナメルタンパク質の形成量を免疫化学的方法の一種であるELISA法を用いた測定では，エナメルタンパク質の出現は形態学的観察よりも早く，生体内発育歯胚では生後直後に，培養歯胚では培養後5日目に出現していた．

生体内発育歯胚では生後5日目までエナメル質の形成にともないエナメルタンパク質量が急激に増加して，その後，咬頭頂部ではエナメル芽細胞が成熟期エナメル芽細胞に分化するため，エナメル質の成熟にともなうエナメル質基質の吸収が開始する．エナメル芽細胞によるエナメル質基質の分泌と吸収が同時に起こるため，歯胚内のエナメルタンパク質量が一定の値を示し続けた．生後12日目以降，エナメル質形成が完了し，エナメル質の成熟にともなうエナメル質基質の吸収がさらに進展することにより，エナメルタンパク質量は急激に減少していた．

一方，培養歯胚におけるエナメルタンパク質量は培養後5日目に認められるようになり，その後培養12日目まで培養歯胚内のエナメルタンパク質量は急激に増加した．培養14日目に達すると，咬頭頂部では成熟期エナメル芽細胞への分化が生じ，エナメル質の成熟にともなうエナメル質基質の吸収がおこる結果，形成期エナメル芽細胞によるエナメル質基質の分泌と成熟期エナメル芽細胞による吸収が同時に起こるため，生体内発育歯胚と同様に，培養歯胚内のエナメルタンパク質量が一定の値を示し続けた．

われわれが開発した歯胚の器官培養系では，未分化な内エナメル上皮からエナメル芽細胞へ分化し，その後のエナメル質形成からエナメル質の成熟過程に至るまでの一連のエナメル質形成の動態をin vitroの系で観察することが可能となった．生体内発育歯胚では胎生17から18日齢の歯胚で象牙芽細胞の分化が生じ，胎生19日齢すなわち出生時の歯胚でエナメル質の形成が生じるとされている．一方，培養歯胚の組織学的観察から，培養4日目に内エナメル上皮が

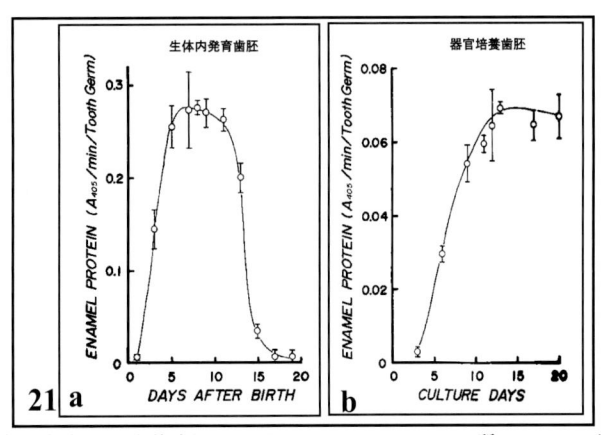

図21 生体内発育歯胚と培養歯胚におけるエナメルタンパク質のELISA法による測定
a：出生時から生後18日齢における生体内で発育した下顎第一臼歯に存在するエナメルタンパク質量の変化
b：胎生16.5日齢の下顎第一臼歯歯胚を培養18日目まで器官培養した培養歯胚に存在するエナメルタンパク質量の変化．（Baba et al. 1996[44]より引用）

分化を開始し始め，培養8日目は基質形成期エナメル芽細胞が出現し，エナメル質基質の分泌が開始する．したがって，われわれが開発した歯胚の器官培養系では生体内発育歯胚と比べると約2倍の発育時間を要すると考えられる．培養歯胚では生体内発育歯胚とくらべ，発育の遅延に相当するエナメルタンパク質の発現の遅れが認められるが，エナメル芽細胞の分化発育過程やエナメルタンパク質の局在及びその発現様式は，基本的には生体内発育歯胚とほぼ同様であることが明かとなった．このことは本培養システムが歯胚の発育，特にエナメル質の形成機構の解析に有用な研究手段であると考えられる．しかし，培養歯胚の象牙質形成に関しては，エナメル質形成が進み，石灰化が進行すると，象牙芽細胞への培地による栄養の補給の減少と酸素分圧の低下が象牙芽細胞の発育に直接影響を及ぼし，象牙芽細胞の変性および消失が生じ，象牙質の形成が停止することから，象牙質の形成機構の解析には有効でないと考えられる．

4. 歯胚の器官培養法の応用

われわれが開発した歯胚の器官培養系を用いて，歯胚の発育およびエナメル質形成過程を観察したいくつかの研究例を示す．

(1) HEBP (1-hydroxyethylidene-bisphosphonic acid)の石灰化抑制効果（図22）

齧歯類の切歯や臼歯にエナメル質形成不全を生じることが知られているHEBPが直接，かつ連続的に作用する歯胚の器官培養系を用いて，歯牙硬組織形成細胞に対するHEBPの作用とエナメル質形成不全の発症機序を検索した．

HEBP連続添加する実験では培養歯胚の大きさや咬頭の形態に関して正常発育歯胚との間に差異は認められない．一方，象牙質基質には石灰化が認められず，エナメル質の形成も観察されなかった．歯乳頭にはエナメル基質様物質の多量の集積が観察された．また，アメロゲニンに対する免疫組織化学的観察から，HEBPを連続添加した培養歯胚ではエナメル芽細胞の細胞質と細胞間隙および培養歯胚の歯乳頭細胞間にアメロゲニンの局在を示す金粒子がエナメル質基質様物質に観察された．また，金粒子は象牙芽細胞層間およびその内側の歯乳頭の細胞間に存在するエナメル質基質様物質にも認められた．今回の培養歯胚を用いたHEBPの連続

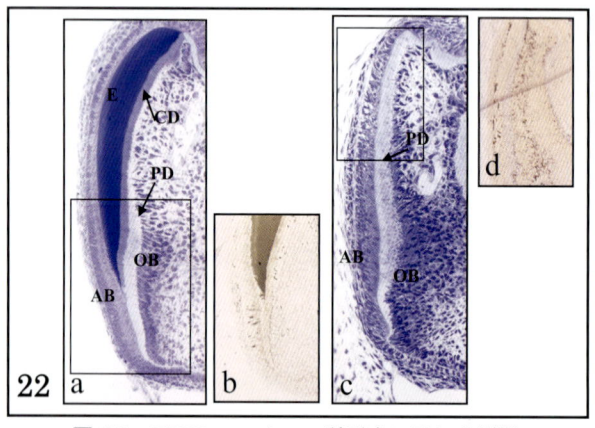

図22 HEBPのエナメル質形成に及ぼす影響

a：培養12日目の培養歯胚の組織像で，分化したエナメル芽細胞（AB）と象牙芽細胞（OB）が認められ，厚いエナメル質（E），石灰化象牙質（CD）と象牙前質（PD）が形成されている．b：aの四角で囲まれた部位の隣接切片のアメロゲニンに対する免疫組織化学像．エナメル質に強い免疫反応が認められる．c：培地にHEBPを連続添加して，器官培養した培養12日目の培養歯胚の組織像で，分化したエナメル芽細胞（AB）と象牙芽細胞（OB）が認められるが，エナメル質と石灰化象牙質は観察されず，厚い象牙前質（PD）のみが形成されている．d：cの四角で囲まれた部位の隣接切片のアメロゲニンに対する免疫組織化学像．象牙前質と象牙芽細胞間に免疫反応が認められる．（醍醐 1996[45]）より引用）

投与実験の結果から，HEBP存在下でもエナメル芽細胞はエナメル質基質を合成分泌し，このエナメル質基質は石灰化していない象牙質基質内を通過し，さらに歯乳頭へと拡散して歯乳頭にエナメル基質が貯留されることが明らかとなった．本実験から，象牙質に石灰化が生じることが，エナメル質としてエナメル質基質が集積するための重要な物理的構造物としての役割を果たしていることが示唆された．

(2) Brefeldin Aによるエナメルタンパク質の合成阻害実験（図23）

タンパク質の合成分泌過程の研究に用いられるBrefeldin Aは，粗面小胞体で合成されたタンパク質がゴルジ装置へ輸送される過程を特異的に阻害する．生体内にBrefeldin Aを投与すると，すべてのタンパク質の合成が停止し，投与した動物は生存が困難となる．しかし，歯胚の器官培養系にBrefeldin Aを投与することで，分泌期エナメル芽細胞でのエナメルタンパク質の合成分泌機構を検索することが可能となる．歯胚の器官培養系の培地にBrefeldin A（10μl/ml）を投与し，エナメルタンパク質の合成分泌過程を免疫電顕的に観察した．

培養12日目のマウス臼歯歯胚の分泌期エナメル芽細胞にはゴルジ空胞，ゴルジ顆粒，分泌顆粒にエナメルタンパク質の局在を示す金粒子のラベルが観察されたが，粗面小胞体には認められなかった．一方，Brefeldin A投与群では，ゴルジ層板は小胞化して，ゴルジ装置の構造が消失した．また，粗面小胞体は膨大化して，空胞状を示し，分泌顆粒が認められなくなった．この空胞の内部には微細顆粒状構造物が認められ，エナメルタンパク質による金粒子のラベルが観察された．以上の観察結果はBrefeldin Aの投与により，合成されたエナメルタンパク質は粗面小胞体腔に貯留し，粗面小胞体からゴルジ装置への輸送が阻害されていることが免疫組織学的に証明された．

(3) 長期間器官培養法を用いた歯根形成（図24）

胎生17.5日齢のマウス胎仔の下顎から周囲の骨組織を完全に取り除いた臼歯歯胚をTrowell変法を用いて，培養日数が10週間にわたる長期間器官培養を行った．培養歯胚は培養24日までに歯冠の形成をほぼ完了し，以後歯根の形成が観察された．形成された歯根は生体内発育臼歯とは異なり，単根の形態を示していた．歯頸部に隣接する歯根部ではヘルトビッヒの上皮鞘が断裂し，マラッセの上皮遺残となる．歯根象牙質表面にはセメント芽細胞様の細胞が存在し，セメント質基質の形成が認められた．歯根膜主線維となる太い膠原線維束の形成は悪く，

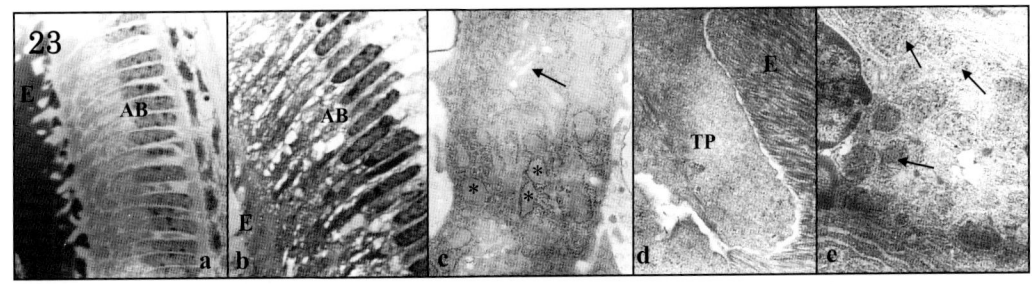

図23 Brefeldin A（BFA）のエナメルタンパク質の形成阻害実験
a：培養12日目の培養歯胚の組織像で，明瞭なゴルジ野を持つエナメル芽細胞（AB）がエナメル質（E）に接している．b：BFA処理4時間後ではゴルジ野が消失し，多数の空胞が形成される．c：BFA処理1時間後ではゴルジ装置が空胞化し（矢印），粗面小胞体が膨大化して空胞状を示す（*）．d：BFA処理1時間後のトームス突起（TP）には分泌顆粒が認められない．e：BFA処理4時間後のアメロゲニンに対する免疫電顕では，膨大化して空胞状を示す粗面小胞体（矢印）にアメロゲニンの局在を示す金粒子が認められる．(Fabian, F.M. 1996[46])より引用)

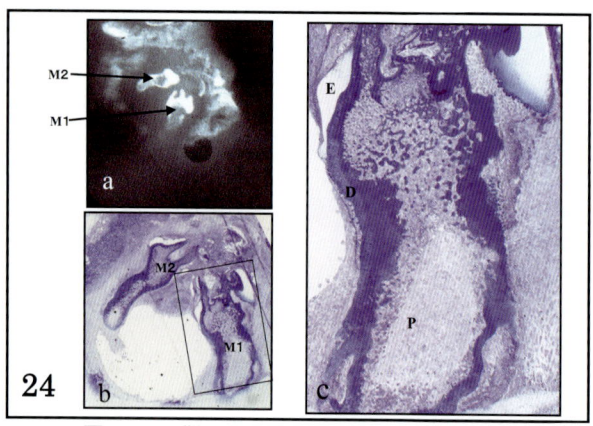

図24 長期間器官培養法を用いた歯根形成
a：胎生17.5日齢の下顎第一および第二臼歯歯胚を10週間にわたり長期間器官培養した培養歯胚のsoft X線写真（x10）b：同一標本の組織像　培養した第一臼歯歯胚（M1）と第二臼歯歯胚（M2）には歯根形成が認められるが、形成された歯根は単根である（x30）．c：図bの四角で囲まれた部位の拡大像（x75）．歯冠部にはエナメル質（E）が認められ、歯根部の象牙質（D）内に歯髄が形成されている．（寺島ら2007[47]より）

また歯根周囲には歯槽骨の形成は観察されなかった．したがって，培養に用いた胎生17.5日齢の歯胚には歯根形成能が保存されていることが確認された．また，歯根象牙質表面にはセメント芽細胞様の細胞が存在し，セメント質様基質の形成が認められたが，シャーピー線維となる太い膠原線維束の形成は悪く，また歯根に近接して骨組織の形成も認められないことから，歯胚の歯小嚢は歯根膜の歯根側の構造の分化発育にのみ関与し，歯根膜の歯槽骨側の構造に直接的に関与していない可能性が示唆された．

この研究の一部には平成20年度文部科学省による日本大学松戸歯学部に対する，私立大学戦略的研究的基盤支援事業の補助を受けた．

文　献

1) Glasstone, S.: The development of halved tooth germs. A study in experimental embryology. J.Anat., 86 : 12-15, 1952.
2) Glasstone, S.: Cultivation of mouse tooth germs in a chemically defined protein-free medium. Archs. Oral Biol., 9 : 27-30,1964.
3) Glasstone, S.: Development of teeth in tissue culture. J Dent Res., 46 : 858-861, 1967.
4) Glasstone, S.: Morphodifferentiation of tooth in embryonic Mandibular segments in tissue culture. J.Dent.Res., 46 : 611-614,1967.
5) Szabo, G.: Studies on the cultivation of teeth in vitro. J Anat ., 88 : 31-44, 1954.
6) Lefkowitz, W., Mardfin, D. F., and Bodecker, C. F.: Cultivation of rat molar tooth germs in Carrel flasks. J Dent Res., 33 : 189-200, 1954.
7) Hay, M. F.: The development in vivo and in vitro of the lower incisor and molars of the mouse. Archs. Oral Biol., 3 : 86-109, 1961.
8) Koch, W. E.: In vitro development of tooth rudiments of embryonic mice. Anat.Rec., 152 : 513-524, 1965.
9) Koch, W. E.: In vitro differentiation of tooth rudiments of embryonic mice. 1. transfilter interaction of embryonic incisor tissues. J.Exp. Zool., 65 : 155-170, 1967.
10) Main, J. H. P.: Retention of potential to differentiate in long-term cultures of tooth germs. Science, 52 : 778-780, 1966.
11) Wigglesworth, D. J.: Formation and mineralization of enamel and dentine by rat tooth germs in vitro. Exp Cell Res., 49: 211-5, 1968.
12) Koch, W. E., Koch, B. A. and Ledbury, P. A.: In vitro differentiation of tooth rudiments of embryonic mice. 2. Growth of isolated thirds of embryonic mouse incisors. Anat. Rec, 166 : 517-527, 1970.
13) Kollar, E. J., and Baird, G. R.: The influence of the dental papilla on the development of tooth shape in embryonic mouse tooth germs. J. Embryol. Exp. Morphol., 21 : 131-148, 1969.
14) Heritier, M.: Study in vitro of heterochronic associations of odontogenic epithelium and mesenchyme in mice. C. R. Acad. Sci. Hebd.

Seances Acad. Sci., D 271 : 1704-1706, 1970.
15) Thesleff, I.: Differentiation of odontogenic tissues in organ culture. Scand. J. Dent. Res., 84 : 353-356, 1976.
16) Thesleff, I., Lehtonen, E., and Saxen, L.: Basement membrane formation in transfilter tooth culture and its relation to odontoblast differentiation. Differentiation 10 : 71-79,1 978.
17) Frank, R. M., Osman, M., Meyer, J. M., and Ruch, J. V.: ^{3}H-glucosamine electron microscope autoradiography after isolated labeling of the enamel organ or the dental papilla followed by reassociated tooth germ culture. J Biol Buccale 7 : 225-241, 1979.
18) Karcher-Djuricic, V., and Ruch, J. V. : Study of the action of dexamethasone phosphate on germs of mandibular molar tooth germs in mouse embryos cultivated in vitro. C. R. Seances Soc. Biol. Fil 164 : 423-427,1970.
19) Bronckers,A.L.J.J. Zorge,J.A. Wöltgens,J.H.M. Histological and biochemical studies of vitamin C requirements of hamster molars during development in vitro. J. Biol. Buccale 10 263-269 1982.
20) Bronckers, A.L.J.J. Effect of oxygen tension on matrix formation and mineralization in hamster molars during development in vitro. J. Biol.Buccale : 11, 195-207, 1983.
21) Rahkamo, A. Effects of different concentrations of phosphates and calcium on developing rat teeth in tissue culture. Proc Finn Dent Soc 70, 171-177. 1974.
22) Partanen, A-M., Thesleff, I., Ekblom, P. Transferrin is required for early tooth morphogenesis. differentiation : 27, 59-66, 1984.
23) Ameloot, P. C., Coomans, D., Smeyers-Verbeke, J., and Boute, P. Effect of different combinations of calcium, magnesium and phosphate on the inorganic composition of rat molars in vitro. Arch Oral Biol 32, 631-636. 1987.
24) Wolters, J.M.L., Mullem, P.J.von Electron microscopy of epithelio-mesenchyme intercellular communication in trans-filter cultures of rat tooth germs. Archs Oral Biol. : 22, 705-709, 1977.
25) Yamada,M., Bringas,P., Grodin,M., MacDougall,M., Cummings,E., Grimmertt,J., Weliky,B. Slavkin,H. C. Chemically defined organ culture of embryonic mouse tooth organs : morphogenesis,dentinogenesis,and amelogenesis. J.Biol.Buccale : 8, 127-139, 1980.
26) Sakakura,Y. A new culture method assuring the three-dimensional development of the mouse embryonic molar tooth in vitro. Calcif.Tissue Int. : 39, 271-278, 1986.
27) Evans,J., Bringas,P.Jr., Nakamura,M., Nakamura, E., Valentino, S., Slavkin, H.C. Metabolic expression of intrinsic developmental programs for dentine and enamel biomineralization in serumless, chemically-defined, organotypic culture. Calcif. Tissue Int. : 42, 220-230 1988.

28) Peterka, M., Mandys, V., and Peterkova, R. A modification of tooth germ cultivation in vitro and in ovo. Cytotechnology 7, 49-53. 1991.
29) Wigglesworth, D. J., and Hayward, A. F. The ultrastructure of dentinogenesis and amelogenesis in rat molar tooth germs grown as organ cultures in vitro. Z Zellforsch Mikrosk Anat 138, 171-186., 1973.
30) Rahkamo, A. Mineralization of rat teeth in tissue culture. Proc.Finn. Dent.Soc.: 70,165-170, 1974.
31) Wolters, J. M. The transfilter transmission of [^{3}H]-proline labelled material in cultured rat tooth germs. Arch Oral Biol 23, 51-55. 1978.
32) Bronckers, A. L., van Elk, R., Lyaruu, D. M., and Wöltgens, J. H.. Biosynthesis of tooth germ proteins in vitro: a fast quantitative extraction of amelogenins from intact hamster molar tooth germs. J Biol Buccale 12, 211-23. 1984.
33) Wöltgens, J. H., Bervoets, T. J., Bronckers, A. L., and Lyaruu, D. M. Organ culture of tooth germs: relationship between alkaline phosphatase and mineralization in vitro. J Biol Buccale 10, 191-198. 1982.
34) Terashima, T., Oida, S., Baba, T., Ichijo, T., Sasaki, S. Organ culture of the tooth germ as a model system for amelogenesis. In The Chemistry and Biology of Mineralized Tissues. Ed. Butler, W.T. 433, 1984.
35) 寺島達夫:器官培養法を用いた歯胚のエナメル質形成について. 解剖学雑誌 64：344, 1989.
36) 寺島達夫，一條 尚：エナメル質形成にともなうエナメルタンパク質の局在に関する免疫組織学的観察. 口病誌 57：250, 1990.
37) Ameloot, P. C., Coomans, D., Smeyers-Verbeke, J., and Boute, P. Characteristics of mineralization of rat molar tooth germs in organ culture. J Biol Buccale 14, 25-37. 1986.
38) Laine,M., Thesleff, I., Development of mouse embryonic molars in vitro: an attempt to design defined culture conditions allowing mineralization. J.Biol.Bucale.: 14, 15-23, 1986.
39) Lyaruu, D. M., Wöltgens, J. H., Dogterom, A. A., and Bervoets, T. J. Studies of alkaline phosphatase inhibition by p-bromotetramisole in non-mineralizing and mineralizing neonatal hamster tooth germs in vitro. J Biol Buccale 11, 347-353. 1983.
40) Thesleff,I. Use of organ culture techniques in craniofacial developmental biology. Proc.Finn. Dent.Soc.: 77, 159-169, 1981.
41) Tabata, M. J., Kim, K., Liu, J. G., Yamashita, K., Matsumura, T., Kato, J., Iwamoto, M., Wakisaka, S., Matsumoto, K., Nakamura, T., Kumegawa, M., and Kurisu, K. Hepatocyte growth factor is involved in the morphogenesis of tooth germ in murine molars. Development 122, 1243-51. 1996.
42) Tucker, A. S., Matthews, K. L., and Sharpe, P. T. Transformation of tooth type induced by inhibition of BMP signaling. Science 282, 1136-1138. 1998.
43) Mekaapiruk, K., Suda, N., Hammond, V. E., Beck,

F., Kuroda, T., Takano, Y., and Terashima, T. The influence of parathyroid hormone-related protein (PTHrP) on tooth-germ development and osteoclastogenesis in alveolar bone of PTHrP-knock out and wild-type mice in vitro. Arch Oral Biol 47, 665-672. 2002.
44) Baba, T., Terashima, T., Oida, S., and Sasaki, S. Determination of enamel protein synthesized by recombined mouse molar tooth germs in organ culture. Arch Oral Biol 41, 215-219. 1996.
45) 醍醐毅 マウス臼歯歯胚の器官培養系におよぼす 1-hydroxyethylidene -1,1-bisphosphonate (HEBP) の影響 口腔病学会雑誌 70, 89-103. 2003.
46) Fabian, F.M. Immunohistochemical observation of enamel protein localization insecretory ameloblast by application of Brefeldin A in organ culture system of mouse molar tooth germs. 歯科基礎医学会雑誌 38, 213-225, 1996.
47) 寺島達夫, 馬場麻人, 鹿野俊一, 阿部達彦, 山下靖雄, 大井田新一郎：長期間器官培養法を用いたマウス歯胚における歯周組織の形成について. 歯科基礎医学会雑誌 49(Suppl)：206, 2007.

Enamel formation of nouse tooth germ in organ culture system

Tatsuo Terashima[1], Otto Baba[2], Shinichiro Oida[3]

[1] Maxillofacial Anatomy, Tokyo Medical and Dental University
[2] Biostructural Science, Tokyo Medical and Dental University
[3] Biochemistry, Turumi University

Little is known about the ultrastructural changes of the ameloblasts in the enamel formation of mouse tooth germs with the long term organ culture system. In this study, we examined the limit to which the differentiation of the ameloblasts would proceed in the long term organ culture of the mouse tooth germs. Cap staged mouse molar tooth germs (16.5 days in gestation) were cultured in vitro using the modified Trowell method for periods up to 10 weeks.

Ultrastructural changes of cultured tooth germs were observed with an electron microscope, and the localization of enamel protein in cultured tooth germs was immunohistochemically analyzed. On the culture day 8, the ameloblasts began to secrete enamel matrix with the initial deposition of crystals in the area adjacent to calcified dentin. The localization of amelogenin was observed in the enamel matrix by immunoelectromicroscopy. On the culture day 12, Tomes' processes were formed in the distal end of well-developed ameloblasts and dipped into the enamel. On the culture day 16, the ameloblasts were shortened and Tomes' processes of ameloblast were reduced. Two types of the ameloblasts (ruffle-ended and smooth-ended) were observed in the maturation stage of ameloblast, and the crystal in the enamel matrix was developed from the initial ribbon-shaped crystal to the hexagonal crystal. These observations suggest the ameloblasts developed to the maturation stage in our organ culture system.

In the biochemical observation of enamel protein of cultured tooth germs, the formation of enamel protein commenced at 5 days in culture, the amount of enamel protein increased significantly up to 12 days in culture, and then the amount of enamel protein decreased gradually up to 20 days in culture. The pattern of the chronological changes of enamel protein in cultured tooth germs was similar to those in vivo.

This organ culture system is thought to be a useful method for studying the mechanism of enamel formation.

あとがき

　故須賀昭一先生が「エナメル質、その形成、構造、組織と進化」(クインテッセンス出版) を 1987 年にまとめられてから 20 年以上が経過した。この 20 年間に日本では本書以外にエナメル質のみをテーマとした本は出版されていないだろう。その背景には、エナメル質の研究者が減少したことがあげられる。これは歯の研究が衰退したことを意味しない、否むしろ多様になったがために、エナメル質という限られた領域の研究は少なくなったのである。研究者は多くはないが、エナメル質の研究も多くの面からスポットが当てられ、深く、著しい成果が多々挙げられている。それは、個々の研究を読んでいただければ納得できると確信している。この 20 年間には歯の研究も著しく展開し、須賀先生の時代と比較してエナメル質にも新しい分野が加わった。それが臓器を再生する研究の一環としてのエナメル質の再生実験であり、遺伝因子の研究である。本書は「エナメル質・・・」の続編ではあるが、このような研究の進展を考慮に入れて表題を少し変えさせていただいた。

　「はじめ」にもあるように、須賀先生は後進の指導も熱心であり、亡き後にも「エナメル質比較発生懇話会」が続けられ、その結晶となるのが本書である。本書の論文一つ一つにこの 20 年間の蓄積がみられる。そして、20 年前には若手であった方々も今は中堅、そして停年近くになり、さらに後進へ道を譲るべき時となってきた。その意味でここに本書をまとめることができたことは幸甚である。

　エナメル質は、やはり何といっても細胞から構造までダイナミックな研究対象である。その意味で研究者が飛躍的に増えることはないであろうが、エナメル質比較発生学懇話会 (通称エナ懇) は今後も続き、そこでの熱い、時には一昼夜に渡る議論が続けられると思っている。そして更に何年か後には又面目を一新したエナメル質の研究の本が出版される、と確信している。

　本書が企画されたのは 2008 年の会合であった、しかし事務局の力量不足によってやっと此処に本書となった次第である。この責は一重に事務局にあり、本書に投稿された諸先生方には深くお詫び申し上げる。

　本書を出版されたわかば出版の百瀬卓雄氏には寛容なご支援とご助言をも頂いている、そして蓼科印刷の井出浩太郎氏には図や印刷への熱心極まる多大な御協力をいただいた。ここに深謝する次第である。

事務局　山下　靖雄
　　　　小澤　幸重

索引

記号

α-アクチニン	158
α ヘリックス構造	118

番号

6kDa アメロゲニン	86
13kDa アメロゲニン	84
20kDa アメロゲニン	84
20kDa アメロゲニンミセル	87
25kDa アメロゲニン	84
25kDa アメロゲニンの 　C 末端親水性ドメイン	86, 89
25kDa アメロゲニンミセル	87
32kDa エナメリン	90
89kDa エナメリン	84

A

Afibrillar cementum	144, 147
Alligator mississippiensis	204
Amelin	84
Ameloblast	83
Ameloblastin	84
Ameloblasts	6, 228
Amelogenin	84, 93, 114
Apatite/OCP/apatite 混合結晶	61
Apatite/OCP/apatite ラメラ結晶	58
Apatite/OCP/apatite ラメラ混合結晶	57
Azur II	9

B

Barytherium	197
Behemotops	201
Biogenetic law	217
BMP	31
Body Design	217
Brefeldin A	273

C

Ca binding protein：CaBP	91
Caiman crocodilus	204
Calcification	10, 222, 245
Carnotaurus	32
Ca イオンの膜輸送	67
Ca イオンポンプ	97
Ca キャリアー	92
Ca 結合性タンパク	91
Ca 結合蛋白	69
Ca 濃度	68
Cbfa1	32
Central (dark) line	57
Central line	58, 61
Central planner inclusion	58
Colchicine	9
Collagen	5
Contact micro radiogram	10
Convergence type	199
Crystal	8, 25, 66, 67, 81, 99, 222
Crystal unit	193

D

Dancing	194
Decalcification	6
Decussation type	199
Dentine matrix	6
Desmoplakin I/II	158
Desmostylus	201
Difference of calcification processes	8
Divergence type	199
Dual membrane 系	54, 55, 56, 59
Dye affinity	9, 11
Dye stainability	11

E

Early maturation stage	83, 112
Ectodermal enamel	5
EDTA	9, 88
EMSP1	86
Enamelin	84, 128, 222
Enamel matrix	9
Enameloid	5, 6, 15, 25, 36, 112
Enameloid cap	6
Enamel prism	9, 222, 223
Enamel prisms	12, 175, 186, 223, 245
Enamel sheath protein	90
Eosiren	202

F

F	58, 60, 61, 62
Fluorescent light	9

G

Grouping	194

H

HapMap data	130
Heavy metal	11
HEBP	272
Hematoxylin	9, 174

Hertwig's の上皮鞘	248
Hexaprotodon	203
Hipparion	201
Horizontal type	198
Hunter-Schreger 帯	155

I

Internal basal	147
Irregular type	199
Island type	198

K

KLK4	94, 225, 258

L

L-ascorbic acid	9
LRAP	93

M

Matrix fiber	5
Matrix formation	6
Matrix synthesis	12
Merichippus	201
Mesohippus	201
Methylen blue	9
Mg イオン	75
MMP-20	86
Mosasaurus	193
Msx2	228, 232

O

OCP 結晶	55
OCP 結晶基板	62
Odontoblasts	6, 25

P

Palaeoparadoxia	201
Peltobatrachus	32
petrodentine	18, 19, 101
Perlecan	212
Phenacocdus	197
Phytosaurus	193
Pleromin	18, 101
Pokal 細胞	104
Protein A-gold 法	101

R

RA	21, 39, 96, 215, 228, 229, 230, 231, 232
Regular type	199
Rhythm	203

Ruffled-ended ameloblasts	229

S

SA	39, 96, 215, 228, 229, 230, 231, 232
Scanning electron microscope	10
SCPP 遺伝子	16
Secretory stage	25, 83
SEM	12, 28, 30, 61, 156
Sheathlin	84
Shh	31
Smooth-ended ameloblasts	96, 229
Stainability	11

T

TEM	6, 62
Terminal web	157
Tetracycline hydrochloride	9
Tgf-β1	232
Tomes' processes	9, 276
Tooth enamel	5, 15, 25, 53, 66, 81, 101, 112, 166, 222
Tooth shaft	6, 25, 108, 112
Torsional motion	203
Transforming growth factor (Tgf)-β1	228
Transition stage	83

U

Uromastyx	109, 194

V

Vertical type	198

X

Xenopus	128, 204
X 染色体	121, 129, 130, 132, 133, 135, 136, 225

Y

Y 染色体	121, 129, 132, 133, 135, 136, 225

索引

あ

- アクアポリン ……………………………… 97
- アクチン ……………… 158, 161, 163, 183, 184, 209
- アクチン線維 ……………………………… 158
- 足場 ……………………………………… 248
- アスペクト比 ……………………………… 59
- アパタイト結晶 ……… 44, 46, 53, 71, 72, 74, 187
- アパタイト格子 …………………………… 71
- アパタイトの単位胞 ……………………… 41
- アフリカゾウ ……………………………… 201
- アフリカツメガエル …116, 119, 120, 121, 131, 204
- アメロゲニン ……… 21, 84, 172, 189, 190, 191, 192, 225, 227, 230, 232, 250, 270, 272
- アメロジェニン ……… 41, 59, 62, 67, 101, 114, 116
- アメロジェニン遺伝子 ……… 102, 104, 116, 129
- アメロジェニンゲル ……………… 59, 60, 61
- アメロジェニンフラグメント …………… 69
- アメロチン ………………………………… 230
- アメロブラスチン …… 90, 91, 121, 189, 225, 226, 227, 228, 230, 232, 253
- アメロブラスチン遺伝子 ……… 122, 226, 228
- アモルファス結晶 ………………………… 190
- アラインメント …………………………… 118
- 新たな核形成 ……………………………… 91
- アルマジロ ………………………………… 32

い

- イオン活量積 ……………………………… 67
- イオン結合 ………………………………… 88
- 移行期 ……………… 76, 83, 227, 228, 230, 232, 233
- 移行期エナメル芽細胞 …………… 267, 269
- 移植歯胚 …………………………… 237, 242, 243
- 板状結晶 ………………… 55, 56, 70, 76, 191
- 一生歯性 …………………………………… 109
- 遺伝子構造 ……………… 117, 121, 124, 125, 131
- 遺伝子重複 ………………………… 116, 124
- 遺伝子内重複 ……………………………… 122
- 遺伝性エナメル質形成不全症 ……225, 227, 229, 230, 232
- イヌ ………… 156, 157, 161, 164, 175, 176, 180, 183, 184, 202
- 咽頭骨 ……………………………………… 29
- 咽頭歯 ………………………………… 18, 30
- インドゾウ ………………………………… 201

う

- ウィットロカイト ………………………… 37
- ウサギ …………………………………… 201, 265
- 内エナメル上皮 ……… 32, 91, 105, 106, 107, 108, 170, 207, 254, 265, 267, 271
- 内エナメル上皮細胞 ……… 19, 21, 105, 206, 207, 251, 255, 256, 257, 259
- ウマ ……………………………… 131, 134, 201
- 羽毛 ………………………………………… 27

え

- エナメライシン ……………………… 21, 253
- エナメリシン ……………………………… 225
- エナメリシン (MMP-20) ………………… 89
- エナメリン ……… 41, 84, 225, 227, 230, 232, 253
- エナメリン遺伝子 ………………………… 227
- エナメル器 …………… 225, 226, 227, 229, 230, 231
- エナメル結晶 ……………………………… 67
- エナメル小柱 ………………… 109, 121, 155, 191
- エナメル細管 ……………………………… 192
- エナメル索 ………………………………… 207
- エナメル質 …………………… 72, 101, 113, 247
- エナメル質基質 …………………………… 267
- エナメル質形成不全症 ……121, 225, 226, 227, 228, 231
- エナメル質結晶 …………………………… 268
- エナメル質蛋白 …………………………… 116
- エナメル髄 …………………… 106, 207, 265
- エナメル叢 …………………………… 172, 191
- エナメル・象牙境 …………………… 139, 167
- エナメル－象牙境 ………………………… 192
- エナメルタンパク質 ………………… 271, 273
- エナメルフリュード (enamel fluid) …… 94
- エナメル紡錘 ……………………………… 192
- エナメル芽細胞 …… 37, 39, 41, 47, 48, 49, 50, 67, 69, 70, 72, 74, 75, 76, 77, 78, 83, 104, 155, 175, 177, 179, 180, 181, 182, 183, 184, 205, 225, 226, 227, 228, 229, 230, 231, 232, 233, 248, 267
- エナメル溶液 ……………………………… 68
- エナメル葉板 …………………… 150, 172, 191
- エナメロイド ……………… 15, 72, 101, 113
- エピタキシー ………………………… 77, 191
- 鰓弓 ……………………………… 28, 31, 218
- 襟足 (カラー) エナメル質 ………………… 192
- 円口類 ……………………………………… 101
- エントロピー ……………………………… 87

お

- 横断像 ………………………… 158, 161, 175
- 横断帯 ………… 161, 175, 176, 178, 199, 202, 212
- 横紋 ………………………………………… 191
- オクタカルシウムリン酸 ………………… 37
- オクタカルシウムリン酸塩 ……………… 53
- 押し上げ機構 ……………………………… 77
- オス駆動進化説 …………………………… 134
- オリゴ糖鎖 ………………………………… 90

オルターネイティブスプライシング
　　（alternative splicing）……………… 84

か

ガー ……………………………………… 16
ガーパイク ……………………………… 101
カーボネイトアパタイト ……………… 37
会合体 ……………… 62, 69, 72, 73, 75, 89, 91
会合特性 ………………………………… 60
鎧竜類 …………………………………… 32
化学量論的組成 ………………………… 67
拡散境膜 ………………………………… 54
角質歯 ………………………… 21, 101, 218
核生成 …………………………………… 67
活動度 …………………………………… 53
ガノイン層 ……………………………… 21
過飽和度 ………………………… 53, 56, 67
咬板 ……………………………………… 206
カメ ………………………………… 32, 130, 131
カラーエナメル質 ……………………… 16
カラーエナメロイド …………………… 16
カリクライン 4 ………………………… 225
カリクレイン 4 ………………………… 258
カリクレインファミリー ……………… 94
カルシウム結合リン酸化蛋白質 ……… 124
幹細胞 …………………………………… 251
間葉細胞 ………………………………… 247
間葉性エナメル質 ………………… 113, 114

き

器官培養法 …………………… 263, 264, 273
基質形成期 ………………………… 72, 83
基質小胞 ………………………………… 267
基質蛋白 ………………………………… 67
偽常染色体 ……………………………… 135
偽常染色体境界線 ……………………… 135
偽常染色体境界部 ……………… 131, 135
規則型 …………………………………… 199
基底板 ……………………… 147, 267, 271
機能の制約 ………………………… 118, 134
逆位 ………………………………… 130, 136
魚類 ……… 15, 27, 30, 31, 32, 34, 101, 192, 219
ギンザメ ………………………………… 101
近隣結合法 ………………………… 121, 125

け

毛 ………………………………………… 27
形成機構 …… 53, 61, 62, 67, 104, 107, 187, 188, 272
形態形成 ……… 32, 34, 191, 227, 228, 230, 237
系統発生 …………………… 15, 27, 33, 192, 198

鯨類 ……………………………………… 200
結晶核 …………………… 37, 54, 67, 76, 77, 190
結晶形態 ………………………… 56, 190, 191
結晶格子 ……… 41, 43, 44, 46, 47, 48, 67, 190
結晶構造 ……………………… 60, 71, 76, 77
結晶親和性 ……………………………… 93
結晶性 …………………………………… 53
結晶成長 …… 39, 47, 67, 84, 89, 90, 91, 92, 93, 94, 96
結晶成長の駆動力 ……………………… 67
結晶成長の抑制 ………………………… 73
結晶単位 ………………………………… 193
結晶沈殿の阻害物質 …………………… 68
結晶の化学組成 ………………………… 67
齧歯類 …………… 83, 197, 200, 269, 270, 272
ケラチン ………………………… 209, 218
原子空孔 ………………………………… 44
原始的哺乳類 …………………………… 198

こ

コイ科 …………………………………… 30
口腔粘膜上皮細胞 ……………………… 258
硬骨魚類 ………… 16, 17, 19, 20, 21, 22, 30, 72, 101, 129
交叉型 …………………………………… 199
格子像 …………………………… 41, 57, 58
構造水 …………………………………… 60
酵素分解 ………………………………… 73
古代魚 …………………………………… 104
個体発生 ………………………… 79, 192
骨様象牙質 ………………… 18, 27, 105, 232
コノドント ……………………………… 16
小柱エナメル質 ……………… 113, 155, 192
コラーゲン線維 …… 19, 20, 50, 101, 142, 144, 171
コンドロイチン硫酸 …………………… 101

さ

サービカルループ ……………………… 256
サイクル pH 変化 ……………………… 95
サイクル状の形質変化（RA 期，SA 期）…… 96
再生医学 ………………………………… 247
再生医療 ………………………………… 247
細動 ……………………………………… 203
サイトケラチン 14 ……………………… 251
鰓耙 ……………………………………… 28
鰓耙骨 …………………………………… 29
細胞外基質 …… 68, 72, 74, 75, 76, 77, 78, 102, 129
ザイモグラフィー ……………………… 89
先駆的結晶 ……………………………… 189
鎖骨頭蓋異形成症 ……………………… 32
サザンブロット解析 …………………… 120

索引

し

- シアル酸 …………………………………… 90
- シアル酸含有糖鎖 ………………………… 91
- シースの形成 ……………………………… 91
- シースプロテイン ………………… 90, 189, 190
- シーラカンス ……………………… 17, 101, 129
- シースリン ………………………… 84, 121, 225
- 歯牙萌出後の成熟 ………………………… 39
- 肉鰭亜綱 …………………………………… 129
- シグナルペプチド ………………………… 118, 123
- 歯根の形成 ………………………… 237, 239, 273
- 四肢 ………………………………………… 27
- 四肢動物 …………………………………… 129, 136
- 歯種 ………………………………… 168, 170, 218
- 歯小嚢 ……………………………… 207, 252, 265, 274
- 歯小嚢細胞 ………………………………… 248
- 歯小皮 ……………………………………… 148
- 自然選択圧 ………………………………… 133
- 歯肉接合上皮 ……………………………… 147
- 歯乳頭 ……………………………… 206, 265, 272, 273
- 歯胚移植法 ………………………………… 237
- 歯胚細胞 …………………………………… 247
- 歯胚上皮細胞 ……………………………… 16, 248
- 歯胚培養法 ………………………………… 237
- 島状型 ……………………………………… 198
- 集束的伸長 ………………………………… 162
- 縦断像 ……………………………… 159, 160, 175
- 縦断帯 …………… 161, 175, 176, 178, 199, 202, 212
- 周波条 ……………………………………… 171, 191
- 収斂型 ……………………………………… 199
- 収斂進化 …………………………………… 113
- 種結晶 ……………………………………… 190
- シュレーゲル条 …………………………… 175, 176, 191
- 準安定相 …………………………………… 56
- 小角粒界 …………………………………… 44
- 条鰭亜綱 …………………………………… 129
- 条鰭類 ……………………………… 15, 101, 104
- 鐘状期 ……………………………………… 265
- 小柱鞘（シース：enamel sheath） ……… 91
- 上皮細胞 ………… 15, 19, 75, 110, 151, 162, 206, 207, 247
- 上皮性エナメル質 ………………………… 113, 114
- 食虫類 ……………………………………… 195
- 真骨類 ……………………………………… 15, 105
- 新産線 ……………………………………… 191
- 真獣類綱 …………………………………… 131, 136
- 真獣類綱哺乳類 …………………………… 130
- 親水性 …………………… 60, 86, 87, 88, 93, 94
- 親水性ドメイン …………………………… 72
- 真性エナメル質 …………………………… 167, 187
- 真正象牙質 ………………………………… 27
- 腎臓 ………………………………………… 192, 237

す

- 垂直型 ……………………………………… 198
- 水平型 ……………………………………… 198
- ステゴドン ………………………………… 201

せ

- セイウチ …………………………………… 200
- 成熟期 …… 19, 21, 39, 53, 72, 83, 105, 106, 108, 201, 225, 227, 228, 229, 230, 232
- 成熟期エナメル芽細胞 …… 96, 215, 228, 229, 230, 231, 232, 267, 269
- 星状網 ……………………………… 157, 162, 207, 233
- 星状網細胞 ………………………………… 256
- 正の選択 …………………………………… 129, 134
- 生物一般の原則 …………………………… 217
- 生物学の原則 ……………………………… 188
- 生物進化 …………… 72, 113, 114, 115, 116, 118, 119
- 生物発生の原則 …………………………… 192
- 石灰化環境 ………………………………… 67, 75
- セメント・エナメル境 …………………… 139, 143
- セメント舌 ………………………………… 139, 143
- セメント質 …… 50, 139, 143, 144, 230, 241, 242, 248
- セリンプロテアーゼ ……………………… 89
- 全骨類 ……………………………………… 15, 104
- 選択圧 ……………………………………… 31, 130

そ

- 象牙小溝（surcus eburneus） ……………168
- 象牙細管 …………………………… 30, 192, 195
- 象牙質 …… 17, 19, 20, 21, 22, 27, 30, 31, 33, 37, 39, 47, 49, 50, 68, 71, 72, 83, 84, 92, 101, 104, 105, 106, 108, 109, 113, 129, 139, 141, 142, 143, 151, 155, 156, 157, 167, 168, 171, 172, 175, 176, 177, 188, 189, 190, 191, 196, 198, 202, 204, 206, 210, 214, 218, 219, 231, 237, 239, 241, 242, 248, 263, 267, 271, 272, 273, 274
- 象牙質結節 ………………………………… 27, 113
- 象牙小窩（foveola ebrunea） ……………168
- 象牙芽細胞 …… 19, 20, 32, 68, 104, 113, 157, 160, 167, 168, 195, 196, 197, 215, 248, 263, 265, 266, 267, 271, 272
- 相互作用 …… 27, 62, 67, 72, 74, 78, 163, 196, 247, 257, 258, 259
- 相同組み換え …………………………… 129, 133, 135
- 側方移動 …………… 156, 177, 178, 180, 181, 183
- 組織発生 …………………………… 67, 192, 202
- 疎水結合 …………………………………… 86, 87
- 疎水親水度 ………………………………… 118

疎水性	60, 72, 73, 86, 118, 119
疎水性結合	73
疎水性水和	87
組成像	41
外エナメル上皮	207, 265
粗面期エナメル芽細胞	39

た

体制	31, 217
第二リン酸イオン	70, 89
唾液蛋白	124
多鰭類	104
炭酸イオン	70

ち

チュブリン	209
中間層	157, 159, 162, 201, 206, 207, 208, 209, 210, 211, 212, 213, 214, 256
中間層細胞	176, 207, 208, 213, 214, 226, 228, 231, 233, 265, 269
中心穿孔	44
中心線条	41
中象牙質	27
中立説	115, 133
長鼻類	199

つ

追星	27

て

ティッシュエンジニアリング	247
デスモスティルス類	201
デスモプラキン	209
転位	136
転座	136

と

同義塩基置換数	133
刃状転位	44
トームス突起	39, 72, 92, 156, 189, 190, 194, 197, 201, 202, 208, 209, 211, 212, 213, 214, 215, 267, 268
トームスの突起	19, 21, 175, 179, 189, 250
トロポミオシン	158, 183

な

内鼻孔魚類	101
ナノスペース説	191
ナノチューブ	189
軟骨魚類	15, 16, 21, 72, 101, 113, 114, 115

軟骨組織	251

に

肉鰭類	17
二次核生成	77
偽エナメル小柱	194
乳頭層細胞	226, 229, 233

ね

ネコ	156, 202
ネステッド遺伝子	129

の

ノザンブロット解析	120

は

ハイエナ	203
バイオミネラリゼーション	67
肺魚	17, 101
配向	53, 129, 156, 187, 188, 189, 191, 193, 204, 217
配向成長	55
ハイドロキシアパタイト	37, 70, 71, 76, 129, 175, 187
培養細胞	247
培養歯胚	237, 265, 267, 271, 272
バク	200
爬虫類	101, 113, 114, 116, 117, 118, 119, 121, 122, 131, 167, 193, 194, 195, 197, 199, 200, 204, 217, 219
歯の再生	247
歯の発生・再生研究法	237
半象牙質	27
ハンター・シュレーゲルの条紋	175
反発層	54

ひ

比較形態学	113
皮下組織	237
皮骨	32
皮歯	27
非晶質リン酸カルシウム	37
非晶質リン酸カルシウム塩	62
ヒト	37, 46, 50, 71, 115, 116, 117, 121, 122, 123, 124, 125, 129, 131, 132, 133, 134, 135, 136, 149, 155, 156, 161, 164, 167, 170, 175, 202, 225, 227, 247, 252
非同義塩基置換数	133
非同義塩基置換	133, 134
ヒドロキシアパタイト	89

索引

ビンキュリン …………………………………… 158

ふ

フィーダーレイヤー ………………………… 252
不規則型 ……………………………………… 199
ブタ …………… 83, 84, 85, 86, 90, 92, 95, 96, 114,
　　　116, 131, 161, 164, 201, 248, 250, 251, 257
ブタアメロジェニンの立体配座 …………… 73
物質輸送 ……………………………………… 67
フッ素イオン ………………………………… 75
負の選択 ……………………………………… 134
プリズム状 …………………………………… 59
フルオルアパタイト ………………………… 47
フレーク状 …………………………………… 56
プロトン ……………………………… 69, 89, 190
プロトンポンプ ……………………………… 97
分子形状 ……………………………………… 73
分子系統樹 …………………………… 121, 123, 124
分子進化学 …………………………………… 113
分子時計 ……………………………………… 115
分節構造 ……………………………………… 217
分泌性のカルシウム結合リン酸化タンパク質 … 129

へ

平滑期エナメル芽細胞 ……………………… 39
平行条 ………………………………………… 191
平面内細胞極性 ……………………………… 162
ヘテロクロニー ……………………………… 19

ほ

放散型 ………………………………………… 198
萌出後成熟 …………………………………… 79
帽状期 ………………………………………… 265
哺乳類 …………… 15, 16, 19, 21, 27, 31, 32, 101,
　　　113, 114, 116, 118, 119, 121, 122, 124, 132, 167,
　　　184, 187, 192, 194, 195, 197, 198, 199, 203, 217,
　　　219, 229, 263
ポリアクリルアミドゲル ……………… 58, 59
ポリグリコール酸（PGA）………………… 249
ポリプテルス ………………………………… 16

ま

マストドン …………………………………… 201
マラッセの上皮遺残 ………………………… 256
マンモス ……………………………………… 201

み

ミオシン ……………………………… 158, 183
ミシシッピーワニ …………………………… 194
水分子が不動化 ……………………………… 93

ミセル構造 …………………………………… 88
ミセル状 ……………………………………… 87
ミルクカゼイン ……………………… 124, 129

む

無顎類 ………………………………… 31, 113
無血清培地 …………………………………… 251
無小柱エナメル質 …… 19, 21, 39, 113, 184, 192
無線維性セメント質 ………………………… 144

め

メガネカイマン ……………………………… 204
メクラウナギ類 ……………………………… 101
メタロプロテアーゼ ………………………… 89
免疫組織化学 … 16, 101, 151, 158, 164, 187, 209,
　　　227, 230, 254, 255, 259, 272
免疫電顕 ……………………………… 265, 270, 273

も

モデル実験系 ………………………… 53, 54, 61

や

ヤツメウナギ ………………………………… 104

ゆ

有顎類 ………………………………………… 113
有袋類 ……………………………… 113, 116, 124, 195
有蹄類 ………………………………………… 200

よ

陽イオン交換膜 ……………………………… 53, 54
溶液系 ………………………………………… 55, 71
溶解度 ………………………………………… 67
溶解度積 ……………………………………… 67
幼若なエナメル質 …………………………… 72

ら

らせん転位 …………………………………… 44
ラディキシン ………………………………… 158

り

リボン状 ……………………… 55, 59, 60, 77, 92
リボン状結晶 ………………………… 76, 77, 190
リボン状の結晶 ……………………… 59, 84, 190
両生類 …… 21, 32, 101, 113, 114, 116, 118, 119,
　　　121, 122, 162, 167, 187, 188, 192, 193, 194, 195,
　　　204, 215, 219
リン酸オクタカルシウム …………………… 76
リン酸化 ……………………………… 68, 90, 123, 124
リン酸カルシウム結晶 ……………………… 67

リン酸カルシウム 2 水塩 ……………………… 55
リン酸濃度 ………………………………… 68

れ

霊長類 ……………………………… 115, 200
裂溝 ……………………………………… 193

ろ

ロッド状 ……………………………… 86